THERAPIE

DER

AUGENKRANKHEITEN.

FÜR PRAKTISCHE ÄRZTE UND STUDIERENDE

VON

DR. WILHELM GOLDZIEHER,
A. Ö. PROFESSOR DER AUGENHEILKUNDE AN DER KGL. UNIVERSITÄT,
OBERARZT DER AUGENABTEILUNG IM ST. JOHANNES-HOSPITALE UND DER
ALLGEMEINEN POLIKLINIK IN BUDAPEST.

ZWEITE, VÖLLIG UMGEARBEITETE AUFLAGE.

LEIPZIG,
VERLAG VON VEIT & COMP.
1900.

Druck von Metzger & Wittig in Leipzig.

Vorwort zur zweiten Auflage.

Als dieses Buch im Jahre 1881 zum ersten Male erschien, war die Idee, die Therapie zum Ausgangs- und Mittelpunkte der Darstellung eines klinischen Faches zu machen, wenigstens in der deutschen Litteratur noch neu. Sie ist seither erstarkt und hat sich augenscheinlich der Gunst der ärztlichen Lesewelt zu erfreuen, wie dies die in den letzten Jahren in großer Zahl erschienenen therapeutischen Hand-, Lehrbücher und Encyklopädien deutlich genug beweisen. Was dieses Buch betrifft, so ist es dem Bestreben, dem es seine Entstehung verdankt, auch in der neuen, bereicherten und gänzlich umgearbeiteten Ausgabe treu geblieben. Es soll die Leser in die Gesetze der augenärztlichen Heilkunst einführen und ihnen als zuverlässiger Wegweiser bei selbständigem therapeutischen Handeln dienen. Bei der Darstellung des Stoffes bin ich von meinen eigenen Erfahrungen ausgegangen, wie ich sie in einer nun fast fünfundzwanzigjährigen Thätigkeit an einem sehr reichen Krankenmateriale zu erwerben Gelegenheit hatte. Mit ruhigem Gewissen kann ich sagen, daß dieses Buch aus dem Leben und aus eigener Arbeit hervorgegangen ist, es mag dadurch wohl eine subjektive Färbung erhalten haben, was ich übrigens eher für einen Vortheil als für einen Nachtheil halte. Denn ich beabsichtige nicht, dem Leser eine kritische Darstellung der verschiedensten Behandlungsmethoden oder therapeutischen Schulen zu geben, sondern ihm in Treue das zu übermitteln, was ich selbst in eigener Thätigkeit als das Vortheilhafteste erprobt habe, wofür ich also mit meiner persönlichen Erfahrung einstehen kann.

Der Leser wird erkennen, daß ich, ohne weitschweifig zu werden, vorwiegend und mit großer Sorgfalt jene Stoffe behandelt habe, die so recht in die Domäne des Praktikers gehören, wie die infektiösen und scrophulösen Augenentzündungen, die Folgezustände der Verletzungen, die aus den verschiedenen Dyskrasien sich entwickelnden Augenkrankheiten u. s. w. Denn ich bin der Ueberzeugung, daß, wenn auch für den operativen Theil unserer Kunst die Schranken, die den „Specialisten“ im edelsten Sinne des Wortes von dem Nichtfachmanne trennen, stets aufrecht erhalten werden müssen, diese Schranken keine Berechtigung haben, wo es sich um die Auffassung und Beherrschung so häufiger, den Familien- und Amtsarzt alltäglich beschäftigender Affektionen handelt.

Budapest, im März 1900.

W. Goldzieher.

Inhalt.

Erstes Kapitel.

Krankheiten der Bindehaut.

Zweites Kapitel.

Erkrankungen der Cornea.

[1] Dieses Kapitel ist durch ein Versehen unter C. im dritten Kapitel angeführt.

Achtes Kapitel.

Seite

Krankheiten der Chorioidea.

Neuntes Kapitel.

Krankheiten der Netzhaut und des Sehnerven.

Zehntes Kapitel.

Die glaucomatösen Erkrankungen (Glaucoma).

Elftes Kapitel.

Hemianopsie, Amblyopien und Amaurosen.

Zwölftes Kapitel.

Seite

Die Geschwülste des Augapfels und des Sehnerven.

Dreizehntes Kapitel.

Vierzehntes Kapitel.

Fünfzehntes Kapitel.

Die Erkrankungen der Augenlider.

Erstes Kapitel.

Krankheiten der Bindehaut.

Katarrhalische Erkrankungen.

(Conjunctivitis catarrhalis.)

Den Anblick der Lidbindehaut verschafft man sich durch Umstülpen der Augenlider. Diese Manipulation erfordert beim unteren Lide gar keine Kunstfertigkeit: man legt einen Finger an den Lidrand, zieht die Haut sanft nach abwärts, und heißt den Kranken gleichzeitig nach oben sehen. Auf diese Weise wird die Bindehaut gleichsam aufgerollt, etwaige Querfalten ausgeglättet, und sichtbar vom Bulbus bis zum Lidrande. In manchen Fällen, wo der untere Conjunctivalsak wegen Kürze des Lides seicht ist, kommt es vor, daß ein Theil der Bindehaut durch Einknicken des Lides während des brüsken Hinaufsehens sich verbirgt; man heißt dann den Kranken vorerst nach unten sehen, worauf sich der Conjunctivalsack ausglättet, und läßt erst dann rasch nach aufwärts sehen, womit das gewünschte Ziel erreicht ist.

Schwieriger ist das Umstülpen des oberen Lides, das gut eingeübt werden muss, da es zu den häufigsten Kunstgriffen gehört, die dem practischen Arzte obliegen. Es geschieht am besten, indem man mit den Fingern die laxe Haut zwischen dem Augenbrauenbogen und dem oberen (convexen) Rande des Tarsus anspannt und gleichzeitig mit dem Zeigefinger und Daumen der anderen Hand den Lidrand an den Wimpern stark nach abwärts und gleichzeitig vom Bulbus abzieht und dann um einen Finger der einen Hand, der am oberen Tarsusrande einen Druck ausübt, umzukippen versucht. Man überblickt dann die Conjunctiva des oberen Lides von der dem oberen Tarsalrande entsprechenden Umschlagsstelle bis zum Wimperrande; die obere Uebergangsfalte jedoch entzieht sich noch dem Blicke, und kann nur dann sichtbar werden, wenn wir das umgestülpte Lid noch einmal umstülpen, was nach localer Cocain-Anaesthesie entweder mit den Fingern oder mit Hülfe zweier den umgestülpten oberen Tarsalrand fassenden Pincetten (am besten verwendet man Fixirpincetten hierzu!) geschieht. Oder man setzt vor der Umstülpung des Lides eine Sonde oder ein Glasstäbchen oberhalb des oberen Tarsalrandes an, zieht dann den Lidrand stark nach unten und vorn und schlägt das Lid um die Sonde herum, gleichwohl vermeidend, mit der Sonde einen stärkeren Druck auf den Bulbus auszuüben. Man überblickt dann das Gebiet des oberen Fornix, was zu diagnostischen Zwecken sowohl, als auch zu manchen später genauer zu schildernden therapeutischen Eingriffen von großem Belange ist.

Der dem practischen Arzte so unentbehrliche Kunstgriff des Umstülpens des Augenlides muß sehr gut eingeübt werden, schon darum, weil sehr viel darauf ankommt, ihn nicht allein sicher, sondern auch in einer für den Kranken möglichst wenig unangenehmen Weise zu beherrschen. Bei der großen Empfindlichkeit entzündeter Augen wird der allererste Eingriff, dem der Kranke vom Arzte unterworfen wird, nicht sanft und schonend genug vorgenommen werden können und es sollten darum die Anfänger auf der Klinik genügend Gelegenheit erhalten, sich auf diese Manipulation einzuüben. Ernstliche Schwierigkeiten bereiten übrigens nur jene Fälle, wo in Folge langwieriger Entzündungsprocesse der Rand des oberen Lides verdickt ist, die Wimpern fehlen oder die Lidspalte abnorm verengt ist, bei abnormer Verkrümmung des Lides oder wenn Lidkrampf vorhanden ist. In solchen Fällen nimmt man am besten die oberhalb des oberen Tarsalrandes anzulegende Sonde zu Hülfe oder wo eine solche nicht zur Hand ist, geht man folgendermaßen vor: man verzichtet auf die bimanuelle Ausführung der Umstülpung, sondern greift mit der rechten Hand und zwar so, daß der Daumen mit der Volarfläche an den Lidrand gelegt wird, Zeige- und Mittelfinger an den Tarsalrand angedrückt werden, an das Auge, sucht mit dem Daumen gewissermaßen unter den Lidrand zu kommen und schlägt gleichzeitig mit den anderen Fingern das Lid um. Dieser Vorgang hört sich zwar roh an, kann aber von Geübten so leicht durchgeführt werden, daß der Kranke nicht mehr als von der bimanuellen Methode belästigt wird.

Die normale Bindehaut hat ein blasses Aussehen, mit einem Stiche ins gelblich-rothe, Fleischwasser-farbene; diese gelbliche Farbennüancirung wird von dem unter der rosarothen Schleimhaut liegenden sehnenweißen Tarsus, in welchem die Meibom'schen Drüsen enthalten sind, bedingt. Auf der Oberfläche der Tarsalbindehaut ziehen Gefäßstämmchen, die sich gegen den Lidrand zu in zierlichen Aestchen zertheilen. Unter der Schleimhaut sieht man die Meibom'schen Drüsen in parallelen Streifen senkrecht gegen den Lidrand ziehen. Wichtig ist der Unterschied im Aussehen der an die innere Lidkante angrenzenden, circa 1 mm breiten

Schleimhautzone gegenüber der übrigen Tarsalbindehaut, von der sie eine in normalen Verhältnissen flache Furche oder Vertiefung scheidet. Diese Zone ist anatomisch dadurch ausgezeichnet, daß hier die Schleimhaut ein mehrschichtiges, von dem Epithel des Lidrandes nicht verschiedenes Cylinderepithel, sowie wirkliche Papillen (im anatomischen Sinne) besitzt, und daß an dieser Stelle das peripherste Bündel des Schließmuskels des Lides (Sphincter palpebrarum) sich befindet, welches sich ungefähr zwischen den Ausmündungen der Meibom'schen Drüsen bis in das Schleimhautgewebe hinein erstreckt. Dieses peripherste Muskelbündel wird Musculus ciliaris Riolani genannt, seine hauptsächlichste Funktion besteht darin, durch seinen physiologischen Tonus das innige Anpassen der Lidränder an den Bulbus zu sichern, welchem Umstande auch das Entstehen der obenerwähnten Furche zuzuschreiben ist. Diese Furche hat darum auch eine praktische Bedeutung, weil sie bei allen Reizungszuständen der Conjunctiva, insbesondere beim Eindringen von Fremdkörpern in den Conjunctivasack sich vertieft, eben in Folge des durch den Reiz erhöhten Tonus des Riolan'schen Bündels, und kleine fremde Körper auf der Bindehaut darum in ihr haften zu bleiben pflegen, und gewöhnlich nach dem Umstülpen der Augenlider dort gefunden werden.

Diese Schleimhautzone hat auch für den pathologischen Anatomen von Fach eine gewisse Bedeutung. Nach dem Tode verwischen sich alle Kennzeichen der katarrhalischen Zustände der Lider, Verdickungen, Rauhigkeiten u. s. w. wegen der eingetretenen Blutleere beinahe vollständig. Nur diese Zone behält in solchen Fällen eine gelbliche Farbe und ist deutlich geschwellt und sammtartig rauh. Wer also im Secirsaale nach Material zur Erforschung der Structurveränderungen der Bindehaut sucht, wird auf dieses Zeichen achten müssen.

Die Uebergangsfalten sind immer um vieles lebhafter roth, als die Lidbindehaut, weil der Tarsus mangelt; die Gefäße sind dicker und in unregelmäßigen Netzen angeordnet. Die Conjunctiva bulbi muß im normalen Zustande weiß sein, was von der Sehnenfarbe der Sclera herrührt, die durch die sehr durchscheinende Schleimhaut schimmert, ohne auffällige Gefäßinjection.

Dieses normale Aussehen der Bindehaut wird jedoch, so paradox es klingt, nicht sehr häufig angetroffen. Da die Augen der Culturmenschen zu den angestrengtesten Organen des Körpers gehören, und auch sehr viel von äußeren Schädlichkeiten betroffen werden, sind hyperämische Zustände der Bindehaut sehr häufig. Die Hyperämie ist dadurch charakterisirt, daß wegen der größeren Blutfüllung des oberflächlichen Gefäßnetzes die gesammte Bindehaut ein immer mehr rothes Ansehen gewinnt, daß in den höheren Graden in Folge der Ueberfüllung der capillaren Blutmaschen zwischen den makroskopisch sichtbaren Stämmchen die sonst immer durchscheinenden Meibom'schen Drüsen schwer sichtbar oder bis auf die letzten Enden ihrer Ausführungsgänge gänzlich verwischt werden. Auch nimmt die normale Absonderung der Bindehaut, die Thränenflüssigkeit, an Menge zu: ein Auge mit stark hyperämischer Bindehaut schwimmt in Thränen, oder thränt bei hinzugekommenen geringfügigen äußeren Reizen in stärkerem Grade, als ein normales Auge.

Es muß schon bei dieser Gelegenheit betont werden, worauf wir an anderer Stelle noch ausführlicher zurückkommen werden, daß die Thränenflüssigkeit aus zwei Quellen stammt: die eine dieser Quellen ist der gesammte Bindehauttractus, die andere der Complex der Thränendrüsen. In physiologischer Beziehung ist die Lidbindehaut nichts anderes als eine flächenartig ausgebreitete Drüse, während die eigentliche Thränendrüse nach den Lehren der Embryologie ein in die Tiefe gestülptes Bindehautepithel ist. Die Absonderung des Bindehauttractus muss ständig vor sich gehen, damit die Oberfläche des Auges stets feucht erhalten werde, während der Thränendrüsencomplex nur ruckweise bei Gemütserregungen und durch Reize, die auf die Trigeminusenden wirken, veranlaßt, reflectorisch secernirt. Durch die zahlreichen tubulösen und furchenartig sich verzweigenden Einbuchtungen der Tarsalbindehaut, die von den Einen für Drüsen, von Anderen nur für Einkerbungen gehalten werden, soll offenbar die Oberfläche der secernirenden Membran möglichst vergrößert werden und von diesem Gesichtspunkte aus verliert demnach diese zur Zeit noch offene Streitfrage der Histologen jede praktische Bedeutung.

In vielen Fällen wird die Hyperämie der Bindehaut überhaupt nicht als Krankheit empfunden, oder die mit ihr behafteten haben so geringe Beschwerden, daß sie sich sogar leicht daran gewöhnen. Doch werden diese Beschwerden häufig genug Gegenstand der Therapie, namentlich dann, wenn, verbunden mit der Steigerung der Blutüberfüllung, die Schleimhaut in jenen Zustand der Ernährungsstörung versetzt wird, den wir katarrhalisch nennen. Nach dem heutigen Standpunkt der bakteriologischen Forschung kann es kaum mehr einem Zweifel unterliegen, daß zur Erzeugung eines Bindehautkatarrhes die Einimpfung ganz bestimmter Mikroorganismen erforderlich ist. Wir werden an geeigneter Stelle dem Leser die bisherigen Resultate der Bakteriologie vorlegen, die, wie wir leider vorausschicken müssen, noch so schwankend sind, daß wir weder zu Aenderungen in der bisherigen klinischen Betrachtung, noch weniger aber was unser therapeutisches Handeln betrifft, uns veranlaßt fühlen könnten. Bestimmte Infektionsorganismen für die verschiedenen Gruppen des Bindehautkatarrhs zugegeben, läßt sich aber keinesfalls eine scharfe Grenze zwischen Hyperämie und Katarh ziehen, bei der Conjunctiva eben so wenig, wie bei anderen Schleimhäuten, so daß wir, ohne den Thatsachen Gewalt anzuthun, die Hyperämie als einen leichten Katarrh ansehen und die

Therapie beider gemeinsam abhandeln können. Vor allem aber müssen die vom Katarrh verursachten subjectiven Beschwerden sowohl, als auch die objectiven Merkmale desselben eingehend besprochen werden.

Was die subjektiven Beschwerden betrifft, so ist geradezu für die in Rede stehende Krankheit charakteristisch, daß die Betroffenen über ein peinliches Gefühl klagen, wie es ein im Bindehautsacke befindlicher fremder Körper hervorbringt. Jedermann hat diese Sensation nach einem zufälligen Eindringen eines Fremdkörpers wohl schon einmal empfunden: man weiß daher, wie selbst ein anfänglich geringfügig erscheinendes Mißbehagen sich später immer unerträglicher gestaltet, indem der bei jedem Lidschlage gleichsam von frischem empfundene Reiz sich zu dem früheren summirt, bis das Mißbehagen sich zum Schmerze steigert. Interessant ist es, daß das Gefühl des fremden Körpers auch noch eine Weile nach der Entfernung desselben lebhaft nachempfunden wird. Dieses Gefühl, welches die Kranken mit der Empfindung vergleichen, die Sand im Auge hervorbringt, ist es, worüber namentlich in den Anfangsstadien des Katarrhs geklagt wird. Dazu gesellt sich noch ein Gefühl des Juckens, ein Brennen, welches die Kranken belästigt, und sie veranlaßt, öfters die Augen zu reiben. Alle diese Sensationen vermehren sich oder treten auf beim Aufenthalte in unreiner Luft oder in warmen, stark erleuchteten Räumen; werden besonders lästig, wenn der Kranke eine andauernde Augenarbeit, namentlich bei künstlicher Beleuchtung unternimmt; sie nehmen ab oder schwinden, wenn er sich in frischer Luft, im Freien, besonders bei trockener Kälte befindet.

Eigentliche Schmerzen, die sich nach dem Verlauf des Trigeminus verbreiten, oder heftige Lichtscheu dürfen bei der Conjunctivitis catarrhalis nicht vorhanden sein. Ihre Anwesenheit deutet immer auf eine Complication von Seiten anderer Organe des Auges.

Die objektiven Merkmale des Katarrhs beruhen in erster Linie auf einer ausgeprägten, vermehrten Injection der Bindehaut. Diese kann so weit gesteigert sein, daß die Membran gleichmäßig roth erscheint.

In stärkeren Graden tritt auch noch die Schwellung des Gewebes hinzu, welche sich entweder nur auf die halbmondförmige Falte und die Carunkel erstreckt, die wie ein Wulst und eine lebhaft fleischrothe Warze aus dem inneren Augenwinkel (Thränenbach) herausragen, oder nur die Uebergangsfalte, und endlich die ganze Conjunctiva umfaßt. In dem letzteren Falle ist die Bindehaut gelockert, mäßig gewulstet und kann, von der Seite betrachtet, etwas rauh, ungefähr wie gut geschorener Sammt aussehen. Man spricht dann von einer Schwellung des Papillarkörpers, obgleich man in der Conjunctiva bis auf die schon früher erwähnte, dem Lidrande benachbarte Zone, keine eigentlichen Papillen im streng anatomischen Sinne, sondern nur mikroskopische Furchungen und Einkerbungen der Schleimhaut kennt.

Mitunter finden wir auf der Bindehaut, namentlich in deren lockerem Antheile, in erster Linie auf der unteren Uebergangsfalte, kleine, durchscheinende, über das Niveau der Schleimhaut sich nur wenig erhebende bläschenfärmige, halbkugelige Gebilde, Follikel, die mitunter den Kuppen der gewulsteten oder leicht geschwellten Membran entsprehend in Reihen geordnet sind. Wir betrachten diese Follikel als geschwellte präformirte Gebilde, denen wir, wofern im Bindehauttractus keine Zeichen eines tieferen Leidens (dichtè bis in die Tiefe des Tarsus reichende Infiltration) besteht, keine besondere Bedeutung beilegen. Es ist dies ein Punkt, über den im Kapitel der chronisch-infektiösen Bindehautleiden noch ausführlicher gesprochen wird.

Wichtig ist es auch die Conjunctiva bulbi gut zu besichtigen. Auch sie kann gehörig injicirt sein, doch wird die Injektion niemals eine tiefere werden, und namentlich werden Injektionen tiefliegender, episcleraler (d. h. zwischen Conjunctiva und Sclera liegender) Gefäße nicht vorkommen. Wo sie vorkommen, muß immer die Complikation gesucht werden.

Beim Katarrh haben wir es auch mit einer erhöhten und eigentlich ihrem Wesen nach veränderten Secretion zu thun. Für gewöhnlich secernirt die Conjunctiva nur, wie bereits oben erwähnt, eine wässerige Flüssigkeit, die in ihrer chemischen Zusammensetzung mit der Thränenflüssigkeit identisch ist. Im katarrhalischen Zustande beobachten wir jedoch eine, wenn auch sparsame, aber immerhin auffällige Secretion von Schleim, nebst erhöhter Thränenabsonderung, welches Secret sich meistens in Folge des Lidschlages, der den Flüssigkeitsstrom immer den Thränenpunkten zutreibt, in den inneren Augenwinkeln absetzt, während des Schlafes aber, wo der Lidschlag mangelt, sich gleichmäßig über die Lidränder verbreitet, daselbst an der Luft trocknet und so die Lider miteinander verklebt. Dieser in Krustenform an den Lidrändern haftende Schleim muß sich sehr leicht und ohne Substanzverluste der Haut zu hinterlassen, ablösen lassen. Ist dies nicht der Fall, oder werden bei seiner gewaltsamen Entfernung blutende Stellen sichtbar, so ist jedenfalls kein einfacher Katarrh, sondern höchstwahrscheinlich noch eine Liddrüsenentzündung vorhanden. Nur selten wird das katarrhalische Secret so massenhaft, daß eine Verwechselung mit der Blennorrhoe vorhommen könnte, gegen welche in der Regel die genaue Besichtigung der Schleimhaut sichert.

Der katarrhalische Schleim besteht mikroscopisch aus Eiterzellen, abgestoßenen Conjunctivalepithelien, Protoplasmaklumpen aus den sich theilenden Eiter (lymphoiden)- Zellen, sodann Detritus und Massen von Bakterien aller Art; wie es nicht zu verwundern ist, da der Bindehautsack ständig, sowohl von außen her, als auch durch die Thränenwege von der Nasenhöhle her, dem Luftstrom zugänglich ist, aus dem sich allerlei Mikroorganismen niederschlagen müssen, die dann in der eiweißhaltigen Thränenflüssigkeit einen geeigneten Nährboden und in den zahlreichen Furchen und Winkeln des Bindehautsackes Ansiedelungsplätze in genügender Zahl finden. Praktisch wichtig ist es zu wissen, daß es bisher noch durch kein Verfahren gelungen ist, die Oberfläche des Bulbus keimfrei zu machen.

Auf die erhöhte und abnorme Secretion läßt sich auch eine Kategorie von Klagen der Patienten zurückführen, welche auf einer eigenthümlichen Störung des Sehens beruhen. Wenn nämlich eine Schleimflocke gerade die Hornhaut passirt, so werden die Lichtstrahlen unregelmäßig gebrochen oder zerstreut, ja es treten sogar in Folge der Beugung des Lichtes beim Durchgange durch die Zwischenräume der zelligen Elemente Interferenzphänomene ein. Demnach sehen die Kranken die Gegenstände verwischt und von einem farbigen Saume oder Hofe umgeben. Das tritt namentlich des Abends bei künstlicher Beleuchtung auf. Doch werden einige kräftige Lidschläge den Schleimklumpen von der Hornhaut entfernen, und die Sehstörung verschwindet. Manchmal aber klebt die Masse ziemlich fest an der Hornhaut und wird erst dann weichen, wenn nach längerem Blinzeln ein reichlicher Thränenstrom sie wegschwemmt. Aber immerhin ist es charakteristisch für diese Gattung von Sehstörungen, daß sie nur sehr kurze Zeit anhalten und dann spurlos verschwinden.

Bei chronischen Katarrhen pflegt eigenthümlicher Weise des Nachts während des Schlafes die abnorme Secretion ganz zu fehlen. Dafür stellt sich ein höchst lästiges Gefühl der Trockenheit und Schwere in den Augenlidern ein, welches die Kranken so beschreiben, als ob die Augenlider von Blei wären. Dies läßt sich so erklären, daß die Wände der seit längerer Zeit blutüberfüllten Gefäße bei mangelndem Lidschlag und erschlaffter Muskelthätigkeit gleichfalls erschlaffen und vorübergehend gelähmt werden, und es so zu einer förmlichen Stase kommt, die Zeit braucht, bis sie wieder ausgeglichen wird.

Die Frage, wann ein Katarrh als chronisch zu betrachten ist, wird, abgesehen von der längeren Dauer des Leidens, objectiv durch die Thatsache der Verdickung des Schleimhautgewebes entschieden. So finden wir beim chronischen Conjunctivalkatarrh die Oberfläche diffus geröthet, so daß die MEIBOM'schen Drüsen schwer oder kaum noch sichtbar sind; es können eigentliche Rauhigkeiten vorhanden sein, die man am besten sieht, wenn man die Schleimhaut abtrocknet, weil hierdurch nicht allein der Spiegel der Thänenfeuchtigkeit fortgeschafft wird, sondern durch den Reiz des Wischens ein vermehrter Blutstrom in die sogenannten Papillen der Bindehaut schießt und diese wie einen Schwellkörper erhebt. In vernachlässigten Fällen und bei alten Leuten, wo der regelmäßige Gewebstonus mangelt, kann diese Gewebsverdickung ganz beträchtlich werden und zusammengehalten mit der entsprechend vermehrten Secretion einen chronisch blennorrhöischen Zustand vortäuschen, namentlich wenn das untere Lid in Folge seiner Erschlaffung nicht ganz am Bulbus anliegt, sondern sich mit seiner Schleimhautbedeckung mehr weniger nach aussen wendet (Entropium luxurians senile). Auf solchen Schleimhäuten können dann wärzchenförmige Rauhigkeiten und Erhebungen sich ausbilden. Die pathologisch anatomische Untersuchung solcher Bindehäute ergiebt das interessante Resultat, daß die Bindehautwucherung stets am Tarsus Halt macht, während in den chronisch-infectiösen Fällen die Infiltration den ganzen Tarsus durchsetzt.

Therapie.

Wir haben bei der Schilderung der subjectiven und objectiven Symptome des Conjunctivalkatarrhs schon auf einzelne Complicationen hingewiesen, weil diese ganz erheblich die Therapie beeinflussen. Dies muß nun nachdrücklicher geschehen, denn so wie zum Katarrh sich andere Augenkrankheiten hinzugesellen, eben so giebt es wohl keine acut entzündliche Erkrankung der äußeren und vorderen Gebilde des Auges, die nicht von Hyperämie und vermehrter Absonderung der Bindehaut begleitet wäre. Auch stellt sich bei gewissen funktionellen Störungen des Sehorganes Hyperämie der Conjunctiva als ständiger Begleiter ein. Es ist darum nothwendig, vor der Bestimmung einer Therapie sich über alle diese Verhältnisse zu orientiren, weil jedes Versäumniß sich schwer rächen könnte.

Beim Conjunctivalkatarrh ist erfahrungsgemäß eine locale, und zwar eine reizende und adstringirende Behandlungsmethode von Nutzen. Augen aber, welche von Entzündungen der Hornhaut oder Iris oder anderer innerer Gebilde befallen sind, vertragen absolut eine derartige Behandlung nicht, ebenso würde in Fällen von funktionellen Störungen des Sehorganes die topische Methode nur ein neuer Reiz sein, der sich zum alten hinzugesellen würde. Es ist darum vor jeder Therapie nothwendig festzustellen:

1. Ob asthenopische Beschwerden in Folge einer Refractions- oder Accommodationsanomalie vorhanden sind. Ist eine solche vorhanden, so muß man sich darüber klar werden, ob die Correktion derselben genügen würde, um die Erscheinungen des Katarrhs aufhören zu machen. Als Richtschnur läßt sich angeben, daß die genannten Anomalien eher Hyperämien und Follikularschwellungen als secernirende Katarrhe erzeugen, und daß die Beschwerden, welche die Kranken angeben, nicht im Verhältniß zu stehen scheinen zu dem objectiven Befund, dem wenig veränderten Aussehen der Schleimhaut.

2. Ob Entzündungen der Hornhaut, der Iris oder noch tiefer gelegener Organe vorliegen. Ueber diese wird später gesprochen werden. Für jetzt nur so viel, daß Ciliarinjektion, Ciliarschmerzen, heftige Lichtscheu, sowie entzündliche und frische Hornhauttrübungen, verfärbte Iris, träge und unregelmäßig verzogene Pupille entschieden jede die Conjunctiva reizende Behandlung contraindiciren und für sich die volle Aufmerksamkeit erfordern. Da man durch das Zuwarten beim Katarrh nichts verliert, so gehe man in solchen Fällen, wenn man mit der Diagnose etwa nicht im Reinen sein sollte, exspectativ und symptomatisch vor, da man auf diese Weise wenigstens keinen Schaden anrichten kann.

In den folgenden Kapiteln wird man weitere diesen Punkt betreffende Anweisungen vorfinden.

3. Man hat sich zu vergewissern, daß keine Liddrüsenentzündungen vorhanden sind. In diesem Falle würde eine topische Behandlung zwar nicht nachtheilig sein, da ältere Lidrandentzündungen stets mit Bindehautkatarrhen einhergehen; es würde aber die Behandlung des Katarrhs allein nicht genügen und demnach die Nichtberücksichtigung des Grundleidens eine Verschleppung der Behandlung bedeuten.

4. Da bei Krankheiten der Thänenableitungsorgane begleitende Conjunctivalkatarrhe die Regel sind, so hat man sein Augenmerk auf das etwaige Vorhandensein jener zu richten. Die richtige Diagnose gelingt in vielen Fällen leicht, weil sehr häufig der Thränensack dabei sichtbar afficirt ist, was sich theils durch eine Ectasie desselben (mäßige Geschwulst unter dem Ligamentum canthi internum), theils durch die Anwesenheit von Schleim oder Eiter in dem Thränensack zeigt, die in den Conjunctivalsack sich entleeren müssen, wenn der Finger auf den Sack drückt, weil der Weg in die Nase gewöhnlich durch die Strictur des Thränen-Nasenkanals versperrt ist. Man behandelt dann das Grundübel, der Katarrh bessert sich von selbst, oder unter gleichzeitiger Anwendung sehr schwacher Adstringentien.

Es kommen aber Fälle vor, in denen Strikturen im Thränen-

Nasengange sich vorfinden, ohne daß sie durch etwas anderes als Thränenträufeln und katarrhalische Beschwerden sich bemerkbar machen würden. Solche Katarrhe werden oft jahrelang behandelt, ohne Erfolg, ja sie verschlimmern sich häufig und bereiten dem Kranken die empfindlichsten Störungen, indem sie ihn zur anhaltenden Augenarbeit unfähig machen. Sie werden nur erkannt, wenn man durch das ungeschlitzte Thränenröhrchen probeweise eine dünne Bowman'sche Sonde einführt, eine unschwer gelingende Procedur, mit der wir uns an entsprechender Stelle beschäftigen werden.

Es soll übrigens als Regel betont werden, bei jedem einseitigen Conjunctivalkatarrh die Thränenwege dieser Seite zu untersuchen, da die entzündlichen Erscheinungen in der überwiegenden Anzahl der Fälle, wenn auch nicht immer, in gleicher Intensität doppelseitig vorkommen.

Mit der Untersuchung der Durchgängigkeit der Thränenwege allein sind jedoch unsere Nachforschungen noch nicht erschöpft, da auch die Schleimhaut der Nasenhöhle einer genauen Besichtigung unterzogen werden muß: Ozaena, Rhinitis ekzematosa, sowie adenoide Vegetationen der Nasenhöhle gehen fast regelmäßig mit Hyperämien und katarrhalischen Affektionen der Bindehaut einher. Besondere Berücksichtigung erheischen die bei Kindern so häufig vorkommenden adenoiden Vegetationen im Nasen-Rachenraume, die mit Follicularschwellungen der Bindehaut oder mit Warzenbildungen daselbst oft genug einhergehen.

5. Vor Verwechselung mit einer anderen Gruppe der Conjunctivalerkrankungen, den infectiösen, schützt der Augenschein.

Nach gehöriger Berücksichtigung der angeführten fünf Punkte kann man zur Therapie schreiten. Diese wird wesentlich davon abhängen, ob der vorliegende Fall mehr als Hyperämie betrachtet werden muß, oder ob auch katarrhalische Secretion stattfindet. Im ersten Falle geben wir Adstringentien, welche eingeträufelt werden oder mit denen wir die Bindehaut irrigiren, im zweiten Falle ätzen (touchiren) wir die erkrankte Schleimhaut.

Vor allem aber muß an dem Principe festgehalten werden, daß insolange die Reizerscheinungen überwiegen, solange Schmerzen, stärkere Injektion der Conjunctiva bulbi, große Empfindlichkeit der Augen gegen Licht vorhanden ist, keinerlei local reizende Mittel angewendet werden dürfen. Man schadet, dies kann nicht oft genug betont werden, beim Katarrh viel weniger durch das Warten, als durch unzweckmäßiges, irritirendes Eingreifen. In Fällen von grosser Empfindlichkeit der Augen sucht man diese zu mäßigen, was am besten durch Application kühler Umschläge geschieht, die übrigens nicht fortwährend, sondern nur öfters im Tage angewendet zu werden brauchen.

Bei beträchtlicher Injection des Bulbus oder wenn Schmerzen vorhanden sind, die auf eine mögliche Complication von Seite der Cornea oder Iris schließen lassen, wird am besten Atropin eingeträufelt. Es genügen 1—2 Tropfen, um die Pupille zu erweitern, da die Schmerzen hauptsächlich von der Irishyperämie herrühren, die nun durch die Erweiterung der Pupille beseitigt ist.

Dagegen muß gegen die längerdauernde Anwendung des Cocaïns als Tropfwasser entschieden Einspruch erhoben werden. Es werden nämlich sowohl reine Cocaïnlösungen, als auch andere mit Cocaïn versetzte Collyrien zur Beseitigung der mit dem Katarrh verbundenen Schmerzen (z. B. das Brennen oder das Fremdkörpergefühl) von mehreren Seiten empfohlen. Ich habe davon nur unangenehme Folgezustände gesehen; durch das Cocaïn erreichen wir eine Anästhesirung der Nervenenden, die wohl für den Moment angenehm empfunden wird, längere Zeit aber angewendet zu trophischen Störungen im Hornhautepithel führt, vielleicht in Folge von oberflächlicher Vertrocknung, worauf mitunter kleinere, oberflächliche Epithelexcoriationen zu Stande kommen, die den Krankheitsverlauf nur verschleppen oder compliciren können. Wenn man durchaus Cocaïn zur Herabsetzung der Empfindlichkeit geben will, so gebe man es in Salbenform, weil die auf der Hornhaut sich verbreitende Fettschichte möglicherweise einen Schutz gegen die Eintrocknung gewährt, etwa in der Form:

Rp. Cocaïn muriat. 0,10
Solve in paux. aq. dest.
adde
Natr. sozojodol. 0,25
tere exactissime c.
Vaselin. optim. 10,0
M. f. ung. ophthalm. S.

Das Sozojodolsalz, statt dessen man auch, wenn man noch ein Adstringens benutzen will, auch zinc. sozojodolicum verwenden kann, dient als unschädliches, wenn auch schwaches Desinficiens des Bindehautsackes. Bei großer Empfindlichkeit der Augen gab man früher wohl auch Stirnsalben, die mit Opium oder Extractum belladonnae versetzt waren, von deren Nutzen ich jedoch in den vorliegenden Fällen weniger überzeugt bin. Bei großen Reizerscheinungen kann man für kürzere Zeit den Aufenthalt im verdunkelten Zimmer anordnen.

Sind keine Reizerscheinungen vorhanden und ist die Secretion unbeträchtlich, so werden Adstringentien angewendet, mit denen der Arzt die Schleimhaut nach Umstülpen der Lider gründlich mittelst eines Tropfröhrens irrigirt. Es ist dies viel wirksamer, als wenn wir dem Kranken die Lösung zu eigenem Gebrauche mitgeben. Woferne dies aber durch die Umstände sich als nöthig erweist, so werde der Kranke angewiesen, sich das Mittel mit einem in der Lösung getränkten Tampon von hydrophiler Watte in die Augen zu träufeln oder damit sich die Augen zu waschen. Zu Einträufelungen eignen sich am besten Zincum sulfurium, Natron biboracicum, Acidum boricum, Plumbum acet. basicum, Tannin und in gewissen Fällen das altberühmte Collyrium adstr. luteum.

Das Zinc. sulfuricum wird halbpercentig, am besten in einer aromatischen Flüssigkeit, wie Aqua foeniculi, aqua naphae, aqua rosarum oder in destillirtem Wasser mit aqua laurocerasi versetzt gegeben.

Die Borsäure wird nicht schwächer als zweipercentig, das Natron biboracicum einpercentig in eben solcher Weise verordnet. Beide gehören zu den schwächsten Adstringentien. Das Plumbum aceticum basicum wird in derselben Concentration als das Zink verordnet. Es genießt eines besonderen Rufes in Fällen von Katarrh mit Follikelschwellung, sowie bei Betheiligung der Lidranddrüsen.

Das Collyrium adstringens luteum, durch die Wiener Schule zu großer Anwendung gelangt, ist eine ungefähr $^1/_2\,^0/_0$ige schwach alkoholische Zinklösung mit Campher und Safran versetzt. Man giebt es zu Einträufelungen oder Irrigationen, mindestens zur Hälfte mit Wasser verdünnt.

Das Tannin wird zu Umschlägen in einer einpercentigen, zu Einträufelungen in einer halbpercentigen Lösung verwendet.

Ist nach Abnahme der Reizerscheinungen bereits Secretion vorhanden, so ätze (touchire) man. Das souveräne Mittel ist der Lapis infernalis, den man auf die umgestülpte Conjunctiva palpebrarum mit einem Pinsel applicirt. (Rp. Nitr. arg. cryst. 1,0, Aq. dest. 100,0.) Man neutralisirt unmittelbar nach dem Bestreichen der Conjunctiva mit Leitungs- oder kochsalzhaltigem Wasser. Was das Pinseln der Bindehaut anbelangt, so hat man sich vor dem Scheuern oder Reiben der zu behandelnden Schleimhaut zu hüten, da dies einen unnöthigen Reiz verursacht. Es genügt vollkommen, den mit der Lapislösung getränkten Pinsel an einen Pnnkt des Lidrandes sanft anzudrücken, worauf das nöthige Quantum der Lapislösung auf die Schleimhaut fließt und sich daselbst verbreitet.

Das Cuprum sulfur. ist bei dem einfachen Conjunctivalkatarrh zu verwerfen, hingegen wird von manchen Aerzten der Alaunstift empfohlen. Ich bin stets mit den oben angegebenen Mitteln ausgekommen.

Die Heilung des Conjunctivalkatarrhs wird entschieden gefördert, wenn sich der Kranke möglichst befreit von jeder Augenarbeit und möglichst in frischer Luft aufhält.

Wenn die Secretion aufgehört hat, so pflegt die Schleimhaut noch durch längere Zeit hyperämisch zu sein und es ist nothwendig, noch durch längere Zeit, auch wenn der Kranke sonst weiter keine nennenswerthen Beschwerden hätte, Adstringentien einzuträufeln. Man verwendet hierzu keine starken Lösungen, sondern wechselt lieber von Zeit zu Zeit mit ihnen ab, da die Bindehaut sich bald an ein Heilmittel gewöhnt, und dieses dann wirkungslos wird.

Unter den einfachen Conjunctivalkatarrhen, die mit starken Reizungserscheinungen einhergehen, nimmt eine Form eine eigenthümliche Stellung ein, welche man am besten mit dem Namen des epidemischen Katarrhs belegt, und welche in der That epidemisch vorkommt und ihre ganz besondere Berücksichtigung erfordert. Diese Form beginnt häufig mit einem leichten Oedem der Lider, welches am anderen Tage bedeutend zugenommen haben kann, so daß die Lider nur schwer geöffnet werden können.

Dabei wird die Conjunctiva bulbi bald chemotisch, der Bulbus bedeutend injicirt, der Limbus corneae etwas erhaben, die Conjunctiva palpebrarum bedeutend geschwollen, die untere Uebergangsfalte ebenfalls in hochgradiger Schwellung, mitunter einige geschwellte Follikel zeigend. Häufig sind auch Hämorrhagien der Conjunctiva bulbi zu finden, oder diese treten erst auf, wenn der Proceß im Rückgange ist. Die Secretion ist eine ziemlich reichliche, sie ist dickflüssig, flockig-schleimig, bald trocknend. Subjektive Beschwerden sind bedeutend. Ich habe diese Form am häufigsten im Frühjahr beobachtet. Es ist dies dasselbe Bild, welches auch sonst unter dem Namen Ophthalmia catarrhalis acuta beschrieben wird, da man Gewicht auf die auffällige Beteiligung der Conjunctiva bulbi, sowie die größeren Reizerscheinungen legte.

Diese Form, deren Prognose eine günstige ist, pflegt zu ihrer Heilung in der Regel an zwei Wochen zu beanspruchen. Die Therapie kann im Anfange nur eine exspectative sein, denn wir haben kein Mittel, den Proceß zu coupiren oder die Secretion aufzuheben.

Bei sehr großen Reizerscheinungen können wir mildernd einwirken, indem wir Blutentziehungen in der Schläfengegend und Atropineinträufelungen machen. Es ist jedoch meine Ueberzeugung, daß Cornealcomplicationen in der überwiegenden Zahl von Fällen Folge von localer Behandlung der Conjunctiva — in welcher hochgradige Stase vorhanden sein muß, worauf die vielen Ekchymosen deuten —

sind, weshalb im Beginne vor Touchirungen gewarnt wird. Die Kranken empfinden Umschläge auf dem Auge als eine Wohlthat, weil das Secret leichter abfließen kann und an den Lidrändern nicht leicht eintrocknet. Zu den Umschlägen kann man Tannin ($^1/_2$—1 $^0/_0$ige Lösung) nehmen oder, was ich in neuerer Zeit vorziehe, man kann mit Zincum sozojodolicum in 1 $^0/_0$iger Lösung irrigiren, welches Mittel ein ausgezeichnetes und die Conjunctiva gar nicht reizendes Adstringens ist und hier noch als Desinficiens die besten Dienste leistet. Erst in den Ausgangsstadien, wo jede Reizung des Bulbus schon vorüber ist, die Conjunctiva bulbi schon mässiger injicirt, die Conjunctiva palpebr. aber noch aufgelockert ist, touchire man mit einer $^1/_2$—1 $^0/_0$igen Nitras argenti-Lösung, weil man dadurch die Bindehaut am schnellsten zur Norm zurückführt. Ist die Secretion zurückgegangen, so kann man die letzten Reste der Entzündung durch Einträufelungen mit einer $^1/_2$ $^0/_0$igen Zinc. sulf.-Lösung zum Schwinden bringen.

Bemerkenswerth ist, daß diese Bindehautkrankheit wahrscheinlich übereinstimmt mit jener Form des Schwellungskatarrhs, dessen Mikroorganismus Weeks, Koch, Morax u. A. studirt haben, und ihn als kleinen schlanken, mit den Xerosebacillen gemeinsam vorkommenden Bacillus beschreiben, der auf der Cultur unbeweglich ist, sich mit den verschiedensten Anilinfarben gut färbt, sich aber nach Gram entfärbt. Die Schwellung der Lider, sowie die größere, manchmal bis ins purulente steigende Secretion, ferner das epidemische Auftreten in Schulen, Casernen u. s. w., erwecken bei Laien und nicht genügend fachlich unterrichteten Aerzten die Befürchtung, daß es sich um eine Trachomepidemie handelt. Die Prognose ist jedoch eine unbedingt gute und man würde sehr unrecht thun, wenn man wegen einiger etwa in einer Schule oder in einem Waisenhause u. s. w. vorgekommener Fälle, die Anstalt evacuiren oder kostspielige Desinfektionsmaßregeln anordnen würde.

Zu den epidemischen, jedenfalls aber contagiösen Bindehautentzündungen gehört eine Form des Katarrhs mit nicht sehr reichlicher, spärlich eitriger Secretion, als deren Erreger der sogenannte Pneumococcus gefunden wurde. Die Fälle verlaufen in der Regel gutartig, da fast nie Hornhautgeschwüre beobachtet wurden. Es werden in der Regel Kinder betroffen. (Morax, Axenfeld.) Die Principien der Behandlung sind dieselben wie bei den übrigen stark acernirenden Schwellungskatarrhen: nach Ablauf der ersten Reizerscheinungen Aetzungen der Bindehaut mit 1—2 $^0/_0$igen Lösungen von Nitras argenti.

Einigermaßen verwandt mit diesen epidemischen Katarrhen, was das äußere Bild betrifft, sind jene Schwellungskatarrhe, welche bei den acuten Exanthemen vorzukommen pflegen. Diese Katarrhe dürfen nicht verwechselt werden mit den Veränderungen, welche Geschwüre der

Cornea, die gerade auch bei diesen Exanthemen hie und da beobachtet werden, hervorbringen. Alle diese katarrhalischen Veränderungen der Bindehaut bei Scarlatina, Morbilli und Variola zeichnen sich durch den hohen Grad der Schwellung sowohl der Lider als der gesammten Conjunctiva, ferner durch die mit starker Injection des Bulbus einhergehenden Reizerscheinungen aus. Manchmal ist die Schwellung der Conj. bulbi so beträchtlich, daß sie die Cornea wallartig überragt (Chemosis). Die Secretion ist besonders in den späteren Stadien eine namhafte.

Am mildesten pflegt dieser Schwellungskatarrh in der Scarlatina zu verlaufen, beängstigender pflegt er in den Morbillen, wo er eine ziemlich frühe Complication ist, aufzutreten. Die Prognose ist jedoch eine günstige und die Therapie erfordert nur die Reinhaltung des Conjunctivalsackes, was am besten durch täglich einige Stunden fortgesetzte Umschläge (wie oben beim epidemischen Katarrh), ferner durch Irrigationen der Schleimhaut geschieht. Man träufelt auch Atropin ein, um im Falle von Irishyperämie die Reizerscheinungen einigermaßen zu mildern.

Als eine eigenthümliche Form des epidemischen Schwellungskatarrhs ist eine Bindehauterkrankung anzusehen, die ich in meinem Wirkungskreis sehr häufig und immer an Kindern beobachte, und die sich dadurch auszeichnet, daß auf der Oberfläche der hochgradig blutreichen und geschwellten Bindehaut sich weißliche Membranen bilden, die sehr leicht weggewischt oder mit der Pincette in ihrer Gänze abgezogen werden können. Das äußere Bild dieser croupösen Bindehautentzündung ist ziemlich beängstigend, da die Schwellung der Lider eine sehr beträchtliche ist, so daß das obere Lid das untere überragt, aus der auseinandergezogenen Lidspalte eine blutig tingirte Flüssigkeit aussickert, und die untere Uebergangsfalte hochgradig geschwellt in mehreren dicken Parallelfalten vorspringt und ebenfalls einen grauen Belag zeigt.

In den Membranen haben einige Forscher, wie Babes, Haab, Vossius u. A. Löffler'sche Bacillen gefunden. Auf diesen ausnahmsweisen Befund gestützt, will man die scharfe Trennung, die zwischen dem gutartigen Croup und der schrecklichsten aller Augenkrankheiten, der Bindehautdiphtheritis herrscht, aufgeben. Einige Ausnahmefälle, wie sie Beobachtern, wie Horner, nie vorkamen, sollen genügen, die neue Lehre zu stützen. Wir werden auf den Gegenstand im Abschnitt der Bindehautdiphtherie wieder zurückkommen.

Wenn es gelingt, das obere Lid umzustülpen, so finden wir denselben Belag auch auf der oberen Lidconjunctiva und ziehen wir die Membranen ab, so entsteht sofort eine ziemlich starke Blutung aus der hyperämischen aber keinerlei Substanzverluste zeigenden Bindehaut. Die Membranen bilden sich in kurzer Zeit wieder. Sehr häufig ist namentlich an der Uebergangsfalte des unteren Lides eine sehr beträchtliche Schwellung der Follikel vorhanden, die in Form grauer Knöpfe, manchmal in parallelen Reihen angeordnet, auf den Kuppen der vorspringenden Falten vorkommen. In einzelnen, besonders heftig auftretenden Fällen sind die Pseudomembranen der Bindehaut über dem Bulbus mit einander verschmolzen, so daß diese wie mit einer grauen Hülle bedeckt ist. Charakteristisch ist ferner, daß auf der Haut der Lider, in der Umgebung des Auges, sogar bis in die Lippengegend, mit Borken bedeckte, leicht blutende Substanzverluste vorhanden sind, und daß nicht selten Temperaturerhöhung festzustellen ist.

Die Krankheit, die oft mit Diphtheritis verwechselt wird, hat sich nach vielfältiger Erfahrung als unbedingt gutartig erwiesen, da sie stets heilte, ohne der Cornea Schaden zuzufügen. Es muß aber bemerkt werden, daß namentlich bei Kindern lymphatischer Constitution sich nach dem Rückgange der croupösen Entzündung Hornhautkrankheiten bilden können, die in die Reihe der scrophulösen Formen gehören. Die Krankheit kommt meistens in der armen Volksklasse vor. Einen Uebergang in die echten diphtheritischen Entzündungen habe ich nie gesehen. Dagegen sind mir wohl Todesfälle bekannt, die aber immer nur bei marantischen, im höchsten Grade des Elendes lebenden Kindern vorkamen, und die auf Erschöpfung zurückzuführen waren. Das Uebel ist unbedingt ein ansteckendes, da in der Regel auch die anderen Kinder derselben Familie befallen werden.

Die Behandlung des croupösen Bindehautleidens besteht zunächst darin, daß wir während der Zeit der Schwellung auf die geschwollenen Lider einen Eisbeutel appliciren. Der Conjunctivalsack muß durch Irrigationen, die mehrmals täglich vorzunehmen sind, rein erhalten werden. Als Irrigationsflüssigkeit benützte ich jetzt aussschließlich eine einprocentige Lösung von Zincum sozojodolicum. Bei sehr dicker Membranauflagerung und starker, praller Schwellung des oberen Lides empfiehlt sich neben der Eisbehandlung ein Einpulvern von Jodoform. Man vermeide Umschläge mit Compressen, weil bei dem bestehenden Ekzema impetiginosum des Gesichtes dieses sich ausbreiten und verschlimmern könnte. Dagegen habe ich es vortheilhaft gefunden, die Borken der Gesichtshaut abzulösen, und auf die blutenden Substanzverluste so lange mit einem Pinsel 2 %ige Lapislösung zu tropfen, bis ein grauer Schorf gebildet ist.

Wenn die Membranbildung aufgehört hat, die Lidschwellung vorüber ist, so tritt in der Regel eine erhöhte Bindehautsecretion ein, die mitunter einen blennorrhoischen Charakter annimmt. In diesem Falle touchirt man die Bindehaut mit einer einprocentigen Lapislösung, wodurch alle krankhaften Erscheinungen, in specie die Follikelschwellung, spurlos zurückzugehen pflegen. Sollte sich eine scrophulöse Hornhautentzündung anschließen, so muß diese nach den Regeln, die an geeigneter Stelle vorgetragen werden, behandelt werden.

Nur uneigentlich wird bei den Bindehautkatarrhen eine Form angeführt, die von SAEMISCH unter den Namen des Frühjahrkatarrhs (C. printanea v. vernalis) beschrieben wurde und die am ehesten die Bezeichnung der Conjunctivitis superficialis verrucosa, zu deutsch: warzige Entartung der Bindehaut, verdient. Die Krankheit zeichnet sich subjectiv durch sehr beträchtliche Lichtscheu aus, die sich bis zum Lidkrampf steigern kann, welche Erscheinung gewöhnlich im Frühling anhebt und sich während der ganzen warmen Jahreszeit erhält, oder steigert, im Winter aber nachläßt. Dabei ist eine geringe katarrhalische Secretion vorhanden, bei sehr charakteristischen Gewebsveränderungen: die Lidconjunctiva ist in den leichtesten Fällen wie mit einem feinen bläulichen Schleier überzogen (wie wenn eine dünne Milchschicht darüber gegossen wäre), in anderen Fällen ist die Bindehaut rauh, wie chagrinirtes Leder, indem ihre Oberfläche durch zahlreiche flache Furchen uneben geworden ist, welche Unebenheiten in den schweren Fällen zu förmlichen flachen, zusammengedrückten Warzen oder großen condylomatösen Auswüchsen geworden sind. Manchmal stehen ganze Reihen von wärzchenförmigen Auswüchsen neben einander. Diese Veränderungen sind in der Regel nur an der oberen Tarsalbindehaut zu sehen, während die Uebergangsfalten und das untere Lid frei bleiben. Charakteristisch ist ferner eine rosaroth gefärbte, wallartige Verdickung der Augapfelbindehaut längs des oberen Limbus, die mitunter sich über den ganzen Limbus erstrecken, ja ein wenig auf das Hornhautgebiet übergreifen kann. Das Uebel beruht auf einer ganz massenhaften Verdickung des Bindehautepithels, das in Form von Warzen auswächst; es ist nicht infektiös, wird aber freilich oft mit Trachom verwechselt. Die Krankheit ist eine langdauernde, oft über die Jahre der Pubertät reichende, mit in jedem Sommer sich wiederholenden Reizerscheinungen. Einen Zusammenhang mit ererbter Syphilis habe ich bisher nicht zu constatiren vermocht.

Die Therapie dieser, was die Aetiologie betrifft, durchaus dunkeln Conjunctivakrankheit richtet sich nach dem Zustande der Schleimhaut. In den leichtesten Fällen, in denen die Warzenbildung nur angedeutet ist, die Hauptsache das subjektive Symptom der Lichtscheu ist, genügen Irrigationen der Conjunctiva mit einer Sublimatlösung 1 : 1000, Versetzung des Kranken in eine kühle, staubfreie, waldige Gebirgsgegend, Tragenlassen einer dunkeln Schutzbrille, kalte Bäder und andere hydrotherapeutische Proceduren. Kühle Umschläge mit Aqua plumbica oder aqua chlori werden mit Nutzen angewendet. Ist eine Warzenbildung der Lidbindehaut vorhanden, so wird die Behandlung eine vorwiegend chirurgische sein: flache Warzen werden nach vorhergegangener Cocainisirung der Bindehaut in so viel Sitzungen als nöthig erscheinen, mit dem Galvanocauter angebohrt und verätzt; gestielte Warzen womöglich mit der auf die Fläche gekrümmten Scheere abgetragen und die blutende Wurzel galvanocaustisch verschorft; zwischendurch die Sublimatwaschung fortgesetzt. Es muß hierbei darauf geachtet werden, daß man die galvanocaustischen Aetzungen nicht flächenhaft, sondern mehr Einstich-förmig in senkrechter (bohrender) Richtung vornehme. Ich habe in dieser Weise eine Anzahl schwerer Fälle mit dem Erfolge behandelt, daß die peinlichen Reizzustände aufhörten, und die warzige Degenerirung des Tarsalbindehaut wirksam bekämpft wurde. Freilich kamen in den nächsten Sommern die Kranken mitunter mit einigen neuentwickelten Warzen wieder, die aber weit geringere Beschwerden verursachten und in derselben Weise entfernt wurden. Nach meiner Erfahrung wird durch die chirurgische Behandlung der Proceß entschieden abgekürzt. In keinem Falle darf jedoch die Behandlung der Nase verabsäumt werden, da sich daselbst häufig genug adenoide Vegetationen vorfinden. Oftmals genügt die Behandlung der Nase, um die schweren Erscheinungen der Lichtscheu zu beheben.

Der Eiterfluß der Bindehaut.

Conjunctivitis (ophthalmia) blennorrhoica.

Wenn bei sehr stürmischen Entzündungserscheinungen der Bindehaut, die in der Regel auch zu einer Schwellung der Lider in Gänze führen und häufig genug die Cornea in Mitleidenschaft ziehen, das krankhafte Conjunctivalsecret vorwiegend eitrig wird, haben wir es mit Blennorrhoe der Bindehaut zu thun, die als eine der schwersten Erkrankungen des Auges betrachtet werden muß. Als ätiologisches Moment erster Ordnung muß in der überwiegenden Anzahl der Fälle die Ansteckung des Auges mit Trippersecret bezeichnet werden, sei es daß, wie wir es sehr häufig nachweisen können, die ansteckende Materie direct aus den afficirten Geschlechtsteilen (eigenen oder fremden) stammt, sei es daß sie durch Vermittelung eines bereits auf diese Weise angesteckten Auges auf die betreffende Conjunctiva gelangt ist. Demnach wird der Träger des Trippergiftes, der Gonococcus von Neisser, auch im Secret des eitrigen Bindehautflusses in den meisten Fällen nachzuweisen sein. Die Thatsache des ätiologischen Zusammenhanges der acuten Bindehautblennorrhoe mit der Gonorrhoe kann als eine der gesichertesten Thatsache in der gesammten Pathologie angesehen werden, da sie nicht allein durch sehr häufige klinische Erfahrungen, als durch die berühmten Versuche von Jos. Fr. Piringer an Menschenaugen über jeden Zweifel festgestellt sind. Der Umstand, daß mitunter in dem Eiter einer Bindehautblennorrhoe der Gonococcus nicht gefunden wird, oder daß gewisse, dem Gonococcus Neisser's ähnliche Diplokokken gleichfalls zu schleimig eitrigen Bindehautentzündungen führen, kann an dem Gewichte der durch Erfahrung und Experiment unumstößlich sicher gestellten Thatsache nichts ändern. Was den Modus der Ansteckung betrifft, so ist es ferner sicher, daß eine directe Berührung der Bindehaut mit dem noch feuchten blennorrhöischen Secret unbedingt erforderlich ist, daß sich also die Ansteckungskeime weder durch die Luft (etwa durch den in derselben enthaltenen mit Ansteckungspartikeln erfüllten Staub oder Wasserdampf), noch durch die persönliche Berührung Kranker mit Gesunden, wofern nur das Auge geschützt ist, übertragen können Wo also Blennorrhoe vorkommt, haben wir vor allem eine direkte Uebertragung von blennorrhöischem Schleim auf das afficirte Auge anzunehmen. Unbedingt zu den höchst seltenen Ausnahmefällen gehört die Entstehung der Bindehautblennorrhoe auf metastatischem Wege, indem das Trippergift (seien es nun Kokken oder Toxine) in den Blutstrom gelangen und so wie dies bei Gelenkentzündungen schon erwiesen ist, auch den Bindehauttractus afficiren. —

Ueber den Modus der Ansteckung gewähren uns die oben citirten Versuche Piringer's die reichlichsten Aufschlüsse. Piringer's Buch. (Die Blennorrhoe am Menschenauge. Graz, 1841) ist eine jener berühmten Schriften, die man heutzutage eher citirt, als liest, es ist das grundlegendste Buch auf dem Gebiete der infectiösen Bindehautkrankheiten und durchaus auf eigenen, unumstößlichen Experimenten an Menschen basirt. Es trägt den Stempel unbefangener Beobachtung und Liebe zur Wahrheit an sich und wird seinen Werth behalten, wenn zahlreiche moderne bakteriologische Abhandlungen bereits veraltet sein werden. Im Gegensatze zu damals herrschenden Lehren wird nachgewiesen, daß nur eine einfache Uebertragung des Tripperschleimes auf die Bindehaut des Auges die Quelle der Augenblennorrhoe ist, und daß das blennorrhöische Bindehautsecret wieder in unbegrenzter Folge der Träger der Krankheit wird, sowie daß jedes Auge wiederholt angesteckt werden kann. Außer diesem fixen Ansteckungsstoffe, dem Schleime, wird kein flüchtiger Ansteckungsstoff entwickelt, eine Ansteckung in distans („per miasma") findet nicht statt. Eine genügende Verdünnung des blennorrhöischen Schleimes mit Wasser vernichtet die Ansteckungsfähigkeit, die mit diesem Schleime verunreinigten Finger oder Wäschestücke u. s. w. können also durch einfaches, gründlickes Waschen unschädlich gemacht werden. Zur Desinfection bei Bindehautblennorrhoe ist also die bürgerliche Reinlichkeit genügend. Das blennorrhöische Secret bewirkt sicher eine Ansteckung, wenn es frisch und flüssig an ein anderes Auge kommt, sein Ansteckungsvermögen nimmt aber in dem Verhältnisse ab, als es aus dem Auge genommen selbst altert und ist nach drei Tagen bereits vernichtet. Demnach besitzt das an den Gegenständen haftende eingetrocknete Secret nach drei Tagen keine Wirksamkeit mehr. Die Incubationszeit des blennorrhöischen Giftes ist verschieden, jedenfalls spielt die Invidualität der Inficirten, die Virulenz des Materiales u. s. w. hierbei eine wichtige Rolle, sie schwankt zwischen 6 und 70 Stunden. Die von einem Genitaltripper abstammende Blennorrhoe nnterscheidet sich dem Wesen nach nicht von einer durch indirecte Ansteckung (von Auge zu Auge) hervorgerufenen, sie sind als identisch zu betrachten. Auch über das Verhältniß der blennorrhöischen Ansteckung zum Trachom geben die Experimente unschätzbare Aufschlüsse, welche an der betreffenden Stelle zur Sprache gebracht werden.

Was die metastatische Blennorrhoe anbelangt, die neuestens hauptsächlich durch HALTENHOFF wieder zu Ehren gebracht wurde, so hat PIRINGER sie nie gesehen und hält sie für eine Fabel. Indessen scheint ihm das Vorkommen der Trippermetastasen in den Gelenken und dem Uvealtractus ebenfalls unbekannt gewesen zu sein, wie überhaupt zu seiner Zeit der Begriff der Metastase nur eine grob-sinnliche Bedeutung hatte, indem man annahm, daß das plötzliche Versiegen des Eiters an einer Stelle das Wiederauftauchen desselben an einer anderen Region zur Folge haben müsse. Selbstverständlich mußte man im Sinne dieser Anschauung die Eiterung an der ursprünglich afficirten Stelle der Harnröhre wieder herstellen, um die weit gefährlichere Metastase zu heilen, was durch Anwendung allerlei reizender Substanzen geschah, eine barbarische Behandlungsmethode, die dem gesunden Sinne PIRINGER's durchaus widersprach. Die moderne Pathologie hat die Metastasenlehre auf ganz andere Grundlagen gestellt und so können wir uns vor der Wesenheit der Conjunctivitis blennorrhoica metastatica nicht mehr verschließen, trotzdem weder PIRINGER einen solchen Fall gesehen hatte, noch ARLT bei seiner großen Erfahrung auf diesem Gebiete sie je zugeben wollte. Auch ich habe einen solchen Fall nie beobachtet, trotzdem ich, wie jeder beschäftigte Praktiker, eine große Anzahl von Tripperrheumatismen und Iritiden zu studiren Gelegenheit hatte.

Die Gefahr der Blennorrhoe besteht hauptsächlich darin, daß Cornealgeschwüre entstehen, die zur Perforation und zum ausgedehnten Zerfall dieser Membran führen und dadurch zu weiteren deletären Veränderungen des ganzen Augapfels Veranlassung geben. Die Prognose des Eiterflusses ist verschieden, je nachdem es sich um Neugeborene oder um Erwachsene handelt. Bei den Ersteren ist die Prognose, wie ich auf Grundlage einer 25jährigen selbstständigen Thätigkeit behaupten kann, eine unbedingt günstige, da jeder richtig behandelte und rechtzeitig zur Behandlung gekommene Fall heilt. Unter rechtzeitig zur Behandlung gekommenen Fällen verstehe ich solche, wo zur Zeit der Uebernahme noch keine Hornhautaffection vorhanden war. Leider werden die Kinder oft erst dann zur Behandlung gebracht, wenn die Hornhaut schon eitrig infiltrirt ist. Aber selbst in Fällen, wo noch nicht zu weit gediehene Hornhauteiterung vorhanden war, kann bei guter Behandlung noch Wesentliches erzielt werden. Anders steht die Sache bei dem echten Eiterflusse der Erwachsenen, der um so gefährlicher ist, je kräftiger der Infectionsstoff bezüglich seiner Virulenz ist; demnach fand ich am gefährlichsten jene Fälle, wo frischer Trippereiter ins Auge kam, am wenigsten gefährlich aber andere, wo der Infectionsstoff nach vielfachem Wandern von Auge zu Auge bereits abgeschwächt und im letzt erkrankten Auge nur mäßiger Eiterfluß bei benignem Verlaufe vorhanden war. Wenn wir nun die weit häufigeren Blennorrhoen der Neugeborenen mit denen der Erwachsenen in eine Gruppe zusammenfassen und eine Gesammtprognose aufstellen, so müssen wir bei dem numerischen Ueberwiegen der ersten Gruppe freilich sagen, daß der Ausgang in den meisten Fällen — was die Erhaltung des Bulbus und seiner Functionsfähigkeit anbelangt — ein günstiger ist, ja eine Restitutio ad integrum erzielt werden kann, wenn auch oft genug selbst in günstig verlaufenen Fällen ein chronischer Infiltrationszustand der Bindehaut zurückbleibt, der, wie wir in dem folgenden Abschnitte sehen werden, zu weiteren Gefahren Veranlassung bieten kann. Nichtsdestoweniger ist die Blennorrhoe der Bindehaut eine der allergefährlichsten Krankheiten des Auges, die bei allen Fortschritten der modernen Behandlungsmethoden nicht viel von ihrer Schrecklichkeit eingebüßt hat, und die selbst bei der minder gefährlichen Gruppe, der Blennorrhoe der Neugeborenen, die volle Leistungsfähigkeit des Arztes erfordert. Unter den Blennorrhoen der Erwachsenen giebt es einzelne Fälle von einer Bösartigkeit, gegen die keinerlei Therapie aufkommt. Augenärzte von der Erfahrung Arlt's fühlen sich daher veranlaßt, aus der großen Gruppe der Blennorrhoen eine eigene bösartige Form auszuscheiden, allerdings ohne näher anzugeben, welche pathologische Potenz in diesen Fällen den Zerfall der Cornea in solch furchtbarem Maße beschleunigt. —

Klinisch läßt sich die Blennorrhoe in vier Stadien trennen, von denen jede ihre specielle Berücksichtigung erfordert. Als das erste Stadium mag jener Zeitraum betrachtet werden, der sich von geschehener Infektion bis zum Auftreten stürmischer Entzündungserscheinungen erstreckt. Während desselben beherrscht die Hyperämie, später ein Catarrhus acutissimus das Terrain. Er dauert ein bis drei Tage, sichere Daten sind ja selten zu gewinnen, da der Moment der Infection in den seltesten Fällen mit Gewißheit zu eruiren ist. Sodann folgt das Stadium der Gewebsschwellung: die Lider schwellen bedeutend an, die Haut röthet sich, wird prall, ist nicht mehr in Falten aufhebbar; das obere Lid schwillt so beträchtlich an, daß es über das untere hängt, und die Lidspalte nur mit Mühe geöffnet werden kann. Die Conjunctiva bulbi wird geschwollen, dunkelroth, die Conjunctiva palpebrarum ödematös, bedeutend injicirt, erhebt sich wie ein Wall am Limbus corneae, den sie auch bedeckt, so daß manchmal nur der mittlere Theil der Cornea frei bleibt. Die Secretion ist in diesem Stadium keine eitrige, sondern es wird nur reichlich eine seröse, grünliche Flüssigkeit abgeschieden, in der Fetzen und Schleimklumpen schwimmen. Die Lider können ihrer Prallheit wegen nicht umgestülpt werden. — Die Schmerzen sind hochgradig.

Allmählich geht dieses Stadium in das dritte, das der Eiterung, über. Die Secretion wird rein purulent, überaus reichlich, den Conjunctivalsack fast immer erfüllend. Dabei nimmt die Schwellung einigermaßen ab, die Gewebe verlieren ihre Rigidität, es zeigen sich an der Haut des oberen Lides wieder jene den oberen Tarsalrand andeutenden Falten. Die Umstülpung ist ermöglicht und zeigt die Conj. palpebr. beträchtlich gewuchert, papillär, zwischen den Furchen der auf Berührung leicht blutenden Papillen und auch auf der Oberfläche ein grauer Belag vom anhaftenden Eiter, oder aber ist die ganze Schleimhaut grau infiltrit, mit einem diphtheritischen Belage versehen, der nicht abzustreifen ist.

Wenn wir hier von einem diphtheritischen Belage reden, so ist dies natürlich nur im klinischen Sinne gemeint: es handelt sich um eine so dichte Infiltration des Schleimhautgewebes, daß die Circulation unterbrochen ist. Dies ist jedoch die Ausnahme, denn auf Grundlage meiner eigenen Beobachtungen kann ich wohl behaupten, daß die Lehre A. v. Graefe's[1] — das Trippersekret auf die Bindehaut inoculirt rufe in der Regel diphtheritische Entzündungen hervor — für unsere Gegend nicht zutrifft und auch durch die Versuche Piringer's nicht gestützt wird.

Die untere Uebergangsfalte springt in mehreren Parallelfurchen wallartig hervor. Zwischen chemotischer Augapfelbindehaut und Cornea ist Eiter. In diesem Stadium pflegen die so gefürchteten Cornealaffektionen aufzutreten. Sie sind theils Erosionen — das schon früher getrübte Epithel fällt ab und die Hornhautoberfläche wird rauh und unregelmäßig spiegelnd, sich bald eitrig infiltrirend; theils entstehen Geschwüre am Rande unter der chemotischen Bindehaut, oder aber es bilden sich Abscesse, welche zerfallen, eine Geschwürsfläche hinterlassen, die sich immer mehr vertieft und endlich perforirt. Vor der Perforation werden die hinteren Lamellen der Hornhaut blasenförmig emporgehoben. Die inneren Gebilde der Augen, so weit sie der Untersuchung zugänglich sind, befinden sich im Stadium hochgradigster Hyperämie.

Nach erreichtem Höhepunkte des Processes, der sich häufig durch Zerstörung der so afficirten Hornhaut kennzeichnet, geht die Krankheit

---

[1] A. v. Graefe's klinische Vorträge über Augenheilkunde, herausg. von Hirschberg 1871. S. 122.

allmählich zurück. Die Schwellung der Lider läßt nach, die Chemose geht zurück, die Eiterung wird mäßiger und hört ganz auf. Die Conj. palpebr. behält noch längere Zeit ein granulirtes Aussehen, bis auch dieses weichen kann — viertes Stadium (Endstadium). Dies ist im Wesentlichen das äußere Bild der Blennorrhoe, welches sich gleich bleibt, ob wir nun diese an Erwachsenen oder am neugeborenen Kinde antreffen. Wir haben es in allen Lebensaltern mit dem gleichen Krankheitsprocesse bei mehr oder weniger stürmischem Verlaufe zu thun und die Behandlung beruht in allen Fällen auf den gleichen Principien.

Das therapeutische Princip bei der Behandlung der Blennorrhoe, welches Lebensalter sie immer befallen möge, besteht darin, den entzündlichen Ansturm zu mäßigen, die Eiterung möglichst zu beschränken, die Folgen der Eiterungen für die Cornea hintanzuhalten, bei eingetretenen Affektionen der Hornhaut diese dem Sehakte so überaus wichtige Membran so weit als möglich zu erhalten, und nach abgelaufener Eiterung, die während der Erkrankung aufgetretenen Veränderungen der Bindehaut zu beheben, und diese ad normam zurückzuführen. Dies wären in der natürlichen Reihenfolge alle jene Momente, gleichsam Akte, deren genaue Berücksichtigung zur Aufgabe des Arztes gehört.

Bevor wir näher auf die einzelnen Akte eingehen, müssen wir noch einen Moment bei der Frage verweilen, ob es möglich ist die Blennorrhoe zu coupiren, d. h. sie in jenem Stadium, in welchem sie sich äußerlich von einer Conjunctivalhyperämie nicht unterscheidet, zu unterdrücken. Im Allgemeinen wird sich diese Frage nicht genau beantworten lassen, da es ja Jedermann freisteht — wenn etwa bei Annahme einer geschehenen Verunreinigung der Conjunctiva mit Trippersekret die Blennorrhoe ausbleibt — später zu glauben, daß hier keine Infektion stattgefunden habe. Was mich betrifft, so muß ich sagen, daß es mir nie gelang, sobald einmal bei unzweifelhafter Infektion (z. B. am zweiten Auge bei bestehender Erkrankung des ersten Auges) die ersten Spuren eines Katarrhs vorhanden waren, den Ausbruch der Blennorrhoe zu verhüten. Uebrigens wird es von allen Seiten anempfohlen, bei nachgewiesenen oder supponirten Verunreinigungen des Conjunctivalsackes mit infektionsfähigem Eiter die Schleimhaut gründlich zu desinficiren, was durch sorgfältige Irrigation mit einer Sublimatlösung (1 : 1000), noch besser durch Aetzung des umgestülpten Bindehautsackes mit 2 %iger Nitras argenti-Lösung geschieht.

Hier ist es am Platze, von den prophylaktischen Maßregeln gegen die Blennorrhoe der Neugeborenen zu sprechen. Es müssen dieselben schon vor der Geburt beginnen, indem alle Fälle von verdächtigen Scheidenflüssen Schwangerer mit antiseptischen Ausspülungen behandelt werden sollen. Nach der Geburt soll die Umgebung der Augen der Neugeborenen mit einer Sublimatlösung (1 : 1000) gereinigt werden, und in jenen Fällen, wo bei der Mutter ein Fluor gonorrhöischer Provenienz sichergestellt oder nur vermuthet werden kann, in die Bindehautsäcke des Neugeborenen je ein Tropfen einer 2procentigen Lösung von Nitras argenti eingeträufelt werden.

Im zweiten Stadium der Blennorrhoe, dem der akuten, prallen Schwellung der Lider und Conjunctiva, ist ausschließlich ein antiphlogitisches Verfahren am Platze. Während dieser Epoche ist die locale Behandlung der Schleimhaut (caustisches Verfahren) untersagt.

Die letztere wäre in erster Linie nutzlos. Den Infektionsstoff können wir nicht mehr zerstören, Sekretion ist nicht in dem Maße vorhanden, daß dagegen einzuschreiten wäre. Im Gegentheil zeigt die pralle, manchmal brettharte Anschwellung der Lider, mitunter die diphtheritische Infiltration der Bindehaut, daß die Cirkulation durch die massenhafte Anfüllung der Gewebe mit lymphoiden Elementen gehemmt ist. Ein neuer Reiz, wie es die Aetzung ist, würde noch hemmender auf die Cirkulation einwirken. Uebrigens sind zu dieser Zeit die Lider so hart und unnachgiebig, daß eine Umstülpung gar nicht oder nur unvollkommen möglich ist, und applicirt man schon schorfbildende Mittel der Schleimhaut, so zeigt das feste Anhaften des Schorfes aufs Deutlichste, daß aus den angeschoppten Gefäßen die Saftströmung so träge vor sich geht, daß der Schorf nicht weggeschwemmt werden kann.

Zu den wirksamsten antiphlogistischen Mitteln gehört unstreitig das Eis, welches auch hier constant angewendet werden muß, sei es im Eisbeutel, sei es, daß Leinwandläppchen, die aber fortwährend gewechselt werden müssen, im Eise gekühlt, aufgelegt werden. Die heftigen Schmerzen werden unter dem Gebrauche des Eises, welches ausnahmslos gut vertragen wird, sich mildern.

Bei erwachsenen Kranken werden noch mit großem Nutzen Blutentziehungen an der Schläfe vorgenommen werden, indem man je nach dem Maß der Schwellung bis zu vier Blutegel applicirt, ein Vorgehen, das in der älteren Augenheilkunde unerläßlich war, und das man jetzt mit Unrecht vernachlässigt. Bei neugeborenen Kindern müssen sie unterbleiben. Stellwag räth, und wo es angeht, ist dies auch das beste, die Blutentziehung in der Weise vorzunehmen, daß die äußere Lidcommissur durch einen Scheerenschlag gespalten werde. Die Blutung ist in diesem Falle eine sehr reichliche, ausgiebige und man erreicht noch das damit, daß der Druck, welcher durch das hochgradig geschwollene Lid auf das Auge ausgeübt wird, sich ermäßigt.

Um nun schon in jenem Stadium, wo das Sekret noch kein eitriges und reichliches ist, den Bindehautsack zu reinigen, hat man verschiedene Vorschläge gemacht. Einige träufeln schwache Höllensteinlösungen ein, was aber aus den oben angeführten Gründen durchaus zu verwerfen ist. Auch die Ausspülung des Conjunktivalsackes mit kaltem Wasser ist nicht anzurathen. Wasser ist kein indifferentes Mittel für thierische Gewebe, es verhält sich allen Zellen gegenüber direkt mortificirend, und ist darum mit Rücksicht auf die in ihrem oberflächlichsten Epithel bereits macerirte Cornea durchaus nicht gleichgiltig. Will man ein indifferentes Mittel wählen, so nehme man eine sterilisirte physiologische Kochsalzlösung, welche den Gewebssäften am nächsten kommt und nach zahlreichen Versuchen vom lebenden Gewebe am besten vertragen wird.

Doch sind wir in der Lage, schon für dieses Stadium Flüssigkeiten anwenden zu können, welche einerseits als Ausspülungsmittel des Conjunktivalsackes anzuwenden sind, andererseits aber auch einer Incatio causalis zu genügen scheinen.

Den ersten Rang nimmt hierbei Kalium hypermanganicum, in einer schwachen Concentration (etwa 1 auf 2000), ein; neben ihm steht das Zincum oder Natrium sozojodolicum in einer einprocentigen Lösung. Borsäure ist selbst in stärkeren Lösungen zu indifferent. Carbol und Salicylsäure sind, in welchen Concentrationen immer, zu verwerfen, da sie auf die erkrankte Hornhaut einen deletären Einfluß auszuüben scheinen. Dasselbe gilt von der Sublimatlösung, die ich in dem Momente nicht mehr anwende, wo die Hornhaut die geringste Spur von Trübung oder Epithelausfall zeigt. Man wird diese Auswaschungen mehrmals des Tages, je nach der Masse des producirten Eiters, selbst vornehmen, am besten so, indem man mit einem Tropfröhrchen bei niedrig gelagertem Kopfe des Patienten und möglichst aus einander gezogenen Lidern die Flüssigkeit einträufelt, so lange als noch Schleimflocken oder Fetzen ausgeschwemmt werden. Dem Wartepersonal empfiehlt man, statt des Tropfröhrchens am zweckmäßigsten einen Tampon von hydrophiler Watte zu gebrauchen, der wie ein Schwamm mit der verordneten Flüssigkeit getränkt und über der aus einander gezogenen Lidspalte ausgedrückt wird. Man vermeide jedoch bei diesen Auswaschungen jede Procedur, durch welche mechanisch die Hornhaut verletzt werden könnte, so den Gebrauch von Spritzen und Irrigatoren; nicht zu empfehlen ist, dem Kranken selbst den Schlauch des Irrigators in die Hand zu geben und ihn selbst fortwährend ausspülen zu lassen. Nicht überflüssig ist es, darauf aufmerksam zu machen, daß bei der Ausspritzung des Conjunktivalsackes öfter als man glaubt Infektionen des Arztes oder der Pflegeperson vorkommen, indem durch den Wasserstrahl losgeschwemmte Eiterpartikel in die Augen der betreffenden Person gelangen. Ist der Proceß so weit vorgeschritten, daß die Schwellung der Lider weniger prall ist, so daß die Lider umgestülpt werden können — was sich äusserlich dadurch markirt, daß am oberen Lide die dem convexen Ende des Tarsus entsprechende Falte der Haut sichtbar wird und überhaupt die Lidhaut Runzeln zeigt —, die Sekretion ausgesprochen eitrig und profus ist, so muß, bei fortgesetztem Bestreben, den Conjunktivalsack immer möglichst frei von Eiter zu erhalten, zur topisch-caustischen Behandlung der Schleimhaut gegriffen werden. Uebrigens ist der untrügliche Fingerzeig, ob mit der topischen Behandlung begonnen werden kann, dadurch gegeben, daß die Umstülpung des oberen Lides wieder möglich ist. Ungeübten macht die Umstülpung bei Neugeborenen Schwierigkeiten, weil keine Wimpern vorhanden sind und der Lidrand durch das ausfließende Sekret immer schlüpfrig ist. Ich mache darum aufmerksam, daß die Umstülpung sehr leicht gelingt, wenn wir auf das Lid oberhalb des Tarsus einen Druck nach innen ausüben. Dadurch schlägt sich das Lid sozusagen von selbst um, und man hat nicht nothwendig, viel am Lidrande zu zerren. Den Grad des anzuwendenden Druckes zu treffen, ergiebt die Uebung.

In dieser Zeit sind Eisumschläge nicht mehr nothwendig, ja sie bereiten dem Kranken bereits Stirnkopfschmerzen, man ersetzt sie am besten durch feuchte Umschläge, welche nach Bedarf zu wechseln sind. Dadurch kleben die Lider nicht zu, das Sekret vertrocknet nicht und kann leicht abfließen. Die Auswaschungen sind fortzusetzen.

Die Hauptsache aber in diesem Stadium bilden die Touchirungen mit Nitras argenti, das e i n z i g e h i e r ü b e r h a u p t e r n s t z u n e h m e n d e M i t t e l. Nitras argenti ist und bleibt gegen die Augenblennorrhoe das souveräne Mittel.

Ich habe alle in neuerer Zeit auf den Markt geworfenen Ersatzmittel des Silbernitrats, in specie Argentamin, Itrol und Protargol mit großer Gewissenhaftigkeit bei allen Formen reichlicher Conjunktivalsekretion versucht, und habe absolut keinen Nutzen gesehen, so daß ich wieder zum altbewährten Nitras argenti zurückgekehrt bin. Ich will mich darum auch nicht weiter mit den Indikationen dieser Mittel aufhalten. Wer auch unter ungünstigen Verhältnissen die Lider schonend und vollkommen umzustülpen versteht, wird immer zum Silbernitrat greifen wollen.

Viele verwenden das Silbernitrat — besonders in schwereren Fällen — als Stift, entweder pur oder als Lapis mitigatus (zusammengeschmolzen mit Salpeter); meine Erfahrungen lehren mich jedoch, daß dies unnöthig ist, ja schädlich wirken kann. Eine $2\,^0/_0$ige Lösung ist durchaus genügend und leistet Ausgezeichnetes. Diese Lösung wird auf die umgestülpten Lider mit dem Pinsel, und zwar so oft sanft aufgestülpt, bis die Oberfläche der Schleimhaut einen graulichen feinen Belag zeigt. Sodann wird der Ueberschuß mit Wasser weggeschwemmt oder bei sehr reichlicher Eiterung mit einem Wattetampon aufgesogen. Man muß sich bestreben, die Lider so gründlich umzustülpen, daß die Uebergangsfalte, namentlich die untere, welche enorm geschwollen und gewulstet ist, möglichst ausgeglättet (wobei man auch eine stumpfe Sonde zu Hülfe nehmen kann), gut dem zu applicirenden Mittel frei liege. Das ist auch einer der Vortheile der Lapislösung vor dem Stifte, daß die Flüssigkeit leicht in alle Falten dringen kann. Eine zweimalige Touchirung während des Tages ist in Verbindung mit der öfters vorgenommenen Auswaschung des Auges vollkommen ausreichend.

Nicht genug kann ich vor der Mißhandlung der Bindehaut warnen, deren man sich öfters schuldig macht, indem man mit dem Tampon hin- und herreibt, um den Eiter abzuwischen und mit dem lapisgetränkten Pinsel die Flüssigkeit nicht aufträgt, sondern gleichsam einreiben will. Der Zweck der Lapisbehandlung liegt in der Verschorfung der oberflächlichen Epithellagen, wodurch ein enormer Reiz auf die bis unmittelbar unter das Epithel ragenden Gefäßschlingen ausgeübt wird, die sich in Folge dessen zunächst contrahiren, um sich dann zu erweitern. Auf diese Weise entsteht eine Exsudation von Serum mit Emigration farbloser Blutzellen, das versilberte Epithel wird in Häutchenform weggeschwemmt und die in dem geschwollenen Gewebe sich verbreitenden Leukocyten nehmen den Kampf mit den Gonokokken auf. Dieser Effekt läßt sich ganz gut ohne Mißhandlung der so leicht vulnerabeln Schleimhaut erzielen, wodurch oberflächliche Substanzverluste geschaffen werden, die den Heilungsvorgang nur ungünstig beeinflussen können. Uebrigens lehren auch die bakteriologischen Untersuchungen, daß der Gonococcus hauptsächlich auf der Oberfläche im Epithel nistet und nur sehr spärlich in der Tiefe anzutreffen ist.

Diese Behandlung wird so lange fortgesetzt, als die Sekretion fortdauert. Allmählich nimmt diese ab und die Schleimhaut gewinnt das Aussehen, das die chronische entzündliche Gewebswucherung zu verleihen pflegt: sie ist verdickt, locker, auf der Oberfläche rauh, wie mit Wärzchen besetzt — papilläre Wucherung. Man kann in diesem Stadium bereits mit schwächeren, etwa $1\,^0/_0$igen Lapislösungen ätzen, und wenn die Sekretion vor der Gewebswucherung in den Hintergrund getreten ist, mit der Behandlung mit Cuprum sulfuricum (Stift oder Krystall) beginnen. Dies kann zuerst probatorisch geschehen, wobei die Aetzung möglichst milde vorgenommen wird, aber das Verhalten des

Auges sehr sorgfältig überwacht werden muß, da sich mitunter heftigere Reizerscheinungen und Randkeratitiden darauf einstellen. Aber wo der Kupfervitriolstift gut vertragen wird, tritt die Schleimhaut dann sehr rasch zur Norm zurück. Einen anderen und unerwünschten Ausgang bildet es, wenn die Conjunctiva im Zustande der chronischen Entzündung verharrt, wodurch dann jene Mischformen infektiöser Augenkrankheiten zu Stande kommen können, die man mit zur Gruppe der chronischen Blennorrhoen, ägyptischer Augenentzündung, zu rechnen pflegt. Soviel ist aber sicher, daß dieser Ausgang bei richtiger und zweckmäßiger Behandlung nicht häufig ist, und besonders bei solchen Individuen beobachtet wird, bei denen die Blennorrhoea acuta ohne Behandlung verläuft.

Um dieses Faktum zu erhärten, braucht man nur die Conjunktiven von nachweislich an acuter Blennorrhoe erblindeten Individuen zu demonstriren wie man deren in jedem Blindeninstitute findet, wo mindestens 15 % der Zöglinge in Folge einer vernachlässigten Blennorrhoea neonatorum um das Augenlicht gekommen ist. Dieses Faktum wird in der Pathogenese des Trachoms noch zur Sprache kommen.

In dieser Weise wäre sowohl das therapeutische Vorgehen, sowie der Verlauf einer Blennorrhoe zu schildern, bei welcher keinerlei gefahrdrohende Complikationen von Seite der Cornea vorliegen. Diese bei jeder schwereren Blennorrhoe drohenden Betheiligungen der Cornea am krankhaften Proceß verlangen ihre besondere Berücksichtigung. Und zwar haben wir einen Zerfall der Hornhaut zu verhindern, der entweder in Folge von Geschwüren oder Abscessen eintreten kann.

Die Ursachen, warum der Hornhaut derartige Gefahren drohen, sind mannigfaltige. Es ist in erster Linie die Macerirung und Anätzung des Epithels und der Substanz durch den massenhaft producirten Eiter und die Einwanderung desselben und der Gonokokken durch diese Substanzverluste in das Innere der Membran — was ja auch experimentell erwiesen ist. Daß eine derartige Durchdringung der Hornhautsubstanz, Anfüllung der Saftkanälchen, nicht ohne schwere Benachtheiligung der Ernährung der Hornhaut ablaufen kann, ist klar und vermag allein den so häufigen deletären Ausgang zu erklären. Dazu kommt nun die ohnedies gestörte Ernährung der so sehr von dem Gefäßgebiete der Conjunctiva abhängigen Cornea, welche den nekrotischen Zerfall mehr oder weniger ausgedehnter Partien der Membran zur Folge haben kann. Rechnet man noch den Druck hinzu, der einerseits von den so hochgradig geschwollenen Lidern, andererseits von der chemotischen, die Hornhautperipherie überlagernden Augapfelbindehaut ausgeübt wird, so haben wir hiermit eine Reihe aller jener Potenzen angeführt, welche zur Zerstörung der vorderen Augapfelgebilde führen können.

Der Zerfall der Hornhaut kann durch zwei Formen bedingt werden: a) durch meistens am Rande auftretende Ulcerationen (randständige oder sichelförmige Geschwüre), oder b) durch Abscesse, welche im Centrum der Membran sich bilden.

Die Aufgaben, welche der Arzt nun zu erfüllen hat, lassen sich im Folgenden präcisiren:

1. Die Ausbildung von Hornhautaffektionen möglichst zu verhindern.

Dies geschieht durch gewissenhafte Reinigung des Conjunktivalsackes vom Sekret, wobei aber zur Verhinderung von mechanischen Erosionen jedes gewaltthätige Verfahren vermieden werden muß. Ist die Geschwulst der Lider (im Anschoppungsstadium) sehr beträchtlich: durch die entlastende Blutentziehung und durch die blutige Lidspaltenerweiterung. Bei hochgradiger Chemose durch Scarifikationen des die Hornhaut bedeckenden Conjunktivalwalles.

2. Ist es zur Bildung von Abscessen oder Geschwüren gekommen, den weiteren Zerfall und den Durchbruch der Membran zu verhüten. Dabei gilt die Regel, daß diese Hornhautaffektionen nicht nur nicht die Aetzung der Conjunctiva contraindiciren, sondern sie, weil ja die Eiterproduktion sie verschuldete, geradezu dringend fordern. Man wird also weiter ätzen. Wenn trotz des die Suppuration bekämpfenden Vorgehens der Zerfall des Geschwüres — auch der Abscess wird nach Zerfall seiner Decke ein Geschwür — weiter fortschreitet, so ist darauf zu sehen, die Spannung der Cornea möglichst herabzusetzen, und im Nothfall der gewaltsamen und plötzlichen Entleerung des Kammerwassers, wie sie bei spontaner Perforation stattfinden muß, wobei auch die Integrität des Linsenkörpers gefährdet wird und die Iris prolabirt, vorzubeugen.

Mit welcher Kraft die Durchlöcherung der Hornhaut vor sich geht, wird (glücklicher Weise nicht gar zu häufig) dadurch illustrirt, daß der Linsenkörper bei dem Versuch, die Lidspalte aus einander zu ziehen, aus der eben zu Stande gekommenen Perforationsöffnung im Bogen hervorspringt. Der geringe Druck, den die Finger des Arztes hierbei nothwendiger Weise auf den Bulbus ausüben mußten, war genügend, um die hochgradig verdünnte Cornea zum Platzen zu bringen — ein Vorkommniß, das im höchsten Grade deprimirend wirkt, an dem der Arzt aber in der Regel unschuldig ist. Wer auf die Möglichkeit dieses Ereignisses aufmerksam gemacht ist, wird nur mit grosser Vorsicht und entsprechendem Mißtrauen die Lidspalten an schlecht verlaufenden Fällen berühren, und besonders solche Fälle von Blennorrhoea neonatorum fürchten, die längere Zeit nach Ausbruch der Krankheit zugebracht werden.

Medikamentös kann die Spannung der Cornea, d. h. der auf ihr lastende Druck a tergo herabgesetzt werden durch die Einträufelung von Eserinum sulfur. (0,05 auf 10,0). Es wäre also rationell in allen Fällen, wo Durchbruch droht, das Mioticum einzuträufeln. Indessen bewegen uns andere Rücksichten, manchmal statt des Mioticums gerade das Mydriaticum Atropin zu geben. Wir richten uns nämlich bei der Auswahl der genannten Mittel nach der Lage des Geschwürs. Haben wir es mit einem an der Hornhautperipherie liegenden Geschwüre zu thun, so geben wir das Eserin, damit bei einem eventuellen Durchbruch die gegen die Pupillarebene gespannte Iris eine möglichst geringe Tendenz zum Vorfall besitze; liegt das Geschwür in der Mitte der Hornhaut, so erweitern wir die Pupille, damit die Iris sich gegen den Ciliarrand zusammenziehe und im Moment des Durchbruchs nicht prolabire. Freilich bleibt in sehr vielen Fällen trotz der rationellen Anwendung dieser Mittel die Verhinderung des Irisprolapsus nur ein frommer Wunsch, und man darf sich bei der Bekämpfung dieser Gefahren nicht auf die medikamentöse Behandlung allein beschränken. Hier ist ein operatives Eingreifen am Platze: die Punktion, welche im Capitel der Hornhautkrankheiten eingehend besprochen wird. Für jetzt nur so viel, daß, sobald die Hornhaut an der Geschwürstelle beträchtlich verdünnt ist, was dadurch klar wird, daß die des Epithels beraubten hintersten Lamellen blasenförmig nach vorn gebaucht sind, die kunstgerechte Punktion der blasig vorgetriebenen Stelle vorgenommen werden muß, wozu am besten der Galvanokauter verwendet wird.

3. Ist es aber zu Durchbruch und Irisprolapsus gekommen, so ist darauf zu sehen, daß es nicht auch zur Ausbildung gewölbter Narben komme, und daß möglichst viel von der Cornealsubstanz erhalten bleibe.

Das hierbei einzuschlagende Verfahren wird bei der Therapie der Cornealerkrankungen besprochen werden. Nur das eine möge bemerkt werden, daß kleine Prolapse, auch wenn sie kugelförmig sind, sich durch Narbencontraktion häufig von selbst abflachen. Man wird mehrmals des Tages je zwei Tropfen einer einhalbprocentigen Eserinlösung einträufeln, und wenn die Abflachung lange auf sich warten läßt — ehe man zum Messer greift —, noch Betupfungen mit Tinctura opii simpl. versuchen. Kleine Prolapse können übrigens unbedenklich mit dem Galvanokauter zur Verschorfung gebracht werden.

Bie Behandlung aller Folgezustände der Hornhautperforationen wird, so weit es im Rahmen dieses Buches zulässig ist, an verschiedenen Stellen desselben besprochen werden.

Zum Schlusse muß noch des Schutzverbandes gedacht werden, durch welchen wir verhüten wollen, daß Eiter aus einem erkrankten

Auge in das zweite noch normale gelange. Der Verband wird am besten so angelegt, daß ein mit Collodium gut bestrichenes Leinwandläppchen die ganze Orbitalgegend deckt, darauf wird noch Gaze oder Watte gelegt, und das Ganze dann mittelst einer Rollbinde hermetisch befestigt. Der Verband kann auch so angelegt werden, daß wir, vom inneren Augenwinkel beginnend, gegen den äußeren einander dachziegelförmig deckende Heftpflasterstreifen legen und die Streifen durch Aufstreichen von Collodium wasserdicht machen.

Bei neugeborenen Kindern ist ein solcher Verband unnöthig, wenn man den Pflegepersonen einschärft, bei der Reinigung des erkrankten Auges das Kind auf die betreffende Seite zu legen, damit die Flüssigkeit nicht ins gesunde Auge fließen könne, und ferner die Händchen so zu befestigen, daß sie nicht nach den Umschlägen greifen können. Ich bin während der gesammten Zeit meiner augenärztlichen Thätigkeit bei Kindern ohne Schutzverband ausgekommen. Anders steht es bei Erwachsenen, wo die blennorrhöische Erkrankung viel größere Gefahren darbietet als bei Kindern. Es müssen jedoch vor der Anlegung des Verbandes folgende Umstände berücksicht werden:

1. muß das zu verbindende Auge noch absolut normal sein, sonst kann es passiren, daß unter dem Verbande sich die Blennorrhoe entwickelt;

2. muß der Kranke absolut verläßlich und fähig sein, die Qual, das noch sehende Auge vom Sehakte auszuschließen, durch Wochen zu ertragen. Wer es, wie ich, in der Spitalspraxis erfahren, daß Kranke mit schmutzigen Fingern den Verband bei Seite schoben, um sich einmal wieder am Lichte erfreuen zu können, wird diesen Punkt für nicht zu nebensächlich halten.

Der Schutzverband erfordert demnach eine sehr peinliche Ueberwachung des Kranken, ist demselben im höchsten Grade beschwerlich, da er ihn für längere Zeit des Gebrauches des gesunden Auges völlig beraubt. Er kann durch ein strenges Regime des Kranken entbehrlich gemacht, soll darum bei Neugeborenen niemals, bei Erwachsenen nur dann angelegt werden, wenn besondere individuelle Verhältnisse es für nothwendig erachten lassen.

Die Diphtheritis der Bindehaut.

(Conjunctivitis diphtheritica, Conjunctivitis pseudomembranacea interstitialis.)

Die Diphtheritis der Bindehaut tritt sowohl als selbständige Krankheit, als auch als Theilerscheinung eines ähnlichen mit Fieber verlaufenden Processes der Nase, des Rachens und der Schleimhaut der

Luftwege auf. Sie kommt in der Regel bei Kindern vor — bei Erwachsenen ausnahmsweise und dann meist als eine besondere Modifikation der gonorrhroeischen Infektion —, sie ist in Norddeutschland relativ sehr häufig (circa in 2·5 pro mille sämmtlicher Bindehautkrankheiten), in Süddeutschland seltener, während sie in Oesterreich-Ungarn so selten vorkommt, daß Jahre vergehen, ehe auf den Polikliniken ein Fall zur Beobachtung kommt.

Das Krankheitsbild der Diphtheritis conj. ist auch zuerst in Norddeutschland und zwar durch Albr. v. Graefe in klassischer Weise beschrieben worden, in dem großen Werke Arlts findet sich noch keine Spur davon, er referirt als Conj. membranacea nur über einige fremde, meist von Franzosen herrührende Fälle von Croup, während die Beschreibung des älteren Jaeger sich (in der Dissertation Babors) auf eine Blennorrhoea neonatorum mit croupösem Belage bezieht.[1]

Das Krankheitsbild der Bindehautdiphtheritis ist im Beginn dasselbe, wie das der eiterigen und croupösen Entzündungen. Das obere Lid schwillt enorm an, kann nicht mehr von selbst gehoben werden, wird dann bretthart und kann darnach nicht mehr umgestülpt werden. Gelingt es uns, die Lidspalte ein wenig zu heben, so sehen wir eine graue, starre, nicht abziehbare und auch durch Wischen nicht zu entfernende Auflagerung, die demnach in das Gewebe infiltrirt ist. Der Kreislauf in der Schleimhaut hat vollkommen aufgehört, was sich durch zahlreiche Blutextravasate manifestirt. Von einem Sekret läßt sich hier nicht sprechen, dagegen quillt aus der Lidspalte ein Strom von heißen Thränen, in welchem Partikel abgestoßenen, nekrotischen Conjunktivalgewebes schwimmen. In dem späteren Verlaufe werden die nekrotischen Conjunktivalpartien allmählich abgestoßen und es bleiben tiefe und ausgebreitete Substanzverluste zurück, die durch Granulation und Vernarbung heilen. Es nimmt dabei das Sekret einen immer mehr eiterigen Charakter an, die Diphtheritis geht in das Stadium der Blennorrhoe über.

Die Conjunktivaldiphtheritis muß als die schrecklichste aller Augenkrankheiten erklärt werden und ihre Gefahr liegt, abgesehen von den Complikationen, die der diphtheritische Proceß in seiner Wirkung auf den Organismus hervorrufen kann, darin, daß, ehe der Kreislauf in der Bindehaut wieder hergestellt wird, die ihrer Ernährung beraubte Cornea nekrotisch zerfällt.

Ehe wir auf die mit der Therapie in so inniger Verbindung stehenden bakteriologischen Befunde eingehen, mögen die pathologisch-anatomischen Befunde, die wir Hirschberg (l. c.) verdanken, in Kürze vorgebracht werden. Es fand

[1] Dissertatio inaugur. ophthalmologica pertractans conjunctivitidem membranaceum, auctore J. B. V. Babor, Viennae 1835. (Josefs Akademie.)

sich trotz des postmortalen Collaps der Gewebe noch eine bedeutende Steifheit der Bindehaut vor, deren Oberfläche schmutzigweiß, jedoch glatt ist. Die Schleimhaut ist enorm verdickt, aus der Tiefe schimmern die Hämorrhagien hervor, sie besteht aus einer unteren speckigen und einer oberen intensiv weißen Schicht. Das ganze Gewebe ist mit lymphoiden Zellen dicht infiltrirt, mit allen Zeichen der regressiven Metamorphose und des nekrotischen Zerfalles. Auf der Oberfläche der Schleimhaut fand Hirschberg „zahllose Schwärmsporen". Mit Recht sagt Hirschberg, daß in der Tendenz zur Nekrose der klinische Charakter der Diphtheritis liegt.

Mit der Entdeckung des Löffler'schen Diphtheriebacillus schien die Lehre der Bindehautdiphtherie auf sichere Grundlagen gestellt und die Hoffnung nicht unbegründet, daß nun endgültig feste Abgrenzungen zwischen den einzelnen pseudomembranösen Formen geschaffen werden könnten. Leider sollte sich diese Hoffnung nicht erfüllen. Vor allem mußte die Thatsache, daß auch in den Membranen der Conjunctivitis crouposa Löffler'sche Bacillen gefunden werden, demnach eine fast immer harmlose Krankheit den wissenschaflichen Stempel der gefährlichsten erhielt, befremdend wirken. Nun kam noch der weitere Befund hinzu, daß sich in allen Formen pseudomembranöser Conjunktivitis als Entzündungserreger noch Streptokokken, Staphylo- und Pneumokokken nachweisen lassen, ferner daß der Diphtheriebacillus auch gelegentlich auf gesunden Bindehäuten vorkommmen kann. Und nun tritt noch das Faktum hinzu, daß neben den echten Diphtheriebacillen noch Pseudodiphtheriebacillen bekannt wurden, die sich nach den Aeußerungen von Bakteriologen ersten Ranges morphologisch nicht von einander unterscheiden lassen.[1] Auch die Virulenz beider Bakteriengruppen ist nicht heranzuziehen, da der wirkliche Diphtheriebacillus unter Umständen harmlos, der Pseudobacillus wieder virulent werden kann. Löffler selbst hat auf dem Madrider Congress 1898 ausgesprochen, daß als echter Diphtheriebacillus nur derjenige Mikroorganismus zu bezeichnen ist, der das specifische Diphtheriegift zu erzeugen im Stande ist, also ex nocentibus. Keinerlei morphologische Kriterien haben eine specifische Bedeutung für die Erkennung des echten Diphtheriebacillus.

Aus diesen Darstellungen ist zu ersehen, daß wir auch heute, wie in der vorbakteriologischen Zeit, zur Stellung einer Diagnose nur auf klinische Momente angewiesen sind, und daß zur Richtschnur für unser therapeutisches Handeln nur die durch die bisherigen Erfahrungen gerechtfertigten Grundsätze maßgebend sein können.

Die Aufgabe der Therapie muß es sein, den Kreislauf in dem infiltrirten Lide wieder herzustellen, dadurch daß so schnell als möglich die diphtheritischen Einlagerungen zur Entfernung gebracht werden.

Nach dem, was oben über die Bakteriologie des diphtheritischen Processes gesagt wurde, haben sich die Hoffnungen, die man auf die Behandlung mit dem Behring'schen Heilserum gesetzt hat, bald verflüchtigt. Zunächst wird von allen Autoren, die darauf sich beziehende Heilversuche gemacht haben, übereinstimmend angegeben, daß die Heil-

[1] In sehr überzeugender Darstellung hat neuestens Fritz Schanz die in Rede stehenden Thatsachen dargestellt. Wiener med. Presse 1898, Nr. 28 und 29.

serum-Injektionen, was die Erhaltung des Auges betrifft, ganz nutzlos sind, sobald einmal die Cornea nur im mindesten angegriffen sei (Klinik Haab, H. Coppez u. A.). Ferner paßt diese Behandlungsmethode nur für jene Fälle, in denen der Löffler'sche Bacillus als vorwiegender Krankheitserreger nachgewiesen wurde. Einer der gründlichsten Forscher auf dem Gebiete des diphtheritischen Processes, H. Coppez, hält die Anwendung des Serums in anderen Fällen eher für schädlich. Indessen möge die Behring'sche Methode bei Vorhandensein des Löffler'schen Bacillus schon mit Rücksicht auf die Allgemeinerkrankung durchgeführt werden. Zu erwägen ist der Vorschlag Coppez, das Antitoxin subconjunktival einzuspritzen. Ich selbst gebiete, was diese Behandlungsmethode anbelangt, über keine persönliche Erfahrungen, nach den vorliegenden Berichten jedoch sind die Erfolge als zweifelhaft anzusehen.

Wenn wir nun auf die lokale Behandlung des Processes übergehen, so muß vor allem vor der Anwendung von Aetzmitteln energisch gewarnt werden. Die diphtheritischen Einlagerungen werden wir durch diese nicht entfernen können, und übrigens ist nicht der diphtheritische Belag das zu Fürchtende, sondern die Strangulation der Blutgefäße, welche auch dadurch nicht behoben wird, wenn wir das Gewebe durch Aetzmittel verschorfen. Und da die der Nekrose verfallenden Massen nicht allein auf der Oberfläche, sondern in der Tiefe liegen, so wären wir ohnedies in der Applikation caustischer Mittel beschränkt, abgesehen davon, daß die durch die Diphtheritis erzeugten Substanzverluste in Folge einer solchen Behandlung nothwendiger Weise noch bei weitem größere sein würden.

Nicht unerwähnt darf aber bleiben, daß von Seite französischer Autoren ein günstiger Einfluß des frisch ausgepreßten Citronensaftes auf die Pseudomembranen behauptet wird. Ich glaube, in einigen wenigen leichteren Fällen dasselbe gesehen zu haben, und da wir mitdieser Behandlung keinesfalls schaden können, so mögen die erkrankten Bindehäute mit frisch ausgepreßtem Citronensaft gepinselt oder irrigirt werden.

Das Wichtigste bleibt aber, darauf zu sehen, daß wir im Lide einen Zustand von Hyperämie erzeugen, damit durch die eintretende Durchtränkung der Gewebe die fremden Massen zur Abstoßung gebracht werden. Es ist ein guter therapeutischer Lehrsatz, der festgehalten zu werden verdient, daß man das erste — diphtheritische — Stadium in das zweite, das blennorrhoeische, zu verwandeln habe.

Diesem Ziele kann durch ein einfaches Vorgeben nachgestrebt werden. Dieses besteht in der fortwährenden Anwendung von warmen Umschlägen auf das Auge. Durch dieselben werden die Schmerzen in Folge der Lidspannung gewöhnlich gemildert, dabei die Hyperämie, der Blutandrang in die Nähe der kranken Gebilde vermehrt. Und das ist, was wir wünschen. Blutentziehungen in der Schläfengegend, die bei Blennorrhoe so nützlich sind, müssen bei der Diphtherie widerrathen werden; jedoch ist bei sehr großer Lidspannung die blutige Lidspaltenerweiterung indicirt, umsomehr, als wir dadurch den enormen Druck, der auf der Cornea lastet, ermäßigen.

Während der ganzen Behandlungsdauer muß der Conjunktivalsack vom Sekrete in derselben schonenden Weise, wie sie im Kapitel der Blennorrhoe auseinandergesetzt wurde, gereinigt werden.

Die so gefährliche, man kann wohl sagen, deletäre Betheiligung der Cornea am Processe, tritt innerhalb der ersten Tage, bis zum 6. Tage, ein. Sie zeigt sich in Form von centralen, rasch zerfallenden Infiltrationen. Das mit Mikroorganismen erfüllte Gewebe zerfällt nekrotisch, und zwar so ausgedehnt und schnell, daß in der Regel jeder operative Eingriff nutzlos bleibt. Sollte die Nekrose der Hornhaut circumscript bleiben, so tritt das ganze, im Capitel der blennorrhoeischen Cornealulcerationen geschilderte Verfahren in Kraft.

Daß wir die seiner Zeit von der Graefe'schen Schule als unerläßlich hingestellte Mercurialisation (Schmierkur oder innerlich Calomel) in der Therapie der Diphtheritis heutzutage verwerfen, bedarf keiner weiteren Erörterung.

Ist die Conjunktivaldiphtheritis in das zweite, das blennorrhoeische Stadium getreten, so werde die Schleimhaut mit Lapislösungen (höchstens 2 %) mild geätzt. — Die Anlegung eines passenden Schutzbestandes auf das nichterkrankte Auge darf bei der hochgradigen Infektiösität des Processes nicht verabsäumt werden.

Die chronisch-infektiösen Bindehauterkrankungen; das Trachom.

(Conjunctivitis granulosa; Trachoma; Ophthalmia aegyptiaca v. militaris. Die „Körnerkrankheit.")

Vom Standpunkte der Praxis können wir den Namen der „chronisch-infektiösen Bindehauterkrankung", kürzer ausgedrückt, des Trachoms einer Gruppe von Bindehautentzündungen beilegen, die bei mitunter beträchtlichen morphologischen Verschiedenheiten dennoch eine Reihe von wesentlichen gemeinsamen Charakterzügen und Eigenschaften besitzen. Solche sind: dieselbe Krankheitsursache; die ausgesprochene Fähigkeit, eine andere Conjunktiva durch ihr Sekret zu inficiren; der langwierige, echt chronische Verlauf; eine klinisch als Verdickung der Lidconjunktiva und der Uebergangsfalten sich zeigende tiefe Infiltration des Gewebes; die Tendenz dieser Infiltration, nicht durch Resorption, sondern durch Umwandlung in faseriges Narbengewebe (Cirrhose) zu heilen.

In klinischer Beziehung dürfte wohl diese letztere Eigenschaft, zu cirrhotischen Metamorphosen der Lider zu führen und dadurch schwere Krümmungsveränderung derselben hervorzubringen, das wichtigste Merkmal sein, das das Trachom vor allen übrigen Conjunktivalerkrankungen auszeichnet. Wenn wir nun alle die Formen, auf welche die kurze und durch den Gebrauch sanktionirte Bezeichnung Trachom paßt, Revue passiren lassen, so treten uns zwei Haupttypen entgegen, je nachdem 1) der blennorrhoeische, 2) der follikuläre Charakter mehr entwickelt ist.

1. Im ersten Falle ist es das pathologische Sekret, welches dem Processe den Stempel aufdrückt. Es handelt sich um ein schleimig-eitriges Sekret, das in größerer oder geringerer Menge vorhanden sein kann, wobei die Bindehaut alle Merkmale der chronisch-blennorrhoeischen Veränderung an sich trägt. Das Lid ist nämlich in seiner Totalität dicker, hängt darum auch mehr herunter, wird weniger leicht und unvollständig gehoben (mäßige Ptosis), und verleiht dadurch dem Antlitze einen gewissen schläfrigen Ausdruck. Die Verdickung des unteren Lides macht sich dadurch bemerkbar, daß es weiter vom Bulbus absteht, ja in extremen Fällen nach außen ektropionirt ist. Die gesammte Lidbindehaut ist in derber Schwellung und hyperämisch, die Oberfläche der Bindehaut ist rauh, indem eine Wucherung der Papillen vorhanden ist. Freilich ist die Ausbildung der Papillarwucherung großen Schwankungen unterworfen, da es sich in dem einen Falle um mäßige Rauhigkeiten, in dem anderen Falle um größere spitzige, ja hahnenkammähnliche Auswüchse handeln kann. Befreit man die Oberfläche der Schleimhaut von anhaftendem Schleim, so findet man auch aus der Tiefe einzelne grauliche Herde oder halbkugelförmige Prominenzen hervorschimmern. Die Uebergangsfalten sind gewöhnlich in hohem Grade geschwollen, bei Abziehung des unteren Lides in mehreren parallelen Wülsten hervorspringend. Wenn wir uns durch doppeltes Umschlagen des oberen Lides den oberen Fornix zur Ansicht bringen, so finden wir auch ihn geschwollen, mit Rauhigkeiten versehen. Sowohl auf der unteren Uebergangsfalte, als auch auf der Umschlagstelle des oberen Lides findet man zahlreiche grauliche Körner oder Knöpfchen hervorragen, welche oft in einer oder mehreren Reihen rosenkranzförmig nebeneinander liegen. Es sind dies follikuläre Gebilde, über deren Struktur wir noch sprechen werden. Die hier geschilderten Veränderungen sind als eine tiefe Infiltration der Schleimhaut, combinirt mit epithelialer und papillärer Wucherung, aufzufassen.

Das vorstehende klinische Bild kann entweder ohne besondere stürmische (akut-blennorrhoeische) Erscheinungen aufgetreten oder aber als Rest einer akuten Blennorrhoe zurückgeblieben sein.

2. Im zweiten Falle ist das schleimig-eitrige Sekret nur spärlich vorhanden oder fehlt zu Zeiten gänzlich. Epithel- und Papillarwucherungen fehlen oder sind geringfügig. Dagegen ist die tiefe „adenoide" Infiltration besonders ausgeprägt. Die Schwellung des Schleimhauttraktus ist in Folge des Umstandes, daß die Epithel- und Gefäßschicht (Papillarkörper) nicht in Wucherung begriffen sind, nicht so beträchtlich oder gar nicht vorhanden. Die „adenoide" Infiltration tritt aber besonders als follikuläre in die Erscheinung, indem Reihen von grauen, durchscheinenden, flachkugeligen Körnern oder Knöpfchen über das Niveau der Conjunktiva hervortreten. Diese follikulären Gebilde haben ihren Lieblingssitz in der Uebergangsfalte, dort, wo der Tarsus in Form eines convexen Randes endet; sie können aber auch an anderen Stellen vorkommen, soweit überhaupt eine adenoide Schicht innerhalb der Schleimhaut vorkommt. Mitunter ist die Tarsalbindehaut von derartigen Körnern übersät, und der obere Fornix der Sitz größerer sulziger Falten und Wülste, die offenbar aus der Verschmelzung kleinerer Körner hervorgegangen sind. Es giebt Fälle, wo die Schleimhaut nur den Anblick eines hochgradigen Katarrhs bietet, und wir erst die charakteristischen Körner zu Gesicht bekommen, wenn wir uns den oberen Fornix freilassen. Für die Körner ist die große Succulenz und Weichheit bezeichnend. Fassen wir sie so zwischen unsere Finger, daß wir nur einen mäßigen Druck auf sie ausüben, so platzt ihre Decke und ihr Inhalt quillt heraus in Form eines grauen, mit Blut vermischten Breies

In gewissen Stadien des Trachoms, von denen wir später sprechen werden, kann es vorkommen, daß wir follikuläre Gebilde nicht mehr vorfinden, daß wir dagegen eine mehr oder weniger dicke sulzige Infiltration der Schleimhaut antreffen, verbunden mit den zu solcher Zeit niemals fehlenden Narbenzügen und weißen Narbenflecken, was die Diagnose sichert.

Pathologisch-anatomische Uebersicht.

Bei der großen Bedeutung des Trachoms, das als die wichtigsten volkswirthschaftlichen Interessen und die Wehrkraft der Nationen gefährdende Volkskrankheit von Seiten der Aerzte mehr als eine „specialistische" Beachtung verdient, und bei dem Umstande, daß eine zweckmäßige Prophylaxe und Therapie des Trachoms die genaue Kenntniß der anatomischen und ätiologischen Daten voraussetzt, glauben wir, daß es so recht in den Rahmen dieses Werkes gehört, eine

Uebersicht der pathologischen Anatomie dieser chronischen Krankheit zu geben.

Wir betrachten zunächst die normale Conjunktiva der Lider, sammt dem mit ihr straff verbundenen Tarsus. Sie besitzt, wie jede andere Schleimhaut, ein Epithel und eine Substantia propria. Das erstere weist je nach dem Standorte Verschiedenheiten auf. Es ist ein mehrschichtiges Cylinderepithel in der Gegend der inneren Lidkante, innerhalb einer Zone, die etwa dem Verlauf des Musculus ciliaris Riolani entspricht. Jenseits dieser Zone ist es zweischichtig, mit inneren kubischen und äußeren cylindrischen Zellen. Wo jedoch der straffe tarsale Theil in die lockeren Uebergangsfalten eingeht, da wird es wieder mehrschichtig und bleibt als solches auch in seinem Uebergange auf die Conjunctiva bulbi.

Die Substantia propria ist ein die Gefäße der Conjunktiva bergendes Bindegewebslager, das bei Erwachsenen eine netzförmige Struktur besitzt, bei Kindern auffallend breit und locker ist, und mit seinen weiteren Gefäßen beinahe den Anblick eines Schwellkörpers bietet. In diesem netzförmigen Lager finden sich lymphoide Zellen in großer Menge eingestreut, so daß wir die Struktur des adenoiden Gewebes erhalten. Unter adenoidem oder cytogenem Gewebe versteht nämlich die Histologie ein solches, welches aus einem Retikulum besteht, in dem lymphkörperchenähnliche Zellen haften. Follikel nennt man Anhäufungen von solchen dichtgedrängten lymphoiden Zellen, namentlich wenn sie von der Umgebung durch eine Lücke (Lymphspalte) oder eine Hülle abgegrenzt sind, während man die diffus ins Nachbargewebe übergehenden, in einem feinen Reticulum liegenden Zellhaufen einfach adenoides Gewebe nennt. Die Lymphdrüsen sind nichts anderes als ein Complex von Follikeln in einer kugeligen Anhäufung von adenoidem Gewebe. Wenn auch im Inneren der Follikel nicht immer deutliche Lymphbahnen nachzuweisen sind, so sind dieselben doch stets von Lymphgefäßnetzen umsponnen und so ist deren Zusammenhang mit dem Lymphgefäßsystem sichergestellt. Auch die adenoide Substanz der menschlichen Bindehaut steht, wie namentlich aus pathologischen Fällen geschlossen werden kann, in ebensolcher Weise mit dem Lymphgefäßsystem in Verbindung. Manche anatomische Verhältnisse, welche wegen ihrer Kleinheit selbst durch die so verfeinerten Untersuchungsmethoden der modernen Histologie nicht genügend aufgeklärt werden können, werden nämlich grell beleuchtet durch pathologische Veränderungen, z. B. Schwellungen und entzündliche oder neoplastische Wucherungen des Gewebes, wobei häufig die Struktur der Gebilde besser hervortritt, und solche Details vergrößert sich zeigen, die sich früher der Beobachtung entzogen. So werden wir aus gewissen Fällen, die ich als Lymphadenitis conjunctivae beschrieben habe, ein überraschend klares Bild des Zusammenhanges der adenoiden Substanz der Conjunktiva mit den Lymphwegen gewinnen können. Es ist mit Recht anzunehmen, daß solche Bilder nicht direkt das Produkt einer Neubildung sind, sondern ständige anatomische Verhältnisse in Folge der entzündlichen Schwellung sich nur sichtbarer markiren. Eine derjenigen Fragen, welche lange Zeit hindurch die Forscher in zwei Lager getheilt hatte und vielleicht über Gebühr betont wurde, bestand darin, ob in der normalen menschlichen Bindehaut, gleichwie bei manchen Hausthieren, Follikel vorkämen. Denn daß Follikeln ähnliche Gebilde in vielen als normal geltenden Bindehäuten unter dem Mikroskope gefunden werden, ist über jeden Zweifel erhaben. Soviel aber ist sicher, daß es nicht zu rechtfertigen ist, jede Bindehaut, in welcher ein Follikel gefunden wird, gleich als pathologisch zu erklären. Mir scheint es als gewiß, daß der Follikel ein häufiger Befund in der normalen Conjunktiva ist, daß aber die Zahl der in der Bindehaut vorkommenden follikulären Gebilde erheblich bei verschiedenen Individuen schwankt. Auch pathologisch findet dieser Umstand darin seinen Ausdruck, daß bei manchen Individuen, besondern Kindern, auch eine geringfügige katarrhalische Erkrankung oder Reizung bereits eine oder mehrere Follikelreihen in der Uebergangsfalte aufschießen läßt, die alle in einiger Zeit wieder verschwunden sind. Man kann nicht wohl annehmen, daß diese Gebilde einer Neubildung ihre Entstehung verdanken. Heutzutage scheint die Ansicht der meisten Forscher sich darin consolidirt zu haben, follikuläre Gebilde als einen ständigen, wenn auch nicht in jedem Individuum gleich dicht gesäten Befund innerhalb der adenoiden Schicht anzusehen.

Dieses adenoide Gewebe ist nun nicht überall in der Conjunktiva in gleicher Mächtigkeit vorhanden, auch giebt es bedeutende individuelle Schwankungen, die beinahe in das Gebiet des Pathologischen reichen. Innerhalb des Conjunktivaltraktes ist es am mächtigsten in den Uebergangsfalten und fehlt in der Zone der inneren Lidkante.

Von allen anatomischen Daten betreffs des Papillarkörpers der Conjunktiva seien als praktisch wichtig nur die folgenden hervorgehoben: Wir sprechen von einem solchen „Papillarkörper" nur im klinischen Sinne, da wir oft in pathologischen Zuständen die Oberfläche der Conjunktiva mit wärzchenartigen Erhabenheiten und Rauhigkeiten bedeckt finden, die von der Winzigkeit der Spitzen im geschorenen Sammt, bis zu ganz ansehnlichen, einem Hahnenkamm ähnlichen Auswüchsen gehen. Der Anatom aber nennt Papillen jene Erhebungen des Coriums, deren Thäler von den Zellen der Epidermis ausgefüllt werden, und die der Sitz von Nerven-Endapparaten oder eigenthümlichen Gefäßverzweigungen sind. Es erhebt sich nämlich in die Papille eine Arteriole, verzweigt sich zu Capillaren, die sich zu einer Vene wieder sammeln. Derartige Papillen giebt es in der Bindehaut nur in der Gegend der inneren Lidkanten-Zone; in der übrigen Conjunktiva, trotz ihrer mannigfachen Furchung und Einkerbung, nicht. Dagegen zeigen die Gefäße eine von Hyrtl 1860 beschriebene Anordnung, die darin besteht, daß die Blutgefäße in der Conjunktiva in feinsten Schlingen endigen, von denen der auf- und absteigende Schenkel ungleiche Durchmesser hat. Der enge arterielle Schenkel geht an der Spitze der Schlinge plötzlich in eine sehr weite Vene über. Die Bindehaut ist somit für venös-hyperämische Zustände förmlich prädisponirt, und es muß sich in solchem Falle das Gebiet der hyperämischen Schlinge wie ein Wärzchen über das Niveau der Bindehaut erheben. Dies ist die anatomische Basis des „Papillarkörpers" in pathologischen Zuständen.

Nach Vorausschickung dieser zum Verständnisse der pathologischen Verhältnisse so wichtigen anatomischen Daten, wollen wir nun das Wesentliche in der pathologischen Anatomie des Katarrhs, der akuten Blennorrhoe und des Trachoms vergleichend neben einander stellen, weil wir nur so zu einer richtigen Charakteristik des Trachoms gelangen können.

a) Bei den katarrhalischen Zuständen fällt vor allem die

Ueberfüllung der Conjunktivalgefäß-Schlingen auf. In leichten oder selbst beträchtlichen, aber akuten Fällen verschwindet wohl, in Folge der nach dem Tode eintretenden Blutleere, in der Leiche jedes charakteristische Zeichen, so daß es kaum gelingt, ein brauchbares Objekt aus dem Obduktionssaale zu erhalten. Aber in Fällen sehr hochgradigen chronischen Katarrhs (Katarrh mit Gewebsverdickungen) finden wir die Bindehaut in papillärer Wucherung, so daß, wie mikroskopische Bilder zeigen, in einzelnen extremen Fällen die gestauten Gefäßschlingen wie die Handschuhfinger vorspringen. Da ist eine mäßige lymphoide Infiltration um die Gefäße vorhanden. Aber selbst in den schwersten Fällen reicht die Infiltration nicht über die eigentliche Conjunktiva hinaus, der Tarsus bleibt frei, so daß eine scharfe Grenze zwischen der hyperämischen Conjunktiva und dem straff gewebten Tarsus bleibt. Das Epithel ist bis auf einige blasig entartete Zellen normal. Mitunter werden sich in der adenoiden Schicht, von dem Epithel bedeckt, einzelne Follikel vorfinden, die hier und da von erweiterten, mit geronnener Lymphe erfüllten Lymphgefäßen umgeben sind.

Selbstverständlich wird dieses Bild sich entsprechend modificiren, wenn in Folge von Blepharadenitis, d. h. der chronischen Entzündung der drüsigen Gebilde im Lid, Verdickungen des Tarsus sich eingestellt haben.

b) Die akute Conjunktivalblennorrhoe charakterisirt sich durch eine massenhafte Wucherung der Epithelzellen, enorme Erweiterung der Conjunktivalgefäße, wobei namentlich die Endschlingen derselben schwellkörperartig hervorragen. Zwischen den einzelnen, wie Kolben oder breitere Pilze hervorspringenden Papillen sind tiefe Thäler, die sich oft wie verzweigte Blindsäcke in die geschwellte und aufgelockerte Conjunktiva hineinstülpen. Die in den abenteuerlichsten Formen proliferirenden Epithelzellen bedecken in mehreren Lagen die Kuppen der Papillen und setzen sich in die tiefen, drüsenähnlichen Zwischenräume fort; die aufgelockerte Conjunktiva ist mit Eiterzellen infiltrirt, welche Infiltration sich aber nicht in einigermaßen merkbarer Weise in den Tarsus fortsetzt, obwohl auf dem Höhepunkte des Processes das ganze Lid in entzündlichem Oedem begriffen, hochgradig verdickt ist. Im Gegentheil ist gewöhnlich die eigentliche Schleimhaut in ihrer Aufgelockertheit scharf von dem Tarsus differenzirt, dessen straffes, die Meibom'schen Drüsen umschließendes Fasergerüst nur unbedeutende Zellinfiltrationen zeigt. Auf dem Querschnitte wird die Grenze zwischen Schleimhaut und Tarsus durch die der Länge nach getroffenen, erweiterten Gefäße gut markirt. Also selbst auf dem Höhepunkte des Processes bleibt der Tarsus frei und die Zellinfiltration hat nur die Schleimhaut ergriffen. Die Zellinfiltration ist in den meisten Fällen der Resorption fähig, und die Schleimhaut wird zur Norm zurückkehren.

c) Da es sich bei der chronisch-infektiösen Bindehaut-Entzündung, dem Trachom, um ein Leiden handelt, welches nicht allein eine sehr lange, sondern, wenn man ganz aufrichtig sein will, eine unbegrenzte Dauer haben kann und während des Bestehens des Leidens auch die geweblichen Veränderungen nicht stille stehen und auch die therapeutischen Eingriffe hier modificirend einwirken, so ist es unmöglich, eine einheitliche, für alle Fälle passende typische Beschreibung zu geben. Die Beschreibung wird sich stets nur auf efn gewisses Stadium der chronischen Bindehaut-Entzündung beziehen. Suchen wir nun, nach Hinweglassung alles Accidentellen und Sekundären, alle jene Merkmale zusammen, welche ein, sagen wir ideales Trachom charakterisiren, so können wir das Folgende anführen:

Den chronisch-infektiösen Bindehaut-Entzündungen ist bei einem je nach der Schwere des Processes verschieden mächtigen Wucherungsprocesse in den vordersten Schichten eine tiefer dringende Infiltration gemein, welche von der adenoiden Schicht der Schleimhaut ausgehend, und die Grenze zwischen Schleimhaut und Tarsus nicht respektirend, im weiteren Verlaufe bis in die Faserlamellen des Tarsusgewebes und selbst zwischen die Lappen der Meybom'schen Drüsen eindringt. Die Infiltration ist eine dichte und hat ganz den Charakter des adenoiden Gewebes. Das Infiltrat erhebt sich an verschiedenen Stellen der Schleimhaut in Form von Hügeln, die vom Epithel bedeckt sind, oder von graulichen, durchscheinenden Follikeln oder Körnern, die mitunter zu sulzigen Wülsten confluiren. Das Epithel kann dabei erhalten oder aber in einem Zustand blennorrhoeischer Proliferation begriffen sein, in welchem Falle auch der Papillarkörper in größerem oder geringerem Maße entwickelt, ja zu größeren Excrescenzen gewuchert sein kann. Es kann aber auch sein, daß das Epithel an den Kuppen der Körner fehlt, welche Substanzverluste möglicher Weise einen arteficiellen (mechano-therapeutischen) Grund haben. Bezüglich des weiteren Schicksals der adenoiden Infiltration ist es charakteristisch, daß dieselbe langsam eine Umwandlung in narbiges, schrumpfendes Bindegewebe erfährt, ein Proceß, der etwa der cirrhotischen Schrumpfung bei der interstitiellen Entzündung drüsiger Organe zu vergleichen ist. Dieser Schrumpfungsprocess, durch welchen das Lid unheilvolle gestaltliche und funktionelle Schäden erleidet, ist eines der häufigsten Endstadien des Trachoms.

Viele unter den Autoren betrachten den geschwellten Follikel, oder besser gesagt, die granulöse Wucherung, das „Trachomkorn", als das wesentliche pathologische Element des Trachoms. Man hat sogar, von dieser Ueberzeugung geleitet, vorgeschlagen, das Trachom zu deutsch „Körnerkrankheit" (Ophthalmia granulosa) zu benennen. Nun giebt es aber Trachome ohne ein einziges Korn, ferner granulöse Erkrankungen der Conjunktiva, die sicherlich nicht trachomatös sind. So sehen wir, und wir werden in der Differentialdiagnostik noch darauf zurückkommen, daß in Folge von Skrophulose, von Syphilis, von Tuberkulose, in Verbindung mit Lymphomen des Halses u. s. w., Granula in der Bindehaut sich entwickeln können, die das Bild des wahren „granulösen" Trachoms vorzutäuschen vermögen. Ebenso ist bei dem früher beschriebenen Frühjahrskatarrh die Bindehaut rauh und mitunter körnig. Wie nützlich es sein würde und wie angenehm es für den praktischen Arzt wäre, wenn man aus dem Vorhandensein einer so auffälligen Bildung, wie die Granula es sind, die Diagnose des Trachoms aufbauen könnte, so muß doch schon hier betont werden, daß das „Korn" an und für sich noch nicht Trachom ist, ebensowenig wie bei dem Befund von geschwollenen Lymphdrüsen ohne weiteres Syphilis diagnosticirt werden kann, da eine solche Schwellung durch zahlreiche, von einander toto coelo verschiedenen pathologischen Potenzen hervorgerufen werden kann.

In diesem knappen Uebersichtsbild, dessen Elemente, wie oben bemerkt, aus einer großen Reihe des in verschiedenen Stadien begriffenen Krankheitsprocesses genommen sind, fehlen begreiflicher Weise viele Züge, die übrigens bei der klinischen Besprechung an geeigneter Stelle zu erwähnen sein werden. Die Schwierigkeiten, das Accidentelle vom Wesentlichen zu trennen, die der Pathologe zu überwinden hat, sind nirgends größer als beim Trachom. So sind beispielsweise die drüsigen Gebilde, die man in alten Trachomen gefunden hat, nichts als Epitheleinbuchtungen, die im ursprünglich geschwollenen Schleimhautgewebe reichlicher entwickelt, durch den normalen oder künstlichen (therapeutischen) Vernarbungsproceß nach einwärts gezogen und zum Theil abgeschnürt, in der Tiefe verschiedenen cystischen Umwandlungen erliegen, sowie zu mannigfachen Wucherungen von Epithelzellen Veranlassung geben. Ebenso werden Meibom'sche Drüsenläppchen durch die Narbenzüge abgeschnürt oder ein ganzer Ausführungsgang verödet, so daß auch dadurch sich in alten trachomatösen Lidern cystische Hohlräume ausbilden, die bei den Verkrümmungen des Tarsus sicherlich irgend eine Rolle spielen.

Mit den Veränderungen, welche die Hornhaut in vielen Fällen von Trachom erleidet, werden wir bei Besprechung des klinischen Verlaufes uns beschäftigen. Es sind dies entzündliche Trübungen, die mit Neubildung von Gefäßen einhergehen (Pannus trachomatosus) und die dem Trachom ebenso eigenthümlich sind, wie die Randgeschwüre dem Katarrh und die Eitergeschwüre der Blennorrhoe. Daß eine pannöse Hornhaut mit der Zeit weitere Veränderungen erleiden kann, ist selbstverständlich. Diese Veränderungen haben jedoch nichts dem Trachom Specifisches an sich, sondern sind aus allgemein gültigen pathologischen Gesetzen zu erklären.

Verlauf des Trachoms.

Die Verschiedenheit, welche in morphologischer Beziehung zwischen den Gruppen der chronisch-infektiösen Bindehaut-Entzündung herrscht, zeigt sich im Verlaufe. Gleich der Beginn der Erkrankung weist sehr wesentliche Differenzen auf. In einer großen Reihe von Fällen beginnt das Leiden mit mehr oder weniger stürmischen Reizerscheinungen, wie sie sich bei allen akuten Bindehaut-Erkrankungen zeigen, die aber nicht mit völliger Genesung endigen, sondern allmählich alle Merkmale einer chronischen, lange sich hinschleppenden Gewebsveränderung zeigen. In anderen Fällen kommt der Kranke mit einem reichlich secernirenden, mitunter beinahe blennorrhöischen Katarrh, mit sehr starker Schwellung und Verdickung der Bindehaut, aber nur mäßiger oder ganz fehlender Anschwellung der Lider, und erst nach längerer Bekämpfung der starken Bindehautsekretion schwillt die Schleimhaut ein wenig ab und es zeigen sich auf den Kuppen der Falten einzelne kugelige oder ovale sulzige Follikel. Diesen Beginn sehe ich oft genug bei Kindern aus Familien, in denen Trachom herrscht, wobei zu constatiren ist, daß der Zeitpunkt der Erkrankung in der Regel nicht mit Sicherheit festzustellen ist, sondern das Uebel sich sozusagen unmerkbar eingeschlichen hat. Noch weniger deutlich markirt sich der Beginn des Leidens in der Gruppe des wahrhaft körnigen Trachoms, wo häufig lange Zeit hindurch keinerlei namhafte Beschwerden vorliegen, sondern die Krankheit nur zufällig entdeckt oder der Kranke durch die Sehstörungen (in Folge der Hornhauttrübungen) zum Arzte getrieben wird. Freilich handelt es sich da um Kinder oder um Personen der niedrigen, mit grober Arbeit beschäftigten Volksklassen, die an ihre Augen nur die mäßigsten Ansprüche stellen. Daß nach akuten gonorrhöischen Blennorrhoeen die Bindehaut in einem Zustand chronischer Infiltration verharren kann, wurde bereits oben erwähnt. Bei all diesen Verschiedenheiten zeigt sich als allgemeines Merkmal doch der Umstand, daß der Zeitpunkt der Infection in der überwiegenden Anzahl der Fälle unbekannt ist, und daß das Trachom schon hierdurch sich als eine eminent chronische Krankheit charakterisirt.

Als weiteres Gesetz in der Pathologie des sich selbst überlassenen Trachoms kann die Thatsache angeführt werden, daß eine einfache Resorption der adenoiden Infiltration in Schleimhaut und Tarsus mit gänzlicher Wiederherstellung der normalen Textur kaum jemals vorkommt, und daß das Infiltrat nur schwindet, indem es eine Umwandlung zu fibrillärem Bindegewebe erfährt. Demnach vernarbt und schrumpft die Bindehaut. Dieser Schrumpfungsproceß nimmt je nach dem Typus des Trachoms und nach seiner Ausprägung innerhalb des Typus verschiedene Formen an. Bei den Fällen, welche dem chronisch-blennorrhoeischen Typus ähneln, finden wir auf der Oberfläche der succulenten, dicht infiltrirten Schleimhaut weißlich verfärbte narbige Inseln mit zackigen, unregelmäßigen Rändern, welche man am besten unmittelbar nach der Umstülpung des Lides sieht, weil bei längerer Dauer der Umstülpung die Blutstauung die Differenzen der Färbung verschwinden macht. Zwischen diesen weißlichen, etwas vertieften und ins Sehnige hinüberspielenden Inseln sind noch Flecke übrig, deren Oberfläche eine papilläre Wucherung zeigt. Ganz anders hingegen ist das Bild der Schrumpfung, wie es die zum Typus der follikulären Infiltration neigenden Fälle zeigen. Hier nimmt zum Schluß die Tarsalbindehaut eine gewisse sehnige Glätte an und sieht wie bläulich verfärbt aus; einige linienartige und fleckige Narbenzüge, manchmal sich netzartig durchkreuzend, treten deutlich hervor. In diesem Stadium ist häufig kein einziges Trachomkorn vorhanden, trotzdem ist der Tarsus dicht infiltrirt, was sich namentlich am oberen convexen Tarsalrande zeigt, der verdickt und voll von sulzigen Massen ist, die auf einen Druck mit den Fingern aus allen Poren des Gewebes hervorquellen. Dabei kann der Conjunktivaltraktus schon die deutlichsten Spuren der Schrumpfungs-Atrophie an sich tragen, indem bei maximaler Abziehung des unteren Lides auf dem nun in einer Flucht mit der Conjunctiva bulbi laufenden Fornix vertikale Falten auftreten, welche allerdings manchmal nur schwach angedeutet sind, in anderen Fällen wieder stark hervorspringen — jedenfalls aber für die Verschrumpfung der Conjunktiva pathognomonisch sind. — Häufig ist ein Narbenstrang sichtbar, welcher transversal und entsprechend der die Region der inneren Lidkante abgrenzenden seichten Furche an der Tarsalconjunktiva des oberen Lides über die ganze Breite desselben verläuft. Dabei ist gerade diese durch die Narbenlinie abgegrenzte Lidkanten-Zone in hochgradiger Verdickung begriffen.

Von der Menge der gesetzten sulzigen Infiltration, dann auch von der Verteilung derselben wird es — bei den therapeutisch nicht beeinflußten Fällen — abhängen, welche Dimensionen der Schrumpfungsproceß annehmen wird. Bei geringer Infiltration des Tarsus, wenigen follikulären Gruppen wird es schließlich zu mäßigen Narbenzügen auf der Oberfläche der Tarsalconjunktiva kommen können, während in Fällen, wo längs der gesammten Schleimhaut eine mächtige Schicht adenoiden Gewebes den Raum zwischen Epithelschicht und Tarsus, resp. subconjunktivalem Gewebe erfüllt, ja dieselbe Infiltration bis in den Tarsus dringt und in Form von Herden sogar zwischen den einzelnen Läppchen der MEIBOM'schen Drüsen sitzt, der Process der Vernarbung viel tiefere und ausgebreitetere Folgezustände nach sich zieht. In den wichtigsten Endstadien dieses in unabsehbarer Zeit sich abspielenden Schrumpfungsprocesses gehören: 1. die kahnförmige Verkrümmung der Lider, wobei eine Einwärtswendung des Lidrandes und Schleifen desselben auf dem Bulbus zu Stande kommt — Entropium; 2. das unregelmäßige Wachsthum der Wimperhaare gegen die Oberfläche des Bulbus zu — Trichiasis und Distichiasis; 3. Schwund des gesammten Conjunktivaltraktus, so daß die Befeuchtung des Bulbus nicht mehr möglich ist und die funktionelle Integrität der Hornhaut darunter leidet — Symblepharon posterius.

1. Was das Entropium trachomatosum betrifft, so sei noch angeführt, daß der ihn bedingende Schrumpfungsproceß außer der Verbiegung des Tarsus noch andere anatomische Veränderungen setzt, welche eine irreparable Störung der Struktur nach sich ziehen. Durch die in den Tarsus ausstrahlenden Narbenzüge werden Läppchen vom Körper einzelner MEIBOM'scher Drüsen theils zur Verödung gebracht, teils abgeschnürt, welche sodann durch Stauung des Drüsensekretes eine cystische Umwandlung eingehen. Man findet dann auf dem Querschnitt im Tarsus größere, mit dem Sekret der Drüsen gefüllte buchtige oder blasige Räume, die selbstverständlich auch dazu beitragen, die Resistenz des Tarsus zu vermindern und so der Verkrümmung Vorschub leisten. Bei fortschreitender Vernarbung der Conjunktiva werden einzelne, mit Epithel bedeckte Conjunktivalbuchten nach einwärts gezogen, abgeschnürt, worauf auch sie einer cystischen Veränderung unterliegen können. Es sind diese Hohlräume die von IWANOFF und BERLIN aufgefundenen sogenannten Trachomdrüsen, die man besonders gut an schon stark schrumpfenden Lidern mikroskopisch studiren kann.

Wie weit die Vernarbung des Conjunktivaltraktus noch „außer der Tour" durch sogenannte therapeutische Eingriffe, die in ihrer Art selbst wieder Traumen sind, beeinflußt wird, entzieht sich der exakten Beobachtung.

2. Die Umkrempelung des Lidrandes gegen den Bulbus, wobei häufig die innere Lidkante und der ganze intramarginale Saum abgeschliffen erscheint, hat selbstverständlich eine falsche Stellung der Wimperhaare zur Folge, die nun sämmtlich gegen den Bulbus schleifen. Man hat diesen Zustand Trichiasis genannt; es wäre besser, diesen Namen für jenen Zustand zu gebrauchen, wo die Wimperhaare nicht

durch Einkrempelung des Lidrandes, sondern durch abnormes Wachsthum gegen den Bulbus schleifen. Dieser Zustand ist eine Folge von Entzündungen und Narbenbildungen in der Umgebung der Haarbälge, wodurch nicht allein eine Abweichung der Haare von ihrer normalen Wachsthumsrichtung bewirkt wird, sondern auch einige derselben von ihrem gewöhnlichen Platze gegen die innere Lidkante gedrängt werden, so daß außer der normalen Cilienreihe noch eine abnorme sich ausgebildet hat (Distichiasis = Zweireihigkeit der Wimperhaare). Die mechanische Reizung des Bulbus durch diese abnormen Cilien wird noch gesteigert, wenn die Lidspalte in ihrer Ausdehnung verkürzt ist, und der äußere Lidwinkel — wie dies auch sonst bei chronischen Katarrhen zu geschehen pflegt — durch Verwachsung verkürzt ist — Blepharophimosis. Es wird dadurch das freie Oeffnen der Lidspalten behindert, das Sekret gestaut und ein fortwährender Reizzustand des Bulbus unterhalten, der jedes therapeutische Verfahren bis zu seiner Behebung illusorisch macht.

3. Symblepharon posterius ist der höchste Grad der Verkürzung des gesammten Conjunktivaltraktus, einschließlich des Tarsus und des subconjunktivalen Gewebes. Wie leichte Grade aussehen, ist bereits oben erwähnt worden. In den höchsten Graden sind die Lider direkt an den Hornhautrand geheftet, so daß keine Spur einer Uebergangsfalte vorhanden ist, ein klinisches Bild wie es außer bei Trachom nur noch nach abgelaufenem Pemphigus conjunctivae vorkommt.

Um Mißverständnisse zu vermeiden, möge an dieser Stelle schon betont werden, daß es sich um keine Verwachsung der Lider mit dem Bulbus handelt — also um kein echtes Symblepharon, wie es nach Verbrennungen, Anätzungen der Bindehaut u. s. w. zu Stande kommen kann —, sondern daß eine Schrumpfung höchsten Grades vorliegt. Das Verbrennungs-Symblepharon wird S. anterius genannt.

Da bei dieser Schrumpfung der Bindehaut alle ihre drüsigen Organe und demnach die Thränensekretion gelitten haben, so geht der Bulbus in einen Zustand der Vertrocknung über, der bis zur Krustenbildung auf der Hornhaut gedeihen kann. (Xerophthalmus, Xerosis corneae.)

Der trachomatöse Entzündungsproceß kann in jedem Stadium die Hornhaut gefährden. Dies geschieht, indem sich kleine grauliche, punkt- oder knötchenförmige Infiltrationsherde in den vordersten Lamellen der Hornhaut, im Beginn gewöhnlich in der Nähe des oberen Limbus bilden, welche ausnahmslos von neugebildeten Gefäßen begleitet werden, deren Ursprung aus den oberflächlichen Conjunktivalgefäßen ersichtlich ist. Eine jede oberflächliche Vascularisation der Hornhaut wird seit alters her Pannus genannt: hier haben wir es also mit einem Pannus trachomatosus zu thun. Vom oberen Corneallimbus rückt die Gefäßneubildung nach unten vor, später bilden sich neue Infiltrate an anderen Stellen der Hornhaut, dic Gefäßnetze anastomosiren und in den ausgebildeten Fällen ist die ganze Hornhaut mit einer trüben, succulenten, reich vascularisirten Schicht bedeckt.

Das Auftreten des Pannus erfolgt in den meisten Fällen langsam, ja oft sogar vom Kranken unbemerkt. Da die ersten Infiltrate am oberen Hornhautlimbus auftreten, wo sie vom oberen Lid verdeckt werden, so verrathen sie sich auch nicht durch die Funktionsstörung. In Fällen aber, wo an einzelnen Stellen des Hornhaut-Infiltrates ein oberflächlicher Zerfall eintritt, der sich bei seitlicher Beleuchtung als Rauhigkeit oder seichter Substanzverlust verräth, tritt Hyperaemie der Iris, Ciliar-Injektion und heftiger Ciliarschmerz auf, wie bei jeder anderen Form der geschwürigen Hornhaut-Entzündung. Jedenfalls leidet die schon durch das Bindehautleiden herabgesetzte Gebrauchsfähigkeit des Auges auch bei Pannus geringeren Grades; breitet sich dieser über das Pupillargebiet aus, so wird das Sehvermögen erheblich geschwächt und kann in Fällen von dichter Vascularisation bis auf quantitative Lichtempfindung herabgesetzt werden.

Die Gefahren, welche dem Bulbus durch den Pannus drohen können, reihen sich in zwei Gruppen ein. Erstens ist die vascularisirte, succulente Schicht durch Gewebszerfall und Eindringen pathogener Bakterien oberflächlichen Verschwärungen ausgesetzt, die wohl nicht zu stürmischen Eiterungen neigen, aber in ihrem mehr schleppenden Verlaufe sich der Fläche und Tiefe nach ausbreiten können, und mit der Zeit zu Vernarbungen führen, die bleibenden Schaden verursachen. Zweitens kann, abgesehen von Geschwürsbildungen im Pannus, die Ernährung der Hornhaut in Folge der abnormen Vascularisation sehr erheblichen Schaden leiden. Die vascularisirte Hornhaut ist nämlich bedeutend succulenter, weicher als die normale, sie hat durch die Durchtränkung an Resistenz verloren, und wird darum dem auf ihr lastenden intraocularen Drucke nicht mehr gewachsen sein. Ihre Wölbung wird darum prominenter werden, sie wird ektatisch — Keratektasia ex Panno.

Vom praktischen, d. h. therapeutischen Standpunkte besitzt die Frage nach dem Ursprung des Pannus eine große Bedeutung. Ist der Pannus etwas dem Trachom Specifisches, oder handelt es sich um ein accidentelles Symptom, das etwa auch bei anderen Conjunktivalkrankheiten vorkommen kann?

Es ist sicher, daß wir nicht etwa rein mechanische Ursachen, wie die Reibung der Hornhaut durch die Rauhigkeiten der Bindehaut, beschuldigen können, wogegen die allgemeine Erfahrung spricht, da wir häufig genug die rauhesten Bindehäute bei vollkommen klar bleibender Hornhaut beobachten können. Der Ansicht Rählmann's, daß die knötchen- und punktförmigen Infiltrationen, mit denen der Pannus anhebt, nichts Anderes seien, als auf der Hornhaut sich entwickelnde Trachomkörner, der Pannus demnach als ein Trachoma corneae zu betrachten sei, kann ich heute auf Grund genauer klinischer Beobachtungen nicht mehr zustimmen. Ich bin vielmehr der Ueberzeugung, daß der Pannus trachomatosus nur die Folge der gesteigerten Vulnerabilität der Hornhaut ist, die zu Keratitis vasculosa superficialis führt, welche Keratitis auf der durch den trachomatösen Bindehautproceß in ihrer Ernährung dauernd beeinflußten Hornhaut einen eigenartigen Charakter besitzt. Die Entstehung der Knötchen ist nicht anders aufzufassen, als die jener randständigen Infiltrate, wie sie sich so häufig bei verschleppten oder mißhandelten Katarrhen entwickeln, und die gleichfalls, wie die Lupen-Untersuchung lehrt, eine sichtbare Gefäßbildung bedingen. Diese Infiltrate gehen aus Thrombosen der Endschlingen der Hornhaut-Randgefäße hervor, ihrer mehrere verschmelzen, erzeugen eine oberflächliche Ulceration, und können jene sichelförmigen, seichten Geschwüre verursachen, die bei alten, mißhandelten Katarrhen so häufig vorkommen. Ich habe oft genug beobachtet, daß ganz typische, knötchenförmige Infiltrate mit schönster Gefäßbildung in der Gegend des oberen Limbus, wie sie als charakteristisch für Trachom anerkannt sind, nach einer zu intensiven Aetzung der Bindehaut oder sonstiger Mißhandlung des Falles enstanden und verschwanden, nachdem das Auge längere Zeit in Ruhe gelassen war. Der Pannus trachomatosus ist nichts Anderes als eine Keratitis superficialis vasculosa, die durch den schweren entzündlichen Proceß der Bindehaut veranlaßt wird, und zwar durch dieselben pathologischen Faktoren (hochgradige Ueberfüllung des Randschlingen-Netzes in der gefäßhaltigen Zone der Hornhaut, Thrombose einzelner Endschlingen, Infiltration und geschwüriger Zerfall des angrenzenden Gewebes mit consekutiver Neubildung von Gefäßen), wie sie bei anderen Conjunktival-Entzündungen ebenfalls vorkommen. Während aber bei katarrhalischen Zuständen die Möglichkeit einer raschen Reparation vorhanden ist, weil der Grund zu wesentlichen Ernährungsstörungen nicht vorhanden oder bald behoben ist, so handelt es sich beim Trachom um eine dauernde Infiltration der Bindehaut, die zu fortgesetzten Hyperaemieen und Ernährungsstörungen der Hornhaut Veranlassung giebt, wozu noch der nicht zu unterschätzende Faktor kommt, daß die Hyperaemie der Conjunctiva bulbi durch die in der Regel einen enormen Reiz bildenden therapeutischen Eingriffe

(Aetzungen u. s. w.) noch ungünstig beeinflußt werden kann. Daß, wenn einmal der Pannus etablirt ist, auch allerlei äußerliche Schädlichkeiten, sowie accidentelle Geschwürsprocesse und andere Ernährungsstörungen in dem so succulenten neugebildeten Gewebe hinzukommen und die Cornea unheilvoll beeinflussen, bedarf keiner weiteren Erörterung. Es soll aber nicht in Abrede gestellt werden, daß mitunter, aber äußerst selten, bei reichlicher Follikelbildung in dem oberen Fornix und bei sehr dichtem Pannus eine versprengte Granulation auch jenseits des Limbus, auf dem Hornhautgebiete, sitzen kann.

Differential-diagnostische Bemerkungen.

In den voranstehenden Abschnitten sind alle jene Momente hervorgehoben und in die rechte Beleuchtung gesetzt worden, aus denen die Diagnose des Trachoms zu schöpfen ist. Wir können sie dahin resumiren, daß das Trachom eine infektiöse Bindehaut-Erkrankung ist, mit chronischem, durch Recidiven und entzündliche Betheiligungen der Hornhaut ausgezeichnetem Verlaufe, deren anatomische Grundlage in einer lymphoiden (drüsigen, „adenoiden") Durchwucherung der Schleimhaut, inclusive Tarsus, resp. submuköses Bindegewebe, verbunden mit sehr häufig vorkommender Schwellung (vielleicht auch Neubildung) von Follikeln in der Schleimhaut besteht; wobei das Infiltrationsgewebe kaum je in anderer Weise verschwindet, als durch narbige Schrumpfung des ergriffenen Schleimhauttraktus.

Aus dieser Zusammenfassung folgt, daß in der überwiegend größten Reihe der Fälle die Diagnose für den, welcher (was unumgänglich nothwendig ist und durch bloße Lektüre allein nicht erworben werden kann) einigermaßen geübt ist in der Betrachtung von Conjunktiven und den Blick für Abweichungen von der Norm besitzt, keine besonderen Schwierigkeiten bieten kann. Namentlich ist die Diagnose des Trachoms leicht, wo wir eine Reihe von Merkmalen neben einander ausgeprägt finden; etwa vermehrte und schleimig-eitrige Sekretion, narbige Züge auf der Conjunctiva palpebrarum, auf der Umschlagstelle des oberen Lides einige prominente, sulzige Follikel (froschlaichartige Granulationen der Autoren) und etwa zum Ueberflusse noch Pannus. Wenn nun Irrthümer möglich sind, und sie werden viel häufiger begangen als man denkt, so finden diese darin ihre Erklärung, daß man beim Vorhandensein eines aus der Reihe der Symptome, deren Gesammtheit erst das Trachom ausmacht, und mit Ueberschätzung dieses einen Symptoms, das Trachom bereits diagnosticirt. Zum Beispiel wird manchmal eine heftige katarrhalische Entzündung mit großer Schwellung der Schleimhaut und starker Entwickelung des „Papillarkörpers" und profuser schleimiger Sekretion für Trachom gehalten, ein Proceß, der bei richtiger Behandlung in kurzer Zeit vollkommen verschwindet. Oder ein chronischer Katarrh mit verdickter Schleimhaut, Wucherung des Papillarkörpers, etwa noch Ectropium luxurians, wie dies bei älteren Leuten vorkommt, kann dem weniger Erfahrenen das Trachom vortäuschen. In beiden Fällen fehlen aber jene Zeichen, welche dem Diagnostiker eine Gewähr bieten müssen, daß es sich um eine adenoide, der Cirrhose zuneigende Durchwucherung der Schleimhaut handelt. In bereits längere Zeit bestehenden, eminent chronischen Fällen ist diese Gewähr dann vorhanden, wenn entweder bei Vorhandensein von follikulären Schwellungen (Granulationen), die ja jedenfalls aus adenoidem Gewebe bestehen, aber auch ohne dieselben Spuren von Narbenbildungen in der Conjunktiva vorhanden sind. In frischen Fällen, wo die Zeit zur Ausbildung von Narben noch zu kurz war, hilft zur Diagnose das dem blennorrhoeischen nahe kommende Sekret, und die bedeutende Verdickung der Conjunktiva, zu der noch ein wichtiges Merkmal tritt, das Vorhandensein der oben genannten Follikeln, namentlich wenn sie an der Umschlagstelle des oberen Lides sitzen, weil sie in diesen Fällen erfahrungsgemäß der Ausdruck einer adenoiden Durchwucherung des Tarsus sind.

Bei aller Wichtigkeit der follikulären Bildungen für die Diagnose des Trachoms darf dieses Symptom jedoch nicht überschätzt werden. Follikulosis der Schleimhaut des Lides ist noch kein Trachom; weder anatomisch: weil ganz gut mächtige Schwellung der Follikel da sein kann, ohne Eindringen der adenoiden Wucherung in den Tarsus; noch klinisch: weil dieser Zustand vollkommen verschwinden kann, ohne zur Narbenbildung und anderen Folgezuständen des Trachoms zu führen. Die Follikelschwellung ist in solchen Fällen gleichzusetzen der entzündlichen Schwellung von Lymphdrüsen, wie sie an anderen Körperstellen so oft beobachtet wird in Folge der Einwirkung der verschiedensten Entzündungserreger. Sie verhält sich zur Follikelschwellung bei Trachom ähnlich wie eine „indolente“ Lymphdrüsenschwellung zu der durch einen bestimmten Infektionsstoff (z. B. Syphilis, Tuberkulose) hervorgebrachten. Dies muß genau berücksichtigt werden, weil sonst diagnostische oder prognostische Irrthümer vorkommen können, die gar nicht so gleichgültig sind, wenn wir außer dem wissenschaftlichen noch das praktische Interesse erwägen, welches der Staat an dem Trachom, als einer in manchen Gegenden epidemisch auftretenden Krankheit nimmt, in Folge dessen durch das ärztliche Gutachten Maßregeln veranlaßt werden, welche tief in das Leben von Familien und ganzer Ortschaften einschneiden können.

Eine Bindehautkrankheit, die sehr häufig noch wegen der dabei vorkommenden Follikelschwellungen zum Trachom gerechnet wird, ist die Conjunctivitis follicularis. Dieses Bindehautleiden ist ein mehr oder wenig heftiger Katarrh, bei dem es zu einer Eruption von kleineren, bis stecknadelkopfgroßen, durchschimmernden Follikeln gekommen ist, welche in der überwiegenden Zahl von Fällen reihenweise in der unteren Uebergangsfalte sitzen, während in der Tarsalgegend nur hier und da einzelne kleine Follikeln, manchmal nur als weiße Fleckchen auffallend, vorhanden sind. Die Krankheit entwickelt sich gerne bei Kindern und jüngeren Individuen, welche in überfüllten, schlecht ventilirten dunkeln Räumlichkeiten leben, wie z. B. in Pensionaten aller Art, in größeren Städten überwiegend häufig bei Kindern armer Leute, die als moderne Troglodyten die dumpfen Keller großstädtischer Miethspaläste bewohnen. Ob es sich in diesen Fällen um miasmatische Einflüsse handelt, ob die schlechte Luft als ausreichendes ätiologisches Moment anzusehen ist, oder ob hier doch, wie ich nach meinen Erfahrungen glaube, ein specifischer Infektionsstoff angenommen werden muß, ist für die Mehrzahl der Beobachter nicht entschieden. Jedenfalls ist sicher, daß sich aus diesem follikulären Katarrh ein zur Schrumpfung tendirender Infiltrationszucker, ein Trachom niemals entwickelt, wenn nicht, was doch möglich ist, eine trachomatöse Infektion hinzukommt. Ich habe wenigstens unter den zahlreichen Fällen meiner Praxis diese Krankheit immer heilen sehen, unter der bei Conjunctivitis catarrhalis simplex üblichen Behandlung, ohne daß sich eines dieser Zeichen gezeigt hätte, die im Verlaufe des Trachoms vorzukommen pflegen. Selbst das kann ich nicht acceptiren, was von Seite eines Vertreters der Horner'schen Schule behauptet wird, daß das Trachom nur dort heimisch sei, wo der follikuläre Katarrh endemisch vorkommt; in meinem Wirkungskreise sind allerdings sowohl Trachom als auch Follikulärkatarrh sehr häufig, aber in der Majorität jener Fälle von Trachom, die ich vom Anbeginn her beobachten konnte, entwickelt sich die Krankheit doch unter dem Bilde einer subakuten blennorrhöischen Entzündung, mit nachträglichem Auftreten von sulziger Infiltration des Tarsus und Granulationsbildung, während die frischen Fälle der zweiten klinischen Gruppe zu den weit selteneren gehören, was doch umgekehrt sein müßte, wenn die Conjunctivitis follicularis gewissermaßen die Vorbereitungsstufe für das Trachom wäre.

Daß follikuläre Bildungen in der Conjunktiva auch unabhängig von miasmatischen oder infektiösen Einflüssen vorkommen können, wird durch jene Formen von Conjunctivitis follicularis bewiesen, welche mitunter bei Kindern mit asthenopischen Beschwerden sich vorfinden, desgleichen bei Individuen, welche längere Zeit Atropin eingeträufelt haben. In dem ersten Falle hat die Hyperämie der Conjunktiva in Folge vermehrter Anstrengung der Augen, im zweiten Falle wahrscheinlich der direkte Einfluß des Alkaloids die Schwellung der Follikel verschuldet. Mit der Korrigirung der Refraktionsanomalie und dem Aussetzen des Atropins pflegt auch die follikuläre Entzündung der Conjunktiva zu schwinden. Mitunter pflegen auch bei Erwachsenen follikuläre Katarrhe, welche möglicher Weise auf Refrigerationseinflüsse zurückzuführen sind, vorzukommen, wobei bei sehr heftigen subjektiven Reizerscheinungen die Conjunktiva des oberen Lides nur sehr hyperämisch, dagegen die Uebergangsfalte des unteren Lides sehr geschwellt und dabei starr ist, bei Evertirung desselben in einigen steifen Querfalten hervorspringt und auf der Kuppe der Falten einige Follikel zeigt. Auch diese Schwellung pflegt unter geeigneter, d. h. nicht zu drastischer Behandlung rasch zurückzugehen, und die ganze Entzündung klingt dann in einen gewöhnlichen Conjunktivalkatarrh aus.

Der Satz, daß Wucherung des adenoiden Gewebes noch nicht Trachom sei, wird am schärfsten durch jene, wenn auch nicht sehr häufigen Fälle illustrirt, bei denen es in einer sonst vollkommen normalen Bindehaut, mitunter bei unbedeutenden Reizerscheinungen zur Bildung von kleinen Geschwülsten gekommen ist, welche histologisch aus Lymphdrüsengewebe bestehen. Solche Vorkommnisse wurden von Uhthoff, Vossius und mir beschrieben, und meinerseits mit dem Namen „Lymphadenitis conjunctivae“ belegt. Es handelt sich in meinen Fällen um kleine Geschwülstchen, die gewöhnlich in der unteren Uebergangsfalte (ein locus praedilectionis für derlei Bildungen) liegen, oder etwas höher hinauf, in der Conjunctiva bulbi. Gewöhnlich finden sich in der Umgebung des Gebildes zahlreiche wasserhelle Bläschen und Stränge in der Bindehaut, namentlich wenn die Affektion in die Conjunktiva bulbi hineinragt. Ich habe in mehreren Fällen die Excision der ergriffenen Schleimhautpartie gemacht und durch diese einfache Operation rasche Heilung erzielt. Unter dem Mikroskop bestand eine größere Geschwulst dieser Art aus einem Konglomerat von follikulärem Gewebe, so daß man den Durchschnitt einer Lymphdrüse vor sich zu haben wähnte. Die Umgebung der Geschwulst zeigte ungemein erweiterte größere Lymphgefäße mit geronnener Lymphe, dann in interessanter Weise ein großes Netz von ausgedehnten Lymphspalten, welche auf diesem pathologischen Wege injicirt worden waren. Die kleineren Geschwülstchen bestanden aus einem großen Solitärfollikel, ferner aus follikulären Wucherungen um die Lymphgefäße herum; außerdem war die adenoide Schicht der Substantia propria in bedeutendem Maße gewuchert. In all diesen Fällen war von Trachom keine Rede, dagegen zeigten die

Patienten den scrophulösen Habitus, so daß für die Affektion des Lymphdrüsengewebes in der Conjunktiva in den vorliegenden Fällen keine andere Aetiologie gesucht werden muß, als für die Schwellung z. B. der Tonsillen oder anderer Lymphdrüsen, nämlich die scrophulose Diathese.

Daß in Folge von Lupus und Tuberkulose, oder gemeinsam mit Lymphomatose der Halsdrüsen granulöse und papilläre Degeneration der Conjunktiva entstehen kann, die vollkommen das äußere Bild des Trachoms an sich trägt, wird an geeigneter Stelle noch besprochen werden.

Noch seltener als die soeben charakterisirten Fälle sind jene follikulären Veränderungen, welche die Bindehaut in Folge von Syphilis erleidet. Wir meinen hier nicht gummöse Bildungen, welche nicht so selten am Lidrande, dem Tarsus oder der Conjunktiva bulbi beobachtet werden, daselbst rasch zerfallen und zur Durchlöcherung des Lides, zu raschem Zerfall der ergriffenen Gewebe führen, sondern eine Affektion, die unter dem Bilde des Trachoms auftreten kann, da sie mit letzterem sowohl die dichte Infiltration des Tarsus als auch die Follikelschwellung gemeinsam hat. Es sind diese Fälle auch unter dem Namen „Tarsitis syphilitica" beschrieben worden (Fuchs, Mittasch); sie sind erkennbar an der besonderen Starrheit des Lidgewebes, wobei der Tarsus wie eine flache Geschwulst sich erheben kann, der Blässe, dem auf hochgradiger Blutleere beruhenden speckigen Aussehen des Conjunktivaltraktes und den starren fleischwasserfarbenen großen Granulationen in der Tarsal- und Fornixconjunktiva. Dabei können auch auf der Hornhaut und im Uvealtraktus chronische, in den Rahmen der Syphilis passende Affektionen vorhanden sein, wie Keratitis parenchymatosa, Iridochorioiditis serosa. Die Hautdecke der befallenen Lider ist in der Regel erysipelatös geröthet und hat einen gewissen trockenen Glanz, das untere Lid steht vom Bulbus ab; ein sehr störender Thränenfluß rieselt über die Wangen. Zur richtigen Diagnose hilft die Schwellung der Aurikular- und Submaxillardrüsen, häufig Lymphadenitis universalis, andere Zeichen der Syphilis (z. B. Orchitis syph.), ferner die Anamnese. Diese Affektion kann, wie ich mich in zwei exquisiten Fällen überzeugt habe, in kurzer Zeit unter gründlicher antisyphilitischer Behandlung zurückgehen, während eine durch viele Monate vorausgegangene lokale (bei Trachom übliche) Behandlung das Uebel nur verschlimmerte.

Erwähnung verdient an dieser Stelle noch die amyloide Entartung der Bindehaut, welche auf dem Boden des adenoiden Infiltrationsgewebes sich etablirt. Ob dieselbe nur einen der Ausgänge des Trachoms oder eine Affektion sui generis bildet, ist noch nicht entschieden. Bei uns ist diese Krankheit höchst selten; ich habe sie unter anderem vor Jahren einmal an einem Knaben beobachten können, wo die Conjunktiva beider Lider an beiden Augen ergriffen war; am oberen Lide war die Schleimhaut zu einem blassen, knolligen Gebilde entartet, der obere colossal hypertrophirte Fornix sprang nach Evertirung als höckerige Masse vor; die unteren Lider waren in geringerem Maße afficirt. Dabei war das Auge völlig reizlos und namentlich die Cornea trotz langen Bestehens des Uebels tadellos.

Aetiologie und Prophylaxis des Trachoms.

Was den Ansteckungsstoff des Trachoms anbelangt, so ist es über jeden Zweifel erhaben, daß das Trachom nur dann von einer Person auf die andere übertragen werden kann, wenn das schleimig-eitrige Bindehautsekret eines trachomatösen Auges in ein anderes gelangt. Jeder andere Uebertragungsmodus durch die Luft, durch körperliche Berührungen u. s. w. ist ausgeschlossen. Alles, was von der Uebertragung der Blennorrhoea acuta an betreffender Stelle gesagt wurde, ist ohne Weiteres auch für das Trachom gültig. Demnach wird ein Trachom um so ansteckungsfähiger sein, je reichlicher das von der erkrankten Bindehaut gelieferte Sekret ist, und die Ansteckungsfähigkeit wird auf ein Minimum reducirt sein, wenn — wie dies in Fällen von glatter, sehniger Bindehautvernarbung, oder rein follikulärer Wucherung mit geringer papillarer Schwellung oft genug vorkommt — kein schleimiges Sekret mehr geliefert wird.

Diese Thatsachen sind für die Prophylaxis des Trachoms von höchster Wichtigkeit, worauf wir später noch zurückkommen werden. Sie lehren zunächst, daß man in Krankenhäusern, auch ohne kostspielige Einrichtung von Separirräumen, Trachomkranke aufnehmen kann, wofern nur die Kranken zur höchsten Reinlichkeit angehalten werden können, die Wasch-Utensilien strenge getrennt sind, und das Wartepersonal gehörig geschult ist, Reinlichkeit bis ins kleinste Detail aufrecht zu erhalten.

Es fragt sich nun, ob wir über die Provenienz des in dem Trachomschleime liegenden Ansteckungsstoffes etwas Sicheres aussagen können. Die Bakteriologie hat auf diesem Gebiete bis zum heutigen Tage nichts Sicheres ergeben, wir sind demnach auch, was die Aetiologie des Trachoms betrifft, vorläufig ausschließlich auf die klinische Erfahrung angewiesen. Es kann nun für denjenigen, der zahlreiche Fälle von Trachom fortwährend zu sehen Gelegenheit hat, namentlich in Gegenden, wo auch akute Bindehautblennorrhoe nicht zu den Seltenheiten gehört, und der ferner in der Lage war, sogenannte Trachom-Epidemieen im Beginn aufmerksam studiren zu können, keinem Zweifel mehr unterliegen, daß der dem Trachom eigenthümliche Infektionsstoff mit dem gonorrhoischen, dem Trippergifte, identisch ist, und daß die anatomische Lokalität, wo der Urstoff erzeugt wird, die Schleimhaut des Urogenitaltraktes ist. Trachom und Bindehautblennorrhoe sind demnach dieser Ansicht zufolge verschiedene Manifestationen eines dem Wesen nach identischen, in seiner Wirksamkeit je nach dem Boden und den individuellen Umständen verschiedenen Giftstoffes.

Ich habe, obwohl aus der Wiener Schule hervorgegangen, mich dieser Ansicht bereits zu einer Zeit zugewendet[1], als Arlt noch zwei von einander total verschiedene Gruppen von chronischen Bindehautleiden annahm, und zwar 1) die chronische Blennorrhoe und 2) das Trachoma verum („Arltii") und über die Infektiosität des „Trachoma verum" mit seinen „froschlaichartigen, sagoähnlichen Körnern" sich noch sehr skeptisch zu äußern pflegte. Freilich schwebte nach Arlt's Eintheilung gerade die Majorität aller infektiösen chronischen Bindehautkrankheiten in der Luft, und fristeten als „Trachoma mixtum" ein kümmerliches Dasein. Diese von ihm durch 30 Jahre festgehaltene und einer Schaar von Schülern eingeprägte Lehre hat Arlt am Abend seines Lebens, und zum Schlusse einer gerade an Trachomfällen unvergleichlich reichen klinischen Wirksamkeit modificirt, und unter dem Zwange der Thatsachen erklärte er seine frühere Lehre als Irrthum, indem er jede strenge Scheidung zwischen den follikulären und papillären chronischen Bindehautkrankheiten als in der Natur nicht begründet erachtete, und sie alle unter den Begriff der chronischen Blennorrhoe faßte. Nach seinen gerade beim Militär gemachten Erfahrungen mußte er zugeben, daß sowohl das reine granulöse („froschlaichartige") Trachom infektiös sei, als auch die zweifellos infektiöse chronische Blennorrhoe bezüglich der Schrumpfung der Bindehaut denselben anatomischen Verlauf nehmen könne, wie die erstere Form, und daß die beiden oft genug in einander übergehen. Die beiden Hauptgruppen sind demnach dem Wesen identisch und nur morphologisch verschieden.[2]

Die historische Gerechtigkeit aber erfordert es hier, hervorzuheben, daß v. Stellwag's Darstellung der Sachlage, noch ehe die Fortschritte der pathologischen Anatomie Aufklärung über die histologischen Veränderungen beim Trachom brachten, auf richtigeren Pfaden wandelte, als es die Arlt's vor 1881 waren, da sie die Einheit der infektiösen

---

[1] Verhandl. der Heidelberg. ophth. Gesellsch. 1881 und die erste Auflage dieses Buches, 1881.

[2] Arlt, Klin. Darstellung der Krankheiten des Auges etc. 1881.

Bindehautleiden nie durch künstliche Gruppirungen zu durchbrechen unternahm, und gerade jene sogenannten Mischformen als Musterformen des Trachoms lehrte.

Die Gründe, welche unabweislich dafür sprechen, daß Blennorrhoea gonorrhoica und Trachoma ätiologisch desselben Ursprunges seien, liegen in folgenden Thatsachen:

1. Ist die trachomatöse Degeneration oft genug der Endausgang einer akuten Bindehautblennorrhoe von unzweifelhaft gonorrhöischer Provenienz. Nach dem Erlöschen der profusen Eiterung tritt die Bindehaut nicht mehr zur Norm zurück, sondern verbleibt in einem Zustande chronischer Infiltration, mit allerdings vorwiegend papillärer Wucherung, wobei aber auch charakteristische „Granulationen", Körner und Follikelschwellungen, nicht fehlen und auch anatomisch nachzuweisen sind. Aus meiner persönlichen Erfahrung gebiete ich über eine Reihe im höchsten Grade beweisender Fälle dieser Art, und auch Hoor, der Jahre lang an der Spitze einer großen Augenkrankenabtheilung in einem der größten Militärspitäler der österr.-ungar. Monarchie stand, hat dieselbe Erfahrung gemacht und in einer sehr instruktiven Arbeit vertreten. Individuen, die vor langer Zeit an Blennorrhea neonatorum erblindet sind (Fälle, die leider in unserem Lande noch häufig genug vorkommen), weisen an ihren Bindehäuten mitunter alle charakteristischen Merkmale der trachomatösen Entartung auf, so daß in diesen Fällen die Continuität des Trachoms mit der Gonorrhoe unzweifelhaft nachgewiesen ist. Man könnte nun einwenden, daß diese Personen, etwa später nach Ablauf der Blennorrhoe, nachträglich durch Trachomgift inficirt worden wären. Dies ist einerseits unwahrscheinlich, weil es sich oft um Personen handelt, die aus trachomfreien Familien stammen, und die Anamnese nichts, was dieser Supposition günstig wäre, bringt; andererseits sehen wir oft genug den Uebergang einer Blennorrhoea neonatorum in den trachomatösen Zustand sich sozusagen direkt unter unseren Augen vollziehen, namentlich bei Kindern von Proletariern, die sehr spät, gewöhnlich nach mehr oder weniger ausgebreiteter Zorstörung der Hornhaut in unsere Behandlung kommen.

2. Wie die direkte Erfahrung lehrt, sind derartige Individuen als Infektions-Centren zu betrachten, da das pathologische Sekret ihrer Bindehäute im höchsten Grade wirksam bleibt. Haben solche Individuen keinen eigenen Waschapparat (Waschbecken und Handtuch), schlafen sie mit Anderen auf einem Lager, wo die Bettwäsche allnächtlich mit frischem Schleim beschmutzt wird, gerathen sie in Schulen oder Institute, wo sie mit ihren in Folge des Reibens der

entzündeten Augen mit Infektionsstoff behafteten Fingern die Hände Anderer fassen, die Thürklinken beschmutzen u. s. w., so kann eine lokale Trachom-Epidemie ausbrechen, bei welcher man das Trachom in seinen morphologisch verschiedenen Ausprägungen sehen kann. Eine solche unzweifelhafte Beobachtung in einem geschlossenen Institute habe ich einmal mit aller Schärfe zu machen Gelegenheit gehabt, und sie besitzt für mich die Dignität eines physiologischen Experimentes (l. c.).

Für die Möglichkeit der Entstehung eines follikulären Trachoms durch Infektion mit gonorrhoischem Gifte legen noch direkt Zeugniß ab Sattler und Fuchs; letzterer verfügt noch über zahlreiche anatomische Belege, diesen Befund betreffend. Besonders beweisend ist der von diesem Autor erwähnte Fall, der sich übrigens mit ähnlichen Erfahrungen, die ich in meinem Wirkungskreise machte, deckt. Von zwei Schwestern hatte die eine durch Ansteckung mit ihrem eigenen Fluor vaginae akute Bindehautblennorrhoe bekommen. Die zweite Schwester wurde von der ersteren inficirt und acquirirte eine mildere Blennorrhoe, und nach Rückgang des akuten Stadiums waren zahlreiche Körner des Uebergangsfalte vorhanden, so daß das Bild des gemischten Trachoms vorlag. Auch hat Fuchs, wie wir es in den obigen Ausführungen betonten, in zahlreichen Fällen nach Ablauf der akuten Blennorrhoe die Entwickelung von Körnern in den Uebergangsfalten beobachtet. Ich gebiete jedoch außerdem noch über Erfahrungen, die zeigten, daß durch Infektion mit Eiter von unzweifelhaft gonorrhoischer Provenienz sehr reichliche Bildung von echt sulzigen Körnern der Uebergangsfalte mit sehr geringer papillärer Schwellung erzeugt wurde.

3. Nun lehrt noch die klinische Erfahrung, daß die Trachomfälle in überwiegender Zahl der chronisch blennorrhöischen Gruppe angehören, und daß auf dem gewöhnlichen Wege der Uebertragung durch dieselbe gelegentlich ein reines „granulöses“ Trachom hervorgerufen werden kann.

Um diesen Satz zu erhärten, muß man in Trachomländer gehen, wo seine Richtigkeit sozusagen in die Augen springt. Freilich ist es nothwendig, solche Fälle der Betrachtung zu unterziehen, wo die Bindehäute noch möglichst wenig durch unzweckmäßige und stark eingreifende Behandlungsmethoden gelitten haben. Das klassische Land des Trachoms ist Aegypten, das der Krankheit sogar seinen Namen geliehen hat. Ich habe nicht die Absicht, mich in historische Untersuchung einzulassen, ob das Trachom schon in grauem Alterthume vorhanden war, oder ob es erst um die Zeit des berühmten Napoleonischen Feldzuges eine Völkerplage geworden ist. Hören wir die Schilderung eines der vertrauenswürdigsten Kliniker unserer Zeit, der in seinem Wirkungskreise selbst über eine große Zahl von Trachomfällen gebietet. E. Fuchs[1] hat in Aegypten zumeist das Trachom mit starker papillärer Wucherung der Lidbindehaut, aber mit spärlichen Körnern in den Uebergangsfalten gesehen. Fälle von rein körnigem Trachom mit den bekannten froschlaichartigen Körnern in den Uebergangsfalten hat er nicht gesehen und sie scheinen auch nach den Aussagen der dortigen Aerzte nicht vorzukommen. Von diesen chronischen Fällen geht der größte Theil aus der akuten Gonokokken-Ophthalmie hervor, in-

[1] Wiener klin. Wochenschr. 1894, Nr. 12.

dem dieselbe zu jener chronischen Wucherung der Schleimhaut führt, die wir als chronische Blennorrhoe bezeichnen. Ein anderer Theil entwickelt sich allmählich, unmerklich, so wie dies bei unseren Trachomen die Regel ist. Fuchs führt noch die Meinung eines dort lebenden Okulisten, Dr. Brugsch, an, daß das Sekret der nach einer akuten Blennorrhoe chronisch erkrankten Bindehaut in einem gesunden Auge nicht mehr akute Blennorrhoe, sondern Trachom herbeiführe. Dieses sei also auch auf die gonorrhoische Erkrankung der Genitalien zurückzuführen, und durch einen abgeschwächten Infektionsstoff vermittelt.

4. Sprechen dafür die berühmten Experimente Piringer's (siehe l. c. S. 124 u. f.), der direkt mit gonorrhoisch-blennorrhöischem Material am Menschenauge experimentirte und durch ein und dasselbe Impfmaterial beide Formen hervorrufen konnte. Ein und derselbe Ansteckungsstoff erzeugt bei dem Einen großkörnige Granulationen, bei dem Andern eine feinpapilläre Wucherung; der Schleim einer Bindehaut mit großkörnigen Granulationen, die „alle angeblichen Merkmale“ einer sogenannten chronisch-ägyptischen Augen-Entzündung an sich trug, erzeugte eine ganz anders geartete Blennorrhoe, die sechs Wochen währte, und mit Heilung endete. Piringer hält die sogenannten Granulationen der Bindehaut für durchaus nichts Specifisches, sondern etwas im Verlaufe der gonorrhoischen Blennorrhoe Accidentelles. Hoch interessant ist es, daß er, 53 Jahre vor der oben citirten Publikation Fuchs' ebenfalls so wie jener das Zeugniß der in Aegypten lebenden Aerzte anführt, daß die großen „froschlaichartigen“ Granulationen der Bindehaut auch unter den dortigen Eingeborenen gar nicht vorkämen, und sie diese Affektion nur zuweilen an den Augen der dorthin gebrachten scrophulösen jungen Türken zu sehen Gelegenheit hätten.[1]

5. Obwohl das Folgende nicht von übermäßiger Beweiskraft ist, so muß doch darauf hingewiesen werden, daß die Pathologie der gonorrhoischen Urethralkrankheiten, die in neuerer Zeit durch das Endoskop so sehr vervollkommnet wurde, darin eine Analogie mit jener der Conjunktivalkrankheiten von gleicher Aetiologie aufweist, daß auch in der Harnröhre nach akuter Blennorrhoe sich chronische Zustände entwickeln, die zu Follikelschwellung, Granulationsbildung und Schleimhautcirrhose führen. Das letztere ist sicherlich der häufigste Grund der nach chronischem Tripper sich entwickelnden Strikturen.

Nach E. Finger[2] sind das Wesentliche der chronischen Urethritis die Veränderungen im subepithelialen Bindegewebe. Dieselben bestehen in einer

[1] Piringer bringt auf S. 152 seines Buches auch Folgendes: „Beruht Müller's Angabe, daß der Schleim einer ägyptischen Blennorrhoe in der Harnröhre eines fremden Individuums einen Tripper erzeuge, auf wirklichen Erfahrungen, so ist die Identität beider Blennorrhoen auf das vollständigste erwiesen.“

[2] E. Finger, Blennorrhoe der Sexualorgane u. s. w. 3. Aufl. Wien 1893.

auf entzündlichem Wege entstandenen Infiltration des Bindegewebes, die die entschiedende Tendenz zum Uebergang in schrumpfendes Bindegewebe zeigt. Es sind alle Uebergänge vom Infiltrat bis zur Schwiele vorhanden. In einer Gruppe von Fällen finden sich in dem zelligen Infiltrate größere Zellanhäufungen mit ausgedehnten Gefäßen, die der Schleimhaut einen „granulösen" Charakter verleihen, und anatomisch nichts weiter sind, als der Ausdruck gesteigerter Intensität des chronischen Katarrhs.

Resümiren wir nun, so müssen wir nach alledem annehmen, daß der Infektionsstoff des Trachoms nichts Anderes sei, als der der akuten Blennorrhoe gonorrhoischen Ursprunges, also in letzter Instanz des Trippers; wir müssen aber auch folgern, daß das Trippergift einigermaßen alterirt (modificirt) oder geschwächt sein muß, um im speciellen Falle Trachom zu erzeugen und nicht akute Blennorrhoe. Außerdem muß auch die Individualität des Inficirten hierbei eine Rolle spielen, denn die Thatsache ist gewiß, daß nicht allein zwischen verschiedenen Individuen eine verschiedene Disposition für die Inficirbarkeit mit Trachomgift obwaltet, sondern auch zwischen den Augen eines und desselben Individuums. Wir sehen nämlich oft genug das Trachom nur ein Auge eines Menschen ergreifen und das andere freilassen, trotz jahrelanger Dauer des Uebels und mangelnder Vorsicht von Seite des Patienten. In ärmeren Familien, wo Trachom herrscht und die primitivsten Vorsichtsmaßregeln keine Anwendung finden, können einzelne Familienmitglieder Jahre hindurch von der Krankheit verschont bleiben. Ob hierbei individuelle anatomische Verschiedenheiten, etwa in der Vertheilung des adenoiden Gewebes in der Conjunktiva eine Rolle spielen, oder aber die Constitution des Kranken (ob lymphatisch oder nicht) von Wichtigkeit ist, entzieht sich bis zum heutigen Tage unserer genauen Kenntniß.

Es kann jedoch nicht geleugnet werden, daß die Disposition zu Trachom sich in dem Laufe der Zeit bei gewissen Rassen vererben und befestigen kann, wenn jene äußeren Verhältnisse, welche die Verbreitung des Trachoms begünstigen, durch Generationen fortdauern. Vom naturwissenschaftlichen Standpunkte kann ja diese Thatsache auch nicht ernstlich a priori in Abrede gestellt werden. Daß Gewebe, in unserem speciellen Falle die Bindehaut der Augen, durch pathologische Veränderungen, die von einer Generation der anderen übermittelt werden, in ihrer Struktur bleibend verändert werden können, hat ja nichts Auffallendes, und es ist immerhin möglich, daß Kinder aus solchen Familien, in denen Trachom seit Generationen heimisch ist, bereits mit Hypertrophie der adenoiden Schicht oder zelligen Infiltrationen der Bindehaut geboren werden. Anatomische Untersuchungen nach dieser Richtung sind allerdings noch nicht angestellt worden, aber aus den Berichten von Aerzten, die z. B. ägyptische Kinder untersucht haben, erfahren wir, daß kaum ein Kind mit follikelfreien Bindehäuten angetroffen wird. Freilich kann, bis beweisende Untersuchungen vorliegen, diese Thatsache auch so erklärt werden, daß die Bedingungen der Infektion schon in der allerersten Jugend der Individuen gegeben sind. Wir erinnern nur an die Fliegenplage, die allen europäischen Reisenden nicht allein in Aegypten, sondern auch in ganz Nordafrika auffällt, nach deren Berichten man das Gesicht und die Lidränder der Kinder von zahllosen Fliegen bedeckt sieht, wodurch ganz gut der Transport von Blennorrhoe-Schleim geschehen kann. Daß aber eine Rasse als solche, unabhängig von äußeren Bedingungen und culturellen Faktoren, eher zu Trachom disponirt sei als eine andere, ist nicht anzunehmen, und ich verweise, was diesen Punkt betrifft, auf Feuer's bekannte Arbeit (Die Verbreitung des Trachoms in Ungarn, 1897), in welcher das Verhältniß der verschiedenen Völkerstämme, die durcheinander das polyglotte Ungarn bewohnen, zum Trachom in sehr instruktiver Weise dargelegt ist.

Jeder einzelne Trachomfall kann ein Centrum werden, von dem aus die Infektion sich in weite Kreise verbreiten kann. Wir müssen aber die Provenienz der Infektion noch bis in ihre Wurzeln verfolgen. Nach dem in diesem Abschnitt Ausgeführten ist die Möglichkeit nicht ausgeschlossen, daß das Trachom seine Entstehung in einem bestimmten Falle aus einer Urethritis gonorrhoica nehmen kann. Die direkte Ansteckung, d. h. von Auge zu Auge, ist freilich die bei weitem häufigere, aber es ist principiell möglich, daß die Krankheit jederzeit in geschlossenen Körperschaften auftreten kann, ohne daß sie durch einen Trachomkranken dahin verschleppt zu sein brauchte. Und in der That können wir annehmen, daß so manche Epidemie in Kasernen, Truppenkörpern, Convikten daselbst als Trachom-Epidemie autochthon war, indem das Gift durch die Urethra eingeschleppt wurde. Es muß dies scharf betont werden, im Interesse der Prophylaxe.

Da wir nun wissen, daß der Träger des Trachomgiftes ein schleimiges Sekret ist, in der Regel von einem trachomkranken Auge stammend, und dieses Sekret in das gesunde Auge durch die Finger, das Waschzeug, die Bettwäsche u. s. w. übertragen wurde, so ergiebt sich für die Prophylaxe als oberste Regel: die Verschleppung des trachomatösen Giftes unmöglich zu machen. Das Ideal wäre nun allerdings, ein trachomkrankes Individuum zu isoliren, was aber selbst in Ländern, wo das Trachom zu den Seltenheiten gehört, schon wegen der langen Dauer der Erkrankung sehr schwer durchführbar ist. Wie soll gar daran gedacht werden können in Gegenden, wo das Trachom endemisch ist? Freilich können Trachomspitäler errichtet und die schweren, aber reichlich secernirenden Kranken, wenn sie mittellos sind, im Hospitale zwangsweise behandelt und zurückgehalten werden. Die modernen Behandlungsmethoden haben viel dazu beizutragen, das Trachom seiner Schrecken zu berauben. aber immerhin kann nach der Entlassung das Uebel wieder recidiviren, besonders wenn der Kranke in seine früheren Verhältnisse zurückgelangt. In solchen Fällen hilft nur die eindringliche Belehrung von Seiten der geeigneten Personen (Seelsorger, Lehrer, Amtsärzte u. s. w.), unter denen, meiner Ueberzeugung nach, die ersteren eher Trachomkurse brauchen als die Aerzte, die ja das Wichtigste von der Klinik mitbringen sollen, deren Hauptaufgabe es ist, gerade das Wichtige zu lehren. Oder glaubt man ernstlich daran, daß unvollkommen ausgebildete Fachmänner in einem Zeitraum von zwei bis vier Wochen zu „Trachomärzten" herangebildet werden können? Man ermüde nicht, der Bevölkerung die Gefährlichkeit des Trachoms darzustellen und hervorzuheben, daß diese ansteckende Krankheit, unähnlich anderen Epidemieen, nicht durch die Luft, das Trinkwasser, auch nicht durch die Berührung u. s. w. sich ausbreite, sondern nur dadurch, daß in Folge sträflicher Unreinlichkeit Schleim aus einem kranken Auge in ein gesundes gerathe. Die wirksamen Maßregeln gegen Trachom sind cultureller Art, alle anderen Maßregeln bis auf die Errichtung von möglichst zahlreichen Augenheilanstalten sind illusorisch, oder im besten Falle unzureichend, weil kein Staat reich genug ist, um sie bis in ihre letzten Consequenzen durchzuführen. Da die Erfahrung ferner ergeben hat, daß zur Desinfektion der mit Trachomschleim beschmutzten Gegenstände kein anderes Desinficiens nöthig ist, als Wasser, da schon hinreichende Diluirung das blennorrhöische Gift unwirksam macht, so ist zur Verhinderung der Weiterverbreitung des Trachoms — wo der gute Wille und das primitivste Verständniß vorhanden ist — die einfache bürgerliche Reinlichkeit schon ausreichend und eine kostspielige chirurgische Reinlichkeit (Asepsis) überflüssig. Es ist auch sicher, daß in wohlhabenden Ländern mit intelligenter Bevölkerung und gut gebildeten Aerzten das Trachom nicht mehr Volkskrankheit werden kann. Es wird nur dort eine öffentliche Gefahr bleiben, wo eine zurückgebliebene, in geistiger Dumpfheit und schmutziger Armuth schmachtende Bevölkerung, unter welcher gebildete Aerzte sich nicht mehr in genügender Zahl ansiedeln können, den Trachomkeim sorgfältig auf eigenen Bindehäuten züchtet, und auf ihre Nachkommen nicht allein jene äußeren, culturellen, sondern wahrscheinlich auch die anatomischen Bedingungen vererbt, die für das Gedeihen desselben die günstigsten Bedingungen bieten.

Therapie des Trachoms.

Niemand vermag so recht die Fortschritte zu würdigen, die in der Augenheilkunde innerhalb der letzten zwei Decennien gerade in der Behandlung des Trachoms gemacht wurden, als derjenige, der viele Jahre hindurch in der Praxis sich von jenen Regeln leiten ließ, die in der Wiener Schule als feststehende Erfahrungssätze gültig waren. Von der anatomischen Thatsache ausgehend, daß das trachomatöse Infiltrat nicht durch einfache Resorption, sondern nur durch Umwandlung in Bindegewebe verschwinde, die Bindehaut demnach zur Schrumpfung tendire, perhorrescirte man jeden chirurgischen Eingriff, jede Excision, jede anderweitige Zerstörung des eingelagerten Infiltrates, in der Ueberzeugung, daß man dadurch nur die Schrumpfung der Schleimhaut befördere. Es galt vielmehr als oberstes Princip, daß — da das Uebel ein eminent chronisches ist — schnelle Erfolge unmöglich seien und das Augenmerk des Arztes sich in erster Linie darauf richten müsse, nicht so sehr durch tief eingreifende Verfahren das Conjunktivalgewebe gründlich beeinflussen zu wollen, als den langsamen Ablauf des Schrumpfungsprocesses zu befördern und das Auge vor den Folgezuständen des Trachoms zu schützen. Dieser Grundsatz ist als ein beträchtlicher Rückschritt zu betrachten, da zu v. Walther's, Piringer's und Pilz' Zeiten schon in den vierziger Jahren unseres Jahrhunderts vielversprechende Anfänge einer zweckmäßigen chirurgischen Behandlung des Trachoms vorhanden waren. Doch ist es nicht meine Aufgabe, mich hier in eine historische Darlegung dieses Stoffes einzulassen, es ist aber sehr lehrreich für den Praktiker, sich aus den Quellenschriften die Ueberzeugung zu verschaffen, wie die einseitige Auslegung einer pathologisch-anatomischen Thatsache so lange Zeit hindurch jeden Fortschritt in der Trachomtherapie hintanhalten konnte.

Das Princip der modernen Trachombehandlung läßt sich in dem Satze ausdrücken, daß nicht wie früher die langsame Umgestaltung des Infiltrates abgewartet werden soll, sondern daß dieses womöglich in den frühesten Stadien und auf die rascheste Art aus der Bindehaut entfernt werde. Dies gelingt, wie wir später sehen werden, ziemlich vollkommen in jungen, noch viel weiches, sulziges Infiltrat enthaltenden Trachomen, in den späteren Stadien jedoch, wo die bindegewebigen Umgestaltungen der Conjunktiva schon eingetreten sind, nur in sehr unvollkommener Weise. Für diese Fälle hat die Königsberger Schule eingreifendere chirurgische Verfahren ersonnen, deren Zweck es ist, durch ausgedehnte Exstirpationen des erkrankten Gewebes eine Heilung zu versuchen. Gleichzeitig sind auch hauptsächlich von dieser Schule die Methoden verbessert worden, welche die Heilung der trachomatösen Lidverkrümmung bezwecken.

Da sich das Trachom dem Arzte in den verschiedensten Formen und Stadien präsentirt, so müssen wir, um ein System in die Darlegung der Therapie zu bringen, jene Ordnung einzuhalten versuchen, wie wir sie, dem natürlichen Ablauf der Krankheit entsprechend, bei der Besprechung der Pathologie beobachtet haben. Wir supponiren nun, daß wir den Kranken in dem Stadium der akuten Reizerscheinungen zuerst sehen, wie sie ungefähr einer milderen Blennorrhoe entsprechen. In diesem Stadium werden alle jene Grundsätze gelten, die uns bei der Behandlung der akuten Blennorrhoe geleitet haben. Mit Vermeidung von Aetzungen, welche die venöse Stauung in der Bindehaut nur vermehren würden, werden wir uns darauf beschränken, durch Umschläge, anfänglich von Eis-Compressen, später von Tannin- oder anderen adstringirenden Lösungen den Reizzustand zu mildern. Bei sehr beträchtlicher Schwellung und heftigen Schmerzen, die auf Eis- und Atropin-Einträufelungen nicht zurückgehen wollen, ist die blutige Erweiterung der Lidspalte mit der Scheere indicirt.

Nach Piringer spielen Umschläge keine geringe Rolle in der Behandlung der infektiösen Bindehaut-Erkrankungen. Er konnte durch reichliche kalte Umschläge seine experimentelle Blennorrhoe immer mäßigen, deren Eintritt hinausschieben. Hatte er ein geimpftes Auge durch Auswaschen gereinigt, so war die Desinfektion immer sicherer, wenn er dann noch Umschläge auf das betreffende Auge machen ließ.

Wenn nach Abnahme der Bindehaut- und Lidschwellung das Lid wieder leicht umstülpbar ist und abnorme Sekretion sich vorfindet, so tritt die lokale Behandlung, und zwar die Bepinselung der Bindehaut mit der 1—2 $^0/_0$igen Nitras argenti-Lösung wieder in ihre Rechte, und zwar in derselben Weise, wie dies in den früheren Abschnitten beschrieben wurde. Solange die abnorme Sekretion dauert, die Schleimhaut succulent, gewulstet und papillär gewuchert ist, ist die Lapislösung nicht zu entbehren.

Durch längere Behandlung der Bindehaut mit dem Silbernitrat kann eine graue Verfärbung derselben entstehen, indem aus der Lösung das Silber sich sich niederschlägt und in Form von schwarzen Körnchen das Gewebe imprägnirt — Argyrose. In welcher chemischen Form das Silber in den Geweben vorhanden ist, ob als organische Silberverbindung (Chlor- oder Schwefelsilber) oder als Silberalbuminat, ist noch unentschieden. Diese unangenehme Erscheinung kommt am ehesten durch Einträufelung der Lösung zu Stande, sie tritt aber auch mitunter ein, trotzdem die Touchirung lege artis vorgenommen wurde, wovon ich mich wiederholt überzeugt habe.

Erst wenn die Sekretion geringer ist, die papilläre Hypertrophie zurückgegangen und die eigenthümliche, tief gelegene Infiltration der

Bindehaut, welche dem chronischen Processe ihren specifischen Charakter verleiht, vorliegt, könnte daran gedacht werden, die Lapislösung mit dem Kupfervitriolkrystall zu vertauschen. Die Aetzung mit Cuprum sulfuricum muß jedoch sehr vorsichtig geschehen. Dieses Aetzmittel macht keinen Epithelschorf, wie der Lapis infernalis, erzeugt aber einen sehr großen Reiz in der Bindehaut, mit nachfolgender beträchtlicher Hyperämie des gesammten Bindehauttraktus, und in der Regel sehr heftige Schmerzen. Es soll also mit dem Cuprumstift sehr schonend vorgegangen werden. Man verwendet zur Aetzung am besten eine tadellos glatte Fläche eines breiten Krystalles, mit der man möglichst sanft über die Schleimhaut streicht, und achtet namentlich darauf, daß sich nicht einzelne Krystallbröckel loslösen und im Bindehautsack bleiben. Nach der Aetzung heißt man den Kranken sein Auge mit kühlem Wasser auswaschen, oder sich so lange kühle Umschläge machen, als die nicht geringen Reizerscheinungen andauern. Die Aetzung wird täglich nur einmal vorgenommen.

Wenn auch in so manchen Fällen eine günstige Wirkung der Aetzungen mit dem Cuprum-Krystall auf die Abschwellung der Schleimhaut nicht zu verkennen ist, so spricht doch wenigstens meine Erfahrung gegen die ausgedehnte, und man könnte sagen, souveraine Anwendung des Kupferstiftes in der Trachomtherapie, denn seine Wirkung ist, was die dadurch verursachten Reizerscheinungen anbelangt, unberechenbar, und dies zeigt sich in der unerwünschten Betheiligung der Hornhaut an. Oefter als man glaubt, bringt die Kupferbehandlung randständige Infiltrationen und punktförmige Geschwürchen in der Nähe des Limbus hervor, welche sich sofort vascularisiren. Mit dem Eintreten dieser traumatischen Keratitis stehen wir an der Schwelle neuer Complikationen, die durchaus verhindert werden sollen, sie muß also so frühzeitig als möglich erkannt und kann nicht eingehend genug gewürdigt werden. Seit ich die Thatsache, daß der Cuprumstift zur Entstehung einer Randkeratitis so häufig Veranlassung giebt, erkannt habe, habe ich den Gebrauch des Cuprum sulfuricum so sehr eingeschränkt, daß sehr lange Zeit vergeht, bis ich einen zur Anwendung dieser Aetzmethode geeigneten Fall finde, und ich kann sagen, daß ich seither in den Fällen, die ich vom Anbeginn an zu behandeln Gelegenheit habe, Complikationen von Seite der Hornhaut nur in sehr geringem Maße verzeichnen kann. Es gilt auch in meinem Wirkungskreise als oberste Regel in der Behandlung von Trachomen, die bisher von Pannus freigeblieben sind, die angewendeten Aetzmittel, überhaupt die in Anwendung gezogene lokale Methode, welcher Art immer, in dem Momente zu sistiren, als sich die erste Spur einer Hornhaut-Infiltration zeigt, und die ganze Aufmerksamkeit der Behandlung der Keratitis zuzuwenden. Man kann dies um so eher thun, als die Erscheinungen von Seite des Trachoms in diesem Stadium gewöhnlich keine gefahrdrohenden sind, das Leiden ohnedies ein chronisches ist, und nichts höher stehen kann, als die Integrität der Cornea zu bewahren. Häufig genügen in diesem Stadium, um diese Randkeratitis zu beseitigen — außer dem sofortigen Aussetzen der Aetzungen —, warme Umschläge und einige Atropintropfen. Näheres wird an geeigneter Stelle auseinandergesetzt werden.

Sollten sich größere, gestielte Excrescenzen der Schleimhaut als höchster Grad der papillären Wucherung gebildet haben, so sind dieselben unbedenklich mit der Scheere abzutragen, die Wundflächen ausbluten zu lassen, worauf diese nach dem Aufhören der Blutung mit dem Lapisstifte oder noch besser mit der galvanokaustischen Schlinge zu betupfen sind.

Haben sich in der infiltrirten Schleimhaut sulzige Granulationen gebildet, ist also das vorhanden, was man mit dem deutschen Namen „Körnerkrankheit“ belegt hat, so stehen heute wohl alle Trachomärzte auf dem Standpunkte, diese Massen aus der Schleimhaut zu entfernen. Rationeller Weise läßt sich nun empfehlen, Körner von geringer Zahl, säßen sie nun wo immer, auf dem Tarsus oder dem Fornix, zu zerstören; massenhafte Körnerbildungen aber durch ein eigenthümliches Verfahren der Expression zu eliminiren.

Was die Zerstörung der Körner betrifft, so kann man dies entweder durch Anstechen und Auskratzen thun, oder aber am zweckmäßigsten und schonendsten durch Ausbohren mit dem Glühdraht des Galvanokauters. Es wird das obere Lid so vollständig als möglich ektropionirt, so daß der Fornix, der als der Schlupfwinkel dieser Granulationen zu betrachten ist, so vollkommen als möglich frei liegt, die Conjunktiva cocaïnisirt, und in einer Sitzung so viel von den Körnern als nur immer ausführbar ist, angebohrt und ausgebrannt. Es muß stets darauf geachtet werden; daß man mit dem feinen Glühdrahte so senkrecht als thunlich eindringe und die Schleimhaut nicht flächenhaft verätze. Es zischt dann der halbweiche Inhalt der Follikel auf und drängt sich als weiße, geronnene Masse auf die Oberfläche. Sind confluirte Follikel vorhanden, so daß sie in Form einer sulzigen, wallartigen Erhöhung oder Falte vorspringen, so kann die Ausätzung auch linienhaft geschehen. Es müßte nur sein, daß diese sulzige Falte so gut zu fassen wäre, daß sie ohne große Opfer von Seite der nachbarlichen Schleimhaut mit der Scheere excidirt werden könnte, so wäre dieses Verfahren der Ausbrennung vorzuziehen. — Wo ein entsprechender Galvanokauter (dessen Einrichtung bei der Besprechung der Pannusbehandlung geschildert wird) nicht zur Verfügung steht, kann der Follikel mit der Starnadel aufgeschlitzt, und mit einem Hohlmeißelchen, Spatel (wie er zur Aushebelung fremder Körper aus der Hornhaut benützt wird) oder einem scharfen Löffelchen ausgekratzt werden.

Es ist für jeden, der sich auf diesem Gebiete eigene Erfahrungen gesammelt hat, unzweifelhaft geworden, daß die Zerstörung der follikulären Granulationen auf die Rückbildung der Schleimhaut eine sehr günstige Wirkung ausübt. Es ist klar, daß der Kanal, den wir mit dem Glühdraht ausgebohrt haben, wie jede Brandwunde vernarben muß, und die Erfahrung lehrt, daß von diesen Vernarbungssträngen aus die Reduktion der infiltrirten Schleimhaut schneller vor sich geht. Sonst wäre nicht zu erklären, wie eine dicht infiltrirte Bindehaut nach Ausbrennung verhältnißmäßig weniger Granulationen mitunter rasch eine der Restitutio ad integrum gleichkommende Besserung erfahren kann.

Dieser kleine Eingriff, der so oft hintereinander vorgenommen werden kann, als es der Reichthum der afficirten Schleimhaut an sulzigen Follikeln erfordert, wird stets vollkommen reaktionsfrei ertragen, und kann unbedenklich an ambulatorischen Kranken gemacht werden. Wenn die Schorfe der Brandwunden abgefallen sind, wird die Aetzung der Bindehaut mit Lapislösung wieder vorgenommen.

Die Behandlungsmethode paßt nicht allein für dicht infiltrirte succulente Bindehäute, sondern auch besonders gut für bereits narbig veränderte, ja glatte Conjunktiven, aus denen häufig die Granulationen knopfförmig hervorragen, die erfahrungsgemäß durch die Aetzung mit Lapis oder Cuprum nicht mehr zu beeinflussen sind, welche Fälle in früherer Zeit eine Crux medicorum bildeten.

Indessen bietet die galvanokaustische Behandlung in Fällen, wo sehr viele Granulationen vorhanden sind oder wo die Schleimhaut besonders verdickt ist, die Granulationen mehr im oberen Fornix stehen und der Tarsus gegen seinen oberen Rand hin mit sulzigen Massen erfüllt ist, große Schwierigkeiten. Hier ist die Entfernung dieser sulzigen Einlagerungen am Platze, am besten durch Expression. Die Ausquetschung kann mit den Fingern geschehen, indem man den Daumennagel unter das umgestülpte obere Lid schiebt und mit dem Daumen der anderen Hand einen entsprechenden Druck ausübt, worauf die Schleimhaut an verschiedenen Stellen platzt und sich blutgemischte graue Massen entleeren. Diese Methode ist aber deshalb unvollkommen, weil sich hoch im Fornix gelegene Granulationen auf diese Weise nicht erreichen lassen. Man hat darum allgemein zur Vornahme der Expression die von H. KNAPP sinnreich erfundene Rollzange acceptirt. Dieses Instrument ist eine Pincette, deren Branchen je in einen Steigbügel enden. Die Basis des Steigbügels ist ein längs geriffter Cylinder, der sich um seine Längsaxe dreht. Wenn man nun das umgestülpte obere Lid fest zwischen die Branchen der Steigbügelpincette faßt, dieselben vor dem Schluß möglichst hoch hinaufschiebt, und dann die Pincette unter gleich bleibendem Drucke nach abwärts zieht, so müssen die drehbaren gerifften Cylinder die Schleimhaut gleichsam auswalken, und eine gründliche Entleerung aller weichen Massen zu Stande bringen. Man hat Steigbügel von verschiedener Größe des Cylinders angefertigt, von 25 mm bis 1·5 cm Länge, die man je nach den speciellen Verhältnissen verwenden kann. Mit einer kleineren Walze kann man selbstverständlich einzelne Körner oder Falten besser fassen; die großen Walzen eignen sich am besten, wenn man einen dick infiltrirten Tarsus in einem Zuge entleeren will. Um die Entleerung möglichst vollständig zu machen, empfiehlt es sich, die Schleimhaut vorher durch Stichelungen und Scarifikationen nachgiebiger zu machen.

Die Operation des Auswalzens (oder Walkens) ist sehr schmerzhaft, doch nicht so sehr, daß man sie nicht nach vorhergegangener Cocaïnisirung gelegentlich auch an Kindern vornehmen könnte. Doch habe ich auch starke Männer dabei ohnmächtig werden sehen. Daher empfiehlt es sich sehr, empfindliche Personen vorher zu narkotisiren, namentlich wenn man die Sache möglichst gründlich machen und die Expression mit der steilen Ausschneidung einzelner durch die Walzen nicht gut erreichbarer Falten (wie der halbmondförmigen Falte) combiniren will. Follikel, die nach der Auswalzung noch stehen bleiben, besonders in der Conjunktiva des unteren Lides, das sich überhaupt für diesen Eingriff nicht so gut leiht, als das obere, können nachträglich durch den Galvanokauter entfernt werden. Daß die Schleimhaut beim Auswalzen tüchtig blutet, versteht sich von selbst. Die Operation wird durch reichliches Irrigiren der gewalkten Schleimhaut beendet, der Kranke ins Bett geschickt und durch einige Stunden mit kühlen Umschlägen behandelt. Reaktion stärkerer Art tritt nicht ein, die Nachbehandlung ist eine einfache, da man die ersten Tage, so lange die Schleimhaut mit einer grauen Schichte (mortificirtes Epithel) belegt ist, nur mit sehr dünnen Sublimatlösungen (1 : 3000) irrigirt, später mit 1 $^0/_0$ iger Lapislösung die Touchirungen fortsetzt, so lange als die abnorme Sekretion noch fortdauert.

Die Behandlung mit der Rollzange muß als eine der schönsten Errungenschaften der Trachomtherapie erklärt werden, da sie in zahlreichen Fällen in verhältnißmäßig kurzer Zeit eine veritable, früher nicht für möglich gehaltene Heilung herbeiführt. Doch darf nicht schablonenmäßig gequetscht, sondern nach möglichst genauer Inspektion der Schleimhaut die Zange angelegt und fortbewegt werden. Auch muß, was die Nachbehandlung betrifft, auf einen wichtigen Umstand aufmerksam gemacht werden: Da es sich bei Anwendung dieser Methode in der Regel um einen wulstig hypertrophirten unteren Fornix handelt, der bei der Umstülpung durch mehrere Querfurchen in parallele Wülste getheilt ist, so können, bei dem Umstande, als durch die Walzung auch die Epitheldecke wund gemacht wird, die einander berührenden Kuppen zweier Falten oder Wülste miteinander verkleben, so daß hier eine künstliche Rinne oder Kanal zu Stande kommt, wenn nicht darauf geachtet und die Verklebung sorgfältig täglich mit einer stumpfen Sonde gelöst wird. Es ist dies wichtig genug, da bei Vernachlässigung dieses Umstandes die Conjunktiva eine nicht unbeträchtliche Verkürzung erfährt, außerdem aber der so zu Stande gekommene Hohlraum, da er von Epithel ausgekleidet ist, zu cystischer Entartung des Fornix führen kann.

Wer es dahin gebracht hat, die KNAPP'sche Auswalzung gut zu handhaben und namentlich den oberen Fornix (wenn es nicht anders geht, dann in Narkose!) von den sulzigen Massen zu befreien, wird kaum mehr eine Indikation finden, den Fornix auszuschneiden. Ich habe diese Methode einige Male nach den Vorschriften der Königsberger Schule versucht, komme aber jetzt mit der Auswalzung sehr gut aus. Recidive giebt es nach jeder Methode; freilich kann ein excidirtes Gewebe keine Granulationen mehr bekommen, wohl aber das stehengebliebene.

Haben wir es mit einer Schleimhaut zu thun, die bereits in dem Zustand narbiger Degeneration ist, wobei die Sekretion zum größten Theile aufgehört hat, so richtet sich unser Thun darnach, ob auch weitere sekundäre Veränderungen des Lides (Verkrümmungen, Verengerungen der Lidspalte, Trichiasis) oder des Bulbus (Pannus und Folgezustände) vorhanden sind. Es versteht sich von selbst, daß im Falle solche sekundäre Veränderungen vorhanden wären, die Beseitigung derselben auf operativem Wege die erste Aufgabe einer jeden rationellen Therapie bilden muß. Namentlich gilt dies von der Blepharophimosis, deren Nichtberücksichtigung überhaupt jede Behandlung illusorisch macht. Ueber die Operation der Lidverkrümmungen, einschließlich der Trichiasis, wird bei den Krankheiten der Lider gesprochen werden. Sind keine sekundären Lidveränderungen vorhanden, so kommt es vor, daß der Kranke, der sich meist an seinen Zustand schon gewöhnt hat, nur wenig mehr über Beschwerden klagt, und das Auge einen, wenn auch beschränkten Grad von Brauchbarkeit besitzt. Solche Fälle stellen häufig den Ausgang von Selbstheilung des Trachoms vor, und sollen von uns so wenig als möglich durch therapeutische Eingriffe belästigt werden. Es genügt, von Zeit zu Zeit eine höchst vorsichtige Betupfung einer von Narbenflecken eingeschlossen mäßig granulirenden Partie mit dem Kupferkrystall, eine milde Aetzung mit Lapislösung, oder der Gebrauch von Adstringentien. Viele Autoren rathen Irrigationen oder Reibungen der Conjunktiva mit einer Sublimatlösung, ungefähr 1—1000, ein Verfahren, das, vorsichtig angewendet, wenigstens nicht schädlich ist. Was immer auch angewendet wird, so möge die früher betonte Regel auch hier Beachtung finden, daß eine beginnende Hornhautaffektion immer ein Wink ist, mit dieser Methode aufzuhören und dem Auge Ruhe zu gönnen.

Ich stimme mit Kuhnt darin überein, daß die methodische Abreibung der trachomatösen Bindehaut mittels eines mit Sublimatlösung getränkten Wattetampons (Verfahren der Gebrüder Keining) nur einen höchst beschränkten Werth hat. Eigentliche Heilungen, die sich nur im Entferntesten mit den Erfolgen der chirurgischen Methoden hätten vergleichen lassen, habe ich nie gesehen. Dagegen sah ich öfters Hornhautläsionen, die ich nur als traumatischer Natur betrachten konnte. Ich habe dies Verfahren darum aufgegeben und wende die Sublimatlösung nur in Form der Berieselung bei bereits glatten und sehnig veränderten Bindehäuten an, ferner, wie bereits oben bemerkt, beim Follikular- und sogenannten Frühjahrskatarrh (S. 17).

Wir kommen nun zu jenen Fällen, die als die schwierigsten zu betrachten sind, wenn nämlich die Bindehaut dick infiltrirt, stellenweise narbig verändert, der Tarsus hochgradig verdickt und die untere Uebergangsfalte durch Schrumpfung verkürzt ist, dabei häufig Hornhauttrübungen in Folge von Pannus vorhanden sind; Fälle, wie sie glücklicher Weise in Folge der rationellen Behandlungsmethoden der neuesten Zeit, wenigstens in Culturcentren immer seltener werden. Hier stehen wir vor durchaus unheilbaren Veränderungen, da es durch kein Verfahren gelingt, eine so erkrankte Bindehaut und Tarsus in halbwegs normalen Zustand zu versetzen. Unsere Aufgabe kann nun hauptsächlich nur darin bestehen, die Erblindung oder Gebrauchsunfähigkeit des Auges zu verhüten durch Erhaltung der Cornea in ihrer Integrität, ferner eine etwa bestehende abnorme Sekretion zu beseitigen. Das letztere geschieht durch Fortsetzung der Touchirungen in vorsichtiger Weise; das erstere durch Behandlung des beginnenden oder bereits entwickelten Pannus.

Um beiden Indikationen zu genügen, ist von der Königsberger Schule das Verfahren der Bindehaut-Knorpelausschneidungen der Vergessenheit entrissen und methodisch ausgebildet worden. Namentlich H. Kuhnt hat sich die größten Verdienste erworben, indem er in einem vorzüglichen Buche (Ueber die Therapie der Conj. granulosa, Jena 1897) diese Methode erschöpfend beschrieben und ihre praktische Verwerthbarkeit durch den Hinweis auf vielfältige Erfahrungen bewiesen hat. Da die Operationslehre nicht in den Rahmen dieses Buches gehört, so verweisen wir bezüglich der Details den Leser direkt auf KUHNT's Darstellungen. Was meine persönlichen Erfahrungen betrifft, so muß ich sagen — indem ich KUHNT's glänzende und dauernde Erfolge vollkommen anerkenne —, daß ich den erstrebten Zweck auf eine viel einfachere und weniger eingreifende Weise zu erzielen im Stande bin. Da es sich in solchen Fällen im Wesentlichen darum handelt, die erkrankte Hornhaut zu heilen, so will ich mein Verfahren beschreiben, das sich mir seit länger als einem Decennium vorzüglich bewährt hat, und dem ich die schönsten Resultate zu verdanken habe, die man in der Trachomtherapie erreichen kann.

Die einfache Excision des oberen Fornix geschieht auf folgende Weise: Das obere Lid wird umgestülpt, cocaïnisirt und auch subconjunktival einige Tropfen einer 5—10%igen Cocaïnlösung injicirt. Dann wird der convexe Tarsusrand mit zwei Fixirpincetten gefaßt und nach oben gezogen, worauf die gesammte Uebergangsfalte frei liegt. Man überblickt demnach das mit sulzigen Massen infiltrirte Gebiet vollkommen. Man trennt nun die erkrankten Partieen von der noch gesunden Conjunctiva bulbi los und legt in letztere, nahe dem Wundrande einige Fäden ein. Sodann trennt man die Uebergangsfalte vom Tarsus los, sich nicht scheuend, auch von dessen oberem Rande so viel wegzuschneiden, als eben infiltrirt ist. Hierauf zieht man die früher eingelegten Fäden durch den oberen Wundrand und vereinigt so beide Wundränder. Am unteren Lide geschieht die Operation mutatis mutandis in ähnlicher Weise; doch darf hier nach KUHNT kein Knorpelstreifen ausgeschnitten werden. — Die combinirte Excision nach KUHNT besteht in der Ausschneidung des Fornix plus einem mehr oder weniger großen Anteile der Lidbindehaut inclusive Tarsus. In § 165 des PIRINGER'schen Buches (S. 421) findet man die Indikationen und den Gang der Fornix-Excisionen genau beschrieben und im Wesentlichen mit dem hier Gesagten übereinstimmend.

Behandlung des Pannus.

Wenn wir das, was in den Lehrbüchern über die Heilung des Pannus gesagt wird, überblicken, so finden wir, daß fast alle Darstellungen darin gipfeln, daß es gegen den Pannus keine eigentliche Therapie giebt, sondern daß seine Behandlung der des trachomatösen Bindehautleidens nebenher läuft. Nur KUHNT und die mit ihm auf einem Boden stehende Schule denkt durch die Bindehautknorpel-Excision den Pannus vollkommen zu beseitigen, andere hingegen warnen vor eingreifenden Therapieen, und behandeln symptomatisch, d. h. sie überlassen das Uebel sich selbst. Versuche, den Pannus selbst anzugreifen, die in Scarifikationen der pannösen Gefäße, in dem Ausschneiden einer Bindehautzone am Hornhautlimbus (Peritomia) bestanden, sind in Vergessenheit gerathen oder werden verworfen.

Nach den zahlreichen und sorgfältig angestellten Heilversuchen, die ich gegen den Pannus trachomatosus mit dem Galvanokauter angestellt habe, und die bereits vor länger als einem Decennium veröffentlicht sind[1] kann ich als meine Ueberzeugung aussprechen, daß die galvanokaustische Methode als souveraines Heilmittel des Pannus zu betrachten ist. Und zwar ist der Glühdraht in jedem Stadium desselben indicirt. Zu dem Eingriff darf jedoch nur der dünnste Platindraht verwendet werden.

Ich gehe in folgender Weise vor: der Kranke wird vor jeder Operation cocaïnisirt, und unmittelbar vor dem Eingriffe wird die Oberfläche der Hornhaut mit einem feinen Leinwandläppchen durch vorsichtiges Tupfen abgetrocknet. Der Kranke sitzt dem Arzte gegenüber, die Lider werden durch Elevateure vom Assistenten auseinandergezogen, der Bulbus vom Operateur fixirt.

Ist der Pannus noch jung und bestehen die Veränderungen nur in den bekannten graulichen punkt- oder knötchenförmigen Infiltrationen des oberen, ein wenig geschwellten und getrübten Hornhautsegmentes, zu denen die Gefäßnetze ziehen, so greift man zunächst die Infiltrationen an, welche man einzeln verätzt. Sodann macht man auf dem Hornhautgebiete über die Basis der pathologischen Gefäße eine hinreichend lange linienförmige Aetzung, so daß man die Gefäße dort mit dem Brenner durchschneidet, wo sie am dicksten sind. Handelt es sich aber um einen ausgebreiteten Pannus, so sucht man die einzelnen größeren Gefäßstämme auf und durchschneidet sie noch auf dem Sklerotikalgebiete, indem man mit dem Brenner so tief als möglich durch die Conjunctiva bulbi zu dringen sucht. Man kann eine größere Anzahl solcher Stämme in einer Sitzung durchbrennen. Sodann greift man die Gefäßverzweigung auf dem Hornhautgebiet an, indem man parallel dem Limbus quer durch alle Gefäße eine bogenförmige Brennung setzt, welche durch die vorderen Hornhautschichten dringen soll. Man ist also durch den doppelten Angriff auf Sklera- und Cornealgebiet sicher, den Gefäßlauf wenigstens in großer Ausdehnung durchbrochen zu haben. Dabei kann man noch in derselben Sitzung etwa vorhandene Cornealgeschwüre anätzen, die man sich vorher mit Fluorescin gefärbt hat, und einzelne dickere Gefäßzweige an verschiedenen Stellen mit der Glühschlinge betupfen. Sollte es sich um einen sehr dichten Pannus handeln, so kann man die Zerstörung der Gefäße auf mehrere Sitzungen vertheilen, wie man überhaupt bei diesen Brennungen, da es sich um unbedeutende und wenig

[1] Klinische Zeit- und Streitfragen. Wien 1888. Die chronisch-infektiösen Bindehaut-Erkrankungen (das Trachom).

schmerzhafte Eingriffe handelt, langsam und sicher, mit voller Berechnung vorgehen kann.

Bei gehöriger Uebung können diese Eingriffe sogar ohne Bulbusfixation gemacht werden, indem man sich vom Assistenten nur das obere Lid in die Höhe heben läßt und das untere selbst mit der linken Hand nach unten schiebt, während die Rechte mit dem Brenner bewaffnet ist. Man lernt es bald, trotz der Bewegungen des Bulbus, die Stelle mit dem Brenner zu treffen, auf die man zielt. Die Hauptbedingung ist nur ein leichter, nicht zu schwerfälliger galvanokaustischer Apparat und eine möglichst dünne Drahtschlinge.[1]

Die Operation ist bei jeder Form und Ausdehnung des Pannus selbst bei Complikation mit Iritis indicirt.

Es ist nothwendig, über die nächsten Folgen der galvanokaustischen Aetzung unterrichtet zu sein, da man sonst sich verleiten lassen könnte, über diese so segensreiche Methode vorschnell den Stab zu brechen. Nach jeder ausgedehnteren Aetzung der Gefäße wird für einige Zeit die Hornhaut trübe, ja unmittelbar um die Schorfe herum grau. Es ist klar, daß der erste Erfolg der Aetzung die intensive Trübung der in ihrer Ernährung gestörten pannösen Schicht sein muß, ferner erfolgt aus den in ihrer Continuität durchtrennten Gefäßen ein Austreten von Blutbestandtheilen, die ins Gewebe diffundiren. Manchmal tritt ein interstitieller Bluterguß ein, der sich flächenhaft ausbreitet. All dies erfordert Zeit bis zur vollkommenen Resorption, auf welche dann mit manchmal geradezu überraschender Schnelligkeit die Aufhellung der Cornea erfolgt. Selbst vermehrte Wölbung dieser Membran kann, wie ich dies wiederholt beobachtet habe, sich vollkommen wieder zurückbilden, wenn die abnorme Vascularisation und Durchtränkung des Hornhautgewebes beseitigt ist; das auf Wahrnehmung des Lichtscheines reducirte Sehen bessert sich so weit, als es die mitunter sehr feinen Trübungen gestatten. Greift man den Pannus in einem solchen Stadium an, wo die glatte, sehnige Conjunktiva keiner besonderen Behandlung mehr bedarf, so kann man den Kranken mit gebrauchsfähigem Auge aus der Behandlung entlassen und kann vor Recidiven sicher sein. Aber selbst wenn später Recidiven kommen

---

[1] Zu den galvanokaustischen Operationen benütze ich ein sehr einfaches Modell, das nach meinen Angaben bei S. Garay, Instrumentenmacher in Budapest, fabricirt wird. Der Apparat ist ein mäßig dicker Ebenholz-Cylinder, der an seinen beiden Enden je zwei Hülschen trägt, in die der eigentliche Brenner resp. die zur Batterie führenden Drähte eingeschoben werden. Die Schließung des Stromes geschieht durch das Niederdrücken eines am Holzcylinder federnden dichten Metallpinsels. Am ganzen Apparate kommt keine Schraube vor; er ist ein Muster an Leichtigkeit.

sollten — sie sind gewöhnlich unbedeutender Natur —, so kann derselbe Eingriff wiederholt werden, da die Hornhaut durch denselben nicht besonders leidet; und auch die durch die Aetzung gesetzten Trübungen als linien- und punktförmige die Durchsichtigkeit des Gewebes nicht besonders tangiren.

Die Nachbehandlung ist eine einfache. Das Auge erhält am ersten Tag einen Schutzverband, in dem Stadium der postoperativen Trübung pulvere ich feines Jodoform ein, gebe, wenn es nothwendig ist, Atropin-Einträufelungen. Gegen die Schmerzen, die einige Stunden nach dem Eingriff am heftigsten sind, verordnet man am besten Antipyrin oder Phenacetin, je 0·5 g zu innerlichem Gebrauch.

Es versteht sich von selbst, daß diese Behandlung nur dann zum Ziele führt, wenn keine zu schweren Veränderungen der Lider vorhanden sind, die operative Abhilfe erheischen. So muß vorher die Lidspaltenverengerung, sowie das Entropium und die Trichiasis behoben sein, über die wir an geeigneter Stelle sprechen werden.

Heilung des Pannus durch Hervorrufung einer Eiterung.

Fr. Jäger und Piringer haben durch zahlreiche Versuche erwiesen, daß eine durch direkte Ansteckung erzeugte Bindehautblennorrhoe von einer pannösen Cornea nicht allein gut vertragen wird, sondern daß auch mit Ablauf der Eiterung die Gefäßneubildung in der Hornhaut verschwindet. Je reicher die Hornhaut an Gefäßen ist, desto sicherer kann sie dem blennorrhoischem Ansturm widerstehen. Es wurde darum bei Pannus crassus die Einimpfung von Blennorrhoe als Heilmittel angewendet und nach der Versicherung unbefangener Beobachter Heilung erzielt. Piringer's viel citirtes Buch beruht auf diesen Experimenten. Noch Arlt hat sich dieser Einimpfung in der Therapie des Trachoms bedient und Erfolge damit erzielt. Der letzte, der zu diesem Mittel Zuflucht genommen hat, dürfte wohl Abadie 1883 gewesen sein. Es scheinen jedoch auch manche Mißerfolge vorgekommen zu sein, und heute dürfte wohl Niemand sich dessen bedienen, um so weniger, als wir in dem von Wecker ans Tageslicht gezogenen Jequirity eine Potenz besitzen, mit Hülfe derer ein sekretorischer Proceß der Bindehaut hervorgerufen werden kann. Mit einem wässrigen Aufgusse der Jequirity-Körner (Abrus Precatorius)[1] kann man prompt eine fibrinös-eitrige Bindehautentzündung hervorrufen, wenn man damit die

[1] Nach der Originalangabe Wecker's werden 15 g der Körner fein pulverisirt und in 250 g kalten Wassers durch 24 Stunden macerirt, sodann mit 250 g heißen Wassers versetzt und filtrirt. Das Filtrat enthält das wirksame Princip.

Augen wäscht, oder damit nur kurze Zeit die Augen kataplasmirt. Je nach der Concentration des Aufgusses und der öfteren Applikation kann man einigermaßen den künstlichen Eiterfluß dosiren. Nach Ablauf dieses Processes hat man ein Verschwinden der Granulationen und eine Aufhellung der Cornea beobachtet. Auch ich habe, unmittelbar nach Wecker's Publikation, einige Fälle von Pannus derart behandelt und beträchtliche Aufhellung erzielt, die Methode aber wieder aufgegeben, als von verschiedenen Klinikern Zerstörungen der Hornhaut beobachtet wurden. Heutzutage dürfte wohl das Jequirity nur mehr in Ausnahmefällen angewendet werden.

Zweites Kapitel.

Erkrankungen der Cornea.

Es ist allgemein bekannt, daß die Cornea und ihre Erkrankungszustände auf dem Gebiete der Pathologie eine weit über die Schranken der Ophthalmologie hinausragende Wichtigkeit gewonnen haben, indem sie der klassische Boden wurde, auf welchem mit Hülfe des Experimentes maßgebende Studien über Beginn, Wesen und Ablauf der Entzündung gemacht wurden. Nachdem es festgestellt war, daß die Gefäßwände nicht allein für flüssige Massen, sondern auch für zellige Elemente durchgängig sind, da in der That nach einem den Geweben lokal applicirten Reize farblose Blutzellen massenhaft aus den Gefäßen in die Gewebe wandern, lag es nahe, diese Vorgänge auf einem Terrain zu studiren, das wie die Hornhaut zum größten Theile absolut gefäßlos ist und dabei so leicht in entzündliche Zustände versetzt werden konnte. Trotzdem aber das Versuchsfeld nach jeder Richtung so zugänglich erscheint, so sind dennoch die erzielten Resultate in keiner Weise übereinstimmend. Während die Einen, Cohnheim an der Spitze, behaupten, daß alle in der entzündeten Cornea vorkommenden Wanderelemente aus den Gefäßen stammen und die fixen Gewebsbestandtheile der Membran eine lediglich passive Rolle spielen, d. h. im Verlaufe des Processes nur zerfallen, zu Grunde gehen können, sind Andere mit Stricker der Ueberzeugung, daß allerdings zahlreiche farblose Blutzellen nach applicirtem Reize in die Hornhaut gelangen, daß aber das Schwergewicht der Vorgänge auf das Verhalten der fixen Gewebselemente zu legen sei, welche in Folge der ihnen reichlich zu Theil gewordenen Durchtränkung mit Ernährungssaft in einen hyperplastischen Zustand gerathen, d. h. an Masse zunehmen, Fortsätze ausschicken, die sich dann abschnüren, und auf diese Weise Tochterzellen bilden. Aus diesen Zellen stamme dann ein Theil der festen Bestandtheile des Eiters, bilden sich die bindegewebigen Elemente, aus denen sich das auf entzündlicher Basis gewachsene neugebildete Gewebe constituirt.

Der Gegensatz zwischen den Schulen COHNHEIM's und STRICKER's ist noch heute nicht gänzlich ausgeglichen. Die Lehre COHNHEIM's wird wohl heute nicht mehr in dieser Strenge aufrechterhalten werden können, da so ziemlich allgemein angenommen wird, daß neben den aus der Blutbahn stammenden Leukocyten bei der Organisation des entzündlichen Gewebes die fixen Bindegewebszellen und die Endothelien sich vorwiegend betheiligen.

Was die Aetiologie der verschiedenen Formen der Hornhaut-Entzündung (Keratitis) betrifft, so haben bisher nach dem Zeugnisse UHTHOFF's die bakteriologischen Untersuchungen nur ein beschränktes Resultat geliefert. Nur bezüglich einiger weniger eitriger Formen ist es gelungen, die Eitererreger zu bestimmen. Es sind eigentlich nur zwei Formen, das Ulcus corneae serpens und die Keratomykosis aspergillina, welche bezüglich ihrer Aetiologie bestimmbar sind; für die übrigen Arten von Mikroorganismen, welche eitrige Keratitis erzeugen können, lassen sich noch keine besonderen klinischen Bilder fixiren. Wir besitzen demnach zur Eintheilung der Hornhaut-Affektionen noch nicht jene aus der Bakteriologie geschöpften sicheren Daten, die eine Eintheilung der verschiedenen Formen lediglich nach dem bakteriologischen Befunde ermöglichen würden. Noch weniger, als bei den eitrigen Formen, hat die bakteriologische Forschung, der Natur der Sache nach, bei den nichteitrigen leisten können. Wir werden also, wie bei den Krankheiten der Conjunktiva, auch hier die durch die Erfahrung festgestellten Krankheitsbilder festhalten müssen.

Was nun die Eintheilung der Hornhautkrankheiten für die Bedürfnisse der Klinik anbelangt, so haben sich bis heute die Ergebnisse des Experimentes, wie der pathologisch-anatomischen Befunde nicht ausreichend gezeigt, dieselbe endgültig zu liefern, und so begegnen wir solchen Krankheitsnamen, welche sich bald auf die Lokalität (ob die Entzündung in den vorderen oder hinteren Schichten sitzt), bald auf die Aetiologie, bald wieder nur auf äußere, morphologische Merkmale beziehen. Sehr häufig wird in eine und dieselbe Gruppe eine Reihe von Krankheitszuständen versetzt auf Grundlage von anatomischen Merkmalen, welche ätiologisch verschiedenen Ursprunges sind, und auch daher therapeutisch nicht zusammengehören. So ist in die Gruppe der sogenannten Keratitis vasculosa der Pannus trachomatosus zu setzen, sowie die auf scrophulöser Basis beruhende Keratitis phlyctaenularis, welche beide in vollständig verschiedener Weise behandelt werden müssen, während wieder die letztere, auch scrophulöse (herpetische, STELLWAG) Bindehaut-Hornhautentzündung genannt, von der parenchymatösen Keratitis sich äußerlich beträchtlich unterscheidet und beide dennoch auf ein und derselben Grundlage, der scrophulösen Diathese beruhen können.

Aus diesen Beispielen geht hervor, daß bisher weder eine pathologisch-anatomische Eintheilung, noch eine auf die Aetiologie gegründete so recht durchführbar ist, weshalb es gerathen ist, sich nach einer solchen Gruppirung der Hornhautentzündungen umzusehen, welche in klinischer Beziehung die meisten Vortheile bietet. Und eine solche Eintheilungsmethode ergiebt sich von selbst, wenn wir uns den Ausgang der verschiedenen Cornealerkrankungen vor Augen halten.

Bei der Beurtheilung und Behandlung der Cornealaffektionen interessirt uns nichts so sehr, als die Frage nach dem endlichen Schicksale der afficirten Hornhautpartie, also nach dem Ausgange. Denn wir haben es mit einer Membran zu thun, welche, um ihre physiologische Aufgabe zu erfüllen, eine beinahe absolute Durchsichtigkeit und eine bestimmte Krümmung besitzen muß. Aufhebung der Durchsichtigkeit in größerem oder geringerem Maße, meßbare Veränderungen der Krümmungen werden in entsprechender Weise dazu beitragen, das Sehvermögen zu schwächen, oder das distinkte qualitative Sehen ganz unmöglich zu machen. Allerdings ist bezüglich der weiteren Folgen einer Hornhautentzündung noch diese möglich, daß das Sehvermögen nicht durch die endlich eintretenden geweblichen Veränderungen der genannten Membran, sondern durch Fortpflanzung des entzündlichen Processes und seiner Folgezustände auf die mehr nach hinten liegenden Gebilde des Augapfels leidet, und die Therapie wird dadurch eine Erweiterung ihrer Aufgabe erfahren. Doch in allererster Linie handelt es sich darum, ob unter den vorliegenden Verhältnissen die Struktur der Hornhaut nothwendig bleibenden Schaden nehmen muß, oder ob restitutio in integrum stattfinden kann. Von diesem Gesichtspunkte aus angesehen, lassen sich die Hornhautentzündungen in der That in zwei große Gruppen sondern, für welche möglicher Weise einstens auch die noch fehlende mikro-anatomische Grundlage gefunden werden wird. In die erste Gruppe reihen sich von selbst alle jene Affektionen ein, die zur Zerstörung der physiologischen Struktur führen, wobei wir unter Zerstörung nicht allein den eiterigen Zerfall, sondern auch jene unheilbaren Trübungen rechnen, welche nicht direkt durch Narbengewebe nach Ulceration entstanden sind, sondern die Folge einer Umwandlung des durchsichtigen Gewebes in ein undurchsichtiges, auf dem Wege etwa der bindegewebigen Metamorphose darstellen. In diese Gruppe gehören also alle Formen von Geschwüren und Abscessen, seien sie nun durch katarrhalische, blennorrhöische oder diphtheritische Erkrankung der Conjunktiva bedingt, ebenso alle anderen mykotischen Infektionen, welche letztere wahrscheinlich auch in der sogenannten Keratomalacie die Ursache darstellt. Auch wird noch eine Form der Keratitis hinzuzurechnen sein, welche sehr häufig zu Verschwärungen führt, und die man Keratitis neuroparalytica wegen ihres ursächlichen Zusammenhanges mit der Trigiminus-Anästhesie nennt, ferner noch die Xerosis der Hornhaut nach Schwund der Conjunktiva.

In die zweite Gruppe sind einzureihen: die superficiellen Keratitiden, wie die sogenannte Keratitis rheumatica, ferner die meisten in Folge von stumpfer Gewalt auftretenden traumatischen Hornhautentzündungen; die sogenannte streifige Keratitis, wie sie nach Katarakta-Operation so oft zu beobachten ist, dann die Keratitis interstitialis, die man wegen des Sitzes der entzündlichen Trübungen auch parenchymatosa und profunda nennt, und welche in den meisten Fällen auch mit jenen Veränderungen an der descemetischen Membran und der Iris einhergeht, die man unter den alten Namen der Hydromeningitis zusammenzufassen sucht. In diese Gruppe reihen wir auch sämmtliche auf der Oberfläche der Hornhaut sich abspielenden skrophulösen Infiltrationsprocesse, die zu Gefäßneubildung daselbst führen, denn wenn diese sich auch häufig mit Geschwürbildung compliciren und Trübungen erzeugen, so ist es doch im Bereiche der Möglichkeit, daß sie nach ihrem Ablaufe die Cornea intakt lassen, oder nur ein Minmum von Trübung zu hinterlassen pflegen.

Gegen diese rein vom Standpunkte der Prognose aufgestellte Eintheilung wird man wohl einwenden können, daß in der ersten Gruppe auch günstige, d. h. der restitutio ad integrum nahekommende, und in der zweiten Gruppe ungünstige Ausgänge zu beobachten sind. An der Berechtigung dieser Eintheilung ändern aber diese Beobachtungen nichts. So kann eine Hornhautnarbe nach Blennorrhoe bei einem Kinde in den ersten Lebensmonaten sich mit der Zeit in überraschender Weise aufhellen, ebenso wie eine Keratitis vasculosa eine Zerstörung der Cornea bewirken kann, die bleibend ist, aber in dem ersten Falle handelt es sich um eine Ausnahme, während es im zweiten Falle nicht im Charakter der Erkrankung liegt. Und wenn andererseits zu einer Keratitis rheumatica sich Eiterungen der Hornhaut hinzugesellen, so stellt das nach unserer Ansicht nichts Anderes dar, als eine Complikation des ursprünglichen Processes, die aber nicht in dem Wesen desselben zu liegen pflegt.

Allgemeine Symptome der Hornhautentzündungen.

Bevor auf die Therapie der einzelnen Hornhautentzündungen eingegangen wird, müssen vor allem folgende Symptome ihrem diagnostischen Werthe nach gewürdigt werden, wobei aber bemerkt werden muß, daß sie nicht nothwendiger Weise sämmtlich bei einer bestimmten Keratitis vorhanden zu sein brauchen. Diese Symptome sind:

a) Die Trübung der Hornhaut. Sie kann eine mehr oder weniger ausgedehnte sein, je nach dem Grade des Processes, ihr Sitz kann peripher oder mehr central sein. Ihre Farbe ist grau, manchmal graugelblich und desto gesättigter gelb, je mehr die Eiter-Infiltration vorwiegt. Ihre Grenzen sind niemals scharf, sie gehen allmählich in das normale Gewebe über. Die Trübung mag so fein sein, daß sie nur durch optische Hülfsmittel erkannt werden kann: durch die sogenannte seitliche Beleuchtung (Untersuchung im auffallenden Licht) wobei sehr feine schleierähnliche Trübungen sich in eine Anzahl grauer, nach allen Richtungen sich kreuzender Linie und Punkte auflösen lassen, was bei der combinirten Anwendung einer Lupe besonders deutlich wird, und durch die Durchleuchtung mit einem lichtschwachen (planen) Augenspiegel — hinter den man ein Convexglas (4—5 D) setzt — wobei das schöne Pupillenroth durch eine Anzahl dunkler Flecke und Streifen ein namentlich bei Bewegung des Spiegels eigenthümlich verzerrtes, tanzendes Aussehen erhält. Durch diese Untersuchungsmethode (Untersuchung im durchfallenden Licht) entdeckt man Veränderungen der Hornhaut, die man sonst auf keine Weise zu Gesicht bekommt. Die zartesten und feinsten Trübungen, ebenso wie ganze Gefäßverzweigungen erscheinen dunkel auf rothem Grunde. Diese Methode ist übrigens nicht nur zur Untersuchung der Hornhaut, sondern auch der vorderen Gebilde des Auges, in specie der Linse unentbehrlich.

Es ist nothwendig, die Trübung entzündlicher Natur, die doch auf einer frischen Infiltration der Hornhautsubstanz beruht, von einer alten Trübung und Narbe, die also das Resultat eines abgelaufenen Processes darstellt, zu unterscheiden. Dies hat in ausgebildeten Fällen keine Schwierigkeit. Die alte Narbe hat ein weißes, sehnenglänzendes Aussehen, die alte Trübung ist, wenn sie auch zart erscheint, doch homogen und mit der Lupe kaum in Streifen aufzulösen. Eine eitrige Infiltration der Hornhaut mit einer alten Trübung zu verwechseln, kann nur absolutem Ungeschick und Mangel an Beobachtungsgabe gelingen, um so mehr, als bei ihr noch andere Zeichen der Entzündung vorliegen.

Bei keiner Untersuchung der Durchsichtigkeit der Hornhaut dürfen übrigens die seitliche Beleuchtung sowie die Durchmusterung mit dem Lupenspiegel unterlassen werden.

Den geringsten Grad der Trübung macht die Glanzverminderung der Hornhaut aus. Jede normale Hornhaut spiegelt und giebt, wie ein Convexspiegel, verkleinerte Bilder der gespiegelten Gegenstände. Die Spiegelbilder haben ganz scharfe Contouren. Bei jeder Unebenheit der Oberfläche leidet die Schärfe der Spiegelbilder. Eine solche Unebenheit entsteht bei den Affektionen der oberflächlichsten Epithelschichten, wobei die periphersten Zellen wahrscheinlich gequollen, trüber sind als normal, viele ausfallen. Fallen einzelne Zellgruppen aus, so sieht man diese Substanzverluste in Form von kleinsten Grübchen, und der Hornhautspiegel sieht dann wie gestichelt aus. Um dieses Symptom genau zu erkennen, stellt man die Kranken am besten einem Fenster gegenüber und betrachtet das Spiegelbild. Ist der Epithelausfall ein namhafterer und sehen wir die Vertiefung sich fortsetzen in die Lamellen der Hornhaut hinein, so kann ein Hornhautgeschwür vorhanden sein. Unter einem Hornhautgeschwür verstehen wir alle auf entzündlichem Wege zu Stande gekommenen Substanzverluste, die bis an die Oberfläche reichen und demnach auch der Epitheldecke beraubt sind. In der Regel sind die Geschwüre von entzündlichen Trübungen umgeben oder begrenzt, sie stehen demnach nicht inmitten gesunden Hornhautgewebes, sondern besitzen einen mehr oder weniger ausgedehnten infiltrirten Hof. Über die diagnostische Abgrenzung des Geschwürs von seinem Infiltrationshofe, resp. von gesunden Hornhautpartieen wird weiter unten gesprochen werden.

b) Es ist klar, daß Behinderung des Ausmaßes an Sehvermögen, über welches der Kranke von früher her verfügt, im Verhältniß zur Ausdehnung und Qualität der Trübung stehen muß. Ein Mißverhältniß des Sehvermögens zum Grade der Trübung muß besonders berücksichtigt werden und läßt im Allgemeinen auf tiefere Veränderungen schließen.

c) Die Injektion des Bulbus muß ebenfalls in Augenschein genommen werden. Wir unterscheiden eine Conjunktival- und eine Ciliar-Injektion. Bei der ersteren ist das Gefäßnetz der Conjunctiva bulbi gefüllter; unter der anderen verstehen wir die Injektion der Gefäße des subconjunktivalen Gewebes im Umkreise des Hornhautlimbus. An dieser Stelle treten die vorderen Ciliar-Arterienzweige aus den Muskeln des Auges in die Sklera ein, um sich im Corpus ciliare zu vertheilen, bezw. treten hier die Ciliarvenen aus. Die Injektion dieses Gefäßkranzes, die sich als rother Ring um die Hornhaut bemerkbar macht, ist ein untrügliches Symptom von entzündlichen Stauungen und

Reizungszuständen im vorderen Abschnitte des Bulbus. Bei ausgeprägter Ciliar-Injektion finden wir das injicirte Gebiet oft charakteristisch bläulich-roth. — Die Ciliar-Injektion kann eine vollständige sein, d. h. um die ganze Cornea herumgehen oder nur partiell auftreten.

d) Die Schmerzen sind von der Affektion des Trigeminus abhängig und nach seiner Verzweigung sich ausbreitend oder nur auf das Auge beschränkt; manchmal reflektorische Erscheinungen hervorrufend, wie z. B. Lidkrampf, Lichtscheu, Thränenfluß.

e) In sehr vielen Fällen besteht bei Keratitis Hyperämie und Entzündung der Regenbogenhaut. Es muß auf diese zur Vermeidung schwerer Folgezustände ein besonderes Augenmerk gerichtet werden, und wird davon an geeigneter Stelle noch die Rede sein.

f) Eiter in der vorderen Kammer (Hypopyum) kann nur dann übersehen werden, wenn nur sehr wenig vorhanden ist, wobei er als dünnes, niedriges Reifchen am Boden der Kammer sich vorfindet. Eine bedeutendere Quantität zu übersehen, sie mit einer eitrigen Infiltration der Hornhaut oder gar mit einer Trübung oder Narbe zu verwechseln, wird nicht leicht möglich sein. Die Untersuchung bei seitlicher Beleuchtung wird sofort alle Verhältnisse klarlegen.

Therapeutische Vorbemerkungen.

Bei der Behandlung der Hornhautkrankheiten sind uns gewisse, man könnte beinahe sagen, fundamentale Behelfe und Heilmittel unentbehrlich, die hier, noch bevor die specielle Therapie der einzelnen Entzündungsformen zur Sprache kommt, abgehandelt werden müssen. Doch auch in vielen anderen Affektionen des Augapfels werden sie mit gleichem Nutzen angenwendet, weshalb sie eine derartige besondere Besprechung verdienen, während wir uns später einfach nur auf sie beziehen wollen.

Von diesen therapeutischen Behelfen besprechen wir zunächst:

a) Den Druckverband.

Wir haben bereits Gelegenheit gehabt, an einem anderen Orte (S. 30) von dem Schutzverbande zu sprechen. In dem Druckverbande besitzen wir ein Mittel, das einerseits äußere Schädlichkeiten von dem Auge abzuhalten hat, andererseits aber durch die Immobilisation des Bulbus jenem so alltäglich erprobten chirurgischen Gesetze Genüge leistet, das gereizte Organ vor allen Erschütterungen, die die Bewegung mit sich bringt, zu bewahren. Was den ersten Punkt anbelangt, so ist unter den äußeren Schädlichkeiten, welche ein entzündetes Auge befallen können, der Einfall des Lichtes in dasselbe in der vordersten

Reihe zu nennen. Je gereizter ein Auge ist, desto wohlthätiger wirkt erfahrungsgemäß die Abhaltung des Lichtes. Hierzu kommt noch, daß bei großer Empfindlichkeit der Augen die Pupillen noch energischer gegen den Lichteinfall reagiren, also sich noch mehr contrahiren als gewöhnlich. Da aber bei Entzündungszuständen der Cornea und der vorderen Gebilde des Auges im Allgemeinen die Iris auf jeden Fall hyperämisch und demnach in Folge des vermehrten Blutgehaltes das Spiel der Pupille ein trägeres wird, so wirkt der Lichteinfall als ein neuer Motor mit, den Durchmesser der Pupille in den engsten Grenzen zu halten, und dergestalt eventuelle Exsudationen aus der Iris zu gefährlichen und in ihren Folgen für das Auge verhängnisvollen Complikationen zu gestalten. Die totale Absperrung des Lichtes jedoch, wie sie durch den wohlapplicirten Druckverband erfolgt, wirkt nicht allein subjektiv wohlthätig, es muß auch die Pupille in Folge der absoluten Dunkelheit das Bestreben haben, sich zu erweitern — durch die Erweiterung der Pupille muß aber auch der Blutgehalt der Iris abnehmen, es wirkt also der Druckverband demnach eminent antiphlogistisch, und zwar in derselben Weise, wie dies nachher beim Atropin auseinandergesetzt werden wird.

Sowohl diese antiphlogistische Wirkung des Druckverbandes, als auch die Immobilisirung der Augen werden aber nur dann in vollem Maße zu erreichen sein, wenn nicht allein das erkrankte, sondern beide Augen in derselben Weise verbunden werden.

Da, wie die alltägliche Erfahrung lehrt, bei Bewegung des freien Auges sich das verbundene Auge unter dem Verbande einigermaßen mitbewegt, ferner das Spiel der Pupille im verbundenen Auge synchronisch durch die Thätigkeit der Pupille des freien inducirt wird, so müssen, wenn die wohlthätige Wirkung des Druckverbandes sich ganz entfalten soll, beide Augen verbunden werden. Dies wird in allen hochgradigen Entzündungen obligatorisch, ebenso da, wo weniger die Bekämpfung des entzündlichen Reizes, als eine totale Immobilisirung die Hauptsache ist. Letztere muß vorzüglich dann erstrebt werden, wo es sich um die Vereinigung von Cornealwundrändern (nach Operationen, Verletzungen) handelt.

Freilich stellt die Applikation des doppelten Druckverbandes an den Kranken, den sie zu totaler Ruhe verurtheilt, besondere Ansprüche. Man wird ihn daher in leichteren Fällen den Kranken nicht aufbürden können und es bei der Anlegung des einfachen Verbandes sein Bewenden haben lassen. Ob er absolut nothwendig ist, muß in jedem einzelnen Falle wohl erwogen werden.

Der Druckverband muß sowohl gut angelegt werden, als auch

gut liegen. Schleuderisch angelegte Verbände erfüllen ihren Zweck nicht und wirken noch als neuer Reiz. Ebenso paßt er nicht für ungeberdige Kranke, für Kinder, die ihn auf sich nicht dulden wollen. Ist dies festgestellt, so muß er abgenommen werden, um größeren Schaden zu verhüten.

Zum Druckverbande benützt man entweder $3\,^1/_2$ m lange und 3 cm breite Flanell- oder Gaze-Streifen, oder auch solche Binden, die nur ein kleineres elliptisches Mittelstück aus Flanell haben, an deren Enden entsprechend lange Bänder angenäht sind. Mit der ersteren Rollbinde macht man die bekannten Touren des Monoculus resp. Binoculus, von der anderen braucht man zwei Stücke, da für jedes Auge eins berechnet ist. Vorher müssen die Augen noch mit weicher Leinwand oder Gaze bedeckt und darauf Verbandbaumwolle in passender Weise gelegt werden, so daß alle Vertiefungen zwischen Orbitalrand und Nase gut ausgepolstert werden. Der Grad des anzuwendenden Druckes wird in jedem einzelnen Falle bestimmt.

b) Die Blutentziehung.

Schon bei früheren Gelegenheiten wurde der Blutentziehung gedacht, als eines wichtigen Behelfes antiphlogistisch auf die entzündete Conjunktiva zu wirken. Wir haben bei diesen Gelegenheiten sowohl von Blutentziehungen durch Blutegel gesprochen, als auch von Scarifikationen der geschwollenen hyperämischen Conjunktiva. Ferner wurde der Lidspaltenerweiterung gedacht, die einfach darin besteht, daß mit einem energischen Schlage der den Lidwinkel zwischen sich nehmenden Scheere die Haut gespalten wird.

Die Scarifikationen kommen, weil sie nur einen sehr beschränkten Werth haben, hier nicht weiter in Betracht. Die Lidspaltenerweiterung hat bei Affektionen der Cornea eine weite Anwendung, und zwar dort, wo wir mit sehr heftigem Lidkrampf und dadurch bedingter Retention von Schleim und Thränen im Conjunktivalsacke zu thun haben, welche wiederum ungünstig auf die Rückbildung des Hornhautleidens einwirkt. Alle diese Momente wirken in erhöhtem Maße mit, wenn die Lidspalte durch vorhergegangene entzündliche Processe verengert ist (Blepharophimose). An dieser Stelle muß in erster Linie die Blutentziehung durch Blutegel oder den Heurteloup — sogenannter künstlicher Blutegel — besprochen werden. Wenn man die ersteren wählt, so wird es gut sein, nie weniger als vier anzusetzen; der Vortheil des Heurteloups, dessen genauere Beschreibung in den Büchern über Instrumentenlehre nachzusehen ist, besteht hauptsächlich darin, daß die Menge des zu entziehenden Blutes genau reguliert werden kann. Es muß jedoch erwähnt werden, daß nach dem Heurteloup unschöne kreisrunde Narben zurückbleiben, weshalb die Blutegel entschieden vorzuziehen sind.

Die Blutentziehung wird mit größtem Vortheil im Anfangsstadium akuter Hornhautentzündungen angewandt, wie in allen Fällen, wo eine hochgradige Hyperämie der Iris den Ausbruch einer plastischen Entzündung dieser Membran befürchten läßt, und auch in den ersten Stadien der bereits ausgebrochenen Regenbogenhaut-Entzündung. Wir haben bei Gelegenheit der Besprechung des Druckverbandes die enorme Wichtigkeit betont, die für den Therapeuten darin liegt, die Pupille zur möglichsten Erweiterung zu bringen. Man kann sich sehr oft überzeugen, wie schnell in der Dunkelheit nach einer Blutentziehung und schon während derselben bei gleichzeitiger Anwendung des Atropins eine beträchtliche Erweiterung der Pupille, was auch gleichzeitig eine Entlastung der Iris bedeutet, erzielt wird, während ein einziges dieser Mittel allein gebraucht nutzlos bleiben würde. So manche schwere innere Augenentzündung ist auf diese Weise schon coupirt worden. Je früher die Blutentziehung angewendet wird, desto mehr läßt sich von ihr erwarten. Sind einmal schon plastische Exsudate am Pupillarrande gesetzt, so mag, wenn der Reizungszustand und die Ciliar-Injektion noch sehr beträchtlich sind, die Blutentziehung noch passiren, aber die günstigste Zeit ist bereits vorüber.

Contraindicirt ist die Blutentziehung zuvörderst: wo der allgemeine Körperzustand des Kranken sie verbietet (bei Kindern, Greisen, Marantischen u. s. w.), in vorgerückteren Stadien von Hornhaut-Regenbogenhaut-Entzündungen, namentlich dort, wo Ulcerationen der Hornhaut vorliegen; bei einigermaßen festen und ausgebildeten Verlöthungen der Iris mit der Linse, weil sie hier nichts mehr zu leisten im Stande ist.

Die Stelle, wo die Blutentziehung vorgenommen wird, ist die Schläfe oder der Processus mastoideus. An der Stirne wäre sie nutzlos, an den Augenlidern wäre sie schädlich, ja verderblich, da man schon manchmal ein Ansaugen der Bulbuswand durch einen Egel beobachtet hat. Die Erfahrung lehrt, daß bei Erkrankungen der vorderen Gebilde des Auges die Schläfe als Ort der Blutentziehung vorzuziehen ist, wegen der Anastomosen der Bindehaut- und vorderen Ciliargefäße mit den oberflächlichen Gefäßen des Gesichtes; bei Congestionen der inneren Organe des Bulbus (Uvea, Sehnerv) wählt man den Processus mastoideus, da das Foramen mastoideum mit dem Sinus cavernosus communicirt, in den die Venae ophthalmicae ihr Blut abführen.

c) Das Atropin.

Das Atropin ist eines der am häufigsten angewendeten Mittel in der Behandlung der Augenkrankheiten.

Die augenfälligste Wirkung, die das Atropin (gewöhnlich als schwefelsaures Salz), in den Conjunktivalsack geträufelt, hervorbringt, ist die Erweiterung der Pupille und die unmittelbar daran sich schließende Lähmung der Accomodation. Das Atropin dringt in das Auge direkt durch Diffusion und ist eine Zeit lang in den Flüssigkeiten desselben nachzuweisen; es wirkt, indem es die nervösen End- und gangliösen Organe der inneren Gebilde des Auges unmittelbar afficirt, d. h. ohne Umweg vermittelst des Blutstromes durch das Centralorgan, was dadurch bewiesen wird, daß die Pupille des anderen Auges nicht erweitert wird und daß es auch an ausgeschnittenen Bulbis die charakteristische Pupillenerweiterung hervorbringt.

Offenbar wird die Pupillenerweiterung durch Lähmung des vom Oculomotorius versorgten Sphinkter pupillae erzielt; doch erscheint diese Thatsache nicht ausreichend, um die maximale Pupillendilatation, wie man sie durch Atropin leicht erreichen kann, zu erklären. Denn bei totalen Lähmungen des Oculomotorius, in denen auch Iridoplegie und Accommodationsparalyse beobachtet wird, ist die Pupille nur mittelweit und kann erst durch Atropin-Installation zur maximalen Erweiterung gebracht werden. Man hilft sich, um über das Ueberraschende dieser Thatsache hinwegzukommen, mit der Erklärung, daß das Atropin einerseits den vom Oculomotorius versorgten Sphinkter lähmt, andererseits den vom Sympathicus versorgten Dilatator pupillae reizt, so daß gleichzeitig Lähmung und Reizung in demselben Organe vorkommen, woraus denn die maximale Pupillenerweiterung resultirt.

Die Aufgaben, welche das Atropin zu erfüllen hat, sind mannigfaltige. Zunächst wirkt es lokal als Narcoticum. Davon kann man sich am besten überzeugen, wenn man es bei bloßen Reizungszuständen, wo es also noch nicht zu entzündlichen Produktionen gekommen ist, anwendet, wie z. B. im Reizstadium des Katarrhs, nach fremden Körpern im Conjunktivalsacke u. s. w. Namentlich im letzteren Falle, wo häufig Erosionen der Cornea vorhanden sind und die Schmerzen manchmal ganz beträchtlich werden, tritt nach Anwendung des Atropins eine wahre Euphorie auf. Es ist jedoch die Frage, ob das Alkaloid hier als direktes Anaestheticum wirkt, d. h. durch Beeinflussung der sensiblen Nervenenden oder auf dem Umwege über die Iris her, indem es durch die Erweiterung der Pupille die Hyperämie der Regenbogenhaut beseitigt. Denn die Hauptrolle des Alkaloids besteht nämlich darin, die Iris zu entlasten, dadurch daß dieselbe sich gegen ihren Cilialrand retrahirt. Auf diese Weise muß ein Quantum Blut aus dem Irisgewebe gedrängt und so eine bedeutende antiphlogistische Wirkung erzielt werden. Haben wir nun eine möglichst große Erweiterung der Pupille bewirkt, und sind wir im Stande, sie dabei zu erhalten, so haben wir auch gleichzeitig verhindert, daß plastische Exsudate, die an dem Pupillenrande sich niederschlagen, sich im Pupillargebiete der Linsenkapsel festsetzen, wodurch sowohl für die Funktion als die Ernährungsverhältnisse des Auges sehr erhebliche Nachtheile aus dem Wege geräumt werden. Sind aber solche Verklebungen schon vorhanden, so können sie durch die Atropinanwendung auch reißen und der Pupillarrand wieder frei werden.

Das Atropin wird als neutrales schwefelsaures Salz, gewöhnlich in Lösung angewendet. Die Formel, mit welcher man unter allen Fällen ausreicht, ist folgende:

Rp. Atropin sulf. 0,05—0,10
Aq. dest. 10,0
M. D. S. Zum Einträufeln.

In neuerer Zeit hat man, um den Forderungen der Antisepsis Genüge zu leisten, statt des schwefelsauren Atropins, in dessen wässerigen Lösungen sich beim längeren Stehen Pilze bilden, salicylsaures und dann borsaures Atropin fabricirt und angewendet. Sie haben aber keinerlei Vorzüge vor dem Sulfat und sind darum so ziemlich allgemein verlassen worden.

Wie oft das Atropin im Laufe des Tages in den Conjunktivalsack geträufelt wird, richtet sich nach der Beschaffenheit des vorliegenden Falles. Zur Erweiterung der freien, d. h. nicht angewachsenen Pupille wird ein Tropfen unter allen Umständen genügen. Hat es uns bloß als Narcoticum bei hyperämischer Iris zu dienen, so ist die gewünschte Wirkung gewöhnlich mit der maximalen Erweiterung der Pupille eingetreten, welche schon durch Instillation von 2—3 Tropfen erreicht wird. Dann brauchen wir bloß im Tage höchstens 1 Tropfen einzuträufeln, um die Erweiterung beizubehalten.

Dreimal täglich und noch öfter zu atropinisiren, haben wir nur dann nothwendig, wenn eine Entzündung der Iris vorliegt und wir schon bestehende Verklebungen des Pupillarrandes mit der Linsenkapsel zerreißen und die Ausbildung neuer Verklebungen verhindern wollen.

Manche Augen werden durch den lange fortgesetzten Atropingebrauch in einen eigenthümlichen katarrhalischen Zustand versetzt, welcher die sofortige Aussetzung dieses Mittels erheischt. Dieser Katarrh zeichnet sich durch das Auftreten von follikulären Gebilden auf der Conjunktiva, sowie manchmal durch ein begleitendes Ekzem der äußeren Lidhaut aus. Das Ekzem heilt durch Aussetzen des Atropins.

Es werden ferner Fälle berichtet, in welchen das Atropin überhaupt nicht vertragen wurde, wo also eine Idiosynkrasie gegen dieses Mittel vorliegt und schon nach sehr geringen Gaben förmliche Vergiftungserscheinungen auftreten. Diese Fälle sind äußerst selten und verschwinden gegen die Zahl jener, wo Atropin Monate lang ohne nennenswerthe unangenehme Begleiterscheinungen benutzt werden kann.

Die Intoxikationserscheinungen bestehen, wenn sie geringen Grades sind, nur in einem unangenehmen Kratzen und dem Gefühl von Trockenheit des Halses nebst Schwierigkeit im Schlucken. Manchmal tritt ein förmliches Fieber auf, sogar mit Delirien, maniakalischen Anfällen; bei Kindern kommen manchmal Urinretentionen, verbunden mit anderweitigen Ernährungstörungen vor. Bei den schwersten Intoxikationen erfolgt nach dem Stadium der Excitation dann das der Depression, wo nun unter den Symptomen der Herzlähmung das letale Ende eintreten kann.

Bei jeder, auch der minimalsten Intoxikationserscheinung muß der Verdacht auftauchen, daß das Atropin unvorsichtig angewendet wurde, das heißt: daß es nicht allein in den Conjunktivalsack, sondern auch in den Mund gelangt sei. Dies ist besonders bei Kindern zu besorgen, wenn das Mittel den Eltern zur Instillation mitgegeben wurde und dieselben ungeschickt sind. Man verwendet darum in der Kinderpraxis mit Nutzen eine Atropin-Vaselinsalbe, bei der ähnliches nicht zu besorgen steht.

Rp. Atrop. sulf. 0,05
solv. in pauxill. aquae dest.
tere exactiss. cum Vaselin. alb. americ. 10,0.
M. f. ung.

Auch bei der größten Vorsicht kann etwas vom Atropin aus dem Conjunktivalsack in den Rachen gelangen, wenn man die Thränenpunkte nicht vom Bulbus abzieht. Darauf möge besondere Sorgfalt verwendet werden. Es möge hier erwähnt werden, daß von Savory und Moore sogenannte Ophthalmic Disks in den Handel gebracht wurden. Es sind dies dünne Gallertscheiben, die mit Atropin imprägnirt sind und mit einem Pinsel in den Conjunktivalsack eingeführt werden, wo sie sich leicht lösen und auch durch vermehrte Thränensekretion nicht weggeschwemmt werden.

Bei minimalen Vergiftungssymptomen läßt man starken schwarzen Kaffee als Gegenmittel verabreichen, auch mit demselben Getränke

Gurgelungen vornehmen. Bei ernsteren Symptomen ist es erfahrungsgemäß eine Morphium-Injektion, welche ausgezeichnet wirkt. Gegen die schwersten Atropinvergiftungen hat sich jedoch in mehreren bisher bekannt gewordenen Fällen das Pilocarpin, subcutan injicirt, rettend erwiesen. Man nimmt 0,02 Pilocarp. mur. auf eine volle PRAVAZ'sche Spritze und macht in kleinen Zeiträumen (10—15 Minuten) so lange Injektionen hintereinander, als die Atropinnarkose anhält. Man hat in dem Auftreten von Schweiß auf der Haut ein untrügliches Kennzeichen, daß die Macht des Atropins gebrochen ist, denn solange der Organismus unter dieser steht, gelingt es dem Pilocarpin nicht, die Haut und Speicheldrüsen zur Sekretion anzuregen.

In der Reihe der Mydriatica unseres Arzneischatzes besitzen wir noch andere Mittel, welche das Atropin ersetzen könnten.

Es ist dies das Hyoscyamin, das Alkaloid des Hyoscyamus niger, das sich in seinen Wirkungen dem Atropin ähnlich verhält, aber giftiger zu sein scheint. Nach H. SCHULZ liegt der Unterschied beider Alkaloide darin, daß das Hyoscyamin in der Regel einen mehr schlafsüchtigen Zustand hervorruft, während Atropin maniakalische Zustände auslöst. Das Duboisinum ist identisch mit Hyoscyamin. Das neuestens in Verwendung gezogene Scopolominum (Alkaloid von Scopolia atropoides) ist ein sehr kräftiges Mydriaticum, dem Atropin überlegen in Bezug auf Erweiterung der Pupille und den Eintritt der Accommodationslähmung, das aber, was die Wirkung auf die Accommodation betrifft, weniger lange anhält. Das Homatropinum ist mit dem Atropin in Bezug auf die Pupillenerweiterung gleichwerthig, differirt aber, was die Lähmung der Accommodation betrifft.

Während nun das Hyoscin und Hyoscyamin gänzlich verlassen sind, wird als Ersatzmittel des Atropins noch das Duboisinum sulfuricum in halbpercentiger wässeriger Lösung gegeben in Fällen, wo das Atropin nicht vertragen werden sollte. Das Scopolominum hydrobromicum (0,01—10,0), also in $^1/_{10}$ $^0/_0$iger Lösung, wird gegenwärtig noch von Vielen angewendet, da sie bei seiner energischen Wirkung seine geringere Giftigkeit rühmen, sowie das schnellere Nachlassen seiner die innere Augenmuskulatur lähmenden Wirkungen. Einen anerkannten Werth hat das Homatropinum sulfuricum, das in halbpercentiger wässeriger Lösung (0,05—10,0) zu Refraktionsbestimmungen benützt wird, wo es darauf ankommt, die Pupille rasch zu erweitern, ohne die Accommodation für längere Zeit zu lähmen.

Zu den schwächeren Mydriaticis gehört auch das Cocaïn, das man häufig anderen Mydriaticis zusetzt, um deren Wirkung zu erhöhen. Abgesehen von seiner Unentbehrlichkeit als Anaestheticum wird es bei Refraktionsbestimmungen mit Nutzen verwendet, da wegen der Flüchtigkeit seiner pupillenerweiternden und accommodationslähmenden Eigenschaften die ihm mit den übrigen Mydriaticis gemeinsame Wirkung auf den intraoculären Druck weniger ins Gewicht fällt.

Cocaïn ist das von A. Niemann (1860) zum ersten Male aus den Blättern von Erythroxylon Coca dargestellte Alkaloid, das aber ganz unbeachtet geblieben war, bis K. Koller (damals Unterarzt am Wiener allgemeinen Krankenhause) 1884 seine lokalanästhetische Wirkung auf die Oberfläche des Auges und die Bindehaut entdeckte, und in einem Telegramme dem eben tagenden ophthalmologischen Congresse in Heidelberg mittheilte. Dieser Zeitpunkt kann als Beginn einer neuen Epoche in der operativen Augenheilkunde betrachtet werden. Mit der segensreichen Wirkung des Cocaïns läßt sich keine andere Errungenschaft der neueren augenärztlichen Therapie vergleichen; ihr Entdecker hat sich einen ehrenvollen Platz unter den Wohlthätern der Menschheit errungen.

Die Einträufelung einiger Tropfen einer 2 $^0/_0$ igen Lösung von Cocainum muriaticum in den Bindehautsack bewirkt bereits eine ausgesprochene Anaesthesie der Bulbus-Oberfläche und der Lidbindehaut. Gleichzeitig tritt Erblassung der Gefäße und nach circa 10 Minuten eine mäßige Pupillenerweiterung ein, mit Accommodationsparese, die beide nach 15—18 Stunden verschwunden sind. Größer ist die anästhetische Wirkung bei Anwendung stärkerer Concentrationen. Die Instillation verursacht im ersten Momente ein erhebliches Brennen, das aber bald nachläßt. Die Cocaïn-Anaesthesie ist um so schwerer zu erreichen, je entzündeter der Bulbus und je größer die Injektion der Conjunktival- und Subconjunktivalgefäße ist. In neuerer Zeit sind darum Versuche gemacht worden, durch Instillation von Suprarenalextrakt die oberflächlichen Bulbusgefäße zur Verengerung zu bringen, wonach das Cocaïn seine volle Wirkung entfalten soll.

Ob der intraoculare Druck durch Cocaïn herabgesetzt wird, kann billig bezweifelt werden.

Das Cocaïn sollte nur zur Anaesthesirung bei operativen Eingriffen verwendet werden, da es, wie bereits S. 11 erwähnt, bei längerer Anwendung als Collyrium auf die Hornhaut nachtheilig wirkt. Nur in Ausnahmefällen (z. B. bei abgelaufenem Glaukom) kann es als Tropfwasser benützt werden. — Erwähnung verdient ferner die Anwendung des Coca-Thees (folia coca) zu Kataplasmirungen des Auges, z. B. zur Erweichung von Hordeolen u. s. w.

Auf eine höchst wichtige Contraindikation des Atropins wie aller anderen Mydriatica muß nämlich hier aufmerksam gemacht werden: sie dürfen nicht angewendet werden, wenn der intraoculare Druck sich dem tastenden Finger als vermehrt erweist. Ja sogar auch in jenen Fällen, wo nur ein Verdacht auf Spannungszunahme des Bulbus vorhanden ist, müssen alle pupillenerweiternden Mittel vermieden werden, wie später im Kapitel des Glaukoms noch näher auseinander gesetzt wird.

Specielle Therapie der Hornhautentzündungen.

Die Hornhaut wird sehr häufig von Geschwürsbildungen befallen, welche aber untereinander, sowohl was ihren Ursprung, als ihren Verlauf anbelangt, bedeutend differiren.

Was den Verlauf betrifft, so ist ihnen allen gemeinsam nur der Gewebszerfall, der von der Oberfläche, dem Hornhautepithel, her beginnt, sich seitlich und in die Tiefe auszubreiten trachtet, und ihre endliche Ausfüllung mit neugebildetem Gewebe, welches, wenn es sich auch in vielen Fällen aufzuhellen vermag, doch — wenigstens im erwachsenen Menschen — niemals die Struktur des physiologischen Hornhautgewebes genau wiederholt. Differiren können sie aber zunächst in Bezug auf ihren Sitz, insofern die einen an der Peripherie der Hornhaut, die anderen mehr im Centrum sitzen; in der Rapidität ihrer Ausbreitung, da manche keine Tendenz zeigen, um sich zu greifen, weder der Fläche noch der Tiefe nach, oder dies nur höchst langsam und in Ausnahmefällen thun; ferner darin, daß einige von ihnen zu stürmischer Produktion von Eiter in das Hornhautgewebe und in den Kammerraum führen, während bei anderen diese nur in Form von interstitiellen Infiltrationen bemerkbar wird.

Die gemeinsame Gefahr aller Hornhautgeschwüre liegt zunächst in der Zerstörung des Gewebes, sodann in den Folgezuständen, die aus der Reparation des Gewebszerfalles entspringen.

Vom Standpunkte der Therapie ist es von höchstem Interesse, in jedem einzelnen Falle die Ausdehnung eines Substanzverlustes oder Geschwüres der Hornhaut sowohl der Fläche als der Tiefe nach genau feststellen zu können. Dies ist nicht immer eine leichte Sache, da die Ränder der Geschwüre häufig durch den grauen Infiltrationshof verwischt oder unkenntlich gemacht werden. Wir besitzen nun in der Fluorescinfärbung der Hornhaut ein diagnostisches Mittel ersten Ranges, das uns jeden, auch den kleinsten und oberflächlichsten Substanzverlust in einer Weise zur Anschauung bringt, die nichts mehr zu wünschen übrig läßt. Das Fluorescin ist ein Theerfarbstoff ($C_{20}H_{12}O_5 + H_2O$), dessen alkalische Lösungen im durchfallenden Lichte rot, im auffallendem Lichte noch in den stärksten Verdünnungen grün sind. Wir verwenden eine 2 $^0/_0$ige Lösung in einer 2—4 $^0/_0$igen Natron-carbonicum-Lösung, die für das Auge vollkommen inoffensiv ist. Wie M. Straub im Jahre 1888 gezeigt hat, besitzt das Fluorescin die Eigenschaft, nur die des Epithels beraubten Hornhautpartieen grün zu färben, während es das intakte Epithel ungefärbt läßt. Die Verwendbarkeit in der Praxis haben Thomalla, Nieden und Groenouw nachgewiesen. Durch Instillation eines Tropfens dieses Farbstoffes sind wir im Augenblick im Stande, die Ausdehnung eines jeden Substanzverlustes durch die Grünfärbung mit größter Deutlichkeit zu erkennen, was für die chirurgische Behandlung von allergrößter Wichtigkeit ist, da wir nur so die ergriffenen, d. h. dem Verschwärungsproceß verfallenen, von den nur infiltrirten und graulich getrübten Partieen sondern können, so daß wir jeden Eingriff in exaktester Weise auszuüben im Stande sind. Nach der Fluorescirung des Auges soll der überschüssige Farbstoff mit sterilisirtem Wasser (oder Borlösungen) ausgewaschen werden.

Katarrhalische Geschwüre.

Schon bei Gelegenheit der Besprechung des Conjunktivalkatarrhs wurden Geschwüre erwähnt, welche als Complication des Katarrhs die Hornhaut befallen und die unter allen Umständen die lokale Behandlung des Bindehautleides contraindiciren. Die katarrhalischen Geschwüre sind immer randständige, dem Limbusgebilde angehörige. Sie erscheinen oft als mohnkorngroße, graue Infiltrationen am Hornhautrande, der Bulbus ist dann lebhafter injicirt, gereizt und thränend. Dem Sektor entsprechend, in welchem sie sitzen, ist Ciliar-Injektion zugegen.

Wenn mehrere Randinfiltrationen zu gleicher Zeit auftreten, stehen sie fast genau symmetrisch, insofern, als eine sie verbindende ideale Linie immer einen Theil einer Kreislinie ausmachen und dem Limbus parallel sein würde. Wenn sie confluiren, was oft geschieht, so nehmen sie dem zu Folge die Sichelform an, welche geradezu charakteristisch für den katarrhalischen Ursprung dieser Geschwürsbildung ist. Diese kreisförmige Gestalt läßt aber auch einen beinahe sichern Rückschluß auf die Art und Weise machen, wie solche Geschwüre zu Stande kommen können. Die Cornea ist nicht absolut gefäßlos, ihr Randtheil enthält feine, aus den Conjunktivalgefäßen stammende Capillaren, welche in Form von Endschlingen die Hornhautperipherie umkreisen. Jede Schlinge ist als ein Endgefäß für einen Cornealsektor anzusehen, und es ist gewiß, daß die Safträume der Hornhaut mit den Circumcapillarräumen des Randschlingennetzes in Communikation stehen. Nun befinden sich die miliaren Geschwürchen gerade an der Grenze des gefäßhaltigen und des gefäßlosen Cornealtheiles, und wenn sie confluiren, werden sie in Kreis- oder Sichelform parallel zum Hornhautrande stehen gerade so, wie die ideale Grenzlinie der Randgefäßzone. Es ist also darum mehr als wahrscheinlich, daß wir es hier mit einem Unwegsamwerden der Endschlingen durch entzündliche Anschoppung derselben zu thun haben, woraus sowohl die Infiltration, wie der nachfolgende Zerfall der betreffenden Hornhautpartie sich erklären läßt. Es ist ferner charakteristisch für diese aus den miliaren Geschwürchen confluirten Sichelgeschwüre, daß der tiefste Theil des Geschwüres immer dem Limbus zugewendet ist, während der seichte Rand dem Cornealcentrum zugekehrt ist. Diese Geschwüre haben in der Regel nicht die Tendenz, sich der Tiefe nach auszubreiten, wohl aber schreiten sie in dem Territorium des Randschlingennetzes fort, umkreisen demnach eine größere oder kleinere Partie der Hornhaut. Es gehört zu den größten Seltenheiten, daß ein solcher Proceß zur Perforation führt, und man hat dann immer anzunehmen, daß entweder unzweckmäßige Behandlung oder die Complikation mit einem auf infektiöser Basis ruhenden Cornealleiden hinzugetreten ist.

Die Prognose der miliaren Geschwürsform ist daher eine günstige. Sie heilen, indem sie eine scharfmarkirte Trübung hinterlassen, die aber mit der Zeit unsichtbar werden kann, selten aber schadet, weil sie äußerst peripherisch ist. Die Sichelgeschwüre hinterlassen eine gekrümmte Narbe, die nur, im Falle sie sehr ausgedehnt ist, zu optischen Nachtheilen Veranlassung geben kann.

Sehr merkwürdig sind die mitunter sehr ausgebreiteten sichelförmigen Abschliffe, die vom oberen Hornhautrand sich gegen die Mitte erstrecken und auf ihrer Oberfläche vascularisirt sind. Sie sind jedenfalls die Folgezustände eines Geschwürsprocesses, der vom oberen Rande ausging und noch vor der mitunter ektatischen Hornhautmitte Halt machte. Häufig können die Kranken keinerlei verwendbaren anamnestischen Daten angeben. Ob es sich hier um ein zur Selbstheilung gelangtes Ulcus rodens (s. S. 93) handelt, mag dahingestellt bleiben; wahrscheinlicher dünkt es, daß es ausgebreitete katarrhalische Geschwüre sind, die zu diesen charakteristischen narbigen Abschliffen führten (Keratitis marginalis).

Da die geschilderten Hornhautgeschwüre eine Complikation des akuten Conjunktivalkatarrhs darstellen, so sollte man meinen, daß die Fortsetzung der eingeschlagenen Therapie gegen das Conjunktivalleiden genügen würde, die ersteren zum Verschwinden zu bringen. Indeß ist dies durchaus nicht der Fall. Man kann sich so oft überzeugen, daß katarrhalische Geschwüre durch zu energisches und zu reizendes topisches Verfahren geradezu inducirt werden, daß man aussprechen muß, daß ihr Auftreten die Anwendung von Adstringentien oder Causticis geradezu verbietet. So hat man oft Gelegenheit zu sehen, daß miliare Geschwürchen nach Mißhandlung des mit einem Katarrh behafteten Auges durch sogenannte kalte Umschläge aufschießen, und durch deren Confluirung Sichelgeschwüre sich bilden, die durch fortgesetztes Touchiren der Conjunktiva sich ausbreiten, und daß das

Auge sich sofort beruhigt, wenn man einfach jede Therapie aussetzt. Es ist also zweckmäßig, das Auftreten eines oder mehrerer miliarer Geschwürchen als ein Signal zu betrachten, zunächst alle adstringirenden Mittel auszusetzen. Ist der Reizzustand ein heftiger, klagt der Kranke über Schmerzen, Stechen im Auge, so ist die Anwendung des Atropins bis zur Pupillenerweiterung geboten.

In der Regel stellt sich Besserung rasch unter Anwendung feuchter Wärme des Auges ein. Sollten die Reizerscheinungen sehr heftige sein, so ziehe ich die Auskratzung der Geschwürchen allen anderen Mitteln vor. Das Auge wird cocaïnisirt und die grau-infiltrirte Stelle mit einem scharfen Spatelchen möglichst gründlich ausgekratzt. In den meisten Fällen gelingt es, einen reinen Substanzverlust zu erzielen. Wenn man die oberflächlichsten Geschwürslagen entfernt hat, so stellt sich fast ausnahmslos eine parenchymatöse Blutung ein, aus den durch die geringfügige Operation zerrissenen Randschlingegefäßen, durch die man sich in der Auskratzung nicht weiter stören lassen soll. Hierauf wird ein Verband angelegt; die Atropinisirung kann, da die Schmerzen sehr bald aufhören, bald ausgesetzt werden, wie überhaupt bei dieser Gelegenheit betont werden soll, mit den Atropin-Instillationen so sparsam als möglich zu sein, um die Arbeitsfähigkeit des Patienten nicht ohne zwingenden Grund zu beschränken. Man kann durch diese kleine Operation den Proceß in kürzester Zeit zur Heilung bringen.

Hat sich ein Sichelgeschwür gebildet, welches große Reizerscheinungen verursacht und die Tendenz zum Weiterschreiten zeigt, so kann man wohl in manchen Fällen mit Atropin-Einträufelungen und Kataplasmirung des Auges auskommen.

Zu Kataplasmen wird man am besten einen warmen Brei, der in Leinwand oder Musselinlappen eingeschlagen wird, verwenden. Man läßt den Brei durch Kochen von Leinsamenmehl (Farina semin. lini) oder aus Semmelkrumen bereiten, die mit Borsäurelösung angerührt werden. Während der eine Umschlag aufliegt, möge ein anderer auf einem Spirituskocher warm erhalten werden. Ein aufliegendes Kataplasma, das durch ein Tuch befestigt wird, erhält sich circa zehn Minuten warm. Es muß nach dem Auskühlen sofort gewechselt werden. Bei heftigen Schmerzen kann man den Brei mit Cocablättern (Folia cocae) kochen lassen, oder statt der Breiumschläge die weich gekochten Cocablätter in einem Säckchen auflegen. Viel weniger Umstände macht die japanesische Dose. Sie ist aus Metall, etwas concav geschweift, von der Größe einer mittleren Cigarrenbüchse und mit einem Tuchstoff überzogen. In die Höhlung der Büchse giebt man eine eigens präparirte, in Form einer dicken Cigarre comprimirte Kohle, die an einem Ende angezündet wird und die dann ungefähr zwei Stunden fortglimmt, eine sehr angenehme Wärme erzeugt, die man noch reguliren kann, indem man Gaze-Lagen zwischen Dose und Auge nach Bedarf breitet. Wo trockene Wärme vertragen wird, ist diese

Procedur die beste. Die Dosen sammt der präparirten Kohle sind heutzutage für einen sehr billigen Preis bei jedem Instrumentenmacher zu haben.

Wo aber die Heilung zögert, oder wenn man den Proceß rasch beenden will, so wird man die Hornhaut fluoresciren, dann cocaïnisiren und das Sichelgeschwür mit dem Galvanokauter ätzen. Man muß aber mit großer Sorgfalt den concaven gegen die Hornhautmitte gerichteten Rand lineär und nicht zu seicht anätzen. Das Auge erhält dann einen Druckverband. Man macht den Kranken aufmerksam, daß mit dem Nachlassen der Cocaïnwiirkung der Brandschorf in der ersten Zeit heftige Schmerzen verursacht, die man am besten durch einige mittlere Dosen von Antipyrin oder Phenacetin zum Schweigen bringt.

In derselben Weise bringt man die geschwürigen Substanzverluste zur Heilung, die aus einem geplatzten Bläschen entstehen (nach Intermittens oder anderen febrilen Krankheiten), auf der Hornhautoberfläche weiter kriechen und nach Fluorescirung sich als vielfach verästelte Geschwüre erweisen (Keratitis dendritica).

Ulcus rodens (Mooren).

Zu den allergefährlichsten, wenn auch äußerst selten vorkommenden Geschwürsformen der Cornea gehört das Ulcus rodens, welches nach Art eines Sichelgeschwüres am Rand der Hornhaut entsteht und sich unter heftigen Schmerzen flächenhaft immer weiter gegen die gesunden Partieen zu vorschiebt. Charakteristisch ist, daß der Geschwürsproceß die tieferen Lagen der Membran nie ergreift, wie auch der Geschwürsgrund niemals eigentlich eitrig infiltrirt ist, er bleibt immer durchscheinend, wenn er auch graulich ist. Sehr wichtig erscheint eine Angabe Nieden's, daß das Fortschreiten des Geschwürs stets jenseits der infiltrirten Demarkationslinie im Gesunden, in Form einiger graulicher Herde stattfinde, wie durch Fluorescin-Färbung zu constatiren ist. Der Substanzverlust wird später durch narbiges, gefäßhaltiges Gewebe ausgefüllt, wenn nicht, wie dies in Ausnahmefällen sicher constatirt wurde, die vorher geschwellte Conjunktiva bulbi mit demselben verwächst und, nach Art eines Pterygiums das ganze Vorwärtskriechen der Ulceration mitmachend, die afficirte Cornea bedeckt. Von den früheren Autoren wurde auch als charakteristisch betont, daß Hypopyum niemals, Iritis nicht immer vorkomme. Es ist jedoch neuestens von Schmidt-Rimpler ein Fall publicirt worden, in dem ein kleines Hypopyum aufgetreten war. Die Gefahr dieser Krankheit besteht demnach darin, daß durch die Verwandlung der Hornhautoberfläche in eine Schicht von Narbengewebe das Sehen vernichtet oder auf Lichtpfindung beschränkt wird.

Was die Behandlung betrifft, so wird hier in erster Linie die

Galvanokauterisation stehen, durch welche von einigen Klinikern Heilung erzielt wurde. Sollte diese keinen Erfolg haben, indem das Fortschreiten der Ulceration weiter zu constatiren wäre, so kann daran gedacht werden, durch Transplantation von Conjunktiva auf die Geschwürsfläche (also durch Erzeugung eines künstlichen Pterygiums) Heilung zu bringen, nach einem Vorgange, der später auseinandergesetzt werden wird.

Eitergeschwüre und Abscesse.

Während beim katarrhalischen Geschwüre der Gewebszerfall nur ein sehr mäßiger, die Tiefe des Geschwürs darum eine unerhebliche ist, ferner Eiter niemals producirt wird, existirt eine Reihe von Cornealveränderungen, bei denen außer dem manchmal stürmischen Zerfall des Gewebes noch eine verhältnißmäßig beträchtliche Eiterung charakteristisch ist. Diese Processe trennen sich in eigentliche Geschwüre, je nachdem der Zerfall des Gewebes oberflächlich, d. h. an der Epitheldecke beginnt, und von da sowohl der Fläche als der Tiefe nach weiter greift; oder andererseits in den tieferen Schichten der Hornhaut beginnt, daselbst zu einer Eiterung führt, welche anfänglich sowohl nach vorn durch das vordere Hornhautepithel, als auch nach hinten durch die Membrana Descemetii begrenzt ist, und wir demnach Eiteransammlung im Gewebe haben, was ja eben beim Abscesse das Wesentliche ausmacht. Als Ursachen der Hornhaut-Eiterungen sind Infektionen mit pathogenen Mikroorganismen erwiesen. In der Regel dringen dieselben von außen ein, nach Verletzungen, welche einen Defekt des Epithels bedingen. Es existirt eine ganze Reihe von Mikroorganismen, denen auf Grundlage von Experimenten die Rolle von Eitererregern zuzuschreiben ist. Der am längsten bekannte Eitererreger ist der Aspergillus glaucus (Leber), es sind ferner Leptothrix buccalis, Strepto- und Staphylokokken, sowie der Fränkel-Weichselbaum'sche Pneumococcus (Uhthoff und Axenfeld) als Eitererreger nachgewiesen. Auch faulende Massen, sowie die Toxine der genannten Mikroorganismen können eitrige Hornhautprocesse induciren. Eine derartige Eiterung in der Hornhautsubstanz wird selbstverständlich keine genau circumscripte sein: von dem eigentlichen Herd werden sich nach allen Richtungen, am häufigsten und intensivsten jedoch nach unten, Eiter-Infiltrationen zwischen den Spalten der Grundsubstanz ausbreiten. Wie bereits erwähnt, wird man die Ausbreitung der Infiltration in höchst vollkommener Weise durch Fluorescirung der Hornhaut zur Anschauung bringen können. Wenn die Zerstörung weiter greift, wird der Eiter endlich durchbrechen; so wird aus dem Absceß nach Untergang der Decke ein

Geschwür. Nur selten geschieht es, und dies nur in einer Reihe höchst interessanter Cornealabscesse, daß die Decke des Abscesses nicht durchbrochen wird, sondern die Substanzhöhle, die nach Resorption des Eiters zurückbleibt, bedeckt, indem sie entsprechend einsinkt und eine Delle bildet.

Der in der Hornhaut producirte Eiter kann jedoch auch die Grenzen dieser Membran überschreiten, in die vordere Kammer gelangen und sich mit der darin befindlichen wässrigen Feuchtigkeit vermischen. Jedenfalls werden die im Kammerwasser suspendirten Eiterzellen das erstere trüben, da aber Eiter specifisch schwerer ist, als destillirtes Wasser, sich zu Boden senken, resp. nach den Gesetzen der Schwere sich anordnen. Eine solche bei aufrechter Kopfhaltung des Kranken am Boden der vorderen Kammer angesammelte Eiterquantität heißt Hypopyum. Ein den unteren Sektor der Hornhaut infiltrirendes Eiterquantum wird Onyx genannt.

Das Hypopyum ist, trotzdem bei den genannten Hornhautprocessen immer die Iris mitbetheiligt und mitentzündet ist, größtentheils von der Hornhaut geliefert und nur zum kleinen Theile von der Iris. Der klinische Beweis mag darin liegen, daß beim Milderwerden der Hornhauterkrankung der Eiter in der vorderen Kammer auch weniger wird oder ganz schwindet, während die Iris-Entzündung noch persistirt. Außerdem sieht man an der hinteren Cornealfläche den Eiter oft fadenförmig in die Kammer ragen. Sein Zustandekommen zu erklären, bietet gar keine Schwierigkeit, seit wir die Fähigkeit der Eiterzellen, sich fortzubewegen, kennen, und wissen, daß die Gewebslücken der Hornhaut mit den Maschen des Ligamentum pectinatum communiciren.

Auch über dem Spiegel des Hypopyums wird das Kammerwasser selbstverständlich nicht krystallklar sein, wie in der Norm. Es wird suspendirte Eiterzellen enthalten, ferner sieht man noch häufig zarte, wolkige Trübungen und Flocken, welche in der vorderen Kammer sich vorfinden. Diesen wolkigen Trübungen oder Flocken ist absolut kein weiterer diagnostischer Werth beizulegen, weil sie immer entstehen, so oft fremde Bestandtheile in die Kammer ragen. Es sind fibrinöse Gerinnungen, die experimentell jederzeit hervorzurufen sind, so oft wir durch Entzündungen und Wucherungsprocesse an den Wänden der vorderen Kammer eine Immigration von lymphoiden Zellen in dieselbe anregen.

Das Geschwür sowohl wie der Absceß werden naturgemäß zwei Stadien durchzumachen haben: ein Stadium des progressiven Zerfalles, also der Ausbreitung, und das Stadium der Ausfüllung des Substanzverlustes, demnach der Heilung, der „Reparation". Wenn man will, mag man noch zwischen beide ein drittes einschieben: jenes, in dem der Geschwürsgrund sich reinigt, der Zerstörungsproceß nicht weitergreift und sich alles zur Heilung vorbereitet.

Das erste Stadium beginnt mit der Entblößung der Hornhaut vom Epithel, also mit einem grau infiltrirten Substanzverlust. Der weitere Zerfall kann rapid nach der hinteren Oberfläche der Hornhaut in die Tiefe erfolgen, oder nur der Fläche nach, so daß nur die Geschwürsränder grau infiltrirt sind, welche sich immer weiter schieben. Der Grund des Geschwürs ist häufig ebenfalls eitrig infiltrirt, sehr oft aber sind nur die Ränder grau, der Grund aber scheint hell zu sein, was dann der Fall ist, wenn alles bis auf die hintersten Hornhautschichten zerstört ist, und diese, von denen die DESCEMET'sche Membran als strukturlose Membran niemals von Eiter erfüllt sein kann, sich nach vorn, vom intraokulären Drucke gedrängt, zu bauchen beginnen.

Die Zerstörung der Hornhaut kann so weiter gehen, bis endlich die Continuitätstrennung der hintersten Hornhautlamelle und damit eine plötzliche Eröffnung der vorderen Kammer erfolgt ist. Diese Continuitätstrennung ist einestheils eine Folge der Corrosion, anderntheils hilft dazu auch die Spannung, unter welcher die verdünnte Hornhautpartie steht. Jeder Theil der Bulbuswand, zu der die Hornhaut auch gehört, hat ihre bestimmte, ihrer Fläche entsprechende Quote vom intraokulären Druck zu tragen. Ist ein Theil der Wandung verdünnt, so ist für ihn der intraokuläre Druck relativ zu groß, d. h. schon der normale Druck wird ihn vorbauchen. Derartige Vorbauchungen der hintersten Hornhautschichten kommen bei Hornhautgeschwüren öfters vor, sie sind leicht kenntlich als fast wasserhelle Kuppen über dem grau infiltrirten Geschwürsrande und heißen Keratokele (Hornhautbruch). Man muss sie sehr gut kennen lernen, weil ihre Gegenwart zu hochwichtigen therapeutischen Maßnahmen Veranlassung giebt, von denen später die Rede sein wird.

Ist auch die hinterste Lamelle gerissen, so muß zunächst das Kammerwasser ausfließen. Während es ausfließt, müssen die hinteren Gebilde des Auges bis zur Durchbruchspforte nachrücken und an diese angepreßt werden. Ist die Perforation nicht genau im Centrum, der Pupille gegenüber, so wird die Iris in das Loch hineingeschleudert, sie fällt vor und verschließt als Pfropf die Oeffnung — Prolapsus iridis.

Oft ist die Schmelzung der Hornhaut in so großem Maße erfolgt, daß die gesammte Iris bloß liegt. Auch kann, wenn das Geschwür groß ist und die Perforation stürmisch erfolgt, die Linse im Bogen herausgeschleudert werden (s. S. 29).

Das zweite (resp. das dritte) Stadium der Hornhautverschwärung, sei sie nun durch ein Ulcus oder einen Absceß eingeleitet, beginnt damit, daß das Fortschreiten der Ulceration sistirt ist. Von den Rändern derselben, welche an Partieen grenzen, die noch ihr Epithel haben, beginnt eine Neubildung von Epithelzellen, die sich immer weiter gegen die Geschwürsmitte vorschiebt. Gleichzeitig erhebt sich auch Gewebsneubildung aus dem Geschwürsgrunde, sowie aus den Rändern desselben, bis der Substanzverlust ausgefüllt ist. Wir vermissen dann niemals neugebildete Gefäße, welche aus dem Randschlingennetz stammen und mitunter so zahlreich sind, daß die Ausfüllungsmasse roth gefärbt ist. Das Auftreten der Gefäße in einem Substanzverlust kann als ein Signal betrachtet werden, daß die Reparation beginnt. Das neugebildete Gewebe ist niemals ein physiologisches Hornhautgewebe.

Bildet den Geschwürsgrund die vorgefallene Iris, so geht sie in das Ersatzgewebe ein und es bilden sich dann gewisse Folgezustände aus, die wir an geeigneter Stelle besprechen werden.

Bevor auf die speciellen Formen der eitrigen Hornhautentzündung eingegangen wird, müssen jene Gesichtspunkte, von denen wir uns bei der Therapie derselben leiten lassen, festgestellt werden.

Bei jedem Hornhautgeschwür ist erstens darauf zu sehen, das Fortschreiten des Processes zu sistiren, also dahin zu wirken, daß der Gewebszerfall sich weder der Fläche nach, noch in die Tiefe ausbreite; zweitens die so häufig deletären Forgen unvermeidlicher Perforation nicht zur Ausbildung kommen zu lassen. Die erste dieser Aufgaben erfüllen wir durch die Zerstörung des Infiltrationsherdes, und um so vollkommener, je früher wir ihn angreifen. Man soll darum, sobald man einen zum Zerfall hinneigenden frischen Substanzverlust der Hornhaut wahrnimmt, sich nicht lange mit friedlichen Mitteln aufhalten, sondern bald zur chirurgischen Behandlung übergehen, die allerdings nur dann einen Erfolg hat, wenn sie exakt vorgenommen wird, d. h. die ganze Ausdehnung des infiltrirten Substanzverlustes berücksichtigt. Das zweckmäßigste Verfahren ist die Galvanokauterisation, ihre Resultate sind für den Geübten die vollkommensten, und die durch sie gesetzten Narben — wofern man nur früh genug den Eingriff vornimmt — die allergünstigsten. Nur in ganz bestimmten Fällen kann die Auskratzung des Geschwürsgrundes mit der Kauterisation concurriren.

Unter den Faktoren, welche den Gewebszerfall der Hornhaut begünstigen müssen, ist der Druck, unter dem die Hornhaut steht, sicherlich ein sehr erheblicher. Es ist bereits gesagt worden, daß für eine verdünnte Hornhautstelle der intraokuläre Druck relativ zu groß sein muß, was sich ja dadurch zeigt, daß eine solche Stelle vorgebaucht ist. Dieser Druck wird auf die ohnedies gestörte Ernährung nachtheilig wirken und den Zerfall begünstigen müssen. Es ist darum eine Hauptaufgabe der Therapie, die sofort nach der Bekämpfung der Ursachen des Geschwürsprocesses und der Vernichtung der Materia peccans (z. B. blennorrhöisches Sekret u. s. w.) kommt, den Druck, unter dem die Cornea steht, zu ermäßigen.

Die Erfahrung lehrt, daß nach Ermäßigung des Druckes in vielen Fällen sofort ein Stillstehen des Zerfalles eintritt, indem mit der erleichterten Ernährung der Hornhaut das kranke vom gesunden Gewebe sich trennt, abstößt und Heilung eintritt.

Unter den Mitteln, die wir besitzen, die Spannung der Cornea zu ermäßigen. müssen hier vor allem folgende genannt werden:

1. Permanente warme Umschläge. Sie können zwar nicht bei jeder Hornhaut-Ulceration angewendet werden, z. B. dort nicht, wo ein fortwährender Druckverband indicirt ist; bei vielen aber haben sie eine ausgezeichnete Wirkung. Während sie die Abstoßung des kranken Gewebes befördern, scheinen sie, wie die Wärme das auch an anderen Körperstellen zu Wege bringt, das Gewebe zu erschlaffen und die Durchtränkung desselben mit Ernährungssaft zu befördern.

2. Das unzweifelhafteste und wirksamste Mittel stellt die Punktion der vorderen Kammer dar. Sie ist mitunter sehr leicht, bei Gelegenheit der Kauterisation eines bereits hochgradig verdünnten Geschwürsgrundes, mit dem Galvanokauter vorzunehmen. Sonst muß die Schilderung der Ausführung dieses Verfahrens der Operationslehre vorbehalten bleiben, doch möge jetzt Folgendes festgestellt werden: Die Punktion hat zunächst den Zweck, das Kammerwasser zu entleeren. Durch die Entleerung des Kammerwassers wird gleichzeitig auch aller Eiter, der in der vorderen Kammer ist, mit entfernt, und demnach die schädliche Wirkung des Hypopyums, die dasselbe etwa durch den Contakt des Eiters mit den Kammergebilden ausüben sollte, aufgehoben. Die Punktion wird ferner den Druck auf die Cornea selbstverständlich bedeutend ermäßigen und gleichzeitig auch den gesammten intraokulären Druck durch die temporäre Eröffnung der Bulbuskapsel beträchtlich herabsetzen.

Die Eröffnung der vorderen Kammer wird vorgenommen entweder peripherisch in der Nähe des Limbus corneae an einer gesunden Stelle, oder durch einen Einschnitt in der Substanz der Hornhaut selbst, wobei man den Geschwürsgrund wählen kann. Was die erstere Methode betrifft, so wurde sie von Einigen (Horner) gleichzeitig mit einer Ausschneidung eines Irisstückes verbunden. Eine Iridektomie setzt den intraokulären Druck dauernd herab; theoretisch ist diese Methode darum unanfechtbar. Leider hat aber die Ausschneidung aus einer hochgradig entzündeten, hyperämischen und morschen Iris ihr Mißliches, und so muß diese Methode einer anderen weichen, von der später noch die Rede sein wird, die zu den segensreichsten in der Ophthalmologie überhaupt gehört, der Schlitzung der Hornhaut im Geschwürsgrunde (Saemisch).

3. Auf medikamentöse Weise kann man den Druck im Auge durch die pupillenverengernden Mittel, die Miotica, herabsetzen. Hier ist vor allem zu nennen das Eserinum sulfuricum, das Alkaloidsalz aus der schon seit langer Zeit bekannten Calabarbohne (Faba von Physostigma venenosum). Das Eserin ist wie das Calabar ein sehr wirksames Mioticum. Es verengert die Pupille ad maximum und erzeugt einen Krampf des Accommodationsmuskels. Doch wurde bald durch die Untersuchungen Laqueur's, Weber's u. A. auch gezeigt, daß Eserin im Stande sei, die Wirkungen des erhöhten, intraokulären Druckes zeitweilig zu paralysiren, welche überraschende Entdeckung sofort auch in der Therapie des Glaukoms benutzt wurde. Die Ursachen dieser Wirkungsweise des Eserins seien hier außer Acht gelassen. Bald aber wurde auf den Werth des Eserins von Weber und v. Wecker auch nach einer anderen Richtung hin aufmerksam gemacht, und zwar wurde dasselbe gewissermaßen als Specificum bei der Behandlung der Cornealkrankheiten gepriesen. v. Wecker stellte die Behauptung auf, daß das Eserin außer der Verminderung des Druckes im Augeninnern noch eine Verminderung der Bindehaut-Absonderung durch Zusammenziehen der Blutgefäße, demnach eine Beschränkung der Diapedesis erziele. Außerdem legte man diesem Mittel noch eine desinficirende und antiseptische Wirkung bei.

Aus diesen Daten ersieht man, welche Rolle das Eserin bei der Behandlung der Hornhaut-Affektionen, in specie der Hornhaut-Ulcerationen, zu spielen ausersehen war. Verminderung der Conjunktivalsekretion, Verhinderung der den Eiter ins Augeninnere liefernden Diapedesis, Entlastung der Cornea von dem auf ihr a tergo lastenden Drucke, dabei gleichzeitig Desinfektion — eine Reihe von Vorzügen, in denen sich sowohl eine causale als auch symptomatische Heilkraft vereinigten. Doch hat die fortgesetzte, von allen praktischen Augenärzten geübte Beobachtung den Werth des Eserins bei der Behandlung der Corneal-Ulcerationen bedeutend eingeschränkt, wobei aber noch genug übrig bleibt, um dasselbe zu einem höchst werthvollen Mittel zu machen.

Zunächst hat sich die sekretionsvermindernde und desinficirende Eigenschaft des Eserins nicht bestätigt. Wenn sie existirt, so ist sie so gering, daß sie von der ganzen Reihe erprobter antiseptischer Mittel beträchtlich in den Schatten gestellt wird. Es ist auch jetzt, wenigstens in deutschen Publikationen, wenig mehr die Rede davon.

Unleugbar ist es, daß das Eserin den Druck im Augeninnern herabsetzt und darum auch die Spannung der Cornea ermäßigt. Ob das letztere deshalb geschieht, weil der intraokuläre Druck in toto herabgesetzt wird, oder aber, weil die ad maximum contrahirte und etwas nach hinten rückende Iris einen Theil des Glaskörperdruckes auf sich nimmt und dergestalt die Entlastung der Hornhaut durchführt — wobei supponirt wird, daß der Druck in der vorderen Kammer ein anderer sein kann, als im Glaskörperraum —, ist durchaus noch nicht entschieden. Genug, daß die Cornea entlastet wird.

Aus dem Gesagten würde nun die Aufgabe, die das Eserin bei Cornealgeschwüren zu erfüllen hat, ferner der Vorzug, den das Eserin vor dem Atropin, welches bis zum Auftauchen des ersteren das souveräne Mittel bei allen in Rede stehenden Processen war, klar hervortreten. Die Sache steht aber nicht so einfach. Das Eserin ist ein mächtiges Mioticum, muß also unbedingt den entzündlichen Zustand, in dem die Iris bei Cornealgeschwüren sich zu befinden pflegt, durch Contraktion der Pupille steigern. Dies ist an und für sich ein großer Nachtheil, da durch die Entzündung der Iris sich Folgezustände bilden können, die in Zukunft das Auge erst recht zu gefährden geeignet sind. Keinesfalls ist die Entlastung, welche das Eserin an der Cornea hervorbringt, so ausgiebig, wie die durch die Punktion oder Keratomie (Hornhautschnitt) bewirkte, und die Erfahrung lehrt auch, daß in den schwersten Fällen die Punktion in Verbindung mit dem Atropingebrauch sich als rettend erwiesen hat. Hierzu kommt noch, daß das Atropin als Narcoticum auf das Auge wirkt, während das Eserin einen häufig sehr unangenehmen Stirnkopfschmerz hervorbringt, was bei den Schmerzen, die die Kranken bei Entzündungen der Hornhaut und Iris zu haben pflegen, bedeutend ins Gewicht fällt.

Die eigentliche Aufgabe, die das Eserin zu erfüllen hat, beginnt jedoch erst dann, wenn die Hornhaut an einer Stelle so weit verdünnt ist, daß die Gefahr des Druchbruches imminent ist. Die Erfahrung lehrt, daß die frühzeitige Anwendung des Eserins die Cornea nicht davor bewahrt, in diesen Zustand zu gerathen. Wird das Eserin in diesem Falle energisch angewendet, so erreichen wir zunächst die maximale Verengerung der Pupille, und können dadurch eventuell den Vorfall der Iris vermeiden, indem wir gewissermaßen diese Membran mechanisch von der Geschwürs-Durchbruchspforte abziehen, eventuell bei eben erfolgtem Durchbruche sie heraus, d. h. nach innen zerren, wodurch wir die Verlöthung der Iris mit der Cornea und damit die daraus hervorgehenden Folgezustände (z. B. Staphyloma corneae) hintertreiben. Dies steht namentlich da, wo die Durchbruchsstelle peripherisch sitzt; dagegen dürfte bei centralem Sitze des Geschwürs das Atropin bei weitem vorzuziehen sein, weil wir durch Erweiterung der Pupille hier dasselbe erreichen, wie dort durch Verengerung — nämlich Entfernung des Pupillarrandes vom Perforationsrande.

Das Eserin wird am besten in einer halbpercentigen wässerigen Lösung in den Conjunktivalsack geträufelt.

Rp. Eser. sulf. oder salicyl. 0,05,
Aq. dest. 10,0.
M. D. S. Zum Einträufeln.

Nach Einträufelung von 2—3 Tropfen dieser Lösung wird die Pupille schon nach ungefähr 10 Minuten verengt und das Maximum der Wirkung ist nach circa einer halben Stunde erreicht, auf welchem sie 6—18 Stunden verharrt. Dabei entsteht ein Accommodationskrampf, der jedoch nur höchstens zwei Stunden verbleibt. Eine ähnliche Wirkung als das Eserin hat das Pilocarpin, das Alkaloid der Folia Jaborandi. Die Wirkung ist jedenfalls eine mildere, auch pflegen nach der Einträufelung keine Stirnkopfschmerzen einzutreten. Man träufelt das Pilocarpinum muriaticum gewöhnlich in zweipercentiger Lösung in den Bindehautsack.

In neuerer Zeit wurde, um eine energische Wirkung der Miotica zu erzielen, eine Combination von Eserin und Pilocarpin empfohlen. Man benützt die Formel:

Rp. Eserin. salicyl. 0,05,
Pilocarp. mur. 0,10,
Aq. dest. 10,0.
M. D. S. 2—3 Tropfen in das Auge zu träufeln.

Wir gehen jetzt zu den einzelnen Formen der Eitergeschwüre in der Hornhaut über. Unter den zahlreichen Ulcerationen der Hornhaut müssen die praktisch wichtigsten herausgehoben und gesondert besprochen werden.

Blennorrhöische Geschwüre.

Die blennorrhöischen Geschwüre gehen in der Regel aus einem Zerfalle der eitrig infiltrirten Hornhaut hervor, sie stellen demnach in ihren ersten Stadien eigentlich Abscesse dar. Ihr Sitz ist entweder in der Nähe des Corneallimbus, also ein randständiger oder aber ein centraler. In beiden Fällen bilden sich an den angegebenen Partieen gelbe Infiltrationen aus, welche sich ausbreiten, miteinander verschmelzen, an der Oberfläche entblößt werden und dann als Geschwüre ihren weiteren Lauf nehmen. Die übrige Hornhaut ist immer mitbetheiligt, sie wird trübe und glanzlos.

Geschwüre, die am Limbus corneae sich ausbilden, greifen oftmals kreisförmig weiter, so daß der ganze centrale Antheil der Membran gewissermaßen sequestirt wird.

Centrale Geschwüre pflegen oft rapid sich auszubreiten und durch ihre Perforation, da dann das Linsensystem bloßliegt und auch nicht durch vorfallende Iris geschützt wird, die weitgehendsten Veränderungen des inneren Auges einzuleiten.

Die Erfahrung lehrt, daß blennorrhöische Geschwüre um so günstiger verlaufen, je rascher es gelingt, den Proceß auf der Conjunktiva zum Stillstand zu bringen. Es wird darum, wie schon im Capitel der Blennorrhoea conjunctivae ausgeführt, die Therapie der Blennorrhoea nicht nur keinen Stillstand, sondern eine Erweiterung erfahren.

Vor allem handelt es sich darum, nachdem selbstverständlich in der oben angeführten Weise für die Reinhaltung des Conjunktivalsackes, für die lokale Behandlung der Conjunktiva gesorgt wurde, den Druck auf die Cornea von Seite der geschwollenen Lider, sowie von der wallartig die Cornealperipherie bedeckenden ödematösen Conjunctiva bulbi (Chemosis conj.) zu mäßigen. Dies geschieht in schweren Fällen durch die ausgiebige Erweiterung der Lidspalte, durch eine Scarificirung der chemotischen Conjunktiva. Bei hochgradiger Chemose, wo die beutelartig geschwollene Conjunctiva bulbi die Hornhaut zum großen Teile bedeckt, kann die Hornhaut mit der Scheere von der bedeckenden Membran befreit werden. Immer aber bleibt es eine Hauptsache, den Conjunktivalsack rein zu erhalten, und permanente Umschläge (s. Seite 25 u. f.) werden hierbei eine günstige Wirkung erzielen können.

Auf die Ausbreitung des Geschwürs in die Tiefe muß sehr sorgfältig geachtet werden. Denn wenn die hintere Geschwürswand sich, vom intraokulären Drucke gedrängt, nach vorn bauchen sollte, so muß, wenn das Geschwür ein nur einigermaßen größeres Terrain einnimmt, zur Punktion der Hornhaut geschritten werden, wodurch man in sehr vielen Fällen den weiteren Zerfall der Membran beschränken kann.

Was früher vom Atropin und Eserin gesagt wurde, gilt in erster Reihe für die Behandlung der blennorrhöischen Geschwüre.

Es würde beinahe als unnöthig scheinen, an dieser Stelle noch zu erwähnen, daß bei blennorrhöischen Geschwürsprocessen der Druckverband, der sonst bei allen Geschwüren die besten Dienste leistet, absolut zu verwerfen ist, wenn es nicht noch einzelne Aerzte gäbe, von denen derselbe applicirt wird. Der Druckverband ist mit der allerersten Indikation bei der Behandlung eiternder Geschwüre, nämlich der Aufgabe, dem Sekret freien Abfluß zu verschaffen, im entschiedensten Widerspruch. Ebenso wird die Anwendung der Kälte. die sonst bei Blennorrhoeen sehr wohlthätig wirkt, in Fällen von Corneal-Ulcerationen nicht vertragen.

Ulcus corneae serpens (Saemisch).

(*Hypopyum-Keratitis* [Roser].)

Die Berechtigung, eine Gattung von Geschwüren der Hornhaut, welche einen eigenthümlichen progressiven Verlauf über die Hornhautoberfläche und gleichzeitig in die Tiefe nehmen und ausnahmslos mit Eiteransammlung in der vorderen Kammer (Hypopyum) einhergehen, mit dem Namen des kriechenden (serpiginösen) Geschwüres zu belegen, ist unzweifelhaft gegeben durch die Aetiologie dieser Erkrankung, ihren ganz eigenthümlichen und bösartigen Verlauf, ferner durch eine ganze Reihe von Ergebnissen bakteriologischer und ergänzender experimenteller Studien. Es handelt sich hier um Geschwüre, deren Entstehung schon eine Infektion vermuthen lässt. In einer großen Reihe dieser Fälle liegt eine Blennorrhoe des Thränensackes vor, fast ebenso häufig sind Verletzungen vorhergegangen, welche zu geringfügigen Erosionen des Hornhautepithels führten, die in ihrer Art jedenfalls als unreine Quetsch- oder Rißwunden anzusehen sind, und die Pforten darstellen, durch die der Infektionsstoff in das Gewebe der Hornhaut gedrungen ist. Nach Saemisch sind unter den beobachteten Geschwüren dieser Art bei 40 Proc. Verletzungen und bei 32 Proc. Blennorrhoe des Thränensackes nachgewiesen worden. Nach einer Zusammenstellung von Vossius war in mehr als 60 Proc. der Fälle mit Sicherheit, in mehr als 20 Proc. mit Wahrscheinlichkeit eine Verletzung zu constatiren.

Schon wenn wir diese beiden hauptsächlichsten ätiologischen Momente des Ulcus corneae serpens genauer ins Auge fassen, so erhalten wir hinlängliche Anhaltspunkte für die infektiöse Natur dieser Krankheit. In der Dakryocysto-Blennorrhoe handelt es sich um ein schleimig-eitriges Sekret des Thränensackes, der bereits seit langer Zeit afficirt ist, und welches Sekret sich durch die engen Thränenröhrchen weder vollständig in den Conjunktivalsack, noch wegen der immer gleichzeitig bestehenden Striktur des Thränen-Nasenganges in die Nasenhöhle entleeren kann. Solche Sekrete sind gewöhnlich in einem zersetzen putriden Zustande, was sich in vielen Fällen durch einen höchst widerwärtigen Geruch, den solche Kranke verbreiten, verräth. Stets ist auch ein chronischer Nasenkatarrh vorhanden, also eine chronische Entzündung an einer Stelle, die gleichsam als Filter der Inspirationsluft dient, an welchem sicherlich eine Menge von fäulnißerregenden Partikeln und Stoffen ständig haften bleiben. Die Flüssigkeitsschicht, welche im Conjunktivalsacke sich immer befindet, steht in fortwährendem Contakte mit diesem gestauten Sekret, und der chronische Bindehautkatarrh, der in solchen Fällen sehr oft vorhanden ist, beweist, daß die betreffenden Augen in einem permanenten Reizungszustande sich befinden. Daß dann eine geringfügige Verletzung, vielleicht nur ein mikroskopischer Substanzverlust im Epithel genügt, um die Entzündungserreger in die Hornhaut eindringen zu lassen, ist leicht zu verstehen.

Was nun das andere ätiologische Moment, die Hornhautverletzung anbelangt, so gewährt dieses ebenfalls einen höchst merkwürdigen Einblick in das Wesen der Krankheit. Die Verletzung selbst ist nämlich immer eine sehr geringfügige, höchstens eine Epithelabschilferung zu nennen, aber sie wird, und darin stimmen alle Beobachter überein, auf eine eigenthümliche Art beigebracht. Die Kranken geben an, daß es die Spitzen von Aehren, Baumzweigchen und dergl. sind, die ihnen gegen das Auge geschnellt sind, überhaupt also Verletzungen, die in irgend einer Weise zu der Beschäftigung des Kranken im Felde oder im Walde u. s. w. in Beziehung stehen. Außerdem sind es Arbeiter in Steinbrüchen, die ein verhältnißmäßig großes Contingent zu diesen Fällen liefern. Warum gerade durch solche geringfügige Traumen perniciöse Uebertragungen von pathogenen Stoffen in die Hornhaut stattfinden sollen, glaubte man durch eine hochwichtige Beobachtung von Leber erklären zu können. Leber war der erste, der den gewöhnlichen Schimmelpilz (Aspergillus glaucus) klinisch und experimentell als Erreger einer Hypopyum-Keratitis nachweisen konnte. Seine Beobachtungen sind von Fuchs und Uhthoff durchaus bestätigt worden; doch handelt es sich bei der Keratitis aspergillina klinisch um ein ganz anderes Bild. Es sind gewöhnlich, wenigstens im Beginn, im Hornhautcentrum scheibenförmige Eiter-Infiltrationen vorhanden, die sich zum Theil mehr oder weniger rein von der Unterlage abheben lassen. Keinesfalls war dieses typische Bild vorhanden, das im Folgenden geschildert ist:

Die ersten Anfänge des Geschwürs sind in den meisten Fällen in der Hornhautmitte oder etwas unter ihr zu finden in Form einer Epithelabschürfung. Später trübt sich diese Stelle und wir haben ein oberflächliches Geschwür. Was nun für das Ulcus corneae serpens charakteristisch ist, ist die Ausbreitung eines Geschwürrandes gegen die Peripherie. Dieser Rand ist immer getrübt, graulich infiltrirt, er zerfällt, hinterläßt einen mehr durchscheinenden Substanzverlust, der abermals von dem infiltrirten, etwas erhabenen Rande begrenzt ist. Dieses Fortkriechen des Geschwürrandes gegen die gesunden Hornhautpartieen ist es eben, was für diese Geschwürsform so charakteristisch ist und zugleich, was sie so gefährlich macht, indem fast unaufhaltsam gesundes Hornhautgewebe ergriffen wird. Gleichzeitig gehen vom infiltrirten Geschwürstheile Trübungen in das Parenchym der Hornhaut hinein. Später erst gewinnen die tieferen Hornhautpartieen das Aussehen, als wären sie eitrig infiltrirt, und dann tritt auch das Hypopyum auf, welches allmählich an Masse zunimmt und oft mehr als die Hälfte des vorderen Kammerraumes einnehmen kann.

Das subjektive Befinden des Kranken ist wechselnd. Schmerzen sind wohl, solange das Geschwür sehr oberflächlich ist, immer vorhanden; erst wenn die Oberfläche zerstört ist und der eitrige Zerfall das Parenchym ergriffen hat, sind manchmal keine Schmerzen mehr vorhanden. Doch treten diese sicher wieder auf, wenn in den späteren Stadien des Uebels die tieferen Gebilde des Auges, Iris und Ciliarkörper ergriffen sind.

Was den Ausgang anbelangt, so werden, wenn dem Uebel nicht Einhalt geboten werden kann, die weitgehendsten Zerstörungen der Hornhaut, Perforation, Vorfall der Iris und die daraus entstehenden Folgezustände die Regel sein; aber auch in günstigeren Fällen bleiben Hornhautnarben zurück, die deshalb störend sind, weil sie central sitzen und Verwachsungen mit der Iris eingegangen sind.

Nach den Studien von Uhthoff und Axenfeld scheint es sicher zu sein, daß das typische Ulcus corneae serpens in ätiologischer Beziehung streng zu sondern ist von allen anderen Hornhaut-Eiterungen. Die genannten Forscher haben den Fränkel-Weichselbaum'schen Diplococcus (Pneumococcus) als den ausschließlichen, hier in Frage kommenden Mikroorganismus nachgewiesen und haben auch eine Theorie aufgestellt, wie aus den Lebenseigenschaften dieses Bacillus der so eigenthümliche serpiginöse Charakter des Hornhautgeschwüres zu erklären sei (s. Graefe'sches Archiv, Bd. 42 und 44). Nach diesen Autoren wäre die frühzeitige bakteriologische Untersuchung des Geschwüres zur Stellung der Differentialdiagnose vom höchsten Belang.

Die Zeit ist noch nicht lange vorüber, in der wir gegen das mykotische Geschwür der Hornhaut vollständig machtlos waren. Das therapeutische Vorgehen, das von Saemisch in Bonn herrührt, war die erste wirksame Methode, dieses schreckliche Uebel zu bekämpfen. Das Vorgehen Saemisch's ist ein operatives, basirt auf einer Entleerung der vorderen Kammer und gründlichen Entspannung der Cornea, gerade in ihrem am meisten afficirten Theile.

Man wird selbstverständlich nicht von allem Anfange an zum Messer greifen. Namentlich im allerersten Beginn, wo eigentlich nur ein Epithelverlust vorhanden ist, muß man versuchen, durch Immobilisirung der Augen mittelst des Druckverbandes, bei Anwendung des Atropins das Auge zur Heilung zu bringen. Wir werden auch bei unbedeutendem Aussehen der Cornealaffektion die Prognose behutsam stellen, wenn wir eine Thränensackblennorrhoe vorfinden, oder wenn der Kranke eine bestimmte Aussage von einer stattgehabten Verletzung macht. Selbstverständlich muß bei vorhandener Thränensackblennorrhoe der Thränensack fleißig gereinigt werden, was nicht gründlich gelingt, wenn wir nicht ein Thränenröhrchen spalten und öfters den Sack durch Druck entleeren. Wie aber das Geschwür tiefer zu greifen beginnt, namentlich wenn sich jener infiltrirte Rand zeigt, der sich unter gleichzeitigem Zerfall der Hornhaut über die Fläche ausbreitet, ist dieses Verfahren allein nicht mehr ausreichend. Man hat angegeben, daß durch Einpulvern von Jodoform der Proceß zum Stillstand gebracht werden kann. Man wird sich aber nicht lange mit dieser nichtoperativen Methode aufhalten, wenn es sich herausstellt, daß der Proceß einen progressiven Charakter besitzt und daß dabei die Bildung eines Hypopyums Fortschritte macht. Man wird die progressive Tendenz des Geschwürs durch peinliche Beobachtung der infiltrirten zerfallenden Ränder feststellen und controlliren müssen. Wir wir schon früher auseinandergesetzt haben, ist hierzu die Fluorescirung des Geschwürs ein unschätzbares Hülfsmittel. Ist der progressive Charakter des Geschwürs entschieden, so muß die Kauterisirung desselben vorgenommen werden, wobei es sich vorwiegend darum handelt, den grau infiltrirten, gegen das Gesunde sich vorschiebenden Rand gründlich abzuätzen. Ich habe auf diese Weise zahlreiche Erfolge aufzuweisen. Sie werden um so häufiger sein, je früher man zur galvanokautischen Behandlung schreiten kann. Nach der Kauterisirung wird ein doppelseitiger Druckverband angelegt, um das Auge zu immobilisiren, der jedoch täglich zweimal erneuert werden muß, da wegen Betheiligung der Iris am Entzündungsprocesse Atropin-Einträufelungen nothwendig sind. Dieses Vorgehen wird in den nicht zu bösartigen Fällen den Erfolg haben, daß das Hypopyum bald verschwindet, die Schmerzen aufhören und das Geschwür nicht mehr vorschreitet. Ist das letztere constatirt, so wird der Verband weggelassen und man sucht durch die Anwendung der lokalen Wärme die Ausfüllung des Geschwürsgrundes, die Reparation zu beschleunigen.

Doch giebt es bösartige Fälle, in denen wir mit diesem Vorgehen nicht ausreichen. Können wir doch nicht immer mit Sicherheit die septisch infiltrirten Stellen mit dem Galvanokauter erreichen. Dies kommt hauptsächlich dort vor, wo das Geschwür bereits einen zu großen Antheil der Hornhaut eingenommen hat. Hier ist das operative Verfahren von Saemisch am Platze.

Bei dem operativen Eingreifen handelt es sich, wie nicht oft genug betont werden kann, um die Entlastung der Hornhaut. Daß diese im Stande ist, die Ernährung der Hornhaut zu heben, ist eine Sache der klinischen Erfahrung, und daß besser ernährte Hornhäute im Stande sind, geschwürigen Processen eher Widerstand zu leisten, resp. einen besseren Heiltrieb besitzen, lehren sowohl Beobachtungen, welche den Verlauf von Geschwüren an der pannösen Cornea betreffen, als auch das Experiment, wonach die mykotische Impfkeratitis heilen kann, sobald Gefäße vom Limbus her sich auszubilden beginnen. Es muß die Entlastung der Hornhaut durch die Eröffnung der Kammer als das einzige, uns zu Gebote stehende verläßliche Mittel gegen die serpiginöse Keratitis betrachtet werden.

Nach dem von den meisten Augenärzten acceptirten Vorgehen Saemisch's wird eine Spaltung des Geschwürsgrundes in seiner ganzen Breite angelegt, welche auch dann noch zur Abkürzung des Processes am Platze ist, wenn das Geschwür schon den größten Theil der Hornhaut ergriffen hat.

Die Spaltung wird mit dem Graefe'schen Starmesser vorgenommen, indem nach vorhergehender Fixirung des Augapfels das Messer womöglich in einen noch gesunden Hornhaut-Randtheil eingestochen wird, und ungefähr durch die Halbirungslinie des Geschwürs bis abermals in gesundes Gewebe geführt wird. Es geschieht demnach eine Eröffnung der Kammer in einer Wundlinie, quer durch das Geschwür.

Man beobachtet sofort, daß nach der Eröffnung mit dem herausgeflossenen Kammerwasser auch das Hypopyum, welches sich als ein klumpiges Gerinnsel darstellt, herausbefördert wird. Wo der Eiterklumpen nicht mit dem ausfließenden Kammerwasser herausgedrängt wird, muß mit einem Spatel nachgeholfen werden, mit dem man, den unteren Wundrand niederdrückend, vorsichtig in die vordere Kammer eindringt. Es ist also gleichzeitig mit der Entlastung der Hornhaut eine Reinigung der Kammer vom Eiter vorgenommen worden.

Die Spaltung der Hornhaut hat in den meisten Fällen eine unmittelbare wohlthätige Wirkung. Denn der Schmerz, welcher die Kranken seit Tagen quälte, ist nahezu verschwunden. Aber auch der geschwürige Proceß beginnt sich rückzubilden. Dies zeigt sich in dem Verschwinden des Hypopyums, in dem Stillstehen des Zerfalles vom Geschwürsrande her.

Saemisch empfiehlt, die Cornealwunde noch für einige Zeit offen zu halten, dadurch, daß die Wundränder von Zeit zu Zeit mit einem stumpfen Instrumente (am besten einem Weber'schen Thränensack-Messerchen) gelüftet werden, und das Kammerwasser auf diese Weise öfters zu entleeren. Dies empfiehlt sich in den Fällen, wo die progressive Tendenz des Geschwürs noch nicht aufgehört hat und das Hypopyum sich immer wieder erneuert. Nach meinen Erfahrungen ist dies aber selten mehr nöhtig.

Ist dem Fortschreiten des Geschwürs Einhalt geboten, so beginnt die Reinigung des Geschwürsgrundes und die Ausfüllung desselben mit Narbenmasse. Man befördert diesen Proceß, wenn er träge vor sich gehen sollte, durch fortwährende Applikation warmer Umschläge, wodurch die Neubildung von Gefäßen in der Gegend des Substanzverlustes befördert wird, sonst ist der sorgfältige Druckverband völlig ausreichend.

Sind Hornhaut-Durchbrüche mit Iris-Prolaps erfolgt, so werden diese nach später zu erörternden Grundsätzen behandelt.

Bezüglich der Anwendung des Eserins, welches von mancher Seite als ein unentbehrliches Mittel bei der Behandlung des mykotischen Hornhautgeschwürs gepriesen wurde, kann ich auf Grundlage eigener und fremder Erfahrungen nur das wiederholen, was an anderer Stelle schon gesagt wurde. Es bietet in vielen Fällen gegen das Atropin keine Vortheile, sondern sehr oft Nachtheile. Ich bin darum im Allgemeinen bei der Atropin-Instillation verblieben.

Freilich können wir mit all diesen Behandlungsmethoden die volle Integrität des Auges nicht herstellen. Es bleiben selbst in den günstig verlaufenden Fällen centrale Narben zurück, welche das Sehen erheblich stören und später die Bildung einer künstlichen Pupille durch Iridektomie erheischen. In den schweren Fällen, namentlich dort, wo die Saemisch'sche Spaltung gemacht werden mußte, sind große weiße Narben (Leukome), die mit der Iris verwachsen sind, auch Linsentrübungen nicht selten. Aber bei der großen Bösartigkeit des Uebels, das in der voroperativen Zeit das Auge in der Regel vernichtete und Folgezustände hervorrief, welche die Entfernung des Bulbus mitunter nothwendig machten, müssen unsere heutigen Resultate als wesentlicher Fortschritt erscheinen.

Variolöse und metastatische Abscesse.

Unter den Affektionen, welche die Cornea befallen, verdienen die Abscesse, wie sie bei Variola vorkommen, hier eine besondere Besprechung. Nach den Beobachtungen, welche Hans Adler an dem reichen Materiale verschiedener Wiener Spitäler bei einer der letzten Blattern-Epidemieen machte, kommt eine wirkliche variolöse Pustel auf der Cornea nicht vor. Cornealaffektionen erscheinen erst gewöhnlich nach Ablauf der Blattern-Eruption im Abtrocknungsstadium und sind sehr vielgestaltig, da die verschiedensten Formen von oberflächlichen Entzündungen, Geschwüren mit progressivem Charakter und Hypopyum, ferner auch Abscesse vorkommen. Wenn auch die Abscesse der Hornhaut unter sämmtlichen Folge-Augenkrankheiten nur einen geringen Bruchtheil (3—5 %) ausmachen sollen, so muß doch gesagt werden, daß dieses Verhältniß im Vergleich zur großen Zahl jener Personen, die in Folge von Blattern erblindet sind, zu klein erscheint. Möglich, daß bei Blattern-Epidemieen in Gegenden, wo Pflege und ärztliche Hülfe nicht in ausreichendem Maße vorhanden sind, auch anfänglich unbedeutende Augenaffektionen mit der Zeit perniciös werden. So finde ich im hiesigen Blinden-Institut einen recht großen Theil der Zöglinge in Folge von Blattern erblindet, und bei den Meisten dieser Kategorie weist das centrale Leukom darauf hin, daß hier früher ein Absceß vorhanden war.

Was nun immer der Ursprung dieser centralen Abscesse sei, dieses können wir mit Sicherheit annehmen, daß sowohl sie, als auch jene centralen Abscesse, wie sie bei anderen schweren akuten Exanthemen (Masern, Scharlach) hier und da vorkommen, in der Regel mykotische Metastasen sind. Ich habe bereits vor Jahren die anatomische Untersuchung zweier Augen gemacht, wo der Absceß beiderseits zu einer genau centralen Perforation geführt hatte, und eine massenhafte Mikrokokkenwucherung im Bereich der gesammten infiltrirten Stelle bei nahezu völliger Intaktheit der übrigen Hornhautpartieen sich vorfand. Daß diese im Blute kreisenden Mikrokokken sich gerade deshalb im Centrum der Hornhaut festsetzen und den Zerfall dieser Partie hervorbringen, weil hier gewissermaßen ein Kreuzungspunkt für die Ernährungswege der Cornea gegeben ist, wo sie stauen müssen, ist eine Annahme, die so Manches für sich hat. Es wäre aber auch für einzelne Fälle möglich, daß das späte Auftreten von centralen Hornhaut-Abscessen einer direkten Infektion von außen her, durch den Eiter der Pusteln mittelst verunreinigter Finger u. s. w. zuzuschreiben wäre. Wenn wir diese Möglichkeit vor Augen halten, werden wir während des ganzen Verlaufs der Blattern den Augen die größte Ueberwachung zu Theil werden lassen.

Die Therapie bei allen centralen metastatischen Abscessen, mögen sie nun in Folge der Blattern oder anderer akuter Exantheme und Allgemeinerkrankungen (Typhus) entstehen, wird es in erster Linie als eine Hauptaufgabe betrachten müssen, die Ausbreitung des Zerfalls zu verhindern. Man darf in diesem therapeutischen Bestreben sich durch keine anderen Rücksichten irre machen lassen, und unter diesen ist es namentlich das Bedrohtsein des Lebens des Patienten durch das schwere Allgemeinleiden, welches den Arzt häufig abhält, sich mit der Augenkrankheit abzugeben. Je machtloser wir manchmal in Bezug auf das Grundleiden sind und je öfter die Kranken auch ohne uns gesunden, desto eifriger und gewissenhafter müssen wir jene therapeutischen Aufgaben erfüllen, denen wir wirklich gewachsen sind. Wie oft mag es schon vorgekommen sein, daß ein Patient sich von schweren Blattern wider Vermuthen erholt und eine unheilbare Läsion des Sehorgans aus dem Krankenbette mitnimmt, die vielleicht hätte abgewendet werden können?

Ein sicheres Mittel, die septischen Stoffe in der Hornhaut zu vernichten, besitzen wir zur Zeit noch nicht, und die Wirkung des Galvanokauters versagt, wenn wir den Kranken in einem Zeitpunkte sehen, wo bereits ein großer Theil der Cornea eitrig infiltrirt ist. Wir sind darum abermals nur auf die Entspannung der Hornhaut auf chirurgischem Wege, durch die Punktion oder Schlitzung der vorderen Kammer angewiesen, und hierbei muß man sich nach jenen Grundsätzen richten, die schon früher erörtert wurden.

Aus dem Verhalten in jedem speciellen Falle wird es sich herausstellen, wie weit wir vom Atropin oder Eserin, vom Druckverbande, warmen oder antiseptischen Ueberschlägen — alles nach früher erörterten Principien — Gebrauch zu machen haben.

Neuroparalytische Hornhautentzündung.

(*Keratitis neuroparalytica. K. xerotica.*)

Bald unter heftigen entzündlichen Erscheinungen, bald vollständig indolent entwickelt sich auf Hornhäuten, welche durch Paralyse des Trigeminus ihre Sensibilität eingebüßt haben, eine Verschwärung, die bis zur Zerstörung der Membran gehen kann. Diese Verschwärung erfolgt manchmal nach Entwickelung eines Abscesses mit Hypopyum; oder sie beginnt mit oberflächlichen Exfoliationen, aus denen sich später Geschwüre entwickeln. Der ganze Proceß geht gewöhnlich sehr rasch vor sich.

Was die Ursache der Keratitis neuroparalytica betrifft, so wurde von Senftleben und Feuer angenommen, daß sie nicht so sehr der gestörten Zellenernährung der Hornhaut in Folge der unterbrochenen Nervenleitung zuzuschreiben sei, als vielmehr jenem Umstande, daß wegen der mangelnden Sensibilität der Membran die von außen auf sie gelangenden Reize (fremde Körper u. s. w.) nicht durch die zweckmäßige Reflex-Aktion der Lider abgewehrt werden und demnach die Cornea allen schädlichen äußeren Einflüssen offen steht. Hierzu kommt noch ein wichtiger Umstand, auf den Feuer besonders aufmerksam gemacht, daß in Folge des selteneren Lidschlages die Oberfläche der Cornea weniger von Thränen befeuchtet wird und demzufolge der Verdunstung ausgesetzt ist. Demnach wäre der Vorgang als eine Xerosis aufzufassen und würde die Verschwärung so viel als die Abstoßung der nekrotischen Theile bedeuten. Die Annahme kann aber unmöglich für alle Fälle von Keratitis neuroparalytica passen. Denn einerseits kommen, worauf Fuchs in seinem Lehrbuche hingewiesen hat, Fälle vor, wo neben der Trigeminus-Anaesthesie auch Ptosis vorhanden war, so daß von einer Vertrocknung nicht die Rede sein konnte, da die Hornhaut stets vom gelähmten Lide bedeckt war und sich trotz alledem schwere Ulcerationen entwickelten. Außerdem aber habe ich selbst Fälle beobachtet, wo nach Herpes zoster facialis totale Hornhaut-Anaesthesie vorhanden war und in der Hornhaut dichte parenchymatöse Trübungen sich entwickelten, die überhaupt nicht zur Eiterung führten und mit schweren trophischen Störungen des Augapfels (große Weichheit, Verfärbung der Iris) vergesellschaftet waren, dabei war Thränenfluß vorhanden. Einen ähnlichen Fall habe ich gegenwärtig auf meiner Abtheilung. Hier kann von Vertrocknung ebenfalls nicht gesprochen werden. Wir können daher nicht umhin, die Annahme einer Keratitis in Folge von trophischen Störungen weiter beizubehalten.

Nicht zu verwechseln mit diesen parenchymatösen Trübungen der Hornhaut im Verlaufe des Herpes zoster sind blasige Eruptionen der Membran, die bei derselben Krankheit vorkommen und nachdem sie geplatzt sind, sich eitrig infiltriren können. Nach meinen Beobachtungen kommen die ersteren ungleich häufiger vor, als die letzteren, von denen ich seit vielen Jahren kein Exemplar mehr gesehen habe. Uebrigens habe ich so manche Fälle von Herpes zoster facialis mit totaler Anaesthesie der Haut und der Bulbus-Oberfläche bis zur Heilung beobachtet, wo niemals auch nur die geringste Hornhautaffektion aufgetreten war.

Nach Gaule treten trophische Störungen in der Hornhaut nach Trigeminus-Durchschneidungen nur in dem Falle auf, wenn das Ganglion Gasseri oder der davon central gelegene Nervenstamm durchschnitten wurde. Die Durchschneidung des vom Ganglion peripherisch gelegenen Stammes ließ die Hornhaut intakt. — Nach den Exstirpationen des Ganglion Gasseri, wie sie zur Beseitigung sonst unheilbarer Neuralgieen des Gesichts nach dem Beispiele von Krause von mehreren Operateuren gemacht wurden, blieb die Hornhaut in vielen Fällen intakt.

Die Behandlung kann darum neben der Berücksichtigung des Grundleidens, der Trigeminus-Anaesthesie, in nichts Anderem bestehen, als die Hornhaut vor äußeren Schädlichkeiten möglichst zu schützen. Dies geschieht am besten durch den Druckverband, sodann durch die fleißige Reinigung des Conjunktivalsackes von darin angesammelten Schleim oder fremden Körpern, Einträufelung von schwachen Borsäurelösungen. Sehr zweckmäßig habe ich es gefunden, das Auge während der Nacht unter einem feuchten Verbande zu lassen, welches das von Einigen geübte Vernähen der Lider gänzlich überflüssig macht, und das auch für jene Fälle paßt, wo bei Offenbleiben der Lidspalte wegen Lähmung (Lagophthalmus) sich Reizungen der Bindehaut und späterhin Excoriationen der Hornhaut trotz intakter Empfindlichkeit derselben einstellen.

Dieselben therapeutischen Grundsätze müssen uns in allen jenen Fällen leiten, wo im Verlaufe schwerer, fieberhafter, das Bewußtsein zeitweilig aufhebender Krankheiten, wie Typhus, Meningitis, Encephalitis, Pneumonie u. s. w., die Hornhaut in einen Zustand eitriger Infiltration gerathen war. Wir können bei einer Quote dieser Fälle offenbar die Vertrocknung der Hornhaut als ätiologisches Moment erster Ordnung beschuldigen, während es sich in anderen Fällen um Metastasen handelt. Zu ersterer Kategorie gehören jene gewöhnlich doppelseitigen Suppurationen, die sich im unteren Antheil der Hornhaut bilden, was genau jenem Antheil der Membran entspricht, der in dem soporösen Zustande des Kranken von den halboffenen und unbeweglichen Lidern nicht bedeckt zu werden pflegt. Hier heißt es: principiis obsta! da wir unter allen Umständen darauf zu achten haben, daß, wie schwer auch immer der Zustand des Kranken sei, die Lidspalte stets mit feuchtgehaltenen Läppchen bedeckt und der Conjunktivalsack rein gehalten werde.

Verwandt mit all den genannten Zuständen, insofern trophische Störungen der Hornhaut eine Rolle zu spielen scheinen, ist die Keratomalacie, die bei schlecht ernährten Kindern beobachtet wird. Es handelt sich um eine diffuse eitrige Infiltration des Hornhautgewebes, die bis zur totalen Schmelzung gehen kann. Man hat diese Erkrankung mit einer Encephalitis in ursächlichen Connex gebracht, was sich aber nicht als richtig herausgestellt hat. Es scheint sich vielmehr um eine bei hochgradig decrepiden, durch schlechte Ernährung herabgekommenen Säuglingen und Kindern in den ersten Lebensjahren vorkommende, auf trophische Störungen zurückzuführende Hornhauterkrankung zu handeln. Bei Kindern, die aus dem Säuglingsalter heraus waren, bin ich der Krankheit immer Herr geworden, wenn ich dieselben in Spitalpflege bekommen habe. Die bessere Ernährung, verbunden mit feuchtwarmen permanenten Umschlägen, sowie Einpulverungen von feinstem Jodoform, waren im Stande, beginnende Verschwärung zur Heilung zu bringen, und selbst eine total infiltrirte und zum Theil auch schon perforirte Hornhaut soweit zu heilen, daß die infiltrirten Partieen sich aufhellten und nur der untere, bereits ulcerirte Sektor vernarbte, so daß später durch eine Iridektomie ein leidliches Sehvermögen erzielt wurde.

Keratoconjunctivitis phlyctaenulosa.

(Scrophulöse Augenentzündung, *Conjunctivitis lymphatica v. ekzematosa.*)

Vom rein pathologischen Standpunkt empfiehlt es sich, eine Krankheit, welche unverkennbar die Tendenz zeigt, auf die Cornea überzugreifen, auch wenn der Sitz des ursprünglichen Krankheitsherdes nicht, streng genommen, das Cornealgebiet war, im Vereine mit den übrigen Cornealaffektionen zu betrachten, da ohnehin der Hauptthei1 der Therapie auf die Bekämpfung des lokalen Hornhautleidens gerichtet ist.

Eine Trennung der hier in einer gemeinsamen Gruppe abgehandelten Krankheitsform in eine Conjunctivitis und eine Keratitis phlyctaenulosa ist deshalb unzweckmäßig, weil sich eine solche Scheidung nicht einmal auf dem Papier, geschweige denn im Leben durchführen läßt; auch die Benennung „Conjunctivitis lymphatica“ (Arlt), so trefflich sie auch ist, wenn man das ätiologische und streng anatomische Moment in Betracht zieht (weil die Herde in die vorderste Cornealschicht „Conjunctiva corneae“ gesetzt werden), hat nur einen theoretischen Werth, da die in erster Linie zu berücksichtigende Cornealcomplikation sich nicht an die histologischen Grenzen kehrt und die Cornea doch funktionell als Ganzes betrachtet werden muß.

Gemeinsam allen jenen Augenaffektionen, welche in diese Gruppe gehören, ist nebst ihrer Abhängigkeit von der sogenannten scrophulösen (lymphatischen) Diathese die Tendenz zur Bildung von kleinen Bläschen (Phlyktänen) und Knötchen am Limbus cornae und der angrenzenden Conjunctiva bulbi oder auf der Cornea selbst, welche mit oder ohne Geschwürsbildung (die aber in der Regel eine seichte bleibt), und mit Bildung von auf der Cornealoberfläche verlaufenden Gefäßen ablaufen und, wofern der Herd auf der Cornea war, eine mehr oder weniger dichte Trübung hinterlassen können. Charakteristisch ist ferner daß in den meisten dieser Fälle heftige Lichtscheu, verbunden mit Lidkrampf und Thränensekretion, vorhanden ist, während die Conjunktiva palpebrarum trotz hochgradiger Injektion und Schwellung doch nur höchst selten eine eigentliche katarrhalische Sekretion giebt. Außerdem ist allen gemeinsam die Neigung zu häufigen Recidiven, wie das ja aus der scrophulösen Grundlage erklärlich ist. Und bei diesen

Recidiven hat man Gelegenheit, die nahe Verwandtschaft aller Formen dieser Gruppe zu studiren, wie sie häufig nacheinander an demselben Individuum zur Beobachtung kommen.

Die Krankheit befällt, wie die meisten auf scrophulöser Basis beruhenden, hauptsächlich die Kinderjahre und stellt überhaupt eine der häufigsten Erkrankungen des kindlichen Alters vor.

Obwohl, wie bereits angedeutet, die einzelnen Formen sich häufig miteinander compliciren, so daß eine strenge Scheidung weder theoretisch noch praktisch von Vortheil ist, so müssen dennoch folgende Haupttypen zum besseren Verständnisse festgestellt und genau gekannt werden.

1. Die allereinfachste Form repräsentirt gewissermaßen jene, die nur zur Bildung von höchstens sandkorngroßen, miliaren Eruptionen oder Unebenheiten am Limbus corneae oder auf der Cornea führt. Also noch kein eigentliches Bläschen (Phlyktaene) oder Knoten. Dabei sind Lichtscheu, nebst ihren Begleitern, dem Lidkrampf und dem Thränenfluß, sicher vorhanden. Die Conjunctiva bulbi ist stark injicirt, häufig fallen die miliaren Rauhigkeiten nur dann auf, wenn man schief auf das Auge blickt, wobei dann der kranke Limbus wie mit feinem Streusand übersät aussieht. Es kann diese Affektion, ohne weitere Spuren zu hinterlassen, heilen, doch sind Rückfälle häufig, und es ist ein Uebergreifen auf die Hornhaut, mit Bildung von größeren Bläschen auf derselben, oft zu beobachten.

2. Den reinsten phlyktänulären Typus zeigt jene Form, wo es zur Bildung von eigentlichen Bläschen am Limbus oder auf der Corneae kommt. Wenn wir von Bläschen sprechen, so haben wir uns keinen von seröser Flüssigkeit erfüllten und von Epithel bedeckten Hohlraum zu denken, also kein wahres Herpesbläschen, wie solche nach Horner's Beobachtungen beispielsweise nach fieberhaften Anfällen mitunter vorkommen. Es handelt sich vielmehr um mehr oder weniger erhabene Knötchen, deren Inhalt aus lymphoiden Zellen besteht, die allerdings auf dem Gebiete der Conjunktiva weniger dicht gedrängt und darum flüssiger sind, auf der Hornhaut aber mitunter nur den Charakter eines circumscripten Infiltrates besitzen. Sitzt die Phlyktäne auf der Conjunktiva, so können die Reizerscheinungen nur geringfügig sein und die Injektion beschränkt sich auf die nächste Umgebung. Um so größer sind die Reizerscheinungen, wenn die Eruption die Cornea befallen hat. Die Phlyktäne kann sodann zerfallen, so daß ein Geschwürchen entsteht, oder ihr Inhalt wird resorbirt bei unverletzter Epitheldecke, die dann einsinkt, so daß wir eine Vertiefung (Delle) haben, deren Oberfläche spiegelt. Die Heilung erfolgt in der Weise, daß der Substanzverlust durch neues

Gewebe ausgefüllt wird, es entsteht also eine Narbe, die nur in den seltensten Fällen von der Durchsichtigkeit des normalen Hornhautgewebes ist, sondern in der Regel eine Trübung hinterläßt. Die Reparation erfolgt unter Mitwirkung von neugebildeten Gefäßen, welche aus dem vorderen Randschlingennetz der Hornhaut stammen und demnach die Fortsetzungen der Conjunktivalgefäße sind (Pannus scrophulosus v. phlyctaenularis). Daß jeder Substanzverlust der Hornhaut unabhängig von seinem Ursprunge nachträglich durch Infektion sich eitrig infiltriren und zu atypischem Verlauf Veranlassung geben kann, braucht nicht näher auseinandergesetzt zu werden.

Ein besonderes Interesse verdient das Gefäßbändchen, auch Keratitis in Büschelform genannt (Keratitis fasciculosa). Es bildet sich ein größeres, ziemlich prominentes, graues Knötchen, das am Limbus reitet und gleich am Anfange von einer stärkeren Vascularisation begleitet ist. Dieses Knötchen schiebt sich nun auf der Hornhautfläche weiter, gegen die Mitte zu, hinter sich eine wallförmige Erhebung lassend und die Gefäße in einem Büschel, entweder untereinander parallel oder gegen die Spitze des Knötchens gerichtet, mitziehend. Nach dem Ablauf des Processes bleibt an der Stelle, wo das Gefäßbändchen saß, eine bandartige, manchmal winkelig geknickte Trübung zurück, an deren Form oft nach Jahren noch das vorangegangene Uebel zu erkennen ist.

3. Die Phlyktäne hat mitunter einen eitrigen Inhalt, so daß sie dem entspricht, was wir eine Pustel nennen. Eine solche kann sich zu einem, wenn auch mäßigen Abscesse vergrößern, welcher sogar zur Bildung eines Hypopyums Veranlassung geben kann. Solche Hypopyum-Abscesse sind jedoch, was hier gleich bemerkt werden muß, in der Mehrzahl der Fälle durchaus nicht so bösartig, wie die früher besprochenen. Es giebt aber, wenn auch nur in einer Minderzahl von Fällen, Pusteln, welche gleich eitrigen Infiltrationen zerfallen, und sogar zu Hornhautperforationen und ihren Folgen führen können, eine Abart, die man unter dem Namen der malignen Conjunktivalphlyktänen abgrenzen kann. Derartige Pusteln können mehrere auf einer Cornea sitzen.

In die obige Kategorie gehören auch von Rechtswegen jene aus Pusteln hervorgegangenen Geschwüre, welche wegen ihrer geringen Tendenz, sich aus den vorderen Schichten der Hornhaut in die Tiefe auszubreiten, sondern in der Weise zu heilen, daß die infiltrirten Partieen einfach resorbirt werden, den Namen der Resorptionsgeschwüre bekommen haben. Es sind indolente, ohne viel Reizung verlaufende Geschwüre, bei denen auch die Heilung sehr träge erfolgt.

Der Heiltrieb scheint hier so schwach zu sein, daß die Heilung nicht durch Ausfüllung des Substanzverlustes vom Geschwürsgrunde her, sondern durch Ueberhäutung desselben vom Epithelrande geschieht, wodurch dann sogenannte spiegelnde Dellen entstehen, oder Facetten, Abschliffe der Hornhaut, überhaupt nur schwache Trübungen, die aber beim Sehakt um so störender einwirken, sich ausbilden.

Was die Therapie der Keratoconjunctivitis phlyctaenulosa anbelangt, so muß vor allem der Zusammenhang dieser Augenkrankheit mit der Scrophulose in Betracht gezogen werden. Bei der großen Häufigkeit dieser Leiden und bei dem Umstande, daß so oft die Eruption einer Phlyktäne das erste Symptom ist, welches die ganze Kette schwererer scrophulöser Entzündungen auslöst, mag ein näheres Eingehen auf dies Grundleiden am Platze sein. Für den Therapeuten bietet die Behandlung dieser Krankheitsgruppe eine dankbare, aber verantwortungsreiche Aufgabe. Wenn man bedenkt, daß es sich in den einigermaßen schwereren Fällen um Krankheiten handelt, die während der ganzen Jugendzeit des Patienten andauern und selbst leichtere Eruptionen die geistige und körperliche Entwickelung des jungen Geschöpfes beeinträchtigen können, daß wir es mit einer Krankheit zu thun haben, die Folgezustände am Sehorgane zurückläßt, welche die Arbeitsfähigkeit des Individuums durch ein ganzes Leben beschränken können, so muß man sagen, daß es für den Arzt kaum ein wichtigeres Kapitel der Augenheilkunde geben kann, als dieses.

Eine genaue Definition der Scrophulose, die alles in sich faßt, was die Aetiologie und das Wesen dieser Constitutionsanomalie betrifft, wird heutzutage wohl Niemand liefern können. Ueber den Zusammenhang mit anderen, ihrer Aetiologie nach bekannteren Dyskrasieen werden wir in einem späteren Abschnitte noch zu reden haben (S. 138). So viel ist sicher, daß ihre unbedingte Identität mit der Tuberkulose heute von keinem Arzte mehr aufrecht erhalten werden kann. Wir stehen ihr heute, ebenso wie in der vorbakteriologischen Zeit, als einer „Dyskrasie“ gegenüber, die wir wohl aus ihren Wirkungen auf den Organismus kennen, und der wir als Therapeuten in sehr vielen Fällen wohl gewachsen sind, aber über deren Ursprung und Wesen wir nur Vermuthungen haben können. Wir wissen, daß es sich um eine Neigung zu verschiedenen Entzündungen der Haut, Drüsen, des Auges und Ohres, an den Knochen und Gelenken handelt, die alle eben aus dieser, d. h. der von uns angenommenen Constitutionsanomalie erwachsen sind; Entzündungen, manchmal unbedeutenden Grades, die aber zu Recidiven neigen, äußerst hartnäckig sind, und durch ihre Einwirkung auf den Organismus dem Individuum manchmal einen eigenartigen Habitus, den „scrophulösen Habitus“ verleihen. Dieser Habitus ist in vielen Fällen der phlyktänulösen Augenentzündung ein so auffälliger, daß er dem ersten Blicke, ja dem Laien auffällt. Der ganze Gesichtstypus, die geschwollene Nase, das Ekzem des Gesichts und des Kopfes, die dicke Oberlippe mit den Rhagaden, die Drüsenanschwellungen, die welke Haut, der gesunkene Ernährungszustand, kurz, alle jene somatischen Merkmale, die der Arzt bei dem scrophulösen Kinde ausgeprägt findet, sind in solchen Fällen vorzufinden. Dagegen giebt es Fälle genug, in denen außer einer zarten Haut, einer etwas blassen Gesichtsfarbe, einer gewissen Neigung zu Erkältungen, überhaupt einer etwas geringeren Widerstandskraft des kindlichen Organismus nichts vorhanden ist, was zum Begriff der Scrophulose gehört; ja wir beobachten Fälle genug, wo bei anscheinend ganz kräftigen Kindern das scrophulöse Siechthum mit einer phlyktänulösen Hornhautentzündung einsetzt, sobald die Kinder in schlechte Wohnungs- und Ernährungsverhältnisse gerathen: der Umzug in eine feuchte, dumpfe Wohnung, verbunden mit der Kartoffelnahrung des Pauperismus, genügt, um an einem bisher gut gedeihenden Kinde scrophulöse Erkrankungen auszulösen. Daß hier die schlummernde „Dyskrasie“ durch den Uebergang des Individuums in schlechte Ernährungsverhältnisse zu pathologischen Aeußerungen geweckt wurde, wird wohl für viele Fälle angenommen oder wenigstens nicht bestritten werden können; indessen legt wohl der Vergleich eines solchen Kindes mit den älteren, noch in guten Verhältnissen aufgewachsenen gesunden Geschwistern, die Würdigung der anamnestischen Daten, die Eltern betreffend, die Vermutung nahe, daß es, unabhängig von allen ererbten constitutionellen Faktoren, eine erworbene Scrophulose giebt, die ihren hauptsächlichsten Grund in den mit dem Pauperismus Hand in Hand gehenden schlechten Ernährungsverhältnissen besitzt, die als Ausfluß unserer sozialen Zustände breite Schichten der Bevölkerung aller Culturländer bedrücken. Ferner hat gerade der Augenarzt Gelegenheit, zu constatiren, daß die heftigen Reizerscheinungen, unter denen ein Geschöpf mit Keratoconjunktivitis leidet, und die manchmal Monate lang fortdauern, geeignet sind, auch andere Erscheinungen der Scrophulose hervorzurufen. Die rasche Beseitigung dieser Reizerscheinungen muß darum die allererste therapeutische Aufgabe bilden, die uns obliegt, und darum ist vor allem die lokale Behandlung der Phlyctaenulosa von höchster Bedeutung, da sie die Vorbedingung für den Erfolg einer jeden Behandlungsmethode gegen die Constitutionsanomalie ist und bleibt. Wir schildern demnach zuerst die lokale Behandlung der Keratoconjunctivitis phlyctaenulosa, von den leichteren Formen zu den schwereren aufsteigend, um sodann die allgemeine Behandlung zu besprechen, so weit sie dem Augenarzt obliegt.

Gegen die einfache Phlyktäne der Conjunktiva oder des Hornhautlimbus hat sich als allgemein geschätztes Mittel das Calomel bewährt, welches mittels eines Haarpinsels in den Conjunktivalsack gepulvert wird. Hierzu ist nur das feinste pulverisirte Calomel verwendbar, denn das grobkörnige Präparat belästigt das Auge und kann noch schädlich wirken. Wir verschreiben daher:

Rp. Hydrarg. chlor. mit. vapore parati 10,0,
detur ad vitreum latum cum epistomo vitreo.
S. Zum Einstauben.

Calomel, das in einer Schachtel verabfolgt wird, möge zurückgewiesen werden, da das Pulver die Feuchtigkeit der Luft aufnimmt und dann krümelig wird. Eingestaubt wird es am besten, indem man das untere Lid abzieht, den Kranken nach aufwärts blicken läßt und mit der anderen Hand den mit dem Calomel beladenen, aber vorher in der Luft einige Male ausgeklopften Pinsel (damit die groben Bestandtheile niederfallen!) gegen die Oberfläche des Bulbus aus einiger Entfernung stäubt. Bei geschickter Manipulirung bleibt dann eine sehr dünne, feine Calomelschicht auf der Conjunktiva liegen, die sich, wenn das Auge sich wieder schließt, zu einem feinen Faden zusammenkrümelt, der das Auge nicht im mindesten belästigt. Viele massiren dann den Bulbus ein wenig, was ich nicht thue, da es mir nicht darum zu thun ist, eine mechanische Wirkung auszuüben und die Cornea zu scheuern. Andere verordnen eine Calomelsalbe.

Rp. Calomelanos (vel Hydrarg. chlor. mit.) vapore parati 0,5,
Vaselin. alb. 10,0.
M. f. ung. Linsengroß in den Conjunktivalsack zu bringen und mittelst der Lider zu verreiben.

Die Wirkung des Calomels haben wir uns so vorzustellen, daß dasselbe in der kochsalzhaltigen Thränenflüssigkeit des Bindehautsackes entweder aufgelöst und dergestalt resorbirt wird, oder aber, was wahrscheinlicher ist, daß es sich zu Sublimat verwandelt und als solches wirkt. Nach hundertfältigen Versuchen, die ich angestellt habe, wirkt Sublimatlösung in den mannigfach variirten Concentrationen keinesfalls so sicher, als das Calomel in Pulverform; es scheint, als ob die unläugbare Einwirkung des Mittels auf die Aufsaugung der Phlyktänen am sichersten durch die Umwandlung in Sublimat in statu nascenti hervorgebracht werde. Schläfke hat darauf aufmerksam gemacht, daß bei gleichzeitigem innerlichen Gebrauch von Jodkalium, überhaupt

Jodpräparaten heftige Entzündungserscheinungen, ja Anätzungsschorfe auf der Conjunktiva entstehen können, und zwar dadurch, daß sich in der jodhaltigen Thränenflüssigkeit Quecksilberjodid und Quecksilberjodür bilden, weshalb überhaupt während des Gebrauches des Calomels Jodpräparate innerlich am besten zu vermeiden sind.

Indicirt ist das Calomel in allen Fällen der Bindehautphlyktäne ohne Ausnahme, den phlyktänulären Eruptionen des Limbus, sodann bei frischen, gut begrenzten, d. h. ohne grauen Infiltrationshof dastehenden Phlyktänen der Hornhaut, in dem letzten Falle aber nur dann, wenn kein Reizzustand vorhanden ist. Unter Reizzustand verstehen wir großen Thränenfluß und Lichtscheu, die sich bis zum heftigsten Lidkrampf steigern kannn. Die Kinder wenden das Haupt krampfhaft von jeder Lichtquelle ab, das sie womöglich in ein Kissen, an den Busen der Pflegeperson u. s. w. pressen, die Gesichtsmuskeln sind mit äußerster Gewalt contrahirt, in Folge dessen die Haut um die Augen und an der Nasenwurzel tiefe Falten zeigt, die Haut selbst ist auch in leichteren Fällen erythematös, durch die ausfließenden Thränen gebäht und wund, in höheren Graden schon oberflächliche, mit Borken bedeckte Substanzverluste besitzend, es ist also Ekzem vorhanden, an das sich häufig noch ein Ekzem des behaarten Kopfes und hinter dem Ohre gesellt. Verschlimmert wird dieser ekzematöse Zustand noch dadurch, daß die kleinen Patienten das wunde Gesicht während des Stadiums der Lichtscheu noch durch das Anpressen an die schmutzigen Kissen und nicht immer reinen Schürzen ihrer Pflegerinnen verunreinigen, so daß die ekzematösen Substanzverluste mitunter zu eitrigen, mit Borken bedeckten Geschwüren werden, die unschwer losgelöst werden können. Dieser Uebergang einer phlyktänulösen Augenentzündung in ein Ekzem des Gesichtes ist so häufig und die Abhängigkeit desselben von den durch die Augenentzündung bedingten Momenten so evident, daß ich mich mangels zwingender Gründe nicht entschließen kann, wie dies von vielen Klinikern postulirt wird, die Affektion des Auges als durch das Ekzem bedingt anzusehen und die Keratoconjunctivitis phlyctaenulosa mit der Bezeichnung „ekzematosa“ zu versehen. Freilich kommen auch Fälle vor, wo die Symptome den umgekehrten Weg nehmen, was bei der gemeinsamen scrophulösen Grundlage nicht Wunder nehmen kann, daß nämnämlich zuerst ein Ekzema capitis oder auriculi entsteht und erst dann das Augenübel. Aber auch hier stehen Ekzem und Cornealeruption nur nebeneinander, als zwei auf derselben (ererbten oder acquirirten) Dyskrasie erwachsene Früchte, wir haben aber kein Recht, die Phlyktäne als Ekzem der Hornhaut zu bezeichnen.

Als die Ursache der oben geschilderten Reizerscheinungen ist gewöhnlich die phlyktänuläre Eruption der Hornhaut zu bezeichnen, welche durch direkte Reizung der im Hornhautepithel endigenden Trigeminus-Fasern als Reflexe den Thränenfluß und den Lidkrampf auslöst. Wir werden also zunächst diese Eruption auf der Hornhaut aufsuchen, was mitunter bei dem Widerstande, den die kleinen Patienten entgegensetzen, keine leichte Sache ist. Zur Untersuchung werden wir, wenn es auf friedlichem Wege und nach Cocaïnisirung des Auges nicht gelingt die Cornea zur Ansicht zu erhalten, das Kind von einer Pflegeperson auf den Schoß nehmen lassen, die zugleich die Hände des Patienten hält, werden dann das Kind, während wir gegenübersitzen, umlegen lassen und seinen Kopf zwischen unsere Oberschenkel nehmen. Wir suchen dann so schonend als möglich die krampfhaft geschlossene Lidspalte zu öffnen, entweder mit unseren Fingern, oder noch besser mit Hülfe kleiner Schildpatt-Lidhalter. Wenn wir so die Lidspalte einige Minuten eröffnet halten, wird dann endlich das krampfhaft nach oben gewendete Auge nach unten bewegt und die Hornhaut eingestellt.

Wir überzeugen uns oft genug, daß sehr heftige Reizerscheinungen durch äußerst geringfügige Herde oder Eruptionen auf der Hornhaut zu Stande gekommen sind. Manchmal ist nur ein minimales Knötchen des Limbus vorhanden, aber auch eine Rhagade des äußeren Lidwinkels und ein Bähungs-Erythem der Lider. In solchen Fällen gelingt es, des Lidkrampfes, der hier durch die während des Lidschlages schmerzenden Rhagaden successive gesteigert wird, Herr zu werden, wenn wir eine cocaïnhaltige Salbe verordnen, die auf die geschlossenen Lider, auf einen Leinwandlappen gestrichen, aufgelegt wird. Die folgende Verschreibung wird sehr oft genügen:

Rp. Zinc. oxydati 1,0,
Bismuth. subnitr. 5,0,
Cocain. muriat. 0,20,
Vaselin. alb. 20,0.
M. exactissime, f. ung. ophth.

Die Salbe bleibt täglich einige Stunden lang liegen; sie wirkt sehr gut, indem sie die wunden Stellen zur Heilung bringt und durch die Anästhesirung der Rhagaden den Lidschlag schmerzlos macht. Sowie dies jedoch erreicht ist, öffnet sich die Lidspalte von selbst, die heißen Thränen fließen ab, eine große Erleichterung tritt ein und der Lidkrampf hört allmählich ganz auf, womit die lästigsten und dem Laien am meisten imponirenden Symptome beseitigt sind. Diese Salbe kann mannigfach variirt werden, indem man statt des Magisterium Bismuthi etwa 1—2 g Acid. salicylicum oder Resorcin einfügt.

Ist gleichzeitig Rhinitis vorhanden, so wird eine Nasensalbe, deren wichtigster Bestandtheil das gelbe Quecksilberpräcipitat ist, gegeben.

Rp. Hydrarg. praec. flav. 0,30,
Vaselin.,
Lanolin āā 5,0.
M. f. ung.

Bei sehr ausgebreitetem Ekzema impetiginosum des Gesichts ohne besonderen Lidkrampf kann auch folgende Composition empfohlen werden:

Rp. Zinc. oxydat. 50,0,
Vaselin. alb. 25,0,
Lanolini 75,0,
Olei cadini 15,0,
M. f. ung.

was mit einem Spatel auf die Lider und das Gesicht gestrichen wird, um nach einiger Zeit sorgfältig abgewaschen zu werden, oder:

Rp. Mercur. praec. alb. 5,0,
Vaselin.,
Lanolin āā 25,0.
M. f. ung.

Die Ausschläge des behaarten Kopfes sollen nach Abschneiden der Haare mit Kalischmierseife gereinigt werden, worauf man die bekannte Hebra'sche Diachylonsalbe applicirt:

Rp. Ung. diachylon alb.
Olei olivarum āā 50,0.

Die Salbe wird aufgetragen und der Kopf mit einem Leinwandtüchlein umbunden, oder eine passende Leinwandhaube angelegt. Diese Salbe hat mir auch für die vernachlässigtesten Ekzeme der Ohrmuschel die besten Dienste erwiesen. Es ist nicht überflüssig, zu erwähnen, daß etwaige thierische Parasiten des behaarten Kopfes sorgfältig beseitigt und die Ohrringe entfernt werden müssen.

Das Eintauchen des ganzen Gesichts in ein Gefäß mit kaltem Wasser, ein alter, von den Berlinern einst sehr empfohlener Behelf zur Lösung eines Lidkrampfes kann, wenn noch kein Gesichts-Ekzem vorhanden ist, jedenfalls geübt werden. In leichten Fällen, bei nicht zu schwächlichen Kindern, kann es unbedenklich angewendet werden, und wirkt mitunter zauberhaft.

Indessen giebt es Fälle genug, in denen keinerlei friedliche Therapie gegen den Blepharospasmus aufkommt, der Monate hindurch dauert und die Patienten in einen bedauernswerthen Zustand versetzt. Der Reflexkrampf ist hier ein habitueller Zustand geworden, der durch das bei der Inspektion des Auges nothwendige gewaltsame Auseinanderziehen der Lider nur verschlimmert wird, indem die Rhagaden von neuem wund gemacht werden und die hierdurch entstehenden Schmerzen die Lösung des Circulus vitiosus nicht zulassen.

Die Erfahrung lehrt, daß, abgesehen von den entzündlichen Veränderungen der Cornea, ein lange bestehender Blepharospasmus sehr unheilvolle und in theoretischer Beziehung höchst interessante funktionelle Störungen am Sehorgane hervorbringt, die allerdings einer Heilung fähig sind, aber da es sich meist um junge, in Entwickelung begriffene Patienten handelt, der eingehendsten Berücksichtigung würdig erscheinen. Nach lang dauerndem Blepharospasmus bilden sich nämlich amblyopische Zustände aus, die höchstwahrscheinlich eine Folge der langen, der Blindheit gleichkommenden Unterdrückung des Sehaktes waren, wodurch die Gewinnung von neuen Gesichtswahrnehmungen unmöglich gemacht und die Erinnerungsbilder der früheren verwischt wurden, ein Zustand, der sicherlich als Amblyopia ex anopsia bezeichnet werden kann. Wohl darf hierbei nicht außer Acht gelassen werden, daß außer dem psychologischen Faktor noch ein pathologischer mitspielt, indem der enorme Druck, der durch den Monate hindurch bestehenden Lidkrampf auf den Bulbis lastet, durch Behinderung des Blutkreislaufes im Auge eine Anämie und in Folge dessen eine Erschöpfung der Netzhaut hervorbringen kann, zu deren Ausgleichung nach der Heilung des Lidkrampfes längere Zeit erforderlich ist. —

In diesen Fällen muß die Heilung des Blepharospasmus auf chirurgischem Wege unternommen werden, schon deswegen, weil wir uns auf andere Weise die leichte Zugänglichkeit der Hornhaut, deren lokale Behandlung dringend nothwendig ist, nicht verschaffen können. Wir werden zur blutigen Erweiterung der Lidspalte unsere Zuflucht nehmen, indem wir nach den Vorschriften der Operationslehre mit der Scheere den äußeren Lidwinkel spalten und es von den speciellen Verhältnissen des Falles abhängig sein lassen, ob die einfache Spaltung mit einer Kanthoplastik, d. h. der Ueberpflanzung von Conjunktiva in den neugewonnenen Lidwinkel verbunden werden soll. Diese Operation soll, obzwar der Eingriff ein unbedeutender ist, dennoch unter Narkose gemacht werden, da wir bei dem Krankenmateriale, mit dem wir es zu thun haben, nur auf diese Weise zu einer ruhigen Betrachtung der Verhältnisse gelangen und in den meisten Fällen gleichzeitig mit diesem Eingriffe die chirurgische Behandlung des Cornealleidens verbinden können.

Was dieses Cornealleiden betrifft, so wollen wir von dem Typus desselben, der einzelnen phlyktänulären Eruption der Hornhaut ausgehen. Wir finden solche, die auffallend wenig Reizerscheinungen machen, wo das Auge nur sehr mäßig injicirt und der Thränenfluß nur sehr gering ist. Die Eruption stellt sich als ein graues Knötchen, Bläschen oder ein etwas verwaschenes oberflächliches Infiltrat dar. In diesen Fällen kann durch Inspersion von Calomel die Heilung versucht werden, welche auch in unzähligen Fällen auf diese Weise erzielt wird. Handelt es sich um Fälle, wo schon Gefäßneubildung stattgefunden hat, so wird die Einstreichung einer Salbe mit gelbem Quecksilberpräcipitat (sogenannte PAGENSTECHER'sche Salbe) bessere Dienste leisten und die Rückbildung zur Norm rascher bewirken.

Wir benützen die folgende, von FR. SCHANZ angegebene Formel:

Rp. Hydrargyr. oxyd. flav. recenter parati 0,10—0,5,
Adipis lanae,
Aq. dest. āā 1,0—2.0,
Vaselin. americ. alb. 10,0.
M. D. in olla nigra S. Augensalbe.

In dieser Form hergestellt, ist die Salbe längere Zeit haltbar; sie enthält das Quecksilberoxyd in feinster Vertheilung und wird weder durch Einwirkung des Lichtes noch durch Ranzigwerden zersetzt. Da sie wasserhaltig ist, so mengt sie sich leicht mit der Thränenflüssigkeit, und wirkt gleichzeitig als Kühlsalbe.

Die PAGENSTECHER'sche Salbe ist eines der am häufigsten verwendeten Augenmittel; ihr Hauptgebiet sind zunächst die Hornhautaffektionen scrophulösen Ursprunges, vorausgesetzt, daß keine eitrige Infiltration oder Iris-Reizung vorhanden ist. Sodann kann sie mit größtem Nutzen in allen jenen Fällen verwendet werden, wo nach Rückgang der akuten Affektion, nach Substanzverlusten, Geschwüren aller Art die Reparation bereits im Gange ist, was sich durch reichliche Vascularisation der afficirten Partieen anzeigt. Besonders indicirt ist sie beim Gefäßbändchen (Keratitis fasciculosa), sowie bei den mit Entzündungen der drüsigen Gebilde des Lidrandes complicirten Formen der phlyktänulären Hornhauteruptionen. Sie wird mit einem Glasstäbchen in den Conjunktivalsack gestrichen und dann eine mäßige Massage durch die geschlossenen Lider hindurch ausgeübt. Nicht indicirt ist sie bei noch in Ausbreitung begriffenen Substanzverlusten und in allen Fällen, wo nach der probatorischen Anwendung der Reizzustand des Auges sich steigert.

Bei größerem Reizzustand und Schmerzen muß Atropin angewandt werden, um eine maximale Erweiterung der Pupille zu erzielen, wonach dann gewöhnlich Erleichterung eintritt. Wir verwenden entweder die halbpercentige Lösung von Atropinum sulfuricum, oder was für die Kinderpraxis von größerem Vortheil ist, das Atropin in Salbenform. In Fällen von Lidkrampf und großem Thränenfluß ist die Instillation von Atropin nicht zweckmäßig, da das Mittel sofort wieder ausgeschwemmt wird, weshalb hier die Atropinsalbe den Vorzug verdient. Und wenn, wie so oft, der vermehrte Reizzustand durch eine zerfallende phlyktänuläre Infiltration bedingt ist, so verbinde ich die Atropinsalbe mit Natrium sozojodolicum, das in allen Fällen von nicht zu rasch um sich greifenden Hornhaut-Ulcerationen eine vorzügliche Wirkung entfaltet.

Rp. Atropin. sulf. 0.05.
Solve in pauxillo aquae dest.
Adde
Natr. sozojodol. 0,25—0,35.
Tere exactissime cum
Vaselin. alb. american. 10,0.
M. f. ung. S. Augensalbe.

Die Salbe kann unbedenklich in der Kinderpraxis nach Hause gegeben werden, was von der Atropin-Lösung nicht gilt, und wird 3—4 mal täglich mittels eines Glasstäbchens in den Conjunktivalsack eingestrichen.

Wenn der durch die Hornhautinfiltration verursachte Reizzustand nach Anwendung eines dieser Mittel nicht in kürzerer Zeit wesentlich nachläßt, oder vom Beginn an, wenn es sich um rasch zerfallende Infiltrationen handelt, so tritt die chirurgische Behandlung in ihr Recht. Es ist als ein grosser Fortschritt der Augentherapie zu betrachten, daß wir nicht mehr wie früher, nur mit dem Calomelpinsel oder dem Salbentopfe bewaffnet, Wochen und Monate lang den Ablauf der Hornhautaffektion abwarten und die daraus resultirenden Trübungen als unvermeidliches Uebel ansehen, sondern daß wir bereits im Beginne zugreifen und den Ausgangspunkt aller Reizerscheinungen zu eliminiren und zu zerstören trachten.

Zu diesem Zwecke verwenden wir den Galvanokauter oder das scharfe Spatel, mit denen die Eruption, solange sie noch isolirt sitzt und angreifbar ist, ausgebrannt resp. ausgekratzt wird. Es ist dies ein kleiner Eingriff, der aber in der exaktesten Weise gemacht werden muß, was nicht immer leicht ist, da es sich in so vielen Fällen um ungeberdige, durch den von den Trigeminusenden ausgehenden Reiz scheu gemachte Kinder handelt. Ein oberflächliches Verschorfen des Cornealknötchens, eventuell mit atypischem Versengen des Epithels, oder ein verzweifeltes Kratzen mit dem Spatel wird eher Unheil bringen, und wessen Hand nicht durch Uebung sicher gemacht ist, möge lieber bei der Atropin- und Salbenbehandlung bleiben. Der Vorgang ist folgender:

Nach gründlicher Cocaïnisirung und Fluorescirung (der überschüssige Farbstoff muß ausgewaschen werden!) werden die kleinen

Lidhalter eingelegt und dem Assistenten übergeben. Wer mit Fixation des Bulbus sicherer operirt, stellt denselben mit der Fixationspincette und bohrt, möglichst senkrecht mit dem vorher zweckmäßig gebogenen Platindraht eingehend, die Infiltration an. Es sind dieselben Regeln maßgebend, die schon vorher bei der Behandlung der Hornhautgeschwüre entwickelt worden sind. Handelt es sich um sehr circumscripte (keinen großen Infiltrationshof besitzende) phlyktänuläre Eruptionen, so ziehe ich die Auskratzung mit dem Spatelchen vor. Es ist dies ein flaches oder hohlmeißelartiges Instrument, das man auch zur Aushebelung fremder Körper aus der Hornhaut verwendet und dessen Ränder man sich scharf zuschleifen läßt. In manchen Fällen gelingt es, die Infiltration in ihrer Gänze, wie einen kleinen Eitersack, aus dem Hornhautgewebe zu befördern; in allen Fällen kann man die oberflächlichen, grau infiltrirten Partieen herauskratzen, so daß ein mehr oder weniger reiner Substanzverlust zurückbleibt, und wenn auch, wie man sich bei diesen Auskratzungen überzeugt, eine leichte, graue Verfärbung mitunter bis in die tiefsten Hornhautlamellen reicht und nicht ganz zu entfernen ist, so haben wir doch jene dem geschwürigen Zerfall geweihten Stellen rein entfernt und der Heilung die günstigsten Chancen eröffnet. Es ist in vielen Fällen geradezu staunenswerth, wie rasch nach diesen Eingriffen die günstige Wendung eintritt.

Die Wahl zwischen Galvanokauter und dem Spatel wird nach den oben angeführten Indikationen keine großen Schwierigkeiten haben; indessen giebt es zwei Formen der phlyktänulären Hornhautentzündung, bei denen der Galvanokauter nicht zu entbehren ist: Es sind dies das Gefäßbändchen und das hypotonische Geschwür.

Was das Gefäßbändchen betrifft, so muß der Kopf desselben gründlich angeätzt und das Gefäßbündel senkrecht auf seinen Verlauf, und zwar an mehreren Stellen, mit dem Glühdraht durchschnitten werden. Die frühzeitige Aetzung ist nothwendig, noch ehe das Büschel einen längeren Weg auf der Cornea zurückgelegt hat, dessen Spuren später eine weiße, nicht aufhellbare Trübung bezeichnet.

Unter hypotonischem Geschwür verstehe ich eine wohl charakterisirte phlyktänuläre Eruption, gewöhnlich in der Mitte der Hornhaut, die frühzeitig geschwürig zerfällt, aber einen höchst torpiden Verlauf hat, so daß nie größere Ulcerationen aus ihr entstehen. Um so größer sind die Reizerscheinungen: zwar kein Lidkrampf, aber heftiger Thränenfluß, starke ciliare Injektion, Verfärbung der Iris und maximale Verengerung der Pupille ohne Synechienbildung. Nach Fluorescirung der Hornhaut findet man an der Stelle der Infiltration die Färbung durch die ganze Dicke gedrungen, und von ihr einzelne Schlieren in die Hornhautsubstanz eindringen. Die Pupille ist auch durch ein tagelang fortgesetztes Einträufeln von Atropin nicht zu erweitern. Die Tension des Auges ist auffallend gering; dieses fühlt sich so schlaff wie ein angestochener Gummiball an. Das Uebel ist im höchsten Grade chronisch und kann wochen-, ja monatelang in diesem Zustande verharren. Mit der gründlichen Ausbrennung des Geschwürchens kann jedoch in überraschend kurzer Zeit die Heilung erzielt werden. Interessant ist es noch, daß bald nach der Aetzung die früher nicht zu erweiternde Pupille wieder dem Atropin gehorcht.

Die Behandlung der von phlyktänulären Infiltrationen ausgehenden, ausgebreiteten ulcerösen Processe, die bis zum Durchbruche führen und alle Folgezustände der Hornhautperforation und des Iris-Vorfalles nach sich ziehen können, wird vollständig nach den oben erörterten Principien geleitet, bedarf also hier keiner neuerlichen Auseinandersetzung. Der Erfolg wird leider häufig durch zwei Hauptumstände vereitelt oder wenigstens sehr beschränkt. Zunächst, da es sich in vielen Fällen um Kranke der ärmsten Volksschichten handelt, durch die schlechten Lebensverhältnisse der Patienten, so daß die primitivsten Anforderungen an die Pflege bei einer so eminent chronischen Krankheit nicht erfüllt werden können. Es ist darum von höchster Wichtigkeit, daß die Behandlung nicht ambulatorisch geleitet, sondern womöglich in einer Anstalt durchgeführt werde, was freilich die Existenz möglichst vieler, mit ausreichenden Mitteln arbeitender öffentlicher Augenheilanstalten voraussetzt. Namentlich sollte jedes Kinderspital mit einer gut eingerichteten und aus öffentlichen Mitteln dotirten Augenheilabtheilung versehen sein. Auf diesem Wege kann so manches Auge, das bei häuslicher Behandlung zu Grunde gegangen wäre oder Einbuße an Sehkraft erlitten hätte, in vollkommen funktionsfähigem Zustande erhalten werden, was in weiterer Folge der Ausbreitung des Pauperismus entgegenarbeitet. Sodann ist es die Constitutionsanomalie, zu deren Wesen die Hartnäckigkeit des Uebels und die große Neigung zu Rückfällen gehört, so daß wir oft, wenn wir die Heilung als durchgeführt erachten, durch neue Eruptionen überrascht werden. Die Behandlung des scrophulösen Organismus bildet nun, parallel mit der lokalen Behandlung, eine Hauptaufgabe des Arztes. Die hier in Betracht kommenden Methoden ausführlich zu erörtern, ist nicht Aufgabe dieses Buches, doch sollen die Hauptprinzipien ihre Erwähnung finden.

Auf der jährlich von mindestens 5000 neuen Patienten besuchten Kinderabtheilung der Budapester allgemeinen Poliklinik (Doc. Dr. Eröss) sind folgende Receptformeln bei Scrophulose die häufigsten:

1. Rp. Olei jecoris aselli flavi 200,0.
D. S. Täglich 2—3 Kaffee- oder Kinderlöffel. Zur Verbesserung des Geschmacks werden in jeden Löffel einige Krauseminz-Pastillen, zu kleinen Stückchen zerbröckelt, gegeben.

2. Rp. Kalii jodati 1,0,
Aq. dest. 100,0.
Syr. cort. aurantiorum 15,0.
M. D. S. Täglich 4 Kaffeelöffel.

3. Rp. Syr. ferri albuminati 100,0.
D. S. Tägl. 3 Kaffeelöffel.

Bei Rhachitis und schwächlichem Knochenbau:

4. Rp. Phosphori 0,01,
Olei jecoris aselli 100,0.
M. D. S. Tägl. 2 Kaffeelöffel.

5. Rp. Phosphor. 0,01,
Olei amygdalar. dulc. 10,0,
Muc. gumm. arab. āā 5,0,
Sacchar. alb.
Aq. dest. 100,0.
M. D. S. Tägl. 2—3 Kaffeelöffel.

6. Als Mineralwässer werden die von Csiz, Darkau, Lippik oder Hall verordnet.

Die Wirkung innerer Arzneimittel ist in sehr vielen Fällen illusorisch, denn wie können bei Patienten, die nicht genügend ernährt werden oder in dumpfen Wohnungen vegetiren, Eisen- und Jodpräparate nützen? Ich will den Werth alterprobter Medikamente, namentlich des Jodeisens, des Leberthrans u. s. w., nicht herabsetzen, aber eine nüchterne Beobachtung hat festgestellt, daß außer der lokalen Behandlung des Augenübels hauptsächlich eine entsprechende Regulirung der Lebens- und Ernährungsweise des Kranken, ferner eine Pflege der Haut durch den Gebrauch von Bädern in erster Linie Noth thut. Das erste, wonach wir uns zu erkundigen haben, ist die Ernährungsweise des Patienten. Es stellt sich über Befragen heraus, daß sie häufig genug eine unzweckmäßige ist. Bei Kindern der Armen, auf deren Tellern kräftige Fleischkost so selten anzutreffen ist, darf uns das nicht Wunder nehmen; aber selbst Kinder aus wohlhabenden Häusern, die ihr Beefsteak und Huhn nach Belieben im Topfe haben, erhalten statt der Fleischkost, die sie verschmähen, süße oder fette Mehlspeisen, Zuckerwerk, Obst u. dergl., und dies ohne Ordnung, zu allen möglichen Zeiten. Das muß abgestellt und als hauptsächlichstes Gesetz betont werden, daß die Patienten nur zu gewissen bestimmten Tageszeiten ihre Nahrung zu sich zu nehmen haben, die vorwiegend eine animalische sein soll (Milch, Fleisch, Eier) und den Umständen entsprechend geregelt werden muß.

Neben der Kost ist auch Gewicht auf die Hautpflege zu legen. Namentlich ist der Nutzen der Bäder nicht zu verkennen. In vielen Fällen tritt ein in der That zauberhafter Erfolg ein, wenn täglich Vollbäder mit nachfolgender Frottirung der Haut verabreicht werden. Bei schwächlichen Kindern unter dem dritten Lebensjahr sind nur warme Bäder (von 35—40°) zu empfehlen, aber es sollen die Kinder, ehe man sie abtrocknet, noch mit Wasser von kühlerer Temperatur abgegossen werden. Für ältere Kinder passen kühlere Bäder von 22° bis 25°, mit nachträglichem Reiben des Körpers mit in kaltes Wasser getauchten Tüchern. In das Badewasser kann man jedesmal ein Quantum von Salz (sei es nun Kochsalz oder das aus den Bitterquellen abgedampfte Laugensalz, etwa 1 Kilo auf das Bad) geben, da der Einfluß der Salzbäder auf die Haut durch die Erfahrung über jeden Zweifel erhaben ist. Sehr armen Leuten empfehle ich die bei uns als Volksmittel noch sehr beliebten Wallnußblätter (Folia Iuglandis), die als Abkochung dem Bade zugesetzt werden. Die Blätter enthalten nebst verschiedenen ätherischen Oelen noch Gerbsäure und Bitterstoffe, die gar wohl, ebenso wie die Salzlösungen, einen Reiz auf die Haut ausüben können, wodurch dieselbe zu erhöhter Thätigkeit angeregt wird. Die Wallnußblätter sind übrigens ein uraltes, jetzt vernachlässigtes Mittel gegen scrophulöse Augenentzündungen, und wurden nicht allein als Zusatz zu Bädern, sondern zu lokalen Umschlägen benützt.

Was die balneologische Behandlung der Scrophulose betrifft, so haben seit jeher die jod- und bromhaltigen Soolbäder in besonderem Rufe gestanden. Indessen glaube man nicht, daß das Soolbad allein, ohne Rücksicht auf klimatologische Faktoren, wirksam ist. Es muß bei der Auswahl des Badeortes auf diesen Umstand besonders gesehen werden., sonst werden Täuschungen nicht ausbleiben.

Was nun speciell die scrophulösen Augenentzündung anbelangt, so steht seit jeher in erster Linie der Gebrauch der Soolbäder. Ich schließe mich der Ansicht jener an, die nur in dem Einfluß des Salzes auf die Hautthätigkeit die Erklärung des unleugbar günstigen Erfolges sehen, und den in diesen Wässern vorhanhandenen geringen Jod- und Bromquantitäten sehr skeptisch gegenüber stehen. Wie dies auch immer sei, so ist bei der Auswahl des Badeortes in erster Reihe das Klima zu berücksichtigen, sodann muß die Gewißheit vorhanden sein, daß in Bezug auf Pflege, Wohnungsverhältnisse, ärztliche Hülfe u. s. w. alle geeigneten Vorkehrungen getroffen sind.

Unter übrigens gleichen Verhältnissen sind vom Standpunkte des Augenarztes jene Badeorte vorzuziehen, die gut eingerichtete Sanatorien mit geschulten Augenärzten besitzen, damit die etwa nothwendige lokale Behandlung nicht versäumt oder statt der fachgemäßen und individualisirenden Therapie nicht zur bequemen Schablone Zuflucht genommen werde. Wichtiger noch als die Balneotherapie ist die Klimatotherapie der scrophulösen Affektionen. Nicht jedes Klima paßt für anämische, schlecht genährte und sieche Kinder, und andererseits muß für junge Geschöpfe aus Gebirgsgegenden eine andere Auswahl getroffen werden, als für solche, die in Ebenen aufgewachsen sind. In der Mehrzahl der Fälle wird für lymphatische Kinder eine trockene und warme Gegend, wo Gelegenheit zu Bädern gegeben ist, eher passen, als die romantischeste Gebirgs- oder Waldscenerie. Ich habe in einer 25jährigen ausgebreiteten Berufsthätigkeit unzählige Male wahrgenommen, daß die Kinder der Reichen, deren Eltern die weitesten Reisen nicht scheuten, um die schönsten Punkte der Alpenwelt aufzusuchen, nach ihrer Rückkehr in die Heimath viel weniger zugenommen hatten, als die der Unbemittelten, welche in die unserer Hauptstadt nahe gelegenen sandigen und trockenen Dörfer gebracht wurden, wo sie Gelegenheit hatten, den ganzen Tag im Sonnenschein herumzulaufen, während die ersteren in dem feuchten, des Morgens und Abends immer kalten Gebirgsklima aus dem Frieren nie herauskamen. Bei dieser Gelegenheit halte ich es geradezu für eine Pflicht, auf eine in Ungarn befindliche klimatische Heilpotenz ersten Ranges aufmerksam zu machen, die in Europa förmlich als Unicum dasteht, aber noch viel zu wenig bekannt und ausgenützt ist, so daß mir ihre Erwähnung an dieser Stelle geboten erscheint. Es ist die Plattensee-Gegend, deren Ufergelände dereinst, bei Zunahme des Eisenbahnverkehrs und der durch sie vermittelten Cultur, berufen sind, ein großes Weltsanatorium für lymphatische, anämische, in ihrer Ernährung herabgesetzte und rhachitische Kinder sowie für Reconvalescenten zu werden. Die glänzende Wirkung der Plattensee-Bäder gerade bei den in diesem Kapitel uns beschäftigenden Kranken habe ich jedes Jahr in überaus zahlreichen Fällen zu erproben Gelegenheit.

Der Plattensee, eines der größten Seebecken Europas (bei 600 qkm)[1], liegt im südwestlichen, gegen Norden und Osten von der Donau begrenzten Theile von Ungarn und zieht sich, 76 km lang und stellenweise bis 7 km breit, von Nordost nach Südwest. Das nach Südosten gerichtete Ufer ist von förmlichen Dünen begrenzt, und der Grund des Sees besitzt so feinen, zum Theil aus

[1] Der Bodensee ist 63 km lang, 14 km breit und hat einen Flächenraum von 539 qkm.

Kieselpanzern von Diatomaceen bestehenden Sand, wie er schöner nicht an dem vielgerühmten belgischen Strande vorkommt. Die Temperatur des Seewassers sinkt während der Sommermonate nie unter 20° und steigt oft auf 27° C., ist also lau zu nennen, wie sie schwächeren Organismen am angenehmsten ist. Weite Strecken vom Ufer ist der See so seicht, daß Kinder ohne Aufsicht baden, ja in den feinen, von der Sonne durchwärmten Sand sich eingrabend, längere Zeit im Wasser verweilen können. Dieser, die Haut scheuernde Sand erzeugt einen prickelnden, die Gefäße erweiternden Reiz, der der Wirkung der Soole auf die Haut gleichzusetzen ist. Außerdem besitzt das Ufer des mächtigen Wasserbeckens, das von einigen Geographen als Binnenmeer betrachtet wird, einen mitunter sehr merklichen Wellenschlag. Das nordwestliche Ufer ist wohl steiler, da die romantischen Rebenhügel des Zalaer und Wesprimer Komitates hier abfallen, besitzt aber denselben sandigen Schlamm und im Wesentlichen dasselbe Klima. Nach den exakten Untersuchungen von Dr. L. Polyak ist die Luft staubfrei, trocken, die sonstigen klimatischen Verhältnisse mit denen von Montreux zu vergleichen. Wohl ist der Sommer heiß, aber mit sehr angenehmen Abenden; Frühling und Herbst von einer Schönheit, die diese Gegend für ganz Mitteleuropa als klimatischen Uebergangsort an die erste Stelle rückt. In den alten Badeorten Füred und Keszthely, sowie in dem modernen und prächtigen Siófok ist für jeden Comfort bestens gesorgt.

An die balneologische Behandlung der scrophulösen Augenentzündungen und ihrer Folgezustände möge sich noch die schulhygienische anschließen, die sich bei einem so eminent chronischen Leiden, das vorwiegend den im schulpflichtigen Alter stehenden Theil der Menschheit betrifft, nicht zu vernachlässigen ist. Daß Kinder mit manifesten Entzündungen oder Reizerscheinungen der Augen nicht die Schule besuchen können, ist ohne Weiteres klar. Auch ist sicher, daß der Aufenthalt in schlecht ventilirten, beleuchteten und staubigen Räumen die Recidiven einer schon abgelaufenen Keratoconjunctivitis phlyctaenularis befördert. Da aber nach Schwinden der Reizerscheinungen noch Trübungen der Hornhaut durch sehr lange Zeit vorhanden sein können, welche jede Augenarbeit unmöglich machen, ja nach Heilung des Augenübels noch stabile Trübungen vorkommen, die die Nahearbeit sehr erschweren und durch die Anstrengung bei der Arbeit zu neuerlichen Entzündungen Veranlassung geben, so wäre es die Aufgabe der Schulhygiene, nur einen solchen Modus des Unterrichts zuzulassen, der möglichst wenig Anforderungen an das Sehvermögen der betreffenden Individuen stellt, denen der Unterricht demnach in eigenen Cursen nach der Art der Blindenpädagogik zu ertheilen wäre. Bei der Feststellung der Grundsätze hätte der Schularzt gemeinsam mit dem Pädagogen vorzugehen. Daß nach dieser Richtung hin etwas geschehe, erscheint mir als ein Postulat der Schulhygiene, womit sich ein neues, höchst fruchtbares Feld der Wirksamkeit für die junge Institution der Schulärzte eröffnet. In diese Gruppe von Schülern müßten auch Kinder mit hochgradiger und progressiver Kurzsichtigkeit, die durch die Anstrengungen des gewöhnlichen Schulunterrichts sicherlich nur steigen kann, eingereiht werden, ferner gehören dazu hochgradig übersichtige und astigmatische Kinder, die feinere Augenarbeiten oft nur mit den größten Schwierigkeiten überwinden können, selbst wenn sie die nöthigen Brillen erhalten haben. Die Einrichtung eines eigenen Unterrichts für augenschwache Kinder ist nicht allein vom socialen und pädagogischen Standpunkte aus wichtig, sondern bietet deshalb direkt ein ärztliches Interesse, weil Kinder dieser Kategorie, die die Volks-Schule nicht besuchen können, in der Majorität der Fälle während des größten Theiles des Tages sich selbst überlassen bleiben und in Folge dessen nicht allein geistig, sondern auch körperlich verkümmern.

Neben den Kinderheilstätten und Seehospizen, die in lobenswerther Weise in verschiedenen Badeorten und an der Seeküste gegründet wurden, und die, wo dies noch nicht vorhanden ist, durch die Anstellung eines vollkommen durchgebildeten Augenarztes zu vervollständigen sind, muß von ärztlicher Seite die Institution der Ferienkolonieen mit aller Kraft gefördert werden. Sie sind einigermaßen als Gegengewicht der unsagbar schlechten Wohnungs- und Ernährungsverhältnisse der armen Volksklassen in großen Städten zu betrachten. Doch soll bei der Auswahl des Ortes weniger auf die landschaftliche Schönheit, als auf die klimatischen Verhältnisse und die Möglichkeit bequemen täglichen Badens Rücksicht genommen werden.

Keratitis superficialis.

Wir verstehen unter der oberflächlichen Hornhautentzündung jene Form, bei welcher vorwiegend nur die Epithelschicht betheiligt ist, ohne daß Neubildung von Gefäßen oder Verdickung der Bowman'schen Membran und Umbildung derselben in eine Schicht zelliger Elemente vor sich ginge. Die Entzündung charakterisirt sich nur durch eine hauchartige, feine Trübung des Epithels mit Ausfall mehrerer Epithel-Inseln, so daß die Oberfläche der Membran nicht mehr regelmäßig spiegelt, sondern ein gestipptes Aussehen hat. Bei seitlicher Beleuchtung findet man, daß zarte, feine, schleierähnliche Trübungen auch unter dem Epithel sich vorfinden und in einzelnen, höchst zarten Linien sich unmerkbar ins Parenchym verlieren. Diese Trübungen lassen sich bei der Untersuchung mit dem Lupen-Augenspiegel noch weiter auflösen, und ergeben noch den durch keine andere Untersuchungsmethode sonst sichtbaren Befund, daß sich in den oberflächlichen Hornhautschichten noch punkt- und scheibenförmige Trübungen, die mitunter gruppenweise beisammenstehen, vorfinden.

Dabei sind die Reizerscheinungen gewöhnlich sehr heftig. Neben der mehr oder weniger ausgeprägten Ciliar-Injektion sind heftige Schmerzen im Verbreitungsgebiete der Ciliarnerven vorhanden, die Regenbogenhaut ist immer hyperämisch und betheiligt sich häufig an der Entzündung.

Solche Keratitiden haben verschiedene Ursachen. Häufig ist eine Verletzung zu beschuldigen, insofern als fremde Körper (Eisensplitter, Steinsplitter oder oberflächlich liegende Kohlen- und Staubpartikel), wenn sie entweder längere Zeit mit der Cornea in Berührung waren oder mit roher Hand entfernt wurden, als Reiz- und Entzündungserreger wirkten. Auch die stumpfe Gewalt (Schlag auf das Auge etc.) bringt ähnliche Krankheitsbilder hervor. Bei diesen namentlich leidet die Sehschärfe sehr beträchtlich und gar nicht im Verhältnisse zu den mit freiem Auge sichtbaren Veränderungen. Erst wenn man mit dem Lupenspiegel eine solche Cornea betrachtet, sieht man, daß außer der oberflächlichen Trübung noch eigenthümliche dunkle Linien und Flecke im Parenchym vorhanden sind, welche bei Bewegungen des Spiegels und Kopfes ihre Form und ihren Ort zu wechseln scheinen: ein Phänomen, das sicher auf mikroskopische Faltungen der Membran oder Unebenheiten im Epithel hindeutet, die einen unregelmäßigen Astigmatismus und demzufolge die Sehstörung bedingen. Daß es sich in vielen Fällen um Unebenheiten im Epithel handelt, wird durch die Untersuchung der Hornhautbilder mit dem Javal'schen Ophthalmometer bewiesen. Die Hornhautreflexe erscheinen nämlich mannigfach verzerrt und verwaschen, was nur der Fall sein kann, wenn die spiegelnde Oberfläche der Hornhaut — deren Glätte durch der Integrität des Epithels bedingt wird — gelitten hat. Diese Thatsache hat eine große praktische, sogar forensische Bedeutung. Durch stumpfe Traumen des Bulbus wird ein ödematöser Zustand der Netzhaut hervorgebracht (Commotio retinae), der in einigen Tagen schwinden kann. Wenn nun trotz des Verschwindens der traumatischen Netzhautveränderungen das Sehvermögen schlecht bleibt, so könnte, wenn die Hornhaut nicht gründlich untersucht wird, der Grund in tieferen Traumen (Fissuren der Schädelbasis, Blutungen des Sehnerven u. s. w.) gesucht werden, was offenbar zu diagnostischen und prognostischen Irrthümern Veranlassung geben würde.

Eine weitere Veranlassung zur Keratitis superficialis geben oberflächliche Rißwunden der Cornea, wie sie durch Anstreifen eines scharfen Gegenstandes (z. B. eines Fingernagels) hervorgebracht werden. Eigentlich kann man hier nur von Einritzungen oder Abschürfungen sprechen, denn man hat sehr häufig die größte Mühe, dieselben mit seitlicher Beleuchtung erkennen zu können. Besser werden sie mit dem Lupenspiegel erkannt, Jeglichem sichtbar können sie im frischen Zustande durch die Fluorescirung der Hornhaut gemacht werden. Die objektiven Zeichen der Entzündung, wie die Trübung der Hornhaut, sind in diesen Fällen sehr gering, dagegen sind sehr namhafte Reizerscheinungen vorhanden. So pflegt die Ciliar-Injektion eine beträchtliche zu sein, die Pupille ad maximum contrahirt; die Schmerzen sind häufig peinigend, Thränenfluß, Lichtscheu und Lidkrampf mangeln nicht. Ueberhaut sind Verletzungen und Affektionen der Hornhaut in den oberflächlichsten (Epithel-)Schichten mit größeren Schmerzen und quälenderen Reflexerscheinungen verknüpft, als die der tieferen Schichten, so daß man annehmen muß, daß die Nervenenden im Epithel ein größeres Maß der Irritabilität besitzen, als die Verzweigungen im Parenchym. Zu einer Zeit, da man das Cocaïn noch nicht kannte, konnte man sich hiervon bei der Entfernung der fremden Körper aus der Hornhaut mit der Nadel überzeugen, wo die heftigsten Schmerzäußerungen erfolgten, solange das Instrument im Epithel arbeitete, hingegen keine Reaktion mehr beobachtet wurde, wenn die Nadel in den tieferen Lagen sich bewegte.

Die oben genannten Einritzungen des Epithels können feinste linienartige Narben hinterlassen, welche zu Recidiven der Schmerzanfälle in gewissen Intervallen Veranlassung geben.

Eine Form der Keratitis, welche vom klinischen Standpunkte aus aufrecht erhalten werden muß, ist die Keratitis rheumatica, auf welche die Schilderung der superficiellen Keratitis besonders paßt, und welche nach den reichen Erfahrungen von Arlt vorzugsweise bei älteren Leuten, nie bei Kindern beobachtet wird. Wir sind nicht in der Lage, die Refrigeration, Erkältung, als ätiologisches Moment in Abrede stellen zu können; sicherlich wird häufig mit dieser Annahme Mißbrauch getrieben, dennoch aber ist sie in einer großen Reihe von Fällen nicht von der Hand zu weisen. Freilich gelingt es sehr selten, alle anderen ätiologischen Momente, die etwa noch als lokale Traumen hier mitgespielt haben könnten, auszuschließen.

Die Therapie bei sämmtlichen oberflächlichen Keratitiden wird nach folgenden Grundsätzen verfahren müssen.

Die Reizerscheinungen müssen zunächst gemildert werden. Dies wird, wo sie besonders heftig sind, am besten durch eine einmalige Cocaïnisirung besorgt. Bei sehr empfindlichen Personen kann innerlich Morphium, Antipyrin u. s. w. gegeben werden. Das Aufstreichen von opiumhaltigen Salben auf die Stirn kann man getrost unterlassen. Doch wird auch die innerliche Medication nicht unbedingt erforderlich sein, wenn man frühzeitig und energisch atropinisirt, bis die Pupille ad maximum sich erweitert. Die Vortheile der Atropinbehandlung sind bereits im allgemeinen besprochen worden. Warme Umschläge wirken erfahrungsgemäß äußerst wohlthätig; es wird ferner am besten sein, die Kranken im Bette zu lassen. Falls die Ciliarinjektion im Beginn schon eine bedeutendere ist, soll jedenfalls eine Blutentziehung vorgenommen werden, um einer Iritis vorzubeugen.

Die Immobilisirung der Augen durch einen Druckverband soll unnachsichtlich gefordert werden in allen Fällen von oberflächlichen Abschürfungen des Epithels, sobald namhaftere Reizerscheinungen vorhanden sind. Denn abgesehen davon, daß Substanzverluste unter dem Verbande sehr rasch sich ausfüllen und heilen, werden jene oben erwähnten recidivirenden Schmerzanfälle auf diese Weise am ehesten beseitigt.

Die Pathologie der recidivirenden Schmerzanfälle nach einmaliger oberflächlicher Hornhautverletzung ist noch dunkel. Solche Fälle sind jedem Arzte bekannt; sie kommen oft genug bei Müttern oder Ammen vor, die von den Fingernägeln der Kinder an der Hornhaut gekratzt werden. Die daraus entstehenden Schmerzen sind über Gebühr heftig und kehren von Zeit zu Zeit, namentlich des Nachts wieder. Die Untersuchung ergiebt in der Regel, wenn man die Kranken längere Zeit nach der Verletzung untersucht, gar keinen objektiven Befund. Mit der Annahme einer „funktionellen" Neurose wird man sich kaum zufrieden geben wollen; man sollte meinen, daß es sich um eine, unseren gegenwärtigen diagnostischen Hülfsmitteln noch entschlüpfende anatomische Veränderung handelt. Da Vermuthungen nichts präjudiciren, sondern eher zu experimentellen Studien anregen können, so muß vor allem an das Vorhandensein eines mikroskopischen Keloids gedacht werden. Es kann ganz wohl eine Epithelnarbe bestehen, die auf die eingeheilten Nerven-Endknöpfe drückt und periodische Schmerzanfälle auslöst. — Gegen diese Schmerzanfälle, namentlich wenn sie nächtlicher Weile auftreten, sind übrigens Cocaïnsalben indicirt; ferner glaube ich, durch die Einstaubung von Jodoform einige Erleichterung erzielt zu haben. Nach Arlt müßte man, wie oben angegeben, zur endgültigen Heilung beide Augen durch einen Verband immobilisiren und die Patienten zu länger dauernder Bettruhe veranlassen.

Keratitis parenchymatosa.

(K. diffusa, interstitialis, syphilitica.)

Man spricht von einer parenchymatösen Hornhaut-Entzündung, wenn bei unversehrtem oder nur leicht gestipptem Epithel die Trübungen in den tieferen Hornhautschichten zu beobachten sind. Die Trübung ist jedoch ausnahmslos nicht eitriger Natur, es handelt sich demnach niemals um Abscesse, sondern um entzündliche Infiltrate, die keine Tendenz zum eitrigen Zerfalle zeigen, und die schon, worauf noch näher eingegangen wird, sehr frühzeitig reichlich vascularisirt sind. Die typische Form der Keratitis parenchymatosa beruht — wofern man bei klinischen Erfahrungen überhaupt von Gewißheit reden kann — auf syphilitischer Grundlage.

Die Krankheit ist eine Affektion der jüngeren Lebensjahre, mit vorwiegender Betheiligung der Pubertätsjahre, doch auch im frühen Kindesalter vorkommend und bis ins dreißigste Jahr nicht selten. Schon daraus ist zu ersehen, daß es sich, die syphilitische Grundlage vorausgesetzt, vorwiegend um Syphilis hereditaria tarda, zum Theil im frühesten Kindesalter durch extragenitale Infektion erworbene Lues handelt; später vorkommende Fälle sind zum Theil als Recidiven zu betrachten, zum Theil als atypische Fälle durch recente Syphilis hervorgerufen.

Die Krankheit beginnt mit einer feinen Trübung in den peripheren Partieen der Hornhaut, die schon frühzeitig mit Ciliarinjektion verbunden ist und demnach die Betheiligung des Uvealtraktes erkennen läßt. Die Trübung breitet sich bald aus und rückt gegen die Mitte der Hornhaut vor; für das freie Auge ist sie wolkig, mit der Lupe bei seitlicher Beleuchtung betrachtet, ist sie in einzelne wölkchenartige Flecke aufzulösen, zwischen denen graue Streifen und Schlieren ziehen. Auch ist frühzeitig eine vom Limbus in das Gebiet der Trübung eindringende Vascularisation zu beobachten. Die Trübung breitet sich, ohne daß das Hornhautepithel auffällige Veränderungen zeigte, allmählich über die ganze Hornhaut aus, sie wird dichter, so daß man die Iris kaum durchschimmern sieht, die Hornhaut erhält ein milchiges Aussehen und wird in extremen Fällen bläulich-weiß, wie feines, von hinten beleuchtetes Porzellan. Der Bulbus ist stark injicirt und subjektive Reizerscheinungen fehlen nicht.

Mit der Zunahme der Trübung geht die Ausbildung der Vascularisation Hand in Hand, wie man sich durch fleißige Benützung der Lupe bei gleichzeitiger seitlicher Beleuchtung leicht überzeugen kann; die Gefäßneubildung muß wohl nicht, aber kann so stark werden, daß die Hornhaut roth wird (lachsfarben) und die Iris nicht mehr durchschimmert. Die neugebildeten Gefäße sind ausnahmslos tiefliegende, d. h. sie liegen jedenfalls in den tieferen Hornhautschichten, sind also nicht wie der Pannus Fortsetzungen der oberflächlichen Conjunktivalgefäße durch Vermittelung des vorderen Corneal-Randschlingennetzes, sondern stammen aus den Episkleral- und Skleralgefäßen, durch Vermittelung des tiefgelegenen Randnetzes. Die Aufhellung der Hornhaut geht in umgekehrter Reihenfolge von Statten: erst nimmt die sichtbare gleichmäßige Vascularisation ab, indem nur einzelne lachsgelbe Flecke stehen bleiben, dann verschwinden auch diese, die Hornhaut wird transparenter, die Trübung hört auf gleichmäßig zu sein, sie läßt sich in einzelne Wolken auflösen, erscheint dann wieder wie ein feiner Hauch, um endlich —

nach vielen Wochen oder Monaten für das freie Auge gänzlich zu verschwinden. Es wäre aber ein Irrthum, zu glauben, daß die Krankheit spurlos verschwunden sei. Noch Jahre hindurch — und wahrscheinlich durch das ganze Leben — bleibt ein Gefäßnetz in den tiefen Lagen der sonst völlig durchsichtigen Hornhaut zurück, das nur bei durchfallendem Lichte zu sehen ist, nämlich mit dem Lupenspiegel. Es erscheint als ein im durchfallenden Lichte schwarzes Netz von zierlichster Ausbildung, indem vom Limbus der Hornhaut her einzelne dickere Stämme eintreten, die sich vielfach verzweigen und miteinander in Verbindung treten. Das Hervortreten dieses Netzes kann während des Ablaufs der Trübung parallel mit der Zunahme der Transparenz der Hornhaut schrittweise beobachtet werden; anfänglich durch die entzündliche Infiltration verdeckt, werden erst die dicksten Stämme sichtbar, und erst bei vollkommen eingetretener Durchsichtigkeit treten die feinen und feinsten Zweigchen hervor. Das Phänomen, eines der schönsten, das man mit dem Spiegel haben kann, ist mit voller Deutlichkeit nur bei maximaler Erweiterung der Pupille sichtbar, da die Untersuchung der Hornhaut im durchfallenden Lichte nur dann möglich ist, wenn die aus dem Augengrunde zurückkehrenden Strahlen nicht von der Hinterfläche der Iris absorbirt werden.

Der Befund der persistirenden tiefen Hornhautgefäße, wohl zu unterscheiden von anderen „besenreiserartigen“ Gefäßbüscheln, wie sie in vielen transparenten Hornhauttrübungen zu sehen sind, ist einer der wichtigsten für den praktischen Arzt, da er nur nach vorangegangener Keratitis parenchymatosa vorkommt und die syphilitische Grundlage im höchsten Grade wahrscheinlich macht. Der geschilderte Befund ist wohl schon früher von Anderen gesehen worden, aber erst von Hirschberg in seiner vollen Bedeutung erfaßt und vorzüglich beschrieben worden.

Wir haben hier eine wenig complicirte, heilende Keratitis parenchymatosa geschildert. Wir haben als wichtigstes Moment noch hinzuzufügen, daß der Uvealtrakt niemals unbetheiligt ist, indem sich mehr oder weniger heftige Iritis und Choroiditis hinzugesellt, mit allen Folgezuständen, wie sie an einem anderen Orte noch geschildert werden. Sekundär, in Folge der Iritis, kann das Bild der Cornea noch modificirt werden durch graue, dicke oder punktförmige Beläge der Descemet'schen Membran oder ringförmige Infiltrate in den hintersten Hornhautschichten, doch kommt dies nur selten und in schlecht — d. h. nicht der Aetiologie gemäß — behandelten Fällen vor. In ebensolchen Fällen nimmt die Aufhellung der Cornea nicht den oben beschriebenen Weg, sie bleibt trübe und sklerosirt, d. h. aus dem eingelagerten Infiltrat wird ein organisirtes, nicht mehr aufhellbares Narbengewebe.

Die Krankheit ist in der Regel doppelseitig, kommt aber auch einseitig vor, wo sich jedoch auf dem anderen Auge Veränderungen vorfinden können, die auf die gemeinsame Aetiologie ein helles Licht verbreiten, wie Reste vorausgegangener Iridochoroiditis u. s. w. Dass bei einer zumeist auf hereditärer Syphilis beruhenden Krankheit noch andere Affektionen vorkommen, darf uns nicht Wunder nehmen. So hat schon Foerster angegeben, daß diese Keratitis in einer sehr häufigen Beziehung zu Gelenkaffektionen und chronischer Periostitis steht. Foerster ist der Ansicht, daß möglicher Weise an der Cornea derselbe Proceß vorgehe, wie an dem chemisch naheverwandten Knorpelgewebe. Das Gelenkleiden, von den Kranken als Rheumatismus bezeichnet, befällt insbesondere das Knie, wie überhaupt die großen Gelenke und ist für gewöhnlich nicht mit Fieber complicirt. Außerdem beobachtete er Fälle, wo diese Keratitis mit chronischen Periostitiden der Tibia complicirt war. Andere Kliniker fanden noch andere, auf Lues beruhende Veränderungen: Tophi der unteren Extremitäten, Gaumendefekte, Sattelnase, Schwerhörigkeit, Zahndifformitäten, Narben und Rhagaden um die Mundwinkel; ich habe in einem Falle nebst verificirter Syphilis hereditaria tarda auch eine Paralysis spinalis spastica bei einem 12jährigen Mädchen beobachtet. Das Zusammenvorkommen vor Keratitis parenchymatosa, Schwerhörigkeit und bestimmten Zahndifformitäten (Hutchinson'sche Trias) ist durchaus nicht pathognomisch. In einem durch ererbte Syphilis degenerirten Organismus können die allerverschiedensten Körperaffektionen nebeneinander vorkommen.

Da vom Standpunkte der Therapie die Verificirung der hereditär syphilitischen Grundlage der Keratitis parenchymatosa von fundamentaler Bedeutung ist, so müssen wir noch einmal auf die Beweise zurückkommen, die für diese Aetiologie sprechen. In zahlreichen Fällen ergeben sich diese ohne Weiteres aus der Anamnese und den Nebenumständen des Falles, so daß bei einem großen Bruchtheil nach dieser Richtung überhaupt keine Zweifel vorhanden sind. Dieser Bruchtheil schwankt bei verläßlichen Klinikern zwischen 60 % (Saemisch) und 80—83 % (Mauthner, Silex). Wo aus der Anamnese die Syphilis der Eltern nicht zu eruiren ist, muß darum diese nicht fehlen, und es kann sich, wie Hirschberg und Andere nachgewiesen haben, auch um eine in frühester Jugend durch die Ammenbrust oder sonst auf extragenitalem Wege acquirirte Syphilis handeln. In den restirenden Fällen ist zum Theil sicherlich acquirirte Syphilis genitalen Urprunges vorhanden, und es bleibt nur ein kleiner Bruchtheil, wo für die Erkrankung eine andere Grundlage gesucht werden und diese mit anderen dyskrasischen Zuständen des Organismus in ursächlichen Connex gebracht werden muß. Es ist dies das sich immer mehr einengende Gebiet der Scrophulose und Tuberkulose, welche noch von Arlt als eine Hauptätiologie betrachtet wurde, und der zu Liebe ein so charakteristisches Krankheitsbild in zwei Gruppen zerschlagen worden war, und die neuestens von E. v. Hippel wieder in den Vordergrund gerückt wurde. Es kann auch gar nicht geleugnet werden, daß solche Fälle vorkommen, indessen muß daran festgehalten werden, daß auch nachgewiesene Scrophulose (Tuberkulose) die syphilitische Grundlage nicht ausschließt, wie ja jeder Kliniker zugeben muß, daß in dem durch ererbte Lues geschwächten Organismus die Infektion mit Tuberkelgift um so leichter stattfinden kann.

Folgender Stammbaum einer Familie, die ich seit länger als 25 Jahren in den meisten ihrer Glieder und vier Generationen genau kenne, und der ich als Arzt näher getreten bin, mag als sehr lehrreiche Illustration des letzten Satzes dienen. Der Vater stammt aus gesunder Familie, ist jetzt das Musterbild eines kräftigen, älteren Mannes und ehrbaren Bürgers. Er hatte als Jüngling Syphilis acquirirt und war noch nicht ganz frei, als er in die Ehe trat. Die Mutter stammt aus einer langlebigen Familie (ihr Vater ist als hoher Achtziger gestorben), sowohl sie als alle ihre mir wohlbekannten Geschwister sind ein kräftiger, sehniger Menschenschlag, die seit einem Vierteljahrhundert überhaupt noch nicht krank waren. Das erstgeborene Kind, ein Sohn, litt an papulösen Gebilden ad anum, die durch Sublimatbäder zur Heilung gebracht wurden. Seither ist bei ihm meines Wissens keine Erkrankung, die auf Syphilis zu beziehen wäre, vorgekommen. Das im Alter darauf folgende Mädchen wurde von mir zweimal an Keratitis parenchymatosa behandelt; das erste Mal im Alter von 8 Jahren, das zweite Mal im Alter von 14 Jahren, und wurde nur durch eine energische Schmierkur, die ich im Hospital vornahm, geheilt. Sie hatte seit jeher schlechte Zähne und trägt schon jetzt als junge Frau ein Gebiß, und ihr erstgeborenes Kind wurde von mir bereits an Bindehautphlyktänen behandelt. Der dritte Sprößling, ein Mädchen, ist von gracilem Körperbau, von blasser Gesichtsfarbe und litt in ihrer Kindheit wiederholt an Phlyktänen am Limbus corneae. Das vierte Kind, ein Knabe, war stets ein blasser Junge und litt in den Pubertätsjahren an geschwollenen Lymphdrüsen des Halses, die verkästen, so daß er noch die charakteristischen Narben an sich trägt. Gegenwärtig arbeitet er rüstig in einer großen überseeischen Handelsstadt. Seit der Ausheilung seiner Drüsen betrachtet er sich als gesund, sein schmales Gesicht und seine bleiche Gesichtsfarbe lassen aber nichts Gutes für die Zukunft ahnen. Es sind also unter den vier Kindern eines syphilitischen Vaters Syphilis hereditaria und Tuberkulose (Scrophulose) vertreten.

Die Behandlung der Keratitis parenchymatosa muß eine lokale und allgemeine sein, die, in der überwiegenden Anzahl der Fälle der Aetiologie entsprechend, nebeneinander ihre Anwendung finden müssen, wenn wir nicht den Proceß verschleppen lassen und solche Folgezustände sehen wollen, die zu irreparablen Schäden führen. Unter den lokalen Heilmitteln steht in erster Reihe das Atropin, das wegen der stets vorhandenen Irishyperämie unentbehrlich ist. Schon im allerersten Beginn der Krankheit müssen wir trachten, eine maximale Erweiterung der Pupille zu erzielen und diese solange beizubehalten, als die Ciliar-Injektion noch andauert. Wenn keine besonderen Reizerscheinungen oder Schmerzen vorhanden sind, so wird eine einmalige Instillation des Tages genügen. In manchen Fällen erschien mir die Atropinsalbe in Verbindung mit Natron sozojodolicum nützlicher; sie wird täglich 1—2 mal mittels eines Glasstäbchens in den Conjunktivalsack gebracht, und die Hornhaut sodann durch das obere Lid hindurch leicht massirt. Unentbehrlich ist ferner die Anwendung der lokalen Wärme, durch Kataplasmen oder trocken mittels gewärmter Tücher oder der japanesischen Dose, die im allgemeinen als reinlicher, müheloser und constanter vorzuziehen ist. Die Wärme muß täglich systematisch durch mindestens zwei Stunden nacheinander angewendet werden, wenn man irgend einen Nutzen erzielen will; ich lasse, wofern es nur angeht, des Vormittags und des Abends je zwei Stunden die Wärme appliciren. Unter dieser Medikation werden die Schmerzen bald nachlassen und der subjektive Zustand ein befriedigender werden. Gleichzeitig muß aber die Quecksilberkur durchgeführt werden, die man schon bei kleinen Kindern, wenn auch mit Vorsicht, unbedenklich machen kann. Ueber den Modus der verschiedenen Quecksilberkuren werden wir in einem späteren Kapitel sprechen, für jetzt führen wir nur an, daß 2 g Ungu. cinereum des Tages, selbstverständlich bei Beobachtung aller hygienischen Maßnahmen und gewissenhafter Mundpflege, schon bei Kindern, die gehen können, mit glänzendem Erfolge verbraucht werden können. Größere Kinder und Erwachsene erhalten eine Tagesdosis von 3 g grauer Salbe, größere Dosen habe ich in meinem Wirkungskreise nie für nöthig befunden. Wo man besonders vorsichtig sein will, empfiehlt sich statt der Einreibungskur folgendes Vorgehen: Man läßt allabendlich ungefähr ein halbes Gramm der grauen Salbe auf die Stirne reiben, legt darauf einen Streifen weißen Papiers und darüber Guttaperchapapier, das Papier wird mit einem Bande befestigt und verbleibt während des ganzen Tages an einer Stelle. Auf diese Weise wird eine nicht unbeträchtliche Aufnahme des Quecksilbers gesichert und die Nähe des erkrankten Organs mag den günstigen Einfluß dieser Methode noch erhöhen. Anämische und lymphatische Individuen erhalten innerlich noch Eisenpräparate, dabei muß auf kräftige Nahrung und gute Luft dringend gesehen werden. Es wäre ein sehr verfehltes Beginnen, solche Patienten im dunkeln Raume zu behalten, sie dürfen selbst während der Periode der Reizerscheinungen der frischen Luft und der Bewegung nicht entbehren, und es muß mit allen Mitteln auf die Erweckung eines guten Appetits und die Erhaltung der Funktion der Verdauungsorgane Bedacht genommen werden.

Die Bestimmung, wie lange die Quecksilberbehandlung fortgesetzt werden müsse, hängt in erster Linie von dem Zustande der lokalen Veränderungen ab. Sowie der Rückgang der Hornhautinfiltration, die Erblassung des pathologischen Gefäßnetzes festgestellt werden kann, kann versucht werden, die Quecksilberbehandlung einzustellen und die Resorption durch die fortgesetzte Anwendung der lokalen Wärme weiter zu unterstützen. Allgemeine Regeln lassen sich übrigens hier nur sehr schwer geben, da sehr viel vom Takte des Arztes, von der Erwägung des Allgemeinbefindens des Kranken und von den Verhältnissen, in denen er lebt, abhängt. Nach Aussetzen des Merkurs wird Jod zu innerlichem Gebrauche verabreicht, in Dosen und Combinationen, wie sie dem momentanen Zustande des Kranken entsprechen. Die Aufhellung der Cornealtrübungen kann durch lokale Mittel zu beschleunigen versucht werden: man hat Massage, die Einstreichungen von verschiedenen Quecksilbersalben (darunter der grauen Salbe, die zum ersten Male von Mitwalsky angegeben wurde) empfohlen; ferner wird von Anderen die Anwendung des heißen Dampfes gerühmt. Ich stehe all diesen Mitteln etwas skeptisch gegenüber, was übrigens noch im Abschnitte der Hornhauttrübungen seine Besprechung finden soll. In uncomplicirten, d. h. nicht in Folge von Verkennung der Aetiologie verschleppten Fällen vollzieht sich die Aufhellung der Hornhaut wenngleich langsam, doch sicher nur durch die Anwendung von das Allgemeinbefinden des Kranken berücksichtigenden Maßregeln, die sich bei Kindern vornehmlich auf die Kräftigung des Körpers und Hebung der Ernährung, bei Erwachsenen noch auf wichtige balneologische Kuren beziehen. Bei der ersten Gruppe der Patienten fällt die balneologische Therapie vollständig mit der für die scrophulöse Augenentzündung besprochenen zusammen; für Personen jenseits der Pubertätsjahre steht meines Erachtens nach, wobei ich mich auf vielfältige Erfahrung stütze, in erster Linie der Gebrauch der Thermalkuren, unter und nach denen sich die Resorption von alten Infiltraten (zu denen auch die nach der Keratitis parenchymatosa zurückbleibenden Hornhauttrübungen gehören) mit einer Raschheit und Vollständigkeit vollzieht, die kaum mehr etwas zu wünschen übrig läßt. Uebrigens soll damit nicht gesagt sein, daß nicht auch geeignete hydro-therapeutische Proceduren, Sool- und Seebäder Aehnliches leisten können, da dasselbe Ziel auf verschiedenen Wegen erreicht werden kann, und es in diesen Fällen nur darauf ankommt, durch Erzielung einer genügenden und in ihren Mitteln der Constitution des Patienten nicht abträglichen Diaphorese die Raschheit des Stoffwechsels zu beschleunigen und damit den Zerfall und die endliche Resorption alter Infiltrationsherde zu erzielen.

Außer der oben geschilderten typischen Form der Keratitis parenchymatosa, die sich, wie auseinandergesetzt, auf syphilitischer Grundlage entwickelt, giebt es noch eine Reihe anderer Entzündungen der Hornhaut, die sowohl in morphologischer, als auch in pathologisch-anatomischer Beziehung als parenchymatöse entzündliche Hornhaut-Infiltrate zu bezeichnen sind, aber eine andere Aetiologie besitzen. Sie zeichnen sich sämmtlich vor anderen Hornhauterkrankungen dadurch aus, daß sie mit chronischen Entzündungen des vorderen Uvealtraktes (Iris und vorderer Antheil der Choroidea) zusammenhängen und eigentlich als Folgezustand derselben zu betrachten sind. Da nur die vorderen Lamellen der Hornhaut von der Bindehaut her, die mittleren und hinteren jedoch durch die Gefäße der Sklera und Uvea ernährt werden, so ist ein solcher Zusammenhang ohne Weiteres zu begreifen. Es werden demnach alle jene entzündlichen Processe, die zu langdauernden Ernährungsstörungen in dem Uvealtraktus führen, auch die Ernährung der Hornhaut beeinträchtigen und demnach zu entzündlichen Trübungen in den dadurch am meisten betroffenen hinteren Lamellen führen. So wird zunächst die Tuberkulose als eine solche Dyskrasie zu bezeichnen sein, die von der Choroidea her zu parenchymatöser Keratitis führen kann. Auch trophische Störungen des Augapfels, wie ich sie öfters im Verlaufe des Herpes Zoster gesehen habe, rufen eine seröse Entzündung der Iris und Choroidea hervor, mit Trübungen im Glaskörper und entzündlichen Infiltrationen des Hornhautparenchyms. Entzündungen, die vom episkleralen Gewebe in Folge verschiedener Dyskrasieen, wie Gicht, Rheumatismus, Tuberkulose, Scrophulose auf die Sklera und die Choroidea übergreifen, beeinträchtigen die Hornhaut in ihrer Ernährung, rufen entzündliche Infiltrationen zwischen ihren Lamellen hervor, wobei wir sowohl fleckweise Infiltrationen auf verschiedenen Stellen der Hornhaut, als auch zungenförmige, vom Limbus her sich sektorenweise vorschiebende beobachten. Schwere choroideale, chronische Entzündungen verschiedener Aetiologie bringen mitunter ein centrales parenchymatöses Hornhaut-Infiltrat zu Stande, welches, im Pupillargebiet sitzend und von den Ernährungsstörungen der Choroidea abhängend, der Therapie den größten Widerstand entgegensetzt. Alle die genannten Processe können zu unheilbaren Trübungen führen, die man mit dem Namen der Sklerosen belegte, indem man sich vorstellte, daß im Hornhautgewebe durch den entzündlichen Proceß eine histologische Umwandlung der durchsichtigen Hornhautfibrillen in undurchsichtiges Skleralgewebe stattgefunden hat. Die mikroskopische Untersuchung zeigt in abgelaufenen Fällen entweder Atrophie und Verdünnung der Hornhautsubstanz, wie bei den in Folge der Episkleritis auftretenden parenchymatösen Processen, oder aber organisirtes, d. h. reich vascularisirtes und faseriges Gewebe zwischen den durch den Druck auseinandergedrängten und atrophisch gewordenen Hornhautfibrillen, demnach eine ständig gewordene entzündliche Infiltration. Die letzteren Befunde treffen auch für die typische syphilitische Keratitis parenchymatosa zu, und sie geben uns für die Therapie den wichtigen Fingerzeig, daß therapeutische Erfolge nur dort zu erzielen sind, wo wir durch rasches Eingreifen (im gegebenen Falle durch die specifische Behandlung) das Ständigwerden der entzündlichen Herde verhindern können, so lange die histologischen Elemente der Hornhaut noch keine Schädigung erfahren haben. Wie jedoch der durch die Augenspiegel-Untersuchung zu erhebende Befund der persistirenden tiefen Hornhautgefäße zeigt, ist auch im günstigsten Falle der therapeutische Erfolg nicht vollkommen, da, trotz der Rettung der Hornhaut für ihre Funktion, dennoch histologische Veränderungen zurückbleiben, die, wie es scheint, irreparabel sind. —

Unter Keratitis striata, Streifen-Keratitis, versteht man streifenförmige grauliche Trübungen im Hornhautparenchym, die nach Katarakt-Operationen vom Wundrande ausgehen. Sie heilt vollkommen und spurlos unter dem Verband. Man hielt die streifigen Trübungen früher für Infiltrationen der Saftkanälchen, die vom Randschlingennetz gegen das Hornhautcentrum ziehen, sie sind aber nichts Anderes, als der optische Ausdruck der mikroskopischen Runzelung der hinteren Hornhautlamellen.

Folgezustände der Hornhautkrankheiten.

1. Hornhauttrübungen.

(Maculae, Opacitates corneae.)

Wenn wir von jenen Trübungen gegenwärtig absehen, welche als Begleiterscheinung entzündlicher Hornhautprocesse zu betrachten sind und die man demgemäß entzündliche Infiltrationen nennen kann, wie sie uns in den vorigen Abschnitten genügend beschäftigt haben, so haben wir jetzt solche Opacitäten zu behandeln, welche als Ueberbleibsel oder Folgezustände früherer Processe die dioptrische Leistungsfähigkeit der Cornea in größerem oder geringerem Maße beschränken.

Histologisch sind die Hornhauttrübungen theils als Narben, theils als Produkte regressiver Gewebsmetamorphose (Verkalkung, Verfettung, Colloidbildung) im Hornhautgewebe anzusehen. Es liegt in den seltensten Fällen in unserer Macht, sie wegzuschaffen, wohl aber tritt immer die Aufgabe an uns heran, die durch sie bedingten schädlichen Folgen für den Sehakt möglichst zu beseitigen. Wir haben uns zunächst über folgende Punkte Klarheit zu verschaffen:

a) Die Ausdehnung der Trübung. Hierbei ist zu bemerken, daß die bloße Okularinspektion allein nicht genügt, diese Ausdehnung zu beurtheilen. Oftmals besitzt eine dickere Trübung verwaschene Ränder und geht dem freien Auge unmerkbar in anscheinend normale Hornhautsubstanz über. Man darf daher die Untersuchung mit seitlicher Beleuchtung nie versäumen.

b) Der Sitz. Die Trübung kann peripher, d. h. näher dem Hornhautrande, oder central, näher dem Pupillargebiete liegen. Je peripherer die Trübung ist, desto weniger kann sie unter übrigens gleichen Umständen schaden, je mehr sie die Pupille verdeckt, desto störender wird sie in Bezug auf den Einfall der Lichtstrahlen wirken.

c) Die Transparenz. Es giebt vollständig undurchsichtige Trübungen, manchmal von weißer Sehnenfarbe (Leucoma corneae), dann auch Hornhautflecken von einer so bedeutenden Transparenz, daß sie nur bei fokaler Beleuchtung auffallen. Außerdem existiren noch zahlreiche Zwischenstufen. Es ist klar, daß bei geringer Ausdehnung eine völlig undurchsichtige Trübung für die Funktion des Auges günstiger ist, als eine durchscheinende. Denn jene blendet zwar einen Theil des durch die Pupille fallenden Lichtkegels völlig ab und schwächt dadurch allerdings die Lichtintensität der Retinalbilder einigermaßen, ohne jedoch der Schärfe derselben, die sich nach der Schärfe der Bildcontouren richtet, bedeutenden Eintrag zu thun; diese aber bedingt unregelmäßige Lichtbrechung, Zerstreuung der Lichtstrahlen und macht daher das Retinalbild verwaschen, wodurch eine erhebliche Sehstörung bedingt wird.

d) Das Verhältniß der Trübung zu den hinter ihr liegenden Gebilden des Auges. Es giebt Hornhautnarben, welche mit der Iris verwachsen sind (Leucoma v. Cicatrix adhaerens, vordere Synechie). Eine Irisverwachsung kann eine breite oder eine zipfelförmige sein. In jedem einzelnen Falle muß festgestellt werden, inwieweit das Spiel der Pupille durch die Iris-Einheilung beeinträchtigt ist.

e) Die Krümmung der Hornhaut im allgemeinen und der Narbe im besonderen. Durch die Ausbildung einer Narbe kann die Hornhaut nicht allein in ihrer Durchsichtigkeit, sondern auch in der Regelmäßigkeit ihrer Wölbung beeinträchtigt sein. Unregelmäßigkeiten der Wölbung bedingen jedoch erhebliche Sehstörungen und zwar durch Astigmatismus. Besonders stark gewölbte Hornhautnarben nennt man Staphylomata corneae, welche später eigens besprochen werden.

Unter den Hornhauttrübungen giebt es einige, welche wegen ihres Aussehens und ihrer Entstehung eine gesonderte Erwähnung verdienen. So muß der Greisenbogen (Gerontoxon) hier genannt werden, eine Erscheinung, welche zu den senilen Veränderungen des Auges gehört.

Der Gerontoxon ist ein grauer Ring in der Cornealperipherie, parallel mit dem Limbus laufend, welcher Ring seine Entstehung jedenfalls einer Art von seniler Involution verdankt. Histologisch muß der Greisenbogen als Degeneration (Hyalinisirung) von Cornealgewebselementen angesehen werden, und es ist möglich, daß eine im Greisenalter sonst auch zu beobachtende Gefäßwanderkrankung den Anstoß hierzu gegeben hat, da die genannte Veränderung sich an der Stelle ausbildet, wo das Randschlingengefäßnetz sich gegen das Cornealgewebe abgrenzt.

Das Gerontoxon wird niemals Gegenstand der Therapie.

Im höchsten Grade interessant ist jedoch eine Form der Trübung, welche ihrer äußeren Gestalt wegen „bandförmige Hornhauttrübung" genannt wird und deren genaue Kenntniß besonders v. Graefe zu danken ist. Sie stellt in den ausgebildetsten Fällen eine quere graue oder weiße Trübung vor, welche die Hornhaut, und zwar deren mittlere Schichten, im horizontalen Meridian durchsetzt, und nach einigen Forschern durch die Einlagerung von Kalkpartikeln, in einem von mir genau untersuchten Falle durch Einlagerung von Colloidklumpen in das Hornhautgewebe entstanden ist. Die bandförmige Trübung muß als das Resultat einer eigenthümlichen, bisher noch nicht genügend erklärten Ernährungsstörung der Hornhaut aufgefaßt werden, was dadurch bewiesen wird, daß diese Form nur bei solchen Augen vorkommt, welche entweder an Glaukom oder an chronischen Aderhautentzündungen leiden.

Was nun das therapeutische Einschreiten gegen die Hornhauttrübungen anbelangt, so wird dasselbe entweder beabsichtigen, die Opacitäten aufzuhellen bezw. wegzuschaffen, oder aber die durch sie veranlaßten optischen Störungen möglichst zu beseitigen. Auf die Aufhellung der bereits stabilisirten Hornhauttrübungen, die als fertiges Narbengewebe zu bezeichnen sind, können wir nur in sehr wenigen und eng begrenzten Fällen irgend einen Einfluß ausüben. Wir sind nicht in der Lage, irgendwie dickere Narben der Hornhaut in durchsichtiges Gewebe umzugestalten, wenn wir auch anerkennen müssen, daß die Natur manchmal und in specie bei sehr jungen Kindern ganz unglaubliche Aufhellungen zu Stande bringt. Unser Hauptaugenmerk muß darauf gerichtet sein, mit dem Ablauf der Hornhautentzündung (Geschwüre, Pannus u. s. w.) die Reparation der Hornhautsubstanz auf medikamentösem Wege zu befördern, wobei sehr zarte Trübungen wohl verschwinden, dickere Trübungen transparenter werden und zwischen die Fibrillen eingelagerte Zellenhaufen resorbirt und dergestalt weggeschafft werden können. Es handelt sich hier im Wesentlichen darum, die noch bestehenden Reste der entzündlichen Infiltration, solange sie resorptionsfähig sind, zur Aufsaugung zu bringen. Man verwendet hierzu theils Reizmittel, theils Resorbentia, wie Quecksilber und Jod. Unter den Reizmitteln ist vornehmlich die Opiumtinktur, theils rein, theils verdünnt, mit welcher die getrübte Stelle betupft wird, wobei aber bemerkt werden muß, daß das Opium um so mehr wirkt, in je jüngerem Stadium sich die Trübung befindet. Es scheint auch, daß das Opium die raschere Heilung und Epithelüberkleidung von Substanzverlusten bewirkt. Von Einigen wurde die Einträufelung von Terpentin warm empfohlen:

Rp. Olei therebint.,
Olei oliv. āā 5,0.
Täglich einmal einzuträufeln.

Unter den Resorbentien leisten wieder die Quecksilberpräcipitate und das Calomel gute Dienste. Namentlich werden zarte Trübungen, wie sie z. B. nach Hornhautphlyktänen zurückzubleiben pflegen, durch sie zur Aufhellung gebracht. Man verwendet jene in Form der bekannten gelben Salbe; das Calomel als Einstäubung. Man muß sich darauf gefaßt machen, diese Mittel sehr lange zu gebrauchen, übrigens versteht es sich von selbst, daß sowohl Reizmittel als Resorbentia nur mit großer Vorsicht benützt werden dürfen, solange das Auge noch in einem entzündlichen Zustande verharrt. Man verbindet mit der Anwendung der Salben noch die Hornhautmassage; um bei der Massage die Stelle durch die geschlossenen Lider zu treffen, muß das andere offene Auge in die gewünschte Blickrichtung dirigirt werden, weil sonst das massirte Auge unwillkürlich nach oben flieht.

In einigen Fällen von diffuser Trübung (nach Pannus u. s. w.) hat mir eine Jodkalilösung gute Dienste geleistet. Ich ließ sie 1—2mal täglich in den Conjunktivalsack einträufeln:

Rp. Kali jodat.
Natri bicarb. āā 1,0,
Aq. dest. 50,0,
Tinct. jodin. gtts. III.
(Kämmerer'sche Lösung.)

Die älteren Augenärzte, deren Wirkungsgebiet im Vergleich zum unserigen ein so minimaler war, hatten zur Aufhellung von Hornhautnarben und -flecken ein ganzes Arsenal von Mitteln, von denen wir nur mehr die Merkurialpräparate benützen. Das System, nach dem sie bei den Aufhellungsversuchen vorgingen (Beer, Lehre von d. Augenkr., II. Bd. § 89) bestand darin, durch ölige oder schleimige Mittel, die mit einem Pinsel auf die trübe Stelle aufgetragen wurden, diese erst aufquellen zu machen oder zu erweichen, um später durch ranzige oder ätherische Oele, oder durch Quecksilbermittel ihre endliche Resorption zu erwirken. Zu den öligen Mitteln gehörte neben den thierischen Fetten (wie Vipernfett und verschiedenen Thranen) noch das jetzt ganz außer Gebrauch gekommene Nußöl (Oleum nucis juglandis); von den Schleimen verwendeten sie hauptsächlich den Quittenschleim (Mucilago seminum cydoniorum) und Galle verschiedener Thiere. Auch empfahlen sie zur Aufquellung noch heiße Dämpfe. Wo Einlagerung von „Kreide“ vermuthet wurde, nahm man die Auskratzung vor. Zur endlichen Aufhellung der Hornhautflecke verwendete man außer den ranzigen Oelen (die noch heute zu dem Zwecke in einzelnen Recepttaschenbüchern erwähnt werden) Salben von gelbem Quecksilberpräcipitat, entweder allein oder in einer Mischung mit Cuprum sulfur. (1,5—1,0), das Vehikel war frische Butter. Solche Salben wurden noch mit feinst pulverisirtem Glasstaub angerieben. Mittel gegen Hornhauttrübungen, die heute ganz außer Cours gekommen sind, sind Cremor tartari, das eingestaubt wurde:

Rp. Boli albae,
Cremor tartar.,
Sacchar. alb. āā 4,0.
M. f. pulv. subtilissimus;

ferner die Zinn-Feilspäne (Limatura stanni), die, mit Borax, Zucker und Bimsstein (Pumex) zu einem feinen Pulver vermengt, ebenfalls eingestaubt wurden.

Was nun die direkte operative Behandlung der Hornhauttrübungen anbelangt, so wird dieselbe nur in höchst seltenen Fällen etwas leisten können. Es steht wohl in unserer Macht, die Trübungen abzutragen, aber wir können es nicht verhindern, daß der von uns erzeugte Substanzverlust sich gerade so mit weniger durchsichtigem Ersatzgewebe fülle, als dies bei einem ulcerösen Substanzverlust durch die Narbenbildung der Fall war. Die Abtragung der Trübungen hat nur dann einen Sinn, wenn diese durch Einlagerung von fremden Substanzen bedingt waren, wie dies z. B. von Kalk nach Kalkverbrennung des Auges, oder durch Inkrustation von unlöslichen Blei-Albuminaten in Folge von unzweckmäßigem Gebrauch von Acetas plumbi-Collyrien bei Corneal-Ulcerationen vorkommen kann. Hier müßte man sich vorher durch die genaueste Untersuchung bei seitlicher Beleuchtung davon überzeugen, daß die inkrustirten Partikeln in den vordersten Schichten unter dem Epithel liegen, ehe man mit einiger Aussicht auf Erfolg die Entfernung derselben vornehmen könnte.

Nicht unerwähnt darf gelassen werden, daß zur Aufhellung von Hornhautflecken auch die Elektricität verwendet wird. Abgesehen von älteren, wenig verläßlichen Angaben, verdienen die Versuche H. Adlers (1885) eine Erwähnung, der centrale Leukome auf elektrolytischem Wege zu beeinflussen unternahm. Er arbeitete mit Strömen von circa 10 Milliampère, die 10 bis 20 Sekunden aufs Auge einwirkten. Der negative, knöpfchenartige Pol wird auf die betreffende Stelle der cocaïnisirten Hornhaut, der positive Pol auf die Sklera angesetzt. Sofort nach dem Schließen des Stromes zeigen sich auf der berührten Hornhautstelle weißliche Schaumblasen, die angeblich abgelöste Epithelzellen enthalten sollen; nach Schluß der Sitzung ist das Auge gereizt, was aber nach kurzer Zeit schwindet. Die Besserungen, die Adler auf diesem Wege in einigen Fällen erzielte, sollen durch Elektrolyse zu Stande gekommen sein. Andere Autoren konnten diese Resultate nicht bestätigen, behaupten auch, daß die direkte Elektrisirung der Hornhaut trotz des Cocaïns zu schmerzhaft sei, und ließen den Strom durch die geschlossenen Lider passiren (Pansier). Dieser Autor (Traité d'électrothérapie oculaire, 1896) versichert übrigens, in einigen Fällen bei älteren Leukomen Aufhellungen erzielt zu haben. Was mich betrifft, so habe ich in einigen Versuchen absolut kein Resultat erzielt, es könnte aber trotzdem sein, daß die elektrische Behandlung in einigen speciellen Fällen von den durchscheinenden und vielleicht noch nicht in definitives Narbengewebe verwandelten Rändern centraler Leukome so viel zur Aufhellung bringt, daß ein Theil des Pupillargebietes wieder für Lichtstrahlen passirbar wird, weshalb diese Heilversuche in geeigneten Fällen aufzunehmen sind. Die alltägliche Beobachtung lehrt, daß häufig genug Individuen, deren Hornhäute vollständig in ein opakes Narbengewebe verwandelt sind, wofern nur die Retina nicht durch intercurrente Processe (gewöhnlich secundäres Glaukom oder cyklitische Schrumpfung) ihr Empfindungsvermögen eingebüßt hat, dennoch durch die Narben hindurch ein, wenn auch geringes Ausmaß von quantitativer Lichtempfindung besitzen. Als Arzt des Budapester Blinden-Institutes bin ich in der Lage, eine größere Anzahl solcher Personen unter meiner Beobachtung zu haben, und habe oft mein Erstaunen darüber nicht unterdrücken können, wie häufig selbst durch dicke Staphylome noch so viel gesehen wird, daß solchen Unglücklichen noch eine Selbstführung ermöglicht ist. Haben narbig verbildete Hornhäute noch eine Stelle, an der das Narbengewebe sehr durchscheinend ist, so ist durch dieses hindurch das Sehen selbstverständlich um sehr vieles besser. Diese Thatsache hat einige hervorragende Operateure (v. Wecker, A. v. Hippel u. A.) ermuthigt, durch künstlich construirte Trepane Lamellen aus der getrübten Hornhautsubstanz oder deren Ersatzgewebe auszulösen, um auf diese Weise durchscheinendere Stellen zu schaffen. Ueber diese Methoden jedoch, sowie über die Versuche von Transplantationen thierischer oder mensch-Hornhäute sind leider die Akten bereits geschlossen, indem es erwiesen ist, daß die Ueberpflanzung von Thierhornhäuten (wie wohl schon a priori aus allgemein biologischen Gründen zu erwarten war) zu keinem Resultate führt, indem das Ersatzgewebe durch Ausstoßung oder Schrumpfung zu Grunde geht, und auch überpflanztes menschliches Hornhautgewebe sich trübt und vascularisirt. Die Hauptschwierigkeit liegt übrigens zumeist in dem hinter den Hornhautnarben befindlichen und vom Ciliarkörper und den Resten der Iris her reich vascularisirten Schwartengewebe, dessen gänzliche Abtragung eine Sache der Unmöglichkeit ist, und das, in welcher Ausdehnung immer auf operativem Wege durchbohrt, sich immer wieder durch neuerliche entzündliche Exsudation schließt. Die Versuche Salzers, nach einer älteren Idee Nussbaums, in das Narbengewebe durchsichtige Prothesen nach Art der Hemdenknöpfe einzulegen und dort einheilen zu lassen, können als interessante, aber wenig Erfolg versprechende Curiositäten erwähnt werden. Bei all den erwähnten bisherigen, so ungenügenden Erfolgen wird man sich hüten, an Personen mit totalen Hornhautnarben, denen nur Lichtempfindung geblieben ist, und für die auch das quantitative Sehvermögen ein großer Schatz ist, irgend welche Operationen vorzunehmen, durch welche dieses irgendwie gefährdet werden könnte.

Am einfachsten gestaltet sich die Aufgabe der Therapie, die optischen Folgen einer Hornhauttrübung auf operativem Wege zu paralysiren, wenn diese so central liegt, daß sie den Lichtstrahlen den Weg durch die Pupille, schon bei mittlerer Weite derselben, versperrt. In diesem Falle wird man durch eine Iridektomie, die möglichst schmal gemacht sein muß, und zwar an einer Stelle, die von der Lage der Trübung abhängt, eine neue, günstiger gelegene Pupille schaffen. Es ist dies trotz der geringen technischen Schwierigkeiten, die eine Iridektomie zu bieten scheint, eine der schwierigsten und feinsten Aufgaben der operativen Augenheilkunde. Denn eine unzweckmäßig ausgeführte Operation würde eher schaden als nützen, insofern als vor dem Eingriff eine auf das Licht reagirende Pupille vorhanden war, wodurch die Diffusion des Lichtes dennoch einigermaßen eine Correktion erhielt, während bei schlechter Lage des bis zum Hornhautlimbus reichenden breiten Kolobomes größere Lichtmengen und diese durch periphere Hornhauttheile einfallen, und eine Blendung erzeugen, die in vielen Fällen das Sehvermögen noch mehr herabsetzt. Ueber die Regeln, die bei der Ausführung einer optischen Iridektomie zu beobachten sind, wird im Kapitel der Operationslehre ausführlich gesprochen werden; an dieser Stelle sollen nur einige höchst wichtige Winke, welche die Indikation und die Prognose der Operation bestimmen, gegeben werden.

Bei jeder das Pupillargebiet der Hornhaut bedeckenden Trübung, wobei vorausgesetzt ist, daß gegen die Peripherie zu noch genügend durchsichtige Hornhautteile vorhanden sind und die Pupille frei, d. h. nicht angeheftet ist, soll eine Abschätzung vorgenommen werden, ob überhaupt und wieviel optischen Erfolg die Anlegung einer neuen Pupille haben kann. Zu diesem Behufe muß die Pupille durch ein Mydriaticum erweitert werden, und man wartet jene Erweiterung der Pupille ab, wobei der freie Irisrand eben noch aus dem Gebiet der getrübten Hornhautpartie gerückt ist, so daß ein schmales, trübungsfreies Pupillargebiet geschaffen ist. Man untersucht so, ob das Sehvermögen nun, wo kein Hinderniß für den Einfall der Lichtstrahlen mehr obwaltet, verbessert ist. Die Hornhaut muß auch nach Erweiterung der Pupille sowohl im auffallenden als im durchfallenden Lichte untersucht werden, weil überaus häufig von der dichteren, centralen Trübung noch zarte, feine Wölkchen in die anscheinend normale Hornhautsubstanz übergehen, welche durch Diffusion das Sehvermögen auch nach der in technischer Beziehung gelungenen Operation stören würden. Auf diese Weise erfährt man, erstens wo am besten die künstliche Pupille zu liegen hat, und wieviel ungefähr von ihr zu erwarten ist. Bei diesen Untersuchungen muß man sich auch des stenopäischen Apparates bedienen, d. h. eines Diaphragmas (irgend einer durch Oeffnung von verschiedener Form und Weite durchbohrten undurchsichtigen Scheibe), die, in zweckmäßiger Weise vor dem Auge gehalten, die getrübten Stellen abblenden und die Lichtstrahlen durch Vermitmittelung der engen Oeffnung nur an einer durchsichtigen Hornhautstelle eintreten lassen.

Ganz undurchsichtige, sehnenweiße Trübungen der Hornhaut (Leukome), wofern sie nur von geringem Durchmesser sind und eben noch einen ganz kleinen Spalt vom Pupillargebiet frei lassen, stören das Sehen viel weniger, als jene zarten, dem freien Auge vielleicht nicht sichtbaren Wölkchen und Fleckchen (Nubeculae oder Maculae), wie sie als Reste der phlyktänulösen Augenentzündung so oft zurückbleiben. Denn die ersteren halten wohl einen Theil der Lichtstrahlen ganz zurück, das auf der Netzhaut entworfene Bild der äußeren Objekte wird entsprechend lichtschwächer, aber seine Contouren können noch vollkommen scharf sein, während die durch eine transparente Hornhauttrübung dringenden Strahlenbündel unregelmäßig gebrochen (zerstreut) werden und auf der Netzhaut statt zu Bildern mit scharfen Contouren sich zu verwaschenen Bildflecken sammeln (unregelmäßiger Astigmatismus). Der Grad der Sehschärfe hängt aber weniger von der Lichtstärke der Netzhautbilder, als von der Schärfe ihrer Contouren ab, und so findet das Sehen von Augen mit Hornhautflecken unter den ungünstigsten optischen Bedingungen statt, deren Beseitigung leider in sehr vielen Fällen nicht möglich ist. Indessen giebt es doch eine Reihe von Fällen, in denen der Arzt, der sein Fach vollkommen beherrscht, sehr Ersprießliches leisten kann. Zunächst durch vollkommene Corrigirung vorhandener Refraktionsanomalieen, indem es sich herausstellt, daß an vielen Augen außer dem durch die Hornhauttrübung bedingten unregelmäßigen Astigmatismus noch ein regelmäßiger Astigmatismus vorhanden ist, der durch Cylindergläser zu corrigiren ist. Wir müssen uns vorstellen, daß der, wenn auch oberflächliche Ulcerationsproceß, der die Ursache der Hornhautflecken war, durch seine Vernarbung zu einer größeren oder geringeren Abflachung der Hornhaut führte, der sich ophthalmometrisch durch die Differenz der Hauptmeridiane ausdrückt, die oft genug durch Cylindergläser zu corrigiren ist. Man darf sich demnach nicht mit der Thatsache der geringen Sehschärfe begnügen, indem man das Vorhandensein der Hornhauttrübungen als ein unabänderliches Uebel betrachtet, sondern muß in jedem Falle auf regelmäßigen Astigmatismus untersuchen. Dies geschieht in der vollkommensten Weise und am schnellsten mit Hülfe des Javal-Schiötz'schen Ophthalmometers, in dessen Handhabung jeder Arzt sich auf der Klinik unterweisen lassen sollte. Man kann bei dieser Untersuchung trotz der verzerrten Hornhautreflexe in zahlreichen Fällen noch einen regelmäßigen Astigmatismus feststellen, durch dessen Corrigirung den Patienten eine neue Epoche der Arbeitsfähigkeit eröffnet werden kann.

Noch mehr verbessert kann der Zustand derartiger Patienten werden durch ein Verfahren, das ursprünglich nur cosmetischen Zwecken diente, das aber in vorzüglicher Weise zur Paralysirung der durch Hornhauttrübungen bedingten unregelmäßigen Lichtzerstreuung verwendet werden kann. Es ist die Tättowirung der Hornhaut, eine einfache Operationsmethode, die sich hauptsächlich durch E. v. Wecker in der Augenheilkunde einbürgerte, und den Zweck hatte, Leukome der Hornhaut zu färben. Der cosmetische Effekt dieser Operation darf nicht gering geachtet werden, da sie nicht selten in gelungener Weise den peinlichen Eindruck beseitigen kann, den Augen mit weißen Hornhautflecken auf den Beschauer ausüben. Die Operation ist sehr einfach. Wir benützen dazu ein kleines Spatel, ferner ein Instrument, bestehend aus einem Griffe, in dessen Ende eine Anzahl von feinen Nadeln eingefügt sind. Die Nadelspitzen liegen nicht alle in einer horizontalen Ebene, sondern da ein Theil der Nadeln kürzer ist, in einer zur Achse des Instrumentes mehr geneigten. Statt dieses Instrumentes kann übrigens auch eine breite Starnadel verwendet werden. Als Färbemittel wird chinesische Touche verwendet, deren Ende vor dem Gebrauche einige Male durch eine Spiritusflamme gezogen wird, um die Oberfläche zu sterilisiren. Die Touche wird nun in einer sterilisirten physiologischen Kochsalzlösung dick verrieben, die Nadeln werden in die Färbemasse eingetaucht, bis so viel als möglich daran haftet, und es wird dann das Leukom wiederholt damit gestichelt, so daß die Touchekörner in die Stichkanäle eingeführt werden, wo sie liegen bleiben. Mit dem Spatel wird dann noch die Oberfläche der tättowirten Stelle sanft gerieben. Um die kleine Operation möglichst exakt zu machen, muß das Auge cocaïnisirt und mit einer Pincette (ohne scharfe Zähne) fixirt werden. Bei größeren Leukomen soll die Operation auf mehrere Sitzungen vertheilt werden, bis der äußere Effekt erzielt ist.

Es muß hier ausdrücklich betont werden, daß zur Tättowirung sich nur Augen eignen, die weder in einem Reizzustande begriffen sind, noch Ursache geben zu glauben, daß die Trübung derzeit noch nicht stationär ist.

Durch die Tättowirung ist man nun auch oft in der Lage, den optischen Störungen abzuhelfen, welche durchscheinende Maculae ausüben, indem man sie durch die Färbung undurchsichtig macht. Dieser Versuch erfordert aber die größte Sicherheit in der Handhabung des Instrumentes, ebenso wie in der Auswahl der zu färbenden Stelle, da man sonst, wie dies nicht weiter auseinandergesetzt zu werden braucht, sehr großen Schaden stiften kann. Ist aber die nöthige Fertigkeit vorhanden, so kann in der Verbindung mit der Cylinderbrille, eventuell mit einer entsprechend schmalen Iris-Ausschneidung der idealste Erfolg erzielt werden. In Fällen von zu breit und zu peripher angelegtem Iris-Kolobom kann durch Tättowirung der Hornhautrandtheile wirksam nachgeholfen werden.

Die Bildung einer künstlichen Pupille zu optischen Zwecken, die ihrem Zwecke entsprechen soll, gehört zu den schwierigsten Aufgaben der operativen Technik. Wie oben bereits erwähnt, schadet ein bis zum Limbus reichendes Iris-Kolobom mitunter mehr, als es nützt, da zum unregelmäßigen, durch die transparente Trübung der Hornhaut bedingten Astigmatismus noch die die Blendung vermehrenden Randstrahlen hinzukommen. Es verdienen darum alle Vorschläge einer rationellen Pupillenbildung die ernsteste Beachtung und Nachprüfung. Die Iridodesis und Iridenkleisis, Methoden, deren Zweck es war, durch Einheilung des in den Wundkanal gezogenen Sphincter pupillae eine schmale, reagirende Spaltpupille zu schaffen, mußten wegen der damit verbundenen Gefahren für die Zukunft aufgegeben werden. Man hat darum versucht, die Iris nicht aus-, sondern einzuschneiden, indem die aus der Hornhautwunde gezogene und geglättete Iris mit einer feinen Scheere vom Sphinkter gegen den Ciliarrand eingeschnitten und so ein ziemlich schmaler und wenig klaffender Spalt zu Stande kommt (Iridotomia externa), wenn die Iris mit einem Spatel wieder in die vordere Kammer reponirt wird (Schoeler). Ich habe dieses nicht leichte Manöver mehrmals versucht und keinen befriedigenden Erfolg erzielt. Wecker empfiehlt, durch sehr kleine Hornhautwunden mit stellbaren Iris-Pincetten ein minimales Irisstück auszuschneiden. Ueber die Verwendbarkeit dieser Methode kann nur längere Erfahrung entscheiden. Dem Praktiker möge unter allen Umständen, ehe er zur optischen Iridektomie wegen Hornhautflecken schreitet, die Erfahrungsthatsache gegenwärtig sein, daß auch der schmalste Iris-Ausschnitt, der bis zum Ciliarrand reicht, mit der Zeit so sehr klafft, daß ein ganz respektables breites Kolobom daraus wird.

2. Die Hornhaut-Staphylome.

(Staphylomata corneae.)

Da das Auge im normalen Zustande ein mit Flüssigkeit (die in physikalischer Beziehung dem Wasser gleichzusetzen ist) prall gefüllter, kugeliger Körper ist, in den durch die Triebkraft des Herzens noch überdies Blut eingepreßt wird, so herrscht in dem Inneren des Auges ein gewisser Druck, den man intraokulären Druck nennt, und der sich in der Spannung der Bulbuskapsel äußert. Jeder Flächenantheil der letzteren wird daher die auf ihn entfallende Quote des intraokulären Druckes tragen müssen. Wenn nun ein Theil der Bulbus-Wandungen die normale Widerstandsfähigkeit verliert und nachgiebiger wird, so wird dieser Theil durch den intraokulären Druck vorgebaucht werden müssen, und zwar so weit, als es die Gewebsverhältnisse des vorgebauchten Stückes gestatten, d. h. bis das Gleichgewicht zwischen Ausdehnbarkeit des Kapselantheiles und dem intraokulären Drucke wieder hergestellt wird.

Zum Zustandekommen irgend einer Vorbauchung der Bulbus-Oberfläche ist daher durchaus kein vermehrter, wohl aber mindestens der normale Binnenaugendruck erforderlich, d. h. die Vorbauchung tritt nicht ein, wenn dieser unter die Norm gesunken ist.

Den einfachsten Fall der zur Demonstration dieser Verhältnisse herbeigezogen werden kann, hat man in der Keratokele. Wird durch irgend einen geschwürigen Proceß genügend viel von den vorderen

Hornhautlamellen zerstört, so wird die verdünnte Hornhaut über das Niveau der noch unverdünnten hinüber vorgebaucht, und in so größerem Maße, als die Verdünnung in Folge der fortdauernden Ulceration noch zunimmt. Dabei war während des Krankheitsverlaufes noch von keinerlei Zunahme des intraokulären Druckes die Rede. Punktirt man nun die vordere Kammer, wonach der Binnendruck gleich nachlassen muß, so tritt die Keratokele sofort zurück.

Wir haben in den vorigen Abschnitten alle jene Krankheitsformen kennen gelernt, welche zur partialen oder totalen Hervorwölbung der Cornea führen können. Es sind außer den geschwürigen Processen noch jene Entzündungen, die zur Erweichung und Durchtränkung der Membran führen, und, längere Zeit bestehend, endlich die normwidrigen Ausbauchungen derselben zur Folge haben. Dies sind alle Formen von ausgebreiteter Gefäßneubildung in der Hornhaut, wie der Pannus trachomatosus und der Pannus scrophulosus bei der Kerato-Conjunctivitis phlyctaenulosa.

Außer diesen giebt es noch theils angeborene, theils frühzeitig acquirirte Zustände, wobei die Hornhaut bei vollständiger Durchsichkeit und ohne Entzündungserscheinungen in manchmal enormer Weise ausgedehnt wird (Keratoglobus, Keratoconus). Hier haben wir uns eine vielleicht angeborene, ererbte, vielleicht auf scrophulöser Diathese beruhende abnorme Weichheit der Cornea zu denken, wofür zahlreiche Thatsachen zu sprechen scheinen. Ferner nimmt die Hornhaut theil an jener allgemeinen Vergrößerung des Augapfels, die sich bei dem nicht allzuselten vorkommenden Glaukom des Kindesalters einstellt, und welche unter dem Namen des Hydrophthalmus (Buphthalmus), zweckmässiger Glaucoma infantile zu nennen, bekannt sind. Ueber diese Erkrankung wird eingehender im Kapitel des Glaukoms gesprochen werden.

Alle diese abnormen Verwölbungen der Hornhaut, seien sie nun totale oder partielle, undurchsichtige oder durchsichtige, könnte man klinisch unter dem Namen der Hornhautstaphylome zusammenfassen, wenn man auch pathologisch-anatomisch nur jene Hervorwölbungen Staphylome nennt, welche aus Narbengewebe bestehen, zu dessen Aufbau auch die Iris ihren Theil beigetragen hat. Demzufolge geht das echte Staphyloma corneae aus der Hornhautperforation hervor, mag diese aus welcher Ursache immer entstanden sein. Der klinische Weg ist der, daß im Momente der Perforation einer Hornhautpartie die hinter derselben gelegenen Augengebilde nach vorne rücken, um sich in die Pforte des Substanzverlustes einzupressen. Dabei ereignet es sich zumeist, daß die Iris vorfällt und die Oeffnung stopft, mit der Zeit mit dem von den Perforationsrändern entstehenden neugebildeten Gewebe verwächst und so die Basis abgiebt, auf welcher das sich allmählich zum Staphylome ausbauchende Narbengewebe aufgebaut wird. Jedes Narbenstaphylom ist demnach histologisch aus Gewebsbestandtheilen zusammengesetzt, die theils von der Cornea resp. von deren Resten, theils von der Iris stammen, und die sich unter dem Mikroskop ohne viel Schwierigkeiten von einander unterscheiden lassen. Wir finden demnach ein dem Hornhautepithel sehr ähnliches, in den meisten Fällen aber viel massigeres, manchmal stachelzelliges Staphylomepithel, ferner Bindegewebsfibrillen, in welche die Fasern des Irisstromas eingewachsen sind, zahlreiches Pigment und gewöhnlich viele Gefäße. Im Kleinen wird dieser Befund mehr oder weniger bei jeder vorderen Synechie (Verwachsung der Iris mit der Cornea) angetroffen und das Staphylom stellt auch nichts Anderes vor, als eine ektatisch geworden evordere Synechie (Cicatrix corneae ectatica cum synechia anteriore).

Da die pathologische Anatomie der staphylomatösen Bulbi nicht in den Rahmen dieses Buches gehört, so konnte von ihr nur so viel mitgetheilt werden, als zur Auseinandersetzung der therapeutischen Grundsätze unumgänglich nothwendig ist. Aus dem Gesagten folgt, daß die Therapie des Hornhautstaphyloms schon bei der Behandlung jener Processe beginnen muß, welche eine Hornhautperforation herbeiführen können, oder aber, wenn wir jene anderen abnormen Hervorwölbungen der Cornea ins Auge fassen, zur Erweichung und übergroßen Nachgiebigkeit derselben führen. Also möglichste Vermeidung der Perforation durch Entspannung des Bulbus, nöthigenfalls auf operativem Wege, in dem einen Falle, Behebung der zur Ernährungsstörung der Hornhaut führenden entzündlichen Processe, in dem anderen Falle: alles nach Grundsätzen, die bereits am geeigneten Orte auseinandergesetzt wurden.

Ist ein Irisprolaps einmal entstanden, so muß derselbe im Falle er größere Dimensionen angenommen hätte, nach den Regeln der Operationslehre abgekappt werden. Kleinere Irisprolapse, auch solche, die in der ersten Zeit sich blasig auszubauchen beginnen, flachen sich durch Contraktion des Narbengewebes von selbst ab. Jedenfalls wird diese Rückbildung erheblich beschleunigt, wenn eine gründliche Galvanocauterisation des Prolapsus frühzeitig vorgenommen wird. In sehr vielen Fällen werden sich, wenn man nicht operativ vorgehen will, Betupfungen mit Opiumtinktur, Einträuflungen von Eserin als sehr wohlthätig erweisen, übrigens habe ich denselben günstigen Ausgang auch ohne jede weitere Behandlung häufig genug eintreten gesehen.

Das therapeutische Vorgehen gegen bereits fertige Staphylome wird von dem Umstande beeinflußt, ob dieselben partielle oder totale sind, d. h. nur einen beschränkten Theil oder die ganze Ausdehnung des Hornhautareals einnehmen. Im ersten Falle kann man noch immer versuchen, durch gründliche Entspannung des Bulbus das Staphylom zur Rückbildung zu bringen. Dies gelingt manchmal durch Anlegung einer Iridektomie — durch welche Operation bekanntlich der intraoculäre Druck dauernd herabgesetzt wird, mit nachfolgender Anlegung eines Druckverbandes, der ebenfalls zu den spannungherabsetzenden Mitteln gehört. Die Iridektomie wird ohnedies sehr häufig aus optischen Gründen umumgänglich nothwendig. Wenn dies nicht gelingen sollte, oder wenn von vornherein die Dicke der Staphylomwand eine Rückbildung nicht erwarten läßt, so muß zur Abtragung geschritten werden, welche derart vorgenommen wird, daß nach Spaltung der Staphylombasis mit dem Staarmesser entweder das ganze Gebilde mit der Scheere abgetragen oder nur ein ensprechender Antheil excidirt, der Substanzverlust durch einen mobilgemachten Conjunktivallappen gedeckt wird, nach Regeln, die in der Operationslehre auseinandergesetzt werden. Circumscripte und in progressiver Ektasie begriffene partielle Staphylome, die besonders gefährlich sind, weil sie sehr häufig Glaucoma secundarium erzeugen, können wie dies Fuchs gezeigt hat mittelst des Hornhauttrepans austrepanirt werden, der Substanzverlust muß selbstverständlich mit einem entsprechend großen Hornhaut-Ersatzstück gedeckt werden; ein Verfahren, das nur an großen Augenkliniken und auch dann nur möglich ist, wenn eben eine Enucleation vorkommt. Ich habe die schönsten Erfolge mit Ausschneidung und Conjunktivalüberpflanzung erzielt.

Staphylome können häufig so beträchtlich wachsen, daß sie über den Lidrand hinausragen und sogar den Lidschluss hindern können. Während ihres Wachsthums pflegt der intraoculäre Druck bedeutend zuzunehmen, es entsteht ein glaukomatöser Zustand, woran höchstwahrscheinlich die Zerrung der mit der Narbe verwachsenen Iris und die auf die Chorioidea übergehende zur Atrophie führende chronische Entzündung die Schuld trägt. Solche Bulbi pflegen sich auch nach allen Durchmessern zu vergrößern und verlieren dabei auch den Rest ihres quantitativen Sehvermögens. Man wird darum häufig vor die Frage gestellt sein, ob ein solcher Bulbus, der mitunter eine permanente Gefahr für das zweite Auge bildet, nicht besser durch Enucleation zu entfernen ist, oder ob es noch gestattet ist, entweder aus kosmetischen Gründen oder um einen besseren Stumpf zur Applikation eines künstlichen Bulbus zu erhalten, die Abtragung des ganzen staphylomatösen Theiles, eventuell die Exenteration vorzunehmen, die nach den Regeln der Operationslehre ausgeübt wird. In solchen Fällen muß aber immer die Sorge um das zweite bessere Auge im Vordergrunde stehen und die Enucleation jeder Methode vorgezogen werden, welche nur im Entferntesten den Ausbruch einer sympathischen Reizung zur Folge haben könnte.

Was nun das Staphyloma pellucidum oder Keratoconus, die vollständig durchsichtigen abnormen Hervorwölbungen der Hornhaut anbelangt, ein Zustand, der ohne jede entzündliche Complikation sich entwickelt hat, und theils angeboren und ererbt, theils frühzeitig acquirirt ist, so wird man zunächst untersuchen müssen, ob man das Sehvermögen, welches in Folge der abnormen Wölbung der Cornea und des daraus folgenden unregelmäßigen Astigmatismus beträchlich herabgesetzt ist, durch optische Hilfsmittel, wie Cylindergläser oder die durch Raehlmann angegebenen parabolischen Gläser, bessern könne. Wenn derartige Versuche nicht zum Ziele führen und das Sehvermögen so schlecht ist, daß eine Korrektion dringend nothwendig ist, so kann man ein operatives Verfahren einschlagen, durch welches die Cornea abgeflacht wird. Eine Methode, die noch am meisten verspricht, und seither zweckmäßig modificirt wurde, ist von v. Graefe angegeben worden. Das ursprüngliche Verfahren v. Graefe's besteht darin, daß man in der Gegend der größten Hervorwölbung der Cornea einen Substanzverlust anlegt (am besten mit dem Beer'schen Staarmesser, indem man eine Lamelle abträgt), und die Wundfläche entweder sofort oder erst am anderen Tage nach der Operation mit dem Lapisstifte ätzt. Man legt dergestalt ein Geschwür an, welches vernarbt und durch die Narbenkontraktion die Hornhaut einigermaßen abflacht. Heutzutage wird man dieses Resultat mit dem Galvanocauter zu erreichen suchen, indem man an geeigneter Stelle der Hornhaut einen tiefen, d. h. bis in die hintersten Lamellen reichenden, nicht zu karg bemessenen Brandschorf anlegt, der zur Narbenkontraktion führt, und derart eine Abflachung der Hornhaut erzielt.

3. Das Pterygium.

Das Pterygium (Flügelfell) ist eine dreieckige Conjunktivalduplikatur, deren Spitze auf der Cornealfläche sich befindet, welche Duplikatur die Tendenz hat, in meridionaler Richtung mit Beibehaltung ihrer Form gegen das Cornealcentrum zu wachsen. Um sich die Entstehung des Pterygiums zu vergegenwärtigen, denke man sich in geringer Entfernung vom Limbus corneae die Conjunctiva bulbi mit einer Pincette im Zipfel aufgehoben, ein wenig nach vorn gezerrt und dann auf die

Cornea umgelegt. Hier wachse die Spitze des Zipfels an. Daß das Pterygium keine Conjunktivalwucherung, sondern eine Duplikatur ist, beweisen die mikroskopischen Befunde, die aber an ganzen Bulbis und nicht an abgetragenen Stücken eines Flügelfelles zu machen sind. Man sieht da deutlich die Umschlagstelle der Conjunktiva mit ihrer Epithelialbekleidung.

Wir unterscheiden am Pterygium den auf dem Hornhautgebiete sitzenden Kopf (oftmals ein durchscheinendes oder gallertartiges Knötchen seltener mit einem minimalen Substanzverluste), den am Limbus befindlichen Hals und den gegen die Lidwinkel als Basis zugehenden Körper. Eine Beziehung zu einem schon vorher vorhanden gewesenen Lidspaltenfleck (Pinguecula) ist häufig evident.

Der feinere pathologische Vorgang bei der Entstehung dieses Uebels ist noch ziemlich dunkel. Es mögen verschiedene Umstände bei der Bildung der Flügelfelle im Spiele sein. In vielen Fällen ist es gewiß, daß das Pterygium eine Art Vernarbungsvorgang bei randständigen Cornealgeschwüren, wie sie beim chronischen Katarrhe oder im Allgemeinen bei Degenerationszuständen öfters vorkommen, darstellt. Darauf deuten jene Ueberheilungen von Conjunktiva auf Cornea, welche nach Verbrennungen, Anätzungen und Verschwärungen der Cornealoberfläche sich bilden, und die Form des Pterygiums einigermaßen nachahmen (Pseudopterygium). Es scheint, daß in den Vernarbungsvorgang der Randtheil der Conjunktiva mit eingeht und dann langsam mehr und mehr nach vorwärts gezogen wird. Möglich, daß individuelle Anlage (gewulsteter Limbus, Pinguecula u. dergl.) hierbei mit im Spiele ist.

Das Pterygium sitzt meistens auf der inneren Seite, es kann dicker oder zarter sein, und was sehr selten vorkommt, an seiner Spitze noch ein Geschwürchen tragen.

Man entfernt es aus kosmetischen und optischen Gründen, besonders dann, wenn es durch Verdeckung der Cornea bis ins Pupillargebiet das Sehen hindert. Außerdem kann es noch das Auge in seinen Bewegungen beeinträchtigen.

Die Entfernung des Pterygiums soll derart vorgenommen werden, daß aus dem so entstehenden Substanzverluste kein Narbengewebe mehr nachwachse. Die Methoden, deren Erörterung zur Operationslehre gehört, bestehen in einfacher Excision mit sorgfältiger Naht der Wundränder oder aber in Transplantation des von seiner Unterlage abgelösten Pterygiums. Es muß aber darauf aufmerksam gemacht werden, daß trotz sorgfältiger Ablösung, Naht und Transplantation die üblen Ausgänge ungemein häufig sind, indem sich ein Querstrang bildet, der mitunter die Bewegung des Auges noch mehr hindert und kosmetisch viel unvorteilhafter ist, als das ursprüngliche Gebilde. Nach meiner Erfahrung ist dieser unerwünschte Ausgang die Regel, wenn nach der Operation nicht beide Augen durch einen Druckverband durch wenigstens 4—5 Tage immobilisirt werden. Wird nur ein Auge geschlossen, so bewegt sich dieses unter dem Verbande mit seinem freien Partner, infolge dessen die genähte Conjunktiva immer gelockert wird und aus dem Subconjunktivalgewebe heraus die Bildung der obenerwähnten Querfalte erfolgt, so daß die Heilung dadurch vereitelt wird. Die Häufigkeit dieser Recidiven, die in den Lehrbüchern der Augenheilkunde sozusagen todtgeschwiegen werden, hat zu den verschiedensten Modifikationen der Excisions- und Transplantationsmethoden angeregt, die aber alle fruchtlos bleiben, wenn nach der Operation nicht beide Augen durch längere Zeit immobilisirt werden. Um diesem üblen Ausgange zu entgehen, oder die Patienten mit der bei der geringen Bedeutung des Uebels doppelt lästigen Nachbehandlung zu verschonen, wurde die langsame Verödung des Pterygiums mittelst der doppelten Abbindung nach Szokalski versucht, deren Resultate von vielen gerühmt werden. Ich übe die blutige Operation des Pterygiums gegenwärtig nur mehr ausnahmsweise und erziele gute Resultate mit dem Galvanokauter, welche Methode den Vorzug hat, daß sie den Kranken nicht zum Bettliegen verurtheilt und ambulatorisch vorgenommen werden kann. Handelt es sich um ein kleines und dünnes Flügelfell (Pteryg. tenue) so ätze ich zuerst sorgfältig und gründlich (bis in die Tiefe der Hornhaut vordringend) den Kopf desselben ab, durchschneide dann mit dem Glühdraht genau am Limbus den Hals und mache dann noch einige parallele Einschnitte senkrecht auf die Achse desselben, womöglich bis in das subconjunktivale Gewebe. Auf diese Weise werden die Hauptgefäße des Flügelfells zerstört und durch die nachfolgende Bildung einer Brandnarbe komprimirt und die Verödung eingeleitet. Die Nachbehandlung besteht im Einpulvern von Jodoform und einfachem Schutzverband. Bei dicken und sehr blutreichen Pterygien wird der Kopf und Hals ebenfalls mit dem Galvanokauter zerstört, der Leib aber mit der Pincette in die Höhe gehoben und mit dem Beer'schem Messer quer durchschnitten, die Wundränder mit dem Glühdraht verschorft. Die Nachbehandlung ist dieselbe.

Drittes Kapitel.

A. Erkrankungen der Sklera.

Skleritis (Episkleritis), Entzündung der Lederhaut.

Den Typus der Entzündung der Lederhaut repräsentirt ein entzündlicher Knoten, der sich zwischen Corneallimbus und Bulbusäquator, doch weit häufiger dem Limbus näher entwickelt. Es handelt sich zweifellos um eine vom Lymphgefäßsystem ausgehende Erkrankung, denn wie mikroskopische Untersuchungen lehren, finden wir das episklerale Gewebe von lymphoiden Zellen durchsetzt, die Lymphgefäße beträchtlich ausgedehnt und von adenoiden Wucherungen umgeben, die Zelleninfiltration auch in die Tiefe dringend und die Faserbündel der erweichten und blutreichen Sklera durchsetzend, in den späteren Stadien des Uebels auch den Uvealtraktus ergreifend. Der klinischen Erscheinungsweise nach drängt sich zunächst die Hyperämie, dann die Anschwellung (Herd oder Knotenbildung) der Episklera in den Vordergrund. Unter einer stark injicirten Conjunctiva scheint die violette Farbe der entzündlichen Geschwulst durch, so wie die tieferen bedeutend injicirten Skleralgefäße, die sich in sie verlieren. Der Knoten erhält sich längere Zeit, ist auf Druck sehr empfindlich, sonst spontan wenig schmerzhaft; manchmal klagt jedoch der Kranke über nächtliche Schmerzanfälle, die sich typisch wiederholen. Mit der Zeit wird der Knoten flacher, blässer und kann spurlos verschwinden; oder aber es bleibt schließlich nur ein bräunlich verfärbter, offenbar eine gewisse Atrophie der Sklera andeutender Fleck zurück, ohne daß am Bulbus sonst weitere Veränderungen vor sich gegangen wären.

Wenn dies die typische, wenn auch nur selten rein vorkommende Form der Skleritis ist (wie überhaupt diese Krankheit zu den selteneren Augenaffektionen gehört — ca. $^1/_3$ Proc. in meinem Material), so verlaufen andere Fälle durchaus nicht, ohne weitere Complikationen zu erzeugen. An den Entzündungsherd in der Sklera schließt sich bei starker ciliarer Injektion eine Trübung der Randtheile der Cornea, welche sektorenförmig in die Substanz ragt; oft entsteht in einiger Entfernung vom ersten ein neuer skleritischer Herd, wenn der erste schon im Schwinden begriffen war, und der Proceß sistirt erst, wenn er seinen Rundgang um die ganze Cornea herum gemacht hat.

Zwischen den einzelnen Knoten ist die Conjunktiva hochgradig injicirt, sie nimmt ein eigenthümlich bläuliches Aussehen an, da die in der Episklera befindlichen Venen hochgradig gestaut sind, wie überhaupt das gesammte, in der Zone zwischen Hornhautlimbus und Aequator befindliche episklerale Gewebe in Schwellung begriffen ist; charakteristisch sind ferner die in Form von durchscheinenden Bläschen und Strängen ausgedehnten Lymphgefäße der Conjunktiva, die sich zwischen und auf den Knoten mitunter vorfinden. In diesem Stadium sind stets auch die tieferen Gebilde des Bulbus an der Entzündung betheiligt, was sich deutlich in der Hyperämie der Iris, ferner in der auffälligen hochgradigen Weichheit des Augapfels ausdrückt. Es kann sich hieran eine schleichende, zu Synechien führende Iritis anschließen, das Kammerwasser wird trübe, es bilden sich Präcipitate auf der DECEMET'schen Membran, und wir haben einen Zustand vor uns, den wir nicht mehr als eine lokale, nur die Sklera berührende, sondern als eine allgemeine, die ganze Ernährung des Bulbus beeinflussende Erkrankung zu betrachten haben, indem der ganze Uvealtraktus ergriffen ist.

Wir haben schon bei einer anderen Gelegenheit von den Sklerosen der Cornea gesprochen, welche sich bei der Skleritis aus jenen oben erwähnten zungenförmigen Randtrübungen der Cornea bilden. Nun können sich zwischen diesen zungenförmigen Trübungen auch wolkige, tiefgelegene Substanztrübungen ausbilden, die wir — in anatomischem Sinne — als parenchymatöse Keratitis bezeichen können. Es sind dies Ernährungsstörungen der Hornhaut, die sich an die Erkrankung jener Skleralzone anschließen, aus der das tiefe Randschlingennetz der betreffenden Hornhaut-Partie stammt.

Die Betheiligung des Lymphgefäßsystems der Conjunktiva bei der Episkleritis habe ich an ausgeschnittenen Stücken der Bindehaut in mehreren Fällen studiren können. Man wählt zur Excision eine Stelle, wo mit freiem Auge Lymph-Ektasie zu sehen ist. Außer den großen ausgedehnten Lymphräumen zeigt das Mikroskop noch Anhäufung von echtem, adenoidem Gewebe. — Skleritis und Episkleritis sind die Bezeichnungen für dieselbe Krankheit in den verschiedenen Stadien. Ein mit der Sklera fest zusammenhängender, circumscripter entzündlicher Knoten des episkleralen Gewebes wird Skleritis, die Ausbreitung des Processes auf das ganze episklerale Gewebe — das sich ungefähr vom Aequator bulbi bis zum Limbus erstreckt — wird Episkleritis genannt. In den vorgerücktesten Stadien, wo keine circumscripten Knoten mehr existiren, vielmehr nur eine diffuse, die Sklera durchdringende und die Choroidea in sich begreifende Entzündung besteht, kann der Proceß als Sklerochoroiditis anterior bezeichnet werden.

Die Skleritis und die oben beschriebenen Folgezustände sind eine der schleppendsten Augenkrankheiten, die sich mit verschiedenen Unterbrechungen durch viele Jahre hinziehen kann. Nur in gewissen, später zu erwähnenden Fällen gelingt es, den reinen, skleralen Knoten zur Resorption zu bringen. Sowie sich die Entzündung von dem primären

Herde auf andere Stellen des subconjunktivalen Gewebes ausbreitet, ist die Annahme, daß wir es mit einem eminent chronischen und recidivirenden, in die Tiefe dringenden Leiden zu thun haben, gerechtfertigt. In diesem Falle erfordert es die größte Aufmerksamkeit des Arztes, durch alle Wechselfälle, die ein derart ergriffenes Auge befallen kann, die Funktionsfähigkeit desselben zu retten. Die Gefahren, die nämlich drohen, liegen einerseits in dem Uebergreifen des Processes auf die Uvea, andererseits in der Trübung der Cornea. In dem ersten Falle können unheilbare Desorganisationen des Bulbus sich entwickeln, die zur Blindheit führen, in dem zweiten Falle können die Trübungen bleibend werden und dadurch die Funktion des Auges erheblich beschränken. Von diesen Folgezuständen wird zum Schlusse gesprochen werden.

Was die Therapie der Skleritis und Episkleritis betrifft, so stehen wir dem Uebel nicht machtlos gegenüber, seitdem wir mehr Gewicht auf die Aetiologie des Processes legen.

Die Erfahrung hat nämlich gelehrt, daß wir die Fälle in zwei Hauptgruppen, je nach ihrer Aetiologie eintheilen können. Die eine Gruppe steht offenbar in ursächlicher Verbindung mit der Gicht oder dem Rheumatismus, die andere mit der scrophulösen Diathese. Namentlich ist es der typische sklerale Knoten, wie er oben geschildert wurde, der in den meisten Fällen, wie mich die Erfahrung lehrt, als eine Herderscheinung des chronischen Rheumatismus zu bezeichnen ist — wenigstens in unserer Gegend, wo echte Gicht so selten ist, im Gegensatze zu England, dessen Aerzte vielfach die Skleritis als eine Lokalisation der Gicht betrachten. Man geht bei uns selten irre, wenn man die Patienten sofort nach der Inspektion des Auges auf anderweitige rheumatische Affektionen inquirirt, man erfährt sodann, daß rheumatische Muskelschmerzen, Neuralgien, Gelenkentzündungen vorhergegangen sind. In diesem Falle ist die Therapie gegeben, und je frischer der Fall ist, desto sicherer gelingt es, bei energischem Eingreifen den Knoten zur Resorption zu bringen. Wir beginnen die Behandlung mit der internen Darreichung des Natron salicylicum, indem wir dem Kranken des Abends 2—4 Gramm, je nach seinem Kräftezustand und der Schwere des Falles, in einzelnen Dosen zu 0·5—1·0 Gramm verabreichen. Das Mittel nehme der Kranke im Bette, nach jeder Dosis werde eine Tasse heißen Thees genommen, und ein kräftiges Schwitzen herbeigeführt. Auf diese Weise gelingt es zunächst die nächtlichen Schmerzen zu beseitigen, aber auch der Knoten blaßt sichtlich ab, wenn wir diese Medikation durch einige Tage fortsetzen. Die gänzliche Heilung wird erzielt durch Weiterführen des Schwitzens mittels heisser Bäder, natürlich nur, wenn die Kräfte des Patienten, der Zustand seines Herzens und seiner Gefäße es gestatten. Die Bäder können in jeder Wohnung gegeben werden, unmittelbar nach dem Bade kommt der Kranke in's Bett, wird eingewickelt und einer energischen Diaphorese überantwortet.

Was die lokale Behandlung des Knotens betrifft, so möchte ich vor jeder energischen Reizwirkung warnen, hierzu gehören vor allem die von einigen geübten Incisionen, dann die Massage, die sehr schmerzhaft ist und mich jedesmal im Stich gelassen hat. Dagegen hat sich zur Unterstützung des Allgemeinbehandlung die Einstäubung von feinstem Jodoform, oder die Einträuflung einer Jodkalium-Jodlösung als sehr nützlich erwiesen. Von mir wird folgende Formel benützt, die sich auch in anderen tieferen Augenleiden anwenden läßt:

Rp. Kali jodat.,
Natr. bicarb. āā 1,0,
Aq. dest. 50,0.
Tinct. jodin. gtts III—V.
M. D. S. Zum Einträufeln.

In sehr leichten Fällen, mit geringer Schwellung, flachem Knoten, die sich für die Thermalcur nicht eigneten, habe ich mitunter das Natron sozojodolicum in Salbenform gegeben.

Nicht unerwähnt darf die elektrotherapeutische Methode v. Reuss' bleiben, die von ihm seit 19 Jahren mit Erfolg benützt wird und die ich einfach reproducire, da mir jede eigene Erfahrung über dieselbe mangelt. Er benützt einen konstanten Strom von 1—1·5 Milliampère, der ungefähr eine Minute lang direkt auf den Knoten applicirt wird. Der eine Pol wird auf die Wange angelegt, der andere Pol — ein ovales Platinaplättchen (ob Anode oder Kathode soll gleichgiltig sein und nur von der Empfindlichkeit des Kranken abhängen) wird auf den Knoten gesetzt. Sofort nach dem Galvanisiren ist der skleritische Heerd und seine Umgebung viel intensiver gerötet, an der Applikationsstelle haftet ein Schleimgerinnsel oder, im Falle der Strom zu stark war, ein leichter Schorf. Die ganze Procedur wird als unschmerzhaft angegeben, der Knoten soll sich nach den Sitzungen zusehens verkleinern und die Heilung nach 12 Sitzungen eintreten.

Im allgemeinen beginnen die Schwierigkeiten der Behandlung erst dann, wenn das Uebel sich im episkleralen Bindegewebe auszubreiten beginnt, der primäre Knoten nicht verschwindet, sondern sich nur abflacht und die entzündliche Infiltration seinen Rundgang um die Hornhaut antritt. In den Fällen dieser Art, die man sehr oft erst in einem vorgeschrittenen Stadium zur Behandlung erhält, ist die lymphatische

Natur der Krankheit häufiger, als die rheumatische. Es scheint, als ob der echt rheumatische Knoten doch eher der vollen Heilung zugänglich sei, als der auf skrophulöser Basis erwachsene. In diesen chronischen Fällen hat sich unsere Hauptaufmerksamkeit darauf zu richten, die tieferen Veränderungen des Bulbus zu berücksichtigen. Dies geschieht zunächst, daß wir die Iritis nicht zur Ausbildung kommen lassen, indem wir energisch Atropin einträufeln, um die Pupille in stetiger Erweiterung zu erhalten. Die begleitende Keratitis wird gewöhnlich durch warme Umschläge günstigt beeinflußt; ferner wird Jodoform eingepulvert, oder die obige Jodkaliumlösung eingeträufelt. In sehr hartnäckigen Fällen kann die Diaphorese versucht werden.

Da das Uebel in der Regel jahrelang dauert und man vor Recidiven nie sicher ist, so muß man darauf bedacht sein, die freien Zwischenpausen für verschiedene, dem Zustande des Patienten angepaßte hydro- oder balneotherapeutische Proceduren zu benützen.

Für die wenigen seltenen Fälle, in denen Syphilis die Grundlage der Krankheit ist, muß selbstverständlich die Quecksilberkur angewendet werden.

Augen, welche eine Episkleritis durchgemacht haben, sind auch nach dem günstigsten Ausgange auf den ersten Blick zu erkennen. Vor allem fällt die bläuliche Entfärbung der Pericornealzone mit ihren ausgedehnten, geschlängelten Gefäßen auf, die offenbar ein Produkt der Atrophie der Sklera und des episkleralen Gewebes ist, durch deren verdünnte Lamellen die schwarze Uvea hindurchschimmert. Sodann fehlen die milchweißen Randtrübungen der Hornhaut nicht, von denen sich häufig einzelne Wölkchen gegen die Mitte der Cornea fortsetzen. In den vorgeschrittenen Fällen ist die Pericornealzone nicht allein atrophisch, sondern ektatisch geworden, indem die verdünnten Lederhautlamellen dem intraokulären Drucke nachgebend, sich in Form von flachen Wülsten ausbauchten (Skleral- oder Intercalarstaphylome). Die höchsten Grade der Desorganisation des Bulbus beobachten wir in solchen Fällen, wo es nicht gelungen ist, die Iritis aus dem Verlauf der Krankheit fernzuhalten und es zur Verlötung des Pupillarrandes gekommen war. Hier hat sich Glaucoma secundarium gebildet, und einerseits zu Ektasien der erweichten Hornhaut, andererseits zu Staphylomen des vorderen Skleralantheiles geführt. Die mikroskopische Untersuchung zeigt in diesen Fällen die weitestgehende Atrophie der gesammten Choroidea, die in ein fibröses, pigmentirtes Häutchen verwandelt ist, mit totaler Verödung ihres gesammten Gefäßsystems, mit Ausnahme der in dem atrophischen Ciliarkörper befindlichen Gefäße, die in kolossalem Maße ausgedehnt sind.

Unter dem Namen der Episkleritis periodica fugax hat Fuchs neuerdings die Aufmerksamkeit auf ein schon A. v. Graefe bekanntes und als Subconjunctivitis oder Tenonitis anterior beschriebenes Krankheitsbild gelenkt, das im Wesentlichen aus folgenden Zügen zusammengesetzt ist. Es besteht eine Entzündung der Bindehaut und des episkleralen Gewebes mit manchmal beträchtlicher Schwellung, in der Regel partiell, manchmal aber die ganze pericorneale Zone einnehmend, die anderen Teile der Bindehaut aber freilassend. Sie unterscheidet sich von der gewöhnlichen Episkleritis dadurch, daß keine Knotenbildung mit nachfolgender Atrophie des Gewebes vorhanden ist, sondern daß Entzündung und Schwellung, so wie sie anfallweise kommen, auch spurlos verschwinden können, aber in der Regel recidiviren. Das Uebel kann einseitig oder beiderseitig sein, ist mit Schmerzen, Thränenfluß und Lichtscheu verbunden, und führt zu Hyperaemien in den inneren Augenhäuten und wahrscheinlich auch der Tenon'schen Kapsel. Die Dauer der einzelnen Anfälle ist unbestimmt, sie variirt von Stunden bis zu einigen Tagen. Die Aetiologie des Uebels ist dunkel, es ließ sich bei einigen Kranken wohl zur Zeit ein größerer Gehalt von Harnsäure im Urin nachweisen, gichtische Symptome waren jedoch nicht vorhanden. Auch Rheumatismus war nicht zu erweisen, wohl aber in einigen Fällen Zusammenhang mit Intermittens, sowie Neigung zu Migränen.

Die Behandlung war in den meisten Fällen erfolglos, den meisten Erfolg hatte noch die innerliche Anwendung von Chinin und Natron salicylicum. Außerdem wurden von einigen noch Mineralwässer, heiße Bäder und heiße Umschläge empfohlen.

B. Fremde Körper im Conjunktivalsacke, auf der Cornea, Verletzungen der vorderen Gebilde des Bulbus u. s. w.

In den Conjunktivalsack geraten fremde Körper allerlei Art, wo sie sich an irgend einer Stelle festsetzen können. Der von ihnen erzeugte, jedermann bekannte Reiz, der sich bis zu den Erscheinungen eines heftigen Katarrhs, zu Entzündungen der Cornea und Irishyperämie steigern kann, wird gewöhnlich — im Falle sie nicht etwa durch Aetzwirkungen, durch eine von ihnen vermittelte septische Infektion, durch zu langes Verweilen im Conjunktivalsacke u. s. w. schwerere Veränderungen herbeiführten, durch die Entfernung gründlich beseitigt. Folgende Thatsachen mögen hier noch Erwähnung finden:

1. Kleine Partikel, die ins Auge fliegen, können in der unteren Uebergangsfalte sich aufhalten oder durch die halbmondförmige Falte verdeckt werden. Gelangen sie auf die Conjunktiva des oberen Lides, so bleiben sie in der bekannten, der inneren Lidkante parallelen seichten Furche liegen (S. Seite 3).

2. In dem oberen Fornix verbergen sich mitunter größere fremde Körper, wie Halme, Holzsplitter u. dgl., die unentdeckt dort längere Zeit verweilen und das Bild eines Schwellungskatarrhs vortäuschen

können. Oefter als man glaubt werden noch sogenannte „Krebsaugen“ zu Heilzwecken unter das obere Lid geschoben, die in dem oberen Fornix verweilend, große Reizungszustände veranlassen und nach Umstülpung des Lides von einem Schleimklumpen umhüllt sich hervordrängen. Alle diese Reizungskatarrhe heilen durch die Entfernung des fremden Körpers, doch wird die Heilung mitunter durch die traumatische oberflächliche Hornhautentzündung verzögert.

Da nach der Entfernung dieser fremden Körper häufig noch ein Reizzustand in der Conjunktiva für kurze Zeit zurückbleibt, der den Kranken an der gelungenen Entfernung derselben zweifeln läßt, so thut der Arzt zu seiner Sicherheit gut, den Kranken erst dann zu entlassen, nachdem er die Conjunctiva cocainisirt hat. —

3. Auf die Cornea gelangen gleichfalls fremde Körper, die entweder wie Staubkörner, Kohlenstückchen u. s. w. auf der Oberfläche liegen bleiben, oder wie Metall- und Steinsplitter in die Substanz eindringen. Liegen sie locker, so werden sie nach Cocainisirung mit einem flachen Spatel abgestreift. Eingekeilte Fremdkörper müssen mit einem nadel- oder spatelförmigen Instrumente ausgehebelt oder ausgekratzt werden. Wenn Metallsplitter länger verweilen, so erzeugen sie einen Rosthof um sich, der ebenfalls wegzukratzen ist, da sonst die Schmerzen nicht aufhören. Minimale eingekeilte Körperchen macht man gut sichtbar, indem man die Hornhaut fluorescirt, worauf dann der bekannte grüne Fluorescinfleck entsteht, in dessen Centrum der schwarze Fremdkörper sich deutlich markirt. Höchst interessant ist es, daß sich gewisse fremde Körper, und zwar solche, die sich nur schwer chemisch zersetzen, sehr leicht direkt in die Hornhautsubstanz einbetten können, ohne durch längere Zeit merkliche Unbequemlichkeiten zu erzeugen; freilich kommt dies nur bei Menschen aus den niederen Ständen vor, die nur wenig auf ihre Gesundheit achten. So habe ich bereits mehrmals harte Insektenflügel und Steinstücke entfernt, die eine vollständige Nische oder einen Abdruck zurückließen. Oefters freilich kommt es bei Steinsplittern vor, daß sie eine Eiterinfiltration verursachen. Im ersteren Falle hatten sie eine Gefäßneubildung erzeugt, die aber nach der Remotion von selbst zurückging.

Aus dem Gesagten folgt, daß bei jedem beginnenden oder schon entwickelten Katarrh oder Reizzustand, namentlich bei einem einseitigen, eine genaue Untersuchung der vorderen Gebilde des Bulbus auf fremde Körper nicht verabsäumt werden darf.

Zerreißungen der Conjunctiva mit oder ohne Continuitätstrennung der Sclera sollen im Capitel der Operationslehre ihre Besprechung finden.

Die größte Aufmerksamkeit erfordern die Fälle von Anätzungen mit chemischen Potenzen, von Verbrennungen, Verbrühungen u. dgl.

Was die chemischen Anätzungen betrifft, unter denen die mit Schwefelsäure, ungelöschtem Kalk und Malter („Maurerspeise") am häufigsten sind, so bewirken sie einen nekrotischen Zerfall jener Corneal- und Conjunktivalpartieen, mit denen sie in Berührung kommen, worauf dann nicht allein ausgedehnte und unheilbare Cornealtrübungen, sondern auch narbige Verbildungen der Lider und Verwachsungen der inneren Lidfläche mit dem Augapfel erfolgen können. Solche Verwachsungen, Symblepharon anterius genannt (zum Unterschiede vom S. posterius, das nichts anderes ist, als die bis zum völligen Schwund gehende Verkürzung und Schrumpfung der Uebergangsfalten durch trachomatöse Narbencontraktion, S. 44 und 45), hindern den Bulbus beträchtlich in seinen Bewegungen und können nur schwer auf operativem Wege behoben werden. Die große, mitunter unüberwindliche Schwierigkeit beruht darauf, daß bei ausgedehnten Verwachsungen nicht genug Conjunctiva bulbi vorhanden ist, um nach der blutigen Loslösung des angewachsenen Lides vom Bulbus die gegenüberliegenden wunden Stellen auf plastischem Wege zu decken, man also immer darauf angewiesen ist, aus der Fremde Ersatz- und Deckgewebe zu schaffen. Da thierische Häute, auch wenn sie momentan anheilen, ausnahmslos schrumpfen und später ausgestoßen werden und verschwinden, so wird man versuchen müssen, stiellose Lappen von anderen Schleimhäuten (Vagina, Lippe) oder aus der Haut zu überpflanzen, indessen stehen wir bei diesen Versuchen noch bei den Anfängen der operativen Technik.

Die Therapie wird sich im Beginne damit beschäftigen müssen, die chemischen Potenzen unschädlich zu machen. Dies geschieht bei Schwefelsäure-Anätzungen am besten durch schleunige Auswaschung des Conjunktivalsackes mit (wo es gleich zu beschaffen ist, sterilisirtem) Wasser oder 1 $^0/_0$ Sodalösung; bei Alkalien geschehe die Auswaschung mit Milch. Bei Kalkverbrennungen müssen die Kalkpartikel schleunigst mechanisch entfernt werden, was am besten mittels eines trockenen Gazetampons geschieht. Wässerige Lösungen dürfen hierbei absolut nicht angewendet werden, ausgenommen etwa die von Gosselin empfohlene und durch Fuchs' weitverbreitetes Lehrbuch allgemein bekannt gewordene concentrirte Rohrzuckerlösung, die mit dem Kalke eine unlösliche Verbindung eingehen soll. Es werden auch seither Säckchen in den Handel gebracht, die reinen, pulverisirten Zucker enthalten, um bei Hineinfallen des Kalkes ins Auge, was bei Bauarbeitern zu den alltäglichen Vorkommnissen gehört, angefeuchtet und über dem Auge ausgedrückt zu werden. Nach einer mir von Professor Leo Liebermann zugekommenen brieflichen Mittheilung soll der Nutzen der Zuckerlösung ein zweifelhafter sein, und ihr vom theoretischen Standpunkte eine Borlösung vorzuziehen sein. Leider sehen wir die Fälle von Kalkverbrennung immer erst in den späteren Stadien, d. h. nachdem durch unzweckmäßige Reinigungsversuche bereits mehr weniger irreparable Läsionen hervorgebracht sind. Die Prognose ist in Fällen von ausgebreiteter Kalkverbrennung immer eine sehr schlechte, wenn es auch gelingt, die Anwachsung des unteren Lides zu verhindern, so bilden sich doch milchweise Trübungen der Hornhaut aus, deren Aufhellung trotz aller Behandlung niemals vollständig gelingt, da es sich in solchen Fällen nicht allein um einfache Deposite von Kalk in und zwischen den Fasern der Hornhaut, sondern um Nekrosen des Gewebes selbst handelt. Trotzdem aber möge nach dem Vorgange Birnbacher's eine schwache (5 $^0/_0$) Salzsäurelösung in den Bindehautsack eingeträufelt werden, dem es auf diese Weise gelang, die Kalkpräcipitate aus dem Hornhautparenchym zu entfernen.

Wenn sich nach einer Kalkverbrennung der Schorf von der Bindehautoberfläche abgestoßen hat, so zeigen sich granulirende und ziemlich reichlich secernirende Substanzverluste auf der Tarsalconjunctiva. Es handelt sich darum, bei der jetzt eintretenden Vernarbung die Verhältnisse günstiger zu gestalten, was ich in allen Fällen durch Anwendung fettiger Mittel erzielt habe. Ich lasse mehrmals des Tages mittels eines Glasstabes Salben in den Conjunktivalsack streichen, denen ich Jodoform oder Natron sozojodolicum hinzufüge. Wenn Schmerzen vorhanden sind, kann Atropin und Cocain beigemischt werden. Ich habe dieses Verfahren seit Jahren an meinem poliklinischen Materiale, das mir viele Fälle von Kalkverbrennungen liefert, versucht und sehr gute Erfolge erzielt. Es scheint, daß die fortwährende Befettung der Wundflächen die Epithelüberhäutung befördert, vielleicht ein mechanisches Hinderniß betreffs der Verklebung gegenüberliegender Wundflächen abgiebt und bei dem Proceß der Narbenbildung das Narbengewebe geschmeidiger macht, während das beigegebene Jodoform die Infektion der Substanzverluste verhindert.

Oberflächliche Verbrennungen der Hornhaut geringeren Grades bilden ein häufiges Object der augenärztlichen Therapie; sie sind in den allermeisten Fällen bei Frauen, die mit dem heißgemachten Lockeneisen die Hornhaut treffen, mitunter bei Männern, denen das glühende Cigarrenende denselben Dienst erweist, zu beobachten. Wenn wir den Fall unmittelbar nach der Verbrennung zu sehen Gelegenheit haben, so finden wir an der Hornhaut einen größeren oder geringeren Teil der Oberfläche weiß verschorft, das Auge injicirt und thränend; der

Patient ist gewöhnlich im höchsten Grade in Angst versetzt, da er sehr große Schmerzen hat und im Falle der Brandschorf im Pupillargebiete sitzt, auch schlecht sieht. In diesen Fällen wird das Auge sofort cocainisirt, und unmittelbar darauf der Brandschorf mit einem Spatel von der Hornhaut gestreift; man überzeugt sich leicht, daß er nur die oberflächlichen Schichten des Epithels einnimmt. Der Schmerz ist gewöhnlich durch diese Procedur sofort beseitigt, das übrige thut die Ruhe des Auges, das durch einen Verband — oder bei nervösen Individuen — durch einen feuchtwarmen Umschlag (Borlösung oder Sublimat) geschlossen wird. Schon des anderen Tages hat sich der Epithelsubstanzverlust ausgefüllt und der Spiegel der Hornhaut ist wieder tadellos.

Sollte der Substanzverlust tiefer gehen, so ist dieselbe Salbenbehandlung angezeigt, die bei Kalkverbrennungen empfohlen wurde. Bei tiefen Verbrennungen der Cornea und Conjunctiva treten ausgebreitete Nekrosen ein, mit allen oben beschriebenen Folgezuständen. Interessant ist es, daß in vielen Fällen Verletzungen des Auges mit geschmolzenem Metall ohne Schaden überstanden wurde, wie ein Fall meiner eigenen Beobachtung und später andere, identische Fälle bewiesen. Mein Fall möge als Paradigma hier angeführt werden:

Ein Mann wurde gerade während der klinischen Unterrichtsstunde auf die Abtheilung gebracht, dem, während er mit geschmolzenen Blei zu thun hatte, durch Platzen einer Luftblase das flüssige Metall ins Gesicht und in beide Augen gespritzt war. Das Gesicht zeigte einige Brandwunden, die Lider waren krampfhaft geschlossen, der Verletzte vor Schmerz halb ohnmächtig. Die Untersuchung der Augen mußte in der Narkose vorgenommen werden. Zu unserem Erstaunen wurden beide Bulbi fast intakt vorgefunden, ihre Oberfläche war jedoch mit feinen Bleihäutchenfetzen bedeckt, die man mit der Pincette leicht entfernen konnte. Der Mann wurde nach mehrtägiger Eisbeutel-Application geheilt entlassen. Aehnliche Fälle wurden nicht allein bei Verletzungen mit Blei, sondern auch bei solchen mit flüssigem Eisen beobachtet. Der gute Ausgang läßt sich nur so erklären, daß das Blei im Momente des Eindringens in den Bindehautsack die capilläre Thränenschichte des Auges sofort in Dampfform verwandelte und dieser Dampf dem Auge als Schutz gegen die Hitzeinwirkung diente.

C. Erkrankungen der Iris.

Iritis, Regenbogenhautentzündung.

In den vorigen Abschnitten dieses Buches hatten wir schon öfter Gelegenheit, der Entzündung der Regenbogenhaut — Iritis — als einer Complication anderer Augenerkrankungen, in specie der Hornhautentzündung Erwähnung zu thun. Sie kommt jedoch, und zwar sehr häufig, isolirt vor, ferner als Complication von Entzündungen der inneren Gefäßhaut des Auges, des Uvealtractus (Chorioidea, Corpus ciliare, Iris), dessen integrirenden Bestandtheil sie bildet. Wir bezeichnen demnach, je nachdem die Iris allein oder in Verbindung mit der Cornea, dem Corpus ciliare oder der Chorioidea erkrankt ist, die betreffende Krankheit mit dem Namen der Iritis, Kerato-Iritis, Iridocyclitis und Iridochorioditis.

Diese Diagnosennamen bezeichnen in treffender Weise die anatomische Ausbreitung der Entzündung, sie sagen aber nichts aus über Aetiologie derselben. Diese ist aber in der Lehre und Behandlung der Iritis deshalb von einschneidendster Wichtigkeit, weil, wie die klinische Beobachtung lehrt, die überwiegendste Anzahl der Regenbogenhautentzündungen, sofern sie nicht in Folge von Verletzungen oder zum Theil als Complication von Hornhautentzündungen aufgetreten sind, ihre Entstehung theils der Syphilis, theils anderen innerlichen Krankheitsursachen verdanken, von denen wir vorläufig nur den Rheumatismus nennen. Es wird demnach, und es muß auf diesen Punkt später noch genauer eingegangen werden, einer jeden Therapie die genaue Feststellung der Aetiologie vorausgehen.

Bei der Iritis, wie bei jeder Entzündung, betrachtet man die Hyperämie als das erste Stadium und faßt dieselbe nur dann als selbsständige Krankheit auf, wenn das wesentlichste Kennzeichen der Entzündung, die mit der Blutzellen-Immigration zusammenhängende Gewebswucherung, resp. Secretion nicht eintritt. Solche transitorische Hyperämieen zeigen sich bei den verschiedensten Reizungszuständen des Auges, wie wir sie z. B. am häufigsten nach dem Eindringen fremder Körper in den Conjunktivalsack zu beobachten Gelegenheit haben.

Eines der ersten und Hauptsymptome der Iris-Hyperämie wird nebst der Enge der Pupille deren Trägheit und Schwerbeweglichkeit sein. Eine normale Pupille muß bei jeder Schwankung der auf das Auge eindringenden Lichtmenge mit einer Veränderung ihres Durchmessers antworten, indem jede Beschattung eine Erweiterung, jede Belichtung eine Verengerung der Pupille hervorruft. Die größtmögliche Erweiterung wird, wie dies photographische Versuche lehren in der absoluten Dunkelheit oder durch die Einwirkung von Mydriaticis (s. S. 84—88) erfolgen. Die Ueberfüllung des Irisgewebes mit Blut wird jedoch diese Leichtbeweglichkeit der Pupille, die wir bei gesunden Augen durch abwechselnde Verdeckung und Freilassung des Augapfels beliebig oft produciren können, ganz oder zum größten Theile aufheben. Wir sprechen dann von einer Starrheit oder Schwerbeweglichkeit der Pupille. Für diese Schwerbeweglichkeit sind jedenfalls mehrere Ursachen maßgebend. Eine dieser Ursachen ist sicherlich der durch die Blutüberfüllung auf die Trigeminusenden ausgeübte Reiz, wodurch es reflektorisch zum Krampf des vom Oculomotorius innervirten Sphincter pupillae kommt. Hiezu kommt noch höchstwahrscheinlich eine Lähmung der pupillenerweiternden Fasern (Dilatator pupillae), die durch den Druck der überfüllten Blutgefässe eingeleitet wird, wodurch jene dann unvermögend werden, den Krampf des Sphincters zu überwinden. Vergleichen wir dann das kranke mit dem gesunden Auge, so wird die Verengerung und schwere Beweglichkeit des afficirten Auges sofort auffallend, sie werden häufig auch durch die Einträufelung eines Mydriaticums gar nicht überwunden oder erst nach energischen Einträufelungen desselben eintreten.

Als eine weitere Folge der Hyperämie der Iris ist die Modification ihrer Färbung zu betrachten. Bekanntlich hängt die scheinbare Farbe der Iris von der Quantität und Vertheilung des in ihrem Stroma enthaltenen Pigmentes ab. Mischt sich nun noch ein Plus von Dunkelroth bei, so wird dadurch das Aussehen der Regenbogenhaut beträchtlich modificirt, sie wird manchmal schmutzig-grünlich, bräunlich oder gelblich, je nach dem ursprünglichen Aussehen. Diese Farbenänderung wird auch dem weniger Geübten in die Augen fallen, wenn beide Regenbogenhäute miteinander verglichen werden. Namentlich auffallend ist diese Verfärbung in der das Sehloch begrenzenden Iriszone, dem kleinen Iriskreise, jener Zone, in der die Kreisfaserbündel des Schließmuskels und der Gefäßendkranz der Ciliararterien sich befinden. Gleichzeitig ist auch die Oberfläche der Iris verwischt, da in Folge der Blutüberfüllung das Gewebe gelockert wird und die feinen Furchen und Grübchen (Iriskrypten) verschwinden.

Was nun die eigentliche Iritis anbelangt, so wird zu den eben geschilderten Symptomen der Hyperämie, der Schwerbeweglichkeit der Pupille, und der Verfärbung noch die Zellenauswanderung aus den Gefäßen, respective die Gewebswucherung hinzutreten. Dabei ist zu bemerken, daß der Complex der iritischen Veränderungen sich bald stürmisch, in acutester Weise bemerkbar macht, bald jedoch sich von allem Anfang an als schleichendes, chronisches, manchmal fast ohne besondere Schmerzempfindungen sich fortspinnendes Leiden charakterisirt. Es ist die Exsudation, welche nun die Hauptrolle unter den objectiv wahrnehmbaren Zeichen der Iritis spielt. Und zwar werden sich die exsudirten Gewebselemente einerseits dem Kammerwasser beimischen, wodurch eine Trübung desselben, in manchen Fällen eine Präcipitation auf die hintere Hornhautfläche entsteht, andererseits werden Niederschläge am freien Pupillarrande zu Stande kommen, welche diesen und die vordere Linsenfläche zur Verklebung bringen. In diesem Falle verliert der Pupillarrand seine regelmässige Kreisform, er wird verzogen, bekommt vorspringende Winkel, je nach der Zahl und der Configuration der Verlöthungen, welche hintere Synechien (im Gegensatze zu den vorderen Synechien: Verlöthungen der Iris mit der Cornea) genannt werden. Um diese hinteren Synechien, die manchmal, und besonders im Beginne nach der bloßen Inspection nur geahnt werden können, mit Sicherheit zu demonstriren, träufelt man ein Mydriaticum ein. Der dilatirenden Wirkung desselben werden vorerst nur jene Pupillenrand-Partien nachgeben können, welche noch frei sind. Auf diese Weise gewinnt die erweiterte Pupille ein zackiges Aussehen, mit gegen den Mittelpunkt der Pupille vorspringenden Winkeln, welche eben die angelötheten Irisstücke sind. In der Folge werden durch den vom Mydriaticum ausgeübten Zug dünne Synechien von der Linse losgerissen, und man entdeckt dann bei seitlicher Beleuchtung deren Spuren als pigmentirte Exsudatklümpchen, welche auf der vorderen Kapselfläche liegen geblieben sind.

Zu den wichtigsten Symptomen der Iritis gehört die Ciliarinjection, auch pericorneale Injection genannt, die wir in dieser Bedeutung schon S. 89 gewürdigt haben. Jede nur einigermaßen beträchtliche Blutüberfüllung der Iris muß sich durch eine sehr charakteristische Injection der pericornealen Zone markiren. Man muß aber die Unterschiede zwischen conjunctivaler und ciliarer Injection wohl im Auge behalten. Die erstere ist eine oberflächliche und zeigt ein reiches und großmaschiges Netz von ausgedehnten und geschlängelten Gefäßen, die durch einen leisen mittelst des Lides auf die Conjunctiva ausgeübten streichenden Druckes blutleer gemacht werden können. Die andere ist subconjunctival, zeigt darum nicht die einzelnen Gefäßstämme, sondern markirt sich nur in Folge des Durchschimmerns der Gefäße durch die durchscheinende Conjunctiva als eine gleichmäßig ausgebreitete, höchstens eine feine capillare Strichelung besitzende Röthe.

Verfärbung der Irisoberfläche, Verlöthungen des Pupillarrandes und Ciliarinjection sind die drei Hauptsymptome, welche bei jeder Iritis wiederkehren. Diesen Zeichen können sich noch andere zugesellen oder es kann eins oder das andere der Symptome in geringerem Grade vorhanden sein, obwohl es ganz eigentlich nie fehlt. Nach den complicirenden Symptomen hat man auch klinisch mehrere Formen der Iritis zu unterscheiden gesucht, indem man jene Formen, in welchen man die drei geschilderten Symptome rein und ausgeprägt vor sich hat, plastische Iritis nennt, während man eine Iritis, bei welcher auch Eiter producirt wird, mit dem Namen einer purulenten Regenbogenhautentzündung belegt. Außer diesen beiden unterscheidet man noch eine seröse Form, in welcher die exsudative Thätigkeit des Entzündungsprocesses sich weniger in der Bildung von zu definitiven Verlöthungen hinneigenden Synechien, sondern in der Production einer serösen, allerdings mit zahlreichen, auf die Descemetische Membran und das Pupillargebiet sich präcipitirenden Formelementen gemischten Ausscheidung kundgiebt.

Was die eiterige Iritis anbelangt, so wird sich selbstverständlich der ergossene Eiter, mag er nun aus den Blutgefässen oder aus den Parenchym-Elementen der Iris stammen, dem Kammerwasser beimischen und in demselben dem Gesetze der Schwere entsprechend, auf den Boden der vorderen Kammer niedersinken. Wir haben dann ein Hypopyum vor uns, mit dem wir uns im Kapitel der Cornealulcerationen eingehend beschäftigt haben.

Auch die eiterige Iritis geht, ebenso wie die rein plastische mit Synechienbildung einher. Beide Processe sind eben nicht qualitativ von einander unterschieden, es ist nur in Folge gewisser Einflüsse zur Iritis Suppuration gekommen. Es ist sicher, daß in den meisten Fällen diese Einflüsse von ausserhalb der Iris stammende und zwar Infectionskeime oder in Ausnahmefällen chemische Potenzen (metallische Fremdkörper) sind, denn die eiterige Iritis wird fast nur in Fällen beobachet, in welchen sie entweder mit einem ulcerös-eiterigen Hornhautprocesse complicirt ist, oder wo Verletzungen des Bulbus vorlagen und in letzter Linie in Verbindung mit allgemeinen Infektionskrankheiten, als da sind Puerperalprocesse, Pyämie, ulceröse Endokarditis, in deren Verlauf auch sonst Eitermetastasen an anderen Stellen des Körpers zu Stande kommen.

Außer der Production von Eiter haben wir oft Gelegenheit, circumscripte Hyperplasien des Irisgewebes zu beobachten, welche über die Oberfläche desselben hinausragen. Eine Form dieser in einer entzündeten Iris auftretenden Hyperplasien wird mit dem Namen Irisgumma bezeichnet, mit denen wir uns später noch ausführlicher zu beschäftigen haben werden.

In Betreff der Iritis serosa lehrt die klinische Erfahrung, daß wir in ihr nicht so sehr eine eigentliche Iriserkrankung, als eine Theilerscheinung einer Allgemeinerkrankung des Bulbus vor uns haben. Dies beweist schon ein häufig hierbei zu beobachtendes Symptom: die Erhöhung des intraoculären Druckes, das erfahrungsgemäß nur dann in Erscheinung tritt, wenn die gesammte Ernährung und Saftströmung des Bulbus bedeutende Alterationen erlitten haben, ferner, daß sie eine Complication zu parenchymatösen Keratitiden oder zur chronischen Episkleritis bildet und wie einige anatomische Befunde zeigen, nicht ohne Betheiligung des gesammten Aderhauttractus verläuft. Bei ihr sind die iritisch-plastischen Symptome am wenigsten ausgeprägt. Es fehlen wenigstens im Beginne die breiten Verklebungen und die sich bildenden Synechien sind sehr klein, der Pupillarrand sieht häufig wie fein gezähnt aus, die Pupille erweitert sich allerdings auf Atropininstillation, aber bei jedem Stande der Pupille entwickeln sich diese kleinen, sehr zerreißlichen Synechien, so daß man nach einer Atropinerweiterung auf der Linsenkapsel den vorigen Stand des Pupillarrandes durch Präcipitate markirt sieht.

Eines der wesentlichsten Symptome der Iritis serosa ist die Trübung des Kammerwassers, welche durch die Anwesenheit von zahlreichen, aus der Iris stammenden Formelementen bedingt ist. Eigenthümlich ist es, daß diese sich nicht, wie beim Hypopyum auf den Boden der Kammer niedersenken, sondern die Wände der vorderen Kammer, also hauptsächlich die Descemetische Membran beschlagen. Dies Verhalten kann nur, da wir es hier und dort mit suspendirten Zellen zu thun haben, daher rühren, daß wir im ersten Falle außer der Eiterproduktion noch eine von gerinnendem Fibrin haben, das die Eiterzellen in sich schließt und dann als Klumpen niederdrückt, was bei der Iritis serosa nicht der Fall ist. Diese punktförmigen Beschläge der hinteren Cornealwand, im Gesammtbilde früher auch Keratitis punctata (Hydromeningitis) genannt, sind bereits im Kapitel der Keratitis parenchymatosa genügend gewürdigt worden. Auch der Umstand, daß mitunter die vordere Kammer vertieft erscheint, deutet darauf hin, daß der Entzündungsproceß sich weniger durch die Produktion gewebsbildender Elemente, als durch den Erguß seröser Flüssigkeit auszeichnet.

Charakteristisch ist es jedoch, daß es mitunter zu einem vollkommenen Umschlag im ganzen Krankheitsbilde kommen kann, indem die durch Atropin nur mühsam in einer mittleren Erweiterung zu haltende Pupille plötzlich weit und starr wird; der Bulbus wird hart, die Trübung der Medien beträchtlich, der Fibringehalt des Kammerwassers nimmt plötzlich derart zu, daß das Pupillargebiet durch einen weißlichen Niederschlag gedeckt ist. Die Schmerzen sind beträchtlich, das Sehvermögen sinkt bis zur einfachen Lichtempfindung.

Außer den objectiven Symptomen der Iritis sind noch subjective vorhanden, und zwar Schmerz, Lichtscheu und Herabsetzung des Sehvermögens. Was den Schmerz anbelangt, so hat derselbe den Charakter der Trigeminusneuralgie, ist während der acuten Epoche der Iritis constant, aber zu gewissen Zeiten sich zu Anfällen steigernd. Wenn diese Schmerzen (Ciliarschmerzen) durch leise Berührungen des Bulbus in der Gegend des Ciliarkörpers hervorgerufen oder gesteigert werden können, so ist die Betheiligung des Ciliarkörpers am entzündlichen Processe so viel wie sicher. Lichtscheu und ihr ständiger Begleiter der Thränenfluß sind Erscheinungen, die auch bei anderen entzündlichen Erscheinungen des Bulbus nicht fehlen. Die Herabsetzung des Sehvermögens wird sowohl durch die Trübung der Medien in Folge der entzündlichen Exsudation bedingt, als auch durch die Hyperämie und Trübung der Pupille, die bei Iritis niemals fehlt.

Wenn wir uns nun von der Besprechung der objectiven Merkmale der Iritis zur Aetiologie derselben wenden, so ist es vor allem die Syphilis, welche als die bei weitem häufigste unter den Grundursachen hier an erster Stelle genannt werden muß. Wie Mauthner in einem sehr lehrreichen Kapitel des bekannten Lehrbuches von Zeissl (II. Aufl. S. 262) sagt, ist die Abhängigkeit der Iritis von der Syphilis so groß, daß es die Pflicht des Arztes ist, in jedem Falle von Iritis zunächst an Syphilis zu denken, auch wenn keinerlei objective, auf Lues deutende Zeichen vorhanden sein sollten. Die Iritis syphilitica kann in jedem Stadium der constitutionellen Syphilis auftreten, obwohl sie während der secundären Epoche am häufigsten ist, und wenn sie fast immer nur ein Auge ergreift, so ist es doch eine gewöhnliche Erscheinung, daß das zweite Auge bald nachher ebenfalls erkrankt.

Die Daten über die Häufigkeit der syphilitischen Aetiologie der Iritis schwanken: Nach den Angaben Arlts sind ungefähr 29 Proc., nach Wecker und v. Graefe ungefähr 60 Proc., nach Mauthner gar 75 Proc. aller Iritiden syphilitischen Ursprungs. Jedenfalls ist die Häufigkeit dieses Ursprunges so groß, daß bei unbekannter Aetiologie noch am ehesten die Syphilis als Krankheitsursache angenommen werden kann. — Wie viel Syphilitische aber wohl an Iritis erkranken mögen, ist bisher noch durch keine Statistik klargelegt worden, die Zahlen sind zu unbestimmt, sie schwanken zwischen 0,42 und 5,37 Proc.

Eigene objektive Merkmale, welche die syphilitische Iritis vor den Regenbogenhaut-Entzündungen anderer Provenienz besonders auszeichneten, giebt es nicht, so wenig wie bisher an irgend einer der letzteren bestimmte, ihr nur allein zukommende Merkmale gefunden worden wären. Anders steht freilich die Sache, wenn sich zu der auf syphilitischer Basis erwachsenen Iritis noch kleine knötchenförmige Neubildungen hinzugesellen, von denen man einst annahm, daß sie die Struktur und die pathologische Dignität von Gummigeschwülsten besitzen (Iritis gummosa). Diese Knötchen sitzen mit Vorliebe in der Nähe des Pupillarrandes, im Sphinctergebiete, haben eine gelbliche Farbe, erheben sich nur selten bedeutend über das Irisniveau und lassen fast mit Sicherheit auf Syphilis schließen. Diese Gebilde können wohl in jeder Epoche der Syphilis auftreten, häufiger kommen sie jedoch in der secundären Phase dieser Krankheit vor. Es handelt sich in diesen Fällen übrigens nicht um wirkliche Gummen, die doch zumeist der käsigen oder geschwürigen Metamorphose verfallen, sondern um entzündliche Zellenanhäufungen, wie sie bei allen Granulationsgeschwülsten auftreten. Nach einer Zusammenstellung Widders aus der Klinik Arlts war in 17,8 % aller Iritiden das Auftreten dieser Gebilde zu verzeichnen. Man kann also eher von Iriskondylomen als von Irisgummen in diesen Fällen sprechen. Uebrigens wird es, solange die Iristuberculose nicht genauer bekannt war, wohl manchen Tuberkelknoten gegeben haben, der als Gumma angesehen und behandelt wurde, namentlich in solchen Fällen, wo die Knoten rasch wucherten und sogar die Kammer erfüllten.

Im allgemeinen enden diese Knötchen, welche unter den heftigsten Schmerzen und sehr bedeutenden Reizerscheinungen sich einführen, mit Atrophie der Irispartie, in welcher sitzen. Sie können aber auch bedeutend wuchern (höchst seltener Ausgang) oder käsig zerfallen und so ulceriren. Jedenfalls zeichnet sich die sie begleitende Iritis durch eine besondere Neigung zu plastischen Exsudaten und Synechienbildung aus.

In einem von mir in Heidelberg beobachteten Falle von Iritis syphilitica entstand in der Nähe des Ciliarrandes ein aus einem Granulom, wahrscheinlich einem Gumma, hervorgegangener Abceß, der sich unter unseren Augen in die Kammer entleerte. Aus den Rändern des zurückbleibenden Kraters entwickelte sich üppig ein schwammiges, weißes Granulationsgewebe, welches nach und nach die Kammer in ihrer oberen Hälfte ausfällte, und nach hinten und unten die Linse berührte. Aus diesem Granulationsgewebe bildete sich durch allmähliche Schrumpfung ein weißer sehnenglänzender Strang, der die ehemalige Absceßstelle mit der Linse verband.

Bei der Unbestimmtheit, welche bis heute noch über das Wesen des Rheumatismus herrscht, darf es uns nicht Wunder nehmen, wenn viele Fragen, welche den Zusammenhang dieser Krankheit mit den Entzündungen der Iritis betreffen, noch unerledigt sind. Während viele, namentlich unter den deutschen Aerzten von einer rheumatischen Iritis als von einer solchen sprechen, welche unter dem Einfluß einer Erkältung aufgetreten ist, lehren zahlreiche an den verschiedensten

Orten gemachte, als unzweifelhaft anzusehende Beobachtungen, daß es Iritiden giebt, welche als Theilerscheinung allgemeiner rheumatischer Körperaffektionen, z. B. chronischer Gelenkentzündungen, auftreten. So viel ist sicher, daß innerhalb dieser Krankheitsgruppe so manche durch einfache Erkältung hervorgerufene Affektionen an der Seite von parasitären oder gichtischen figuriren.

Was den Charakter der rheumatischen Iritis anbelangt, wird dieselbe von einigen mehr als eine rein seröse Form, von anderen (Wecker) als eine solche, die mit episkleralen Entzündungen complicirt ist, betrachtet. Wecker stellt die Anwesenheit einer leichten Episkleritis geradezu als pathognomonisch für den rheumatischen Ursprung einer Iritis hin. Womit jedoch nicht gesagt ist, daß jede Iritis rheumatischen Ursprunges sich mit einer Episkleritis vergesellschaften müßte. Nach meinen Erfahrungen ist, wie ich dies früher auseinandergesetzt habe Episkleritis, ob sie sich nun mit Iritis complicire oder nicht, in der Regel eine rheumatisch-gichtische Affektion; die Mehrzahl der rheumatischen Iritiden jedoch gehen, nach meinen Erfahrungen, ohne diese Complication einher, und sind überhaupt nicht durch Fortpflanzung von der Sclera her, sondern durch eine Localisation des Infektionsstoffes im Irisgewebe selbst entstanden.

Von sehr gewissenhaften Forschern wird die Existenz einer rheumatischen Dyskrasie, welche in Folge einer virulenten Gonorrhoe sich entwickelt hat, behauptet, und wie es scheint, auch bewiesen (Tripperrheumatismus). Demnach wäre die Iritis gonorrhoica auch nur eine Form der rheumatischen Iritis, wenigstens wird von sehr erfahrenen Klinikern angegeben, daß die erstere niemals auftritt, ohne daß Gelenkerkrankungen vorhergegangen wären. Unbestimmt lauten übrigens auch hier die Angaben über die Art und Weise ihres Auftretens; während manche sie nur als gewöhnliche plastische Iritis gesehen haben, schildern sie andere als seröse oder als eigenthümliche Mischform von seröser und plastischer Iritis. Aus diesen miteinander nicht übereinstimmenden Angaben geht wenigstens das eine hervor, daß für die auf gonorrhoisch-rheumatischer Basis erwachsene Iritis keine klinisch bestimmte Form charakteristisch ist. Und wenn wir bei Individuen mit Iritis die Aetiologie erforschen, so wird uns oft genug kein Anhaltspunkt für die syphilitische oder rheumatische Diathese geboten werden, während wir bereitwilligst die „Gonorrhoe ohne Ende“ zugestanden erhalten, und im Harne sich „Tripperfäden“ nachweisen lassen.

Nach meiner subjektiven Ansicht ist die Tripper-Iritis häufiger, als man glaubt, ich möchte die Gonorrhoe als Hauptätiologie an die zweite Stelle neben die Syphilis setzen, wie mir auch viele andere als rheumatisch angesehene Affektionen als Trippermetastasen gelten. Wir stehen auf diesem Gebiete erst auf der Vorstufe der Erkenntniß, es ist jedoch nicht zu zweifeln, daß die Vervollkommnung unserer Untersuchungsmethoden den objektiven Nachweis hiefür erbringen wird.

Auch die Tuberculose kann Iritis erzeugen, wie schon auf experimentellem Wege durch Cohnheim gezeigt wurde. Die tuberculöse Iritis tritt, wenn auch sehr selten, in Form einer plastischen schleichenden Entzündung auf, die sich in ihrem späteren Verlaufe durch das Aufschießen von kleinen lichten Knötchen charakterisirt, wobei es durch Bildung zahlreicher Synechien zu Verlöthungen des gesammten Pupillargebietes kommen kann. Dieses Krankheitsbild sehen wir namentlich bei Kindern, doch wird auch das reifere Alter nicht verschont. Ausnahmsweise können diese Knötchen so wachsen, daß sie den Kammerraum erfüllen und zu käsigen Massen erfüllen. Jedes Granulom der vorderen Kammer ist, wofern der syphilitische Ursprung nicht sicher zu erweisen ist, auf Tuberculose verdächtig.

Jedes aseptische, in die vordere Kammer gebrachte Partikel wird daselbst eine fibrinöse Entzündung erzeugen, deren Produkte — in denen Riesenzellen in größerer Zahl vorkommen — den implantirten Körper zu umhüllen trachten, wie ich in einer experimentellen Studie (Ueber Implantationen in die vordere Augenkammer, Arch. f. exper. Path. 1874) gezeigt habe. Kleine Partikel, ob noch aus lebenden Zellen bestehend, oder bereits todt, werden gleichzeitig, wenn sie der Iris aufliegen, eine Art parenchymatöser Iritis erzeugen, die Oberfläche der Iris wächst in Papillen aus, die den implantirten Körper umwallen und ihn endlich einschließen. Wenn der implantirte Körper noch aus lebensfähigen Zellen besteht, so können auch diese proliferiren, und auf diese Weise kommen die Epidermoidcysten der Iris nach Verletzungen zu Stande, wovon noch die Rede sein wird. Hoch interessant ist die Pseudotuberculose der Iris, die ihre Entstehung dem Eindringen von Raupenhaaren in die vordere Kammer verdankt. Es ist nicht allein die Anwesenheit einer ätzenden Säure in diesen Raupen, wie einige Autoren meinten, sondern dieser bei jeder Implantation zu beobachtende entzündliche Proliferations-Vorgang der Iris, daß sich Knötchen bilden, die den Tuberkelknoten der Struktur nach gleichen, und auch einen Reizzustand des Auges hervorrufen, der das Bild einer schweren plastischen Iritis darbietet. Die Prognose ist jedoch in leichteren Fällen günstig, wofern es gelingt, den Reizzstand des Auges so weit zu mäßigen, daß durch eine Iridektomie der erkrankte Herd aus der Iris entfernt werden kann. Uebrigens gehört, der Natur der Sache nach, die Raupenhaar-Iritis zu den seltensten Erkrankungen.

Erwähnt, muß noch werden, daß auch im Verlauf der Variola Regenbogenhautentzündungen auftreten können, jetzt, abgesehen von der Betheiligung der Iris bei ulcerösen Hornhautprocessen. Die Iritis ex variola tritt am häufigsten in der Rekonvalescenz auf, gleichgültig ob die Blatternerkrankung eine schwere oder milde Form war und ist gewöhnlich eine einfach plastische. Doch sind auch schon seröse und eiterige Formen — letztere einmal bei Varicella — gesehen worden.

Zum Schlusse haben wir noch der traumatischen Iritis zu erwähnen, die nach perforirenden Verletzungen mit oder ohne Eindringen von größeren fremden Körpern ins Augeninnere entsteht. Wofern nicht durch das Trauma septische Stoffe oder Eitererreger in den Bulbus gelangt sind, worauf sich die Eiterung auf alle Organe desselben fortpflanzen kann (Panophthalmitis), entsteht gewöhnlich eine plastische Iritis, die die Tendenz zeigt, sich auf den Ciliarkörper fortzusetzen und zu Schwartenbildungen zu führen, die mit der Zeit den vollkommenen Ruin des Augapfels verursachen kann. Ueber diese Formen wird noch später ausführlich gesprochen werden. Zu schweren Entzündungen der Iris kann auch eine durch das Trauma getroffene quellende Linse Veranlassung geben. Aber auch bei inakter Linsenkapsel kann eine schlotternde oder luxirte Linse mechanisch eine plastische Entzündung der Iris anregen, die, wie wir noch später darlegen werden, zu den schwersten Veränderungen des Augapfels führen kann.

Therapie der Iritis.

Eine der ersten Aufgaben, die dem Arzte bei der Behandlung der acuten Iritis zufallen werden, bildet die Bekämpfung der heftigen, häufig ganz unerträglichen Ciliarschmerzen. Und in der That wird ein gegen die letzteren gerichtetes therapeutisches Vorgehen nicht allein eine symptomatische Bedeutung haben, denn nach einem von jedem Kliniker acceptirten Ausspruche von Graefe's sind die namentlich nächtlicher Weile auftretenden und dem Kranken die Nachtruhe raubenden Schmerzen ein fortgesetzter Anreiz zu weiteren entzündlichen Insulten. Es wird sich also darum handeln dem Kranken möglichst Ruhe zu verschaffen. Nach Graefe's Rath sollte dies durch ausgiebige, der Individualität des Kranken quantitativ angepaßte Morphiuminjektionen erzielt werden, und wenn diese allein nicht ausreichen, durch gleichzeitige innerliche Gaben von Chloralhydrat durchgeführt werden, welches mindestens drei Gramm für den Tag, gelöst in Wasser mit Syrup cortic. aurant. verabreicht wird.

Seit dieser Zeit hat sich unser Arzneischatz wesentlich bereichert, indem wir ausser Morphium noch eine Reihe sehr wirksamer schmerzstillender Nervina (zugleich Antipyretica) besitzen, wie Antipyrin, Antifebrin, Phenacetin u. s. w. unter denen wir je nach der Individualität des Kranken das geeignete auswählen können.

Unter den Mitteln, die wir zur Bekämpfung der Schmerzen besitzen ist in allererster Linie das Atropin zu nennen, welches auch überhaupt aus Gründen, die bereits an früherer Stelle des weiteren auseinandergesetzt waren, bei der Behandlung der Iritis unentbehrlich ist. Abgesehen von seiner vielleicht zweifelhaften narcotischen Kraft, wirkt das Atropin hauptsächlich durch seine pupillendilatirende Eigenschaft, welche einerseits eine Verringerung der Blutmasse in der Iris — also eine eminent antiphlogistische Leistung — erzielt, andererseits die Organisirung der iritisch-plastischen Exsudationen am Pupillarrande verhindert.

Die Entlastung der Iris von Blut kann im Falle, als man es noch mit einer frischen Iritis, mit heftigen Reizerscheinungen und Ciliarinjection zu thun hat, auf dem Wege der Blutentziehung erzielt werden. Soll man hier irgend einen Effekt erzielen, so darf man nicht zu wenig Blutegel nehmen. Vier bis sechs Blutegel auf die Schläfe gesetzt und während dieser Procedur energische Einträufelungen von Atropin haben sehr oft eine unmittelbare wohlthätige Einwirkung auf den Zustand des Auges. Je älter die Iritis, je fester bereits die Synechien, desto weniger läßt sich von der Blutentziehung erwarten.

Es versteht sich nach dem auf S. 169 und 170 Gesagten von selbst, daß namentlich in frühen Stadien der Iritis die Abhaltung des Lichtes vom Auge und in jedem Stadium die Enthaltung von jedweder Augenarbeit eine conditio sine qua non ist.

Was die Dunkelkur betrifft, so muß sie für das acute Stadium der Iritis als unerläßlich erklärt werden. Der Aufenthalt im zweckmäßig verdunkelten Raume ist ein mächtiges Mittel, die Pupille zu erweitern und weit zu erhalten, erfüllt demnach dieselben Indicationen, wie das Atropin. Man möge darauf achten, daß die Thüre des Dunkelzimmers nicht einem Fenster eines Corridores gegenüber liege (was in „Sanatorien" oft vorkommt), so das bei jeder Oeffnung der Thüre ein Lichtmeer in die Augen des nun doppelt lichtempfindlichen Patienten fällt. Freilich kann die Dunkelcur nicht in allen Privatwohnungen und Spitälern in idealer Weise durchgeführt werden. Hier hängt also viel von der Findigkeit des Arztes ab. Der Aufenthalt im Dunkeln soll dem Kranken nur so lange auferlegt werden, als wir noch hoffen können, die Synechienbildung zu verhüten, also jedenfalls während des acutentzündlichen Stadiums, das sich bei der Iritis auf mindestens drei Wochen erstreckt. Ueber eine gewisse Zeit hinaus kann sie jedoch nicht fortgesetzt werden, da die Ernährung der Kranken beträchtlich darunter leidet, ja sich bei älteren Personen, und auch bei jüngeren nervenschwachen Individuen leicht derartige Gemüthsdepressionen ausbilden können, die zu sehr bedenklichen Folgezuständen führen. Man wird auch hier nicht nach der Schablone vorgehen, und in länger dauernden Zuständen die absolute Dunkelcur nach drei Wochen mildern, indem man dem Kranken möglichst den Genuß frischer Luft und die Bewegung im Freien nach Sonnenuntergang gestattet. Die höchste Rücksicht verdient immer der gesammte Organismus, und es stünde schlecht um die Kunst des Arztes, die ein Organ nur zu heilen verstünde, wenn sie dem Individuum unheilbare Schäden zufügte.

Die Hauptaufgabe einer jeden Therapie bei Iritis besteht nach der Bekämpfung der Schmerzen darin, die Ausbildung der plastischen Entzündungsprodukte möglichst zu verhindern, mit einem Worte, Verklebungen zwischen Iris und Linse nicht zu Stande kommen zu lassen, schlimmsten Falls auf ein Minimum zu reduciren. Dient diesem therapeutischen Zwecke schon das Atropin, welches denn auch energisch eingeträufelt werden muss (jedoch nicht über ein gewisses Maaß!), indem es durch die Erweiterung der Pupille, durch den ständigen Zug, den es auf die dilatirenden Radiärfasern ausübt, den Pupillarrand vom Linsen-Pupillengebiete abzuziehen sucht und dadurch sowohl Synechien zum Reißen bringen kann, als auch die Exsudation an eine periphere Stelle der Linsenoberfläche verlegt, so wird dieser Zweck doch erst ganz zu erreichen sein, wenn man die Aetiologie der Iritis berücksichtigend, die Indicatio causalis zu erfüllen sucht. Da, wie bereits gesagt, die Syphilis eine der Hauptursachen der Iritis ist, so wird häufig vom Quecksilber Gebrauch gemacht werden müssen.

Bei ausgesprochen syphilitischer Iritis wird das Quecksilber entweder als graue Salbe zur Einreibung benützt (Inunktions- oder Friktionskur) oder innerlich genommen. In leichten Fällen (bei Iritis simpl. non syphilitica) kann die graue Salbe in kleinen Quantitäten (bohnengroß) an der Stirne eingerieben werden, wie dies an früherer Stelle (S. 139) erörtert wurde.

Was die Friktionskur betrifft, so werden hiefür als tägliche Dosis 2—4 Gramm, je nach der Individualität des Falles verwendet. Man läßt je eine Dosis täglich durch 6 Tage verreiben, wählt hiezu den Abend, ehe der Kranke ins Bett steigt, und läßt denselben am 7. Tage pausiren und ein Bad nehmen. Dabei muß strengste Sorgfalt auf die Reinhaltung der Mundschleimhaut verwendet werden; öftere Ausspülung des Mundes mit Kali chloric., häufige Reinigung der Zähne verhindern den Ausbruch der Stomatitis mercurialis und der Salivation, welche zur Erreichung des Erfolges nicht allein nicht von Nöthen, sondern von Uebel ist.

Die Reihenfolge der Inunktionen kann nach Zeissl folgende sein: 1) innere Fläche der Oberarme, 2) innere Fläche der Oberschenkel, 3) innere Fläche der Vorderarme, 4) innere Fläche der Unterschenkel, 5) an beiden Lenden, 6) am Rücken. Die Einreibungen nehme der Kranke selbst vor, nur bei großer Schwäche und Ungeschicklichkeit desselben wird eine zweite Person hierzu verwendet, deren Hand aber mit einem Lederhandschuh versehen sein muß.

Was die innerliche Quecksilberbehandlung anbelangt, so wird das Calomel nur angewendet, wenn man rasch zu mercurialisiren die Absicht hätte, also wenn bei bedrohlichen syphilitischen Erscheinungen an anderen Körperstellen Iritis vorhanden wäre oder wenn eventuell eine den Fortbestand des Auges gefährdende Wucherung aus dem Irisstroma (z. B. aus Gummen, syphilitischen Granulomen oder bei starker parenchymatöser Iritis) sich entwickeln würde.

Man giebt es nach folgender Formel:

Rp. Calomel 0,25 (bis 0,3),
Opii puri 0,05 (bis 0,10),
Sacchari albi 4,0.
M. f. p. div. in Nr. XII. S. 3mal täglich je ein Pulver zu nehmen.

Das Sublimat wird innerlich in folgender Formel verordnet:

Rp. Mur. hydrargyr. corros. 0,10.
Solve in pauxillo aeth. sulf.
Adde:
Pulv. amyl. pur. q. s. ut f. pill. Nr. XXX.
S. 2—3mal täglich (aber nicht nüchtern!) je 1 Pille zu nehmen.

Sollte Neigung zu Kolikschmerzen vorhanden sein, so müssen die Pillen mit Opium versetzt werden, etwa in der Verschreibung der sogenannten Dupuytren'schen Pillen:

Rp. Mur. hydrarg. corrosiv. 0,50,
Extr. Opii simpl. 1,0,
Succi liquir. q. s.
M. f. p. Nr. L. 3—4mal täglich je 1 Pille nach der Mahlzeit zu nehmen.

Das Sublimat, sowie andere Quecksilberpräparate werden auch in Form von subcutanen Injectionen gegeben. Man verwendet am einfachsten eine 1 % Lösung von Sublimat in Kochsalzlösung, die unter die Rückenhaut oder intramuskulär in die Glutaei zu machen ist. Auch werden Suspensionen von Calomel in öligen Vehikeln hier verwendet. Es ist nicht zu leugnen, daß die Wirkung auf die Rückbildung syphilitischer Produkte hierbei eine sehr rasche ist, und daß diese Wirkung in so manchen Fällen durch die Schmerzhaftigkeit der Methode, sowie durch die Entzündungen um die Einstichstelle nicht zu theuer erkauft ist. Anders steht es freilich um die sehr unerwünschten Nebenwirkungen dieser subcutanen (oder intramuskulären) Methode, die mitunter in ausgesprochen tabiformen Schmerzen in den unteren Extremitäten bestehen, und welche diese Methoden zu sehr bedenklichen stempeln, indem es fast sicher ist, daß die zu rasche Einverleibung des Quecksilbers in den Organismus zu Schädigungen des Nervensystems führt.

Namentlich in Fällen, wo nur der geringste Verdacht auf Rückenmarksleiden besteht, oder bei Individuen, die einmal an Ischias litten, sollen subcutane Quecksilberkuren, oder überhaupt solche rasche Einverleibungen des Quecksilbers in den Organismus niemals versucht werden. Am ungefährlichsten und schonendsten ist immerhin die Inunktionskur, die bei vorsichtiger Anwendung und bei gehöriger Mundpflege von Jedem vertragen wird, und die darum auch in der Behandlung der Iritis den Vorzug verdient, um so eher, als es sich in den meisten der hier in Frage kommenden Fälle nicht um rasche Heilungen („Coupirungen“) handeln kann, sondern um eine allmähliche Eliminirung des krankmachenden Agens aus dem durchseuchten Organismus.

Auch in jenen Fällen, in denen die syphilitische Grundursache sich nicht mit Sicherheit feststellen oder sich sogar ausschließen läßt, wird die Quecksilberkur — sofern nicht eine später zu besprechende individuelle Contraindication vorhanden ist — mit größtem Nutzen verwendet werden können, sobald aus dem Verlauf hervorgeht, daß die Iritis eine ausgesprochen plastische ist — concret ausgedrückt: sobald eine Tendenz zur Bildung reichlicher und schwer reißender Synechien sichergestellt ist. Dasselbe gilt für die chronischen Formen der Iritis, d. h. für solche, wo nach Rückgang des ersten Ansturmes (hochgradige Injektion, Thränenfluß und Schmerzen) die Entzündung in immer neuen Synechienbildungen sich äußert, oder wo, ohne daß ein acutes Stadium vorangegangen wäre, die Entzündung des Irisgewebes sich nur in Auflockerung der Oberfläche, in fortwährenden Synechienbildungen und plastischen Produkten im Pupillargebiete zeigt. Es sind dies jene — in der Regel — verschleppten Fälle, die im Beginne nicht erkannt oder nicht vom Anfange an mit den specifischen Heilmitteln energisch behandelt, gleichsam verzettelt in unsere Behandlung gelangen, mit Pupillarverklebungen verschiedener Ausdehnung, so daß an eine Restitutio ad integrum nicht mehr zu denken ist. Bei diesen Fällen, die an die Geduld des Arztes und die Hingebung des Patienten die größten Anforderungen stellen, ist unsere Aufgabe, zuerst den exsudativen Proceß in der Iris zum Stillstand zu bringen, um dann auf operativem Wege das Auge vor den möglichen Folgezuständen der abgelaufenen Entzündung sicher zu stellen.

Die erste Aufgabe erfüllt in der Regel die methodische Quecksilberbehandlung, sofern der Körper noch geeignet ist, das Heilmittel aufzunehmen. Sollte aber der Organismus des Kranken nicht mehr im Stande sein, eine derartige Kur durchzumachen, sei es, daß bereits früher Quecksilber in unzweckmäßiger Form und unrichtigen Zeitpunkten genommen wurde, oder sei es, daß der Organismus aus sonst irgend einem Grunde gegen das Mittel refraktär ist, so empfehlen sich methodisch durchzuführende Ableitungs- und Schwitzkuren. Es handelt sich nämlich nun darum, eine genügende Diurese und Diaphorese anzuregen, wodurch der Zerfall der iritischen Produkte eingeleitet und deren Resorption in Folge des regeren Stoffwechsels bewirkt werden soll. Man kann dieses Ziel auf verschiedene Weise erreichen, und es wird darüber im folgenden Abschnitte eingehend gesprochen werden.

Wenn der rheumatische Ursprung der acuten Iritis sichergestellt ist, so empfiehlt sich neben der methodischen Anwendung des Atropins und der übrigen in der allgemeinen Therapie bereits besprochenen Mittel in erster Linie das Natrium salicylicum, welches in mindestens 2 g pro die in Dosen von 0,5 g zu geben ist. Sollte das Mittel nicht genügend gegen die Schmerzen wirken, so möge unter den bekannten Antineuralgicis: Antipyrin, Phenacetin und Antifebrin die Auswahl getroffen werden. Hier und da wirkt, wie man bereits seit lange wußte — noch ehe von den oben genannten Mitteln die Rede war — Chinin in größerer Dosis. Leider kann man es den Fällen nicht ansehen, wann das eine oder das andere dieser Heilstoffe mit größerem Nutzen verwendet werden kann, und es bleibt dem Takte des Arztes hier ein großer Spielraum offen. Vom Kalium jodatum habe ich nur dann auffälligen Nutzen gesehen, wenn es sich um eine mit Gelenksleiden complicirte (gonorrhöische) Iritis handelte. In solchen Fällen ist es womöglich in größeren Dosen zu geben.

Auf eine wichtige Regel muß hier noch aufmerksam gemacht werden: während der Behandlung der Iritis darf die sorgfältige Prüfung des intraoculären Druckes keinen Tag versäumt werden. Wenn auch Erhöhungen des intraoculären Druckes in der acuten Epoche der plastischen Iritis kaum je vorkommen, und auch bei jenen acuten Iritiden, die wir wegen der leichten Zerreißlichkeit der Pupillenverklebungen und der relativ leichteren Erweiterbarkeit der Pupille mit dem Namen der serösen belegen, höchst selten sind, so giebt es doch mitunter acute, d. h. noch nicht durch Pupillarverlöthung complicirte Entzündungen der Iris, bei denen ein plötzlicher Umschlag der Spannung von einem Tag auf den anderen vorkommen kann, unter so schweren Erscheinungen, daß ihre Nichtberücksichtigung den Verlust des Auges nach sich ziehen kann. Ich habe einen derartigen Scenenwechsel in einer Reihe von Fällen beobachten können unter so markanten Symptomen, daß ich nicht anstehen kann, von dem Krankheitsbilde einer Iritis glaucomatosa zu sprechen. Es handelte sich in allen Fällen ohne Ausnahme um solche Augen, die schon früher an acuter seröser Iritis gelitten hatten, die aber unter der üblichen Medication spurlos, d. h. ohne Synechien geheilt war, worauf der Kranke längere Zeit, bis zu 2 Jahren vollkommen wohl und arbeitsfähig war. Als Aetiologie war in all den beobachteten Fällen Rheumatismus (Refrigeration, vorangegangene Gelenkentzündungen oder Muskelschmerzen) zu eruiren; Tripper war in keinem der Fälle auszuschließen, Tripper-Rheumatismus in einigen zu vermuthen. Nachdem nun längere Zeit das Auge vollkommen normal gewesen war, trat an demselben Auge eine neuerliche Iritis auf, die wie die frühere behandelt wurde. Während aber das erste Mal die Pupille durch Atropin gehörig zu erweitern war, konnte dies bei dem Rückfalle anfänglich trotz energischer Atropinisirung nicht erzielt werden, und ohne daß es zu Synechien gekommen wäre, blieb die Pupille höchstens mittelweit. Plötzlich steigern sich die Schmerzen bis ins Unerträgliche. Das obere Lid wird ödematös, die Berührung des Auges im höchsten Grade schmerzhaft, die Pupille wird weit, unregelmäßig (oval oder eckig), die Augenmedien sind trübe, trotz der Weite der Pupille nicht zu durchleuchten, das Sehvermögen sinkt plötzlich auf Lichtempfindung, die Tension des Bulbus ist enorm gesteigert. Es handelte sich demnach jedesmal um eine recidivirende seröse Iritis, die unter einer Medication, wie sie das erste Mal die Erscheinungen beseitigt hatte, in das Glaucomatöse umschlug.

Es ist nicht allein in diesen genau charakterisirten Fällen, sondern überall, wo wir bei weiter und nicht verlötheter Pupille Drucksteigerung durch unser Tastgefühl feststellen können, vor allem mit den Atropin-Einträufelungen auszusetzen, und auf die Miotica überzugehen, deren Wirkung eklatant ist, wenn sie nur mit der nöthigen Energie angewendet werden. Den Vorschlag, in solchen Fällen das Mydriaticum Scopolamin zu versuchen, halte ich für gefährlich. Das eben beschriebene Krankheitsbild wendet sich sofort zum Besseren, so wie es uns gelingt, die starre, weite Pupille zur Verengerung zu bringen. Man soll, bis dies Ziel erreicht ist, die Einträufelungen des Eserins (0,5 procentige Lösung) oder des Pilocarpins (2 procentige Lösung) in kürzeren Zeiträumen nur durch verläßliche Pflegepersonen machen lassen, oder selbst machen, da man nur so sicher ist, daß die Lösung wirklich in den Conjunctivalsack gelangt ist. Die Wirkung der Miotica wird durch heisse Umschläge kräftig unterstützt. Auf diese Weise ist es mir gelungen, in allen von mir beobachteten Fällen völlige Heilung, mit Wiederherstellung des Sehvermögens zu erzielen, ein operatives Eingreifen war niemals nothwendig. Interessant ist es, daß mit dem zunehmenden Engerwerden der Pupille das Pupillargebiet von einem fibrös-gelatinösem Exsudat erfüllt wurde, das ein wenig Erfahrener etwa für Eiter gehalten hätte, das sich aber unter der Einwirkung der Wärme vollkommen aufsaugte. Wenn es gestattet ist, über die Pathogenese dieser noch wenig bekannten Form von Iritis glaucomatosa eine Meinung auszusprechen, so dürfte es sich um einen entzündlichen Proceß gehandelt haben, der zu rasch gerinnender fibrinöser Exsudation führte, wodurch möglicher Weise die Abfuhrswege der vorderen Kammer unwegsam wurden, und dadurch die Drucksteigerung eingeleitet wurde.

Fünftes Kapitel.

Folgezustände der Iritis, Iridocyklitis, Iridochorioiditis, Ophthalmia sympathica.

Einer der häufigsten Folgezustände der Iritis ist, wie aus dem Vorigen hervorgeht, die hintere Synechie. Diese kann einen mehr oder weniger großen Antheil der Pupillenperipherie umfassen; genau wird sich die Breite der Synechie erst nach der Atropinisirung feststellen lassen.

Der momentane Schaden, den eine schmale hintere Synechie als Rest abgelaufener Iritis dem Auge bringt, kann im Allgemeinen ein sehr geringer sein. Wenn sonst das Pupillargebiet nur rein d. h. frei von Produkten früherer Exsudationen ist, so wird das Sehen nicht gestört sein, und auch die mit dem Spiel der Pupille vergesellschaftete Accommodation nicht im mindesten leiden. Aber trotzdem involvirt das Vorhandensein der Synechie eine zukünftige Gefahr für das betroffene Auge, die darin besteht, daß eine angeheftete Iris unaufhörlichen Zerrungen durch das fortwährende Spiel der Pupille ausgesetzt ist, und demnach auch ein Reiz gegeben ist, der zu Recidiven der Iritis disponirt.

Die Gefahr muß sich in dem Maße steigern, als die Synechien zahlreicher oder, was auf dasselbe hinauskommt, breiter sind, d. h. einen grösseren Theil der Pupillarperipherie einnehmen.

Und in der That giebt es auch chronisch verlaufende, fast ohne Reizerscheinungen einhergehende Iritiden, deren hauptsächliches pathologisches Merkmal eben in fortgesetzter Synechienbildung besteht, und die man in ihrer Wesenheit eigentlich als recidivirende Iritiden aufzufassen hat, indem man annimmt, daß jede bereits gebildete Synechie den Reiz zur Ausbildung einer neuen darstelle.

Ist es nun dahin gekommen, daß der ganze Pupillarrand der Iris durch die Fortdauer der plastischen Entzündung mit der vorderen Linsenkapsel verlöthet ist, demnach die freie Communication der hinteren Kammer mit der vorderen aufgehört hat, so ist ein Zustand gegeben, der zu weiteren pathologischen Vorgängen im Auge nothwendig führen muß.

Zunächst leidet dadurch die Ernährung der inneren Gebilde des Auges, deren Integrität eben von der freien Circulation der Binnenflüssigkeit abhängt. Dies gilt in erster Linie von der vom Blutkreislaufe so entfernten Linse, die ihr Ernährungsmaterial durch Vermittlung des sie umspülenden Kammerwassers erhält, und in welcher sich auch in den meisten Fällen von chronischer plastischer Iritis partielle Trübungen ausbilden.

Einer der wichtigsten Folgezustände des Pupillenverschlusses ist ferner, wie aus dem Vorigen folgt, die Stauung der Flüssigkeit in der hinteren Kammer, welche im normalen Zustande frei mit dem Wasser der vorderen Kammer communiciren kann. Diese Stauung bewirkt zunächst Vorbauchung der Iris, als der allein mobilen Wand der hinteren Kammer, welche dann buckelförmig in die vordere Kammer vorragt und dadurch deren Raum verengert. Diese buckelförmige Vorragung kann im Beginne nur eine partiale sein, indem sie nur den ciliaren Iristheil betrifft, später ist sie eine totale, indem die ganze Iris — in sehr ausgebildeten Fällen beinahe blasenförmig — sich nach vorne buckelt, der größte Theil der vorderen Kammer beinahe aufgehoben, und nur der centralste Theil derselben noch vorhanden ist, weil eben die verlötheten Pupillartheile allein an ihrem Platze bleiben müssen. Die Iris erlangt so in exquisiter Weise die Napfform. (Auf gut Oesterreichisch heißt diese Form ebenso populär als charakteristisch „Gugelhupf-Iris".)

Die Vorbuckelung der Iris sei sie nun in ihrem Beginne oder bereits ad maximum gediehen, ist eines der wichtigsten Symptome in der praktischen Augenheilkunde und muß, soll das betroffene Auge nicht unheilbaren Schaden leiden, schon in ihren frühesten Anfängen erkannt werden. Denn dieses Symptom kündigt uns an, daß die gestauten intraoculären Flüssigkeiten bereits zur Vermehrung des intraoculären Druckes beigetragen haben, ein Faktum, das sofortige Abhilfe dringend erheischt.

Bei chronisch plastischer Iritis bleibt jedoch die entzündliche Exsudation nicht immer auf den Pupillarrand beschränkt; in vielen

Fällen schlagen sich die Produkte der Exsudation auf das Pupillargebiet der Linse nieder, welche einerseits als trübe Massen an und für sich schon das Sehen stören, andererseits durch ihre Anwesenheit auf der Kapsel Ernährungsstörungen in der Linse selbst bedingen und namentlich die ihnen gegenüberliegenden (durch die Glashaut von ihnen getrennten) Linsenepithelien zu Wucherungsprocessen anregen.

Die in das Pupillargebiet abgeschiedenen Massen organisiren sich häufig zu Membranen, welche untrennbar mit der Linsenkapsel und dem Pupillarrande verlöthet sind, und ihre Blutgefäße vom letzteren aus durch die Iris beziehen. Dieser, Pupillarabschluß genannte, Zustand gehört zu den traurigsten Ausgängen chronischer Iritis, er ist immer mit den hochgradigsten Ernährungsstörungen im Augeninneren verknüpft, welche uns später noch beschäftigen werden.

Wir haben bisher nur immer jene Fälle betrachtet, bei welchen die entzündliche Exsudation nur unmittelbar am und in der Nähe des Pupillarrandes stattgefunden hat. Bei lange dauernden in das Gefüge der Iris erheblich eingreifenden Entzündungen ist aber auch immer das Uvealblatt der Iris mitbetheiligt, das ist jenes Pigmentblatt, welches die hintere Oberfläche einer jeden Regenbogenhaut bildet. Es entstehen auch hier Exsudationen, welche zur Verlöthung der hinteren Irisfläche mit der Linsenkapsel führen und in letzter Linie zur Ausbildung eines reich vascularisirten pseudomembranösen Zwischengewebes Veranlassung geben.

Es ist selbstverständlich, daß dieser Ausgang chronischer Iritis zur Aufhebung der hinteren Kammer führen muß, und daß es deshalb auch bei vollkommenstem Pupillarabschluß niemals zur Vorbuckelung der Iris kommen kann. In solchen Augen pflegt aber gerade wegen Mitbetheiligung der inneren Augenhäute die Ernährung des Auges so sehr zu sinken, daß die Saftströmung in demselben auf ein Minimum reducirt wird, es demnach mangelhaft gefüllt ist und es so zur Verminderung des intraoculären Druckes kommt. Solche Augen fühlen sich weicher, ja matsch an.

Wie uns in den Fällen von einfachem Pupillarverschlusse die Vorbuckelung der Iris ein werthvolles Symptom war, welches uns über die Binnenverhältnisse des Auges untrügliche Aufschlüsse gab, so tritt in jenen der totalen Irisanlöthung eine Erscheinung auf, die nicht minder wichtig ist. Diese besteht darin, daß der ciliare Antheil der Iris nach rückwärts gezogen ist, demnach eine Vertiefung besteht, die häufig kreisrund um die ganze Iris herumgeht. Während also bei der Napfiris der periphere Antheil der Kammer verengert, der centrale

(Pupillar-) Theil jedoch vertieft war, so ist hier das gerade Gegentheil der Fall: der periphere Antheil ist vertieft, der centrale verengert.

Diese Erscheinung beweist uns, daß die plastische Entzündung von der Iris auf die mit ihr anatomisch zusammenhängende Choroidea und zwar auf deren vordersten Antheil (Corpus ciliare) übergegangen ist und daß die Bildung von Pseudomembranen durch narbige Retraktion zur Zerrung der Irisperipherie nach rückwärts geführt hat.

Die Darlegung aller dieser Verhältnisse mußte hier erfolgen, weil ohne präcise Begriffe von der anatomischen Ausbreitung und dem Verhalten der iritischen Produkte ein Verständniß der Pathologie dieses so wichtigen Capitels absolut undenkbar ist.

Bevor wir aber dem Entzündungsprocesse in seinem Uebergang auf das Corpus ciliare folgen, muß zuerst die Therapie der Folgezustände chronischer Iritis dargelegt werden.

Einer einzelnen nicht zu ausgedehnten Synechie gegenüber kann man sich, dem im Beginne dieses Abschnittes Gesagten zufolge, vollständig passiv verhalten, wofern die genaue Untersuchung zeigt, daß weiter keine entzündlichen Erscheinungen mehr vorhanden sind. Man muß namentlich das Pupillargebiet mit dem Lupenspiegel durchmustern, weil die Anwesenheit von Präcipitaten daselbst die Fortdauer der Entzündung mit Sicherheit anzeigt, auch wenn keine Ciliarinjektion vorhanden sein sollte. Demgemäß muß der Patient angehalten werden seine Augen öfters untersuchen zu lassen, damit ein Rückfall der Iritis rechtzeitig bemerkt werde.

Die operative Lösung der hinteren Synechien, Korelyse, besteht darin, mit stumpfer Gewalt die Iris von der Linsenkapsel loszureißen. Man verwendet dazu stumpfe Häkchen, die durch einen kleinen linearen Cornealschnitt eingeführt, zwischen Iris und Linse gebracht werden, worauf dann die Lösung der Verlöthung durch den Zug des Häkchens bewirkt wird. Obwohl nun erwiesen ist, daß bei dieser Manipulation die Verletzung der Linsenkapsel, die wegen der darauf entstehenden traumatischen Katarakt von den übelsten Folgen wäre, von geschickten Händen vermieden werden kann, so ist dennoch diese Operation deshalb eine unnöthige, weil die Wiederverwachsung der getrennten Theile nicht absolut verhindert werden kann, und weil wir in der Iridektomie ein viel sichereres Mittel zur Verhütung der üblen Folgen der hinteren Synechien besitzen.

Eine andere Methode der Korelyse besteht darin, daß die Synechienlösung nicht durch den Zug mittelst eines Häkchens, sondern einer Iridektomiepincette geschieht, was den Vortheil besitzt, daß man mit diesem Instrumente auf der Iris bleibt und nicht hinter dieselbe und auf die Kapsel zu kommen braucht. In den wenigen Fällen, die ich beobachten konnte, trat in der von der Pincette gequetschten Irispartie eine Lähmung ein — partielle Iridoplegie. Auch hier ist die Möglichkeit der Wiederverwachsung nicht ausgeschlossen.

Während nun bei Verlöthungen geringeren Umfanges ein operativer Angriff wenigstens nicht dringlich ist, tritt die Nothwendigkeit der Operation dagegen entschieden in den Vordergrund, sobald es sich um ausgedehntere Anwachsungen des Pupillarrandes handelt. Die vorzunehmende Operation kann nur die Iridektomie sein, welche hier folgende Indicationen zu erfüllen hat:

1) Aufhebung der durch die automatische Muskelthätigkeit bewirkten Zerrung des Irisgewebes: dadurch, daß ein Theil des Sphinkter pupillae ausgeschnitten wird.

2) Eröffnung einer weiten Communication zwischen hinterer und vorderer Kammer behufs Hintanhaltung von Stauungen der Binnenaugenflüssigkeit, das ist: Verhütung der Steigerung des intraoculären Druckes.

Selbstverständlich darf mit der Operation nicht mehr gezögert werden, sobald Anzeichen dafür da sind, daß die Erhöhung des intraoculären Druckes bereits eingetreten ist. Dies erkennen wir einerseits durch die Ocularinspektion an der Vorbuckelung der Iris, andererseits mit unseren Zeigefingern durch das Tastgefühl.

Wenn wir jetzt von den Indicationen zur Iridektomie sprechen, so setzen wir voraus, daß es sich um solche Fälle handelt, wo der entzündliche Proceß bereits abgelaufen ist und wir nur die Folgezustände desselben vor uns haben. Anders aber steht die Sache, wenn das Auge noch im Reizzustande begriffen, das Irisgewebe noch infiltrirt, zu Wucherungen geneigt ist. Ein solches Auge einer Operation zu unterziehen ist sehr mißlich, weil der operative Eingriff ein neuer Entzündungsreiz sein und das aufgelockerte Irisstroma in vermehrte Wucherung gebracht werden kann. Es ist dann unsere Pflicht den Entzündungsproceß im Auge erst zur Ruhe zu bringen, und erst dann zu operiren.

Die Behandlung solcher Zustände wird sich, wie bei der einfachen Iritis, auch zunächst mit der Bekämpfung eines eventuellen Grundleidens, wie z. B. Syphilis zu beschäftigen haben. Indessen handelt es sich in allen Fällen um ein energisches Einschreiten gegen die Gewebswucherung, und da wird in den allermeisten Fällen, das mächtigste Resorbens, das der Therapie zu Gebote steht, das Quecksilber, herangezogen werden müssen, das, wie oben bereits auseinandergesetzt wurde, in der Anwendungsweise der Schmierkur die besten Dienste erweist. Es handelt sich in allen diesen Fällen darum, die Entzündung, den Reizzustand so weit zu mäßigen, daß eine Ruhepause eintritt, die wir dazu benutzen, um eine möglichst ausgiebige Iridektomie vorzunehmen.

Leider giebt es jedoch Fälle genug, in denen wir mit der Quecksilberbehandlung nichts mehr erreichen können, da entweder der Organismus durch vorangegangene Quecksilberkuren bereits übersättigt ist, oder sonst aus irgend einer Ursache der Mercur nicht mehr vertragen wird. Sowie wir dies wahrnehmen, müssen wir die Aufsaugung der iritischen Produkte durch die Einleitung einer energischen Diaphorese zu bewirken trachten. Das mächtigste Mittel dieser Art ist jedenfalls das Pilocarpinum muriaticum (das Alkaloid der Folia Jaborandi), welches subcutan injicirt, beträchtliche Schweißsecretion, Salivation und Thränenfluß hervorbringt. Man verwendet für Erwachsene eine zweipercentige Lösung:

Rp. Pilocarp. mur. 0,2,
Aq. dest. 20,0,

und injicirt eine halbe bis eine ganze Pravaz'sche Spritze. Kindern darf höchstens der vierte Theil dieser Dosis eingespritzt werden. Die Wirkung des Medicamentes tritt fast unmittelbar, einige Minuten nach der Einspritzung auf. Die Erscheinungen zeigen sich in folgender Reihenfolge: zuerst ein erhöhtes Wärmegefühl, sodann beginnt das Gesicht sich zu röthen, die Stirne wird feucht, sehr bald zeigt sich vermehrte Speichelabsonderung und ein beträchtlicher Thränenfluß, woran sich ein allgemeines Schwitzen anschließt. Die Salivation erhält sich bis zu zwei Stunden und ist gewöhnlich auch von Schleimproduktion in den Luftwegen begleitet; das allgemeine Schwitzen dauert kürzere Zeit und hat nach längstens einer halben Stunde sein Maximum erreicht. Es kann keinem Zweifel unterliegen, daß die durch das Pilocarpin bewirkte Diaphorese ein mächtiges, fast unübertreffliches Mittel ist, die Resorption nicht allein flüssiger Exsudate, sondern auch von plastischen oder membranartigen entzündlichen Produkten im Augeninnern zu Stande zu bringen, und daß sie sich bei acuten und chronischen Iritiden, sowie Iridochoroiditiden glänzend bewährt hat. Wenn man sich nun fast allgemein von der Pilocarpin-Kur abgewendet hat, so geschah es deshalb, weil sie in sehr vielen Fällen höchst ungünstige Nebenwirkungen auf den Organismus ausübt. Pilocarpin ist nämlich ein Herzgift, in seiner Wirkungsweise dem Nicotin verwandt, und bewirkt nach Kahler und Soyka constant Herabsetzung des arteriellen Bludruckes, schwächt die Herzthätigkeit, und ist daher bei all jenen Personen zu meiden, die schwache Herzthätigkeit und kranke Gefäße besitzen. Abgesehen davon, kann das Pilocarpin, wie ich selbst in mehreren eklatanten Fällen gesehen habe, schon nach mehreren subcutanen Injektionen eine ganz erhebliche Schwächung, sogar einen Verfall des Organismus hervorrufen, was nicht zu verwundern ist, da es ja direkt die Nervencentren angreift. Bei schwächlichen Personen sah ich neurasthenische Zustände sich entwickeln, bei einem sonst gesunden Manne in den fünfziger Jahren zeigte sich nach einer Pilocarpin-Kur eine Hemianästhesie des Gesichts, aus der sich später eine Keratitis neuroparalytica entwickelte. Noch ungünstiger sind die Erfahrungen, die innerliche Anwendung des Jaborandi-Infuses oder des Pilocarpins (letzteres in 1 proc. wässeriger Lösung) betreffend, da die Nausea sehr erheblich ist und Collapse öfters beobachtet wurden.

Bei Vergiftungen mit Jaborandipräparaten sind subcutane Injektionen von Atropinum sulfuricum von 1 Milligramm pro dosi, nach Anderen von Apomorphinum muriaticum bis zu 30 Centigramm anzuwenden. Sollte das Pilocarpin innerlich einverleibt worden sein, so muß rechtzeitig eine Auswaschung des Magens vorgenommen werden.

Da sich nun das Pilocarpin als zu gefährlich für die allgemeine Anwendung erwiesen hat und demnach nur in einzelnen, sorgfältig ausgewählten Ausnahmefällen herangezogen werden darf, so können wir ganz erhebliche Diaphoresen in der Weise unserer Vorfahren, durch Verabreichung heißer Abkochungen von Lindenblüthen oder anderer Theesorten, verbunden eventuell mit heißen Bädern oder in geeigneten Fällen unterstützt durch einige Gramm von Natrium salicylicum bewirken. Als ganz unübertreffliches Mittel in Fällen, wo früher Mercurialkuren im Uebermaß oder unzweckmäßig angewendet wurden, hat sich das altbewährte Decoctum Zittmanni bewiesen, durch das es in zahlreichen Fällen gelingt, chronisch entzündliche Processe der Iris zum Stillstand zu bringen, die allen Mitteln bisher getrotzt hatten. Dieser Trank (bekanntlich ein Infus der Sarsaparilla-Wurzel mit dem hundertfachen Gewicht von Wasser, das dann mit verschiedenen Ingredienzien, darunter Calomel und Zinnober, verkocht wird) wird in zwei Concentrationen verordnet, das Decoctum Zittmanni fortius und mitius, und wird von den erfahrensten Syphilidiatriden als eines der wirksamsten Heilmittel gegen veraltete Syphilis empfohlen. Nach meinen Erfahrungen kann eine rationell und selbstverständlich mit steter Rücksicht auf das Allgemeinbefinden des Kranken durchzuführende Zittmann-Kur als ungemein wirksam in allen Fällen betrachtet werden, wo wir die Eliminirung von alten entzündlichen Produkten aus dem Auge anstreben, zu deren Resorption bisher vergeblich Mercur in größeren Quantitäten angewendet worden war. Diese, wohl etwas umständliche Behandlungsmethode ist an Wirksamkeit der Pilocarpin-Kur gleichzustellen, ihr aber in Anbetracht ihrer Ungefährlichkeit überlegen. Bei der Verordnung des Zittmann befolgen wir die von Kaposi aufgestellten Regeln. Der Kranke trinkt des Morgens im Bette eine Flasche des stärkeren Trankes:

Rp. Decoct. Zittm. fortioris 300,0,

der gewärmt wird, indem man die Flasche in einen Topf warmen Wassers stellt, innerhalb einer Stunde; und des Nachmittags das Decoctum Zittm. mitius, ebenfalls eine Portion von 300 Gramm, aber ungewärmt. Die Wirkung des Decoctes zeigt sich zunächst in vermehrter Stuhlentleerung, indem des Tags bis an fünf breiige Stühle producirt werden. Koliken, die mitunter auftreten, können durch eine sorgfältig gewählte Nahrung, ferner durch Verabreichung eines Eßlöffels von Aq. menth. piperitae zu jeder Einzeldosis des Decoctes vermieden werden. Die Kur dauert vier bis sechs Wochen und kann je nach der Individualität des Falles noch durch andere lokale Mittel, wie Elektricität, Einträufelungen von Atropin- oder Jodkalilösungen, warme Umschläge u. s. w. wirksam unterstützt werden. Da die Therapie der chronischen Iritis der Natur der Sache nach sehr häufig mit der der Choroiditis, sowie der alten Glaskörpertrübungen zusammenfällt, so wird hiervon, als auch von der so wichtigen balneo-therapeutischen Behandlung noch in den betreffenden Kapiteln die Rede sein.

Der Versuch, durch genannte Resorbentia dem chronischen Entzündungsprocesse Halt zu gebieten, muß auch in jenen traurigen Fällen gemacht werden, in denen es zu Anlöthungen der ganzen hinteren Irisfläche an die Linse durch Vermittelung schwartiger Gebilde gekommen ist. Eine Iridektomie bei solchen Augen, die in einem permanenten Reizzustande sind, deren Irisgewebe morsch und brüchig und deren Ernährung erheblich herabgesetzt ist, bei abnormer Weichheit des Bulbus, ist sicherlich nicht am Platze und meist von schädlichen Folgen — d. h. von einem Wiederaufflackern des entzündlichen Processes und der Schmerzhaftigkeit — begleitet. Und wenn es uns schon gelänge, aus der Iris einen Fetzen herauszureißen, so treffen wir hinter der Iris die Pseudomembran, die der Linse sehr fest anhaftet, und eine starre Scheidewand zwischen den hinteren und den vorderen Gebilden des Augapfels darstellt. Aus dieser ein Stück, und zwar ohne Verletzung der Linsenkapsel, mit der Pincette herauszureißen, gelingt nur sehr schwer und nie ohne beträchtliche Zerrungen, die stets eine mechanische Reizung des Ciliarkörpers nach sich ziehen. Ueberdies verlegt sich die so geschaffene Oeffnung denn auch bald wieder, indem aus den Rißöffnungen neuerlich eine entzündliche Exsudation erfolgt, und hiermit der Zweck dieser Operation verfehlt ist.

In solchen Fällen muß nach den oben beschriebenen Methoden das Auge in einen leidlichen Ruhezustand versetzt werden, und erst wenn die Reizfreiheit des Auges erreicht ist, kann daran gedacht werden, nach den Regeln der Operationslehre durch eine Iridotomie (quere Durchschneidung der Iris mitsammt der anhaftenden Schwarte) eine klaffende Lücke zu schaffen, durch welche in der Regel die Linse herausbefördert wird. Von dem Gelingen dieser zu den verzweifeltesten Eingriffen gehörigen Operation hängt das weitere Schicksal des Auges ab.

Die Hauptgefahr, die in der Fortsetzung des iritisch-plastischen Processes auf die Hinterfläche der Iris liegt, besteht in der Mitbetheiligung des Corpus ciliare am entzündlichen Processe.

Die Cyklitis, Entzündung des Ciliarkörpers, dieser äußerst nerven- und gefäßreichen, muskulösen Partie der Aderhaut, ist durch keine besonderen, äußerlich sichtbaren objektiven Merkmale charakterisirt; die Symptome fallen gänzlich mit denen der acuten Iritis zusammen. Wir werden auch hier die Ciliarinjektion beobachten. Ferner den nach den Verzweigungen des Trigeminus ausstrahlenden, reißenden, bohrenden, häufig unerträglichen Ciliarschmerz, wie er übrigens bei jeder Iritis, ja selbst schon bei der Iris-Hyperaemie vorkommen kann, wie sie z. B. auch bei Hornhautaffektionen in die Erscheinung tritt. Wir nehmen an, daß der Ciliarkörper der Ausgangspunkt des Ciliarschmerzes ist, wenn es uns gelingt, durch Berührung des Ciliarkörpers mittels einer Sonde eine besonders schmerzhafte Stelle aufzufinden. Dieses Symptom besitzt eine besondere Wichtigkeit; wir können es am besten dergestalt zur Anschauung bringen, daß wir die Bulbus-Oberfläche durch Cocaïn anästhesiren und nun die Ciliarkörpergegend mit einem stumpfen Sondenknopfe abtasten und an einzelnen Punkten leicht einzudrücken versuchen. Da wir die Sensibilität der Conjunktiva durch das Cocaïn ausgeschlossen hatten, so wird der Schmerz, der durch den leichten Druck auszulösen ist, nur auf die Rechnung des Ciliarkörpers zu setzen sein. Häufig ist es nothwendig, beide Augen in Bezug auf die Druckempfindlichkeit der Ciliarkörpergegend mit einander zu vergleichen, und man gewinnt auf diese Weise manchmal die Kenntniß von symmetrischen Druckpunkten der beiderseitigen Ciliarkörperzonen, ein Faktum, das, wie wir sehen werden, von entscheidender Bedeutung ist.

Die Betheiligung des Ciliarkörpers an dem entzündlichen Processe wird sich aber sofort erschließen lassen, so wie wir der Spuren der entzündlichen Exsudation aus demselben gewahr werden. Ebenso wie bei der Iritis die Exsudate das Kammerwasser trüben, so schlagen sich diese bei der Cyklitis in den Glaskörper nieder, welcher hierdurch trübe wird, und kleinere und größere Flocken, sowie Membranen zeigt, die bei den Bewegungen des Auges flottiren. Und wie bei der Iritis die sich organisirenden Produkte an den freien Pupillarrand absetzen und dort Verlöthungen mit der Linsenkapsel erzeugen, so werden sich die cyklitischen Produkte, am freien Ende der Ciliarfortsätze niederschlagen, wo sie einerseits Verklebungen der Ciliarfortsätze unter einander, andererseits solche der Ciliarfortsätze mit der Linsenkapsel zu Stande bringen.

In pathologisch-anatomischer Beziehung könnten wir mit Recht von Synechien der Ciliarfortsätze sprechen: dieser Terminus ist jedoch nicht in Gebrauch, weil wir diese Synechien nicht wie die iritischen klinisch, sondern nur anatomisch nachweisen können. — In diagnostischer Beziehung ist es auch wichtig, darauf aufmerksam zu machen, daß die äußeren Reizerscheinungen beim Uebergang des Entzündungsprocesses von der Iris auf den Ciliarkörper häufig sehr auffallende sind. So schwillt bei acuter Cyklitis das obere Lid ödematös an, die einfache Ciliarinjektion steigert sich bis zur Chemosis, d. h. zur ödematösen Schwellung der Conjunctiva bulbi.

Eine Erscheinung, die beweist, daß es bereits zu Verklebungen zwischen den Processus ciliares und der Iris-Rückwand gekommen ist, haben wir bereits erwähnt. Es ist dies die Retraktion der Iris-Peripherie gegen den hinteren Kammerraum, woraus sich auch erschließen läßt, daß im neugebildeten Gewebe bindegewebige Schrumpfung bereits stattgefunden hat. Früher oder später kommt es auch zu einer Schwartenbildung hinter der Linse, so daß wir in solchen Augäpfeln die Linse von dem pseudomembranösen Gewebe förmlich umhüllt finden. Tritt in dem letzteren dann die Schrumpfung ein, so kann diese nur eine concentrische sein, d. h. die am am Corpus ciliare gelegenen Anheftungspunkte müssen sich dem Mittelpunkte des Auges nähern. In Folge dieses fortwährenden und mächtigen Zuges entsteht dann auch eine Schrumpfung der vorderen Gebilde des Bulbus (Phthisis anterior), sodann tritt eine Ablösung der inneren Membranen des Augapfels, der Choroidea und Retina — an deren Ora serrata ja die Pseudomembranen ihre Anheftung haben — von ihrer natürlichen Lage ein. Zuerst wird die Retina, deren Befestigung eine losere ist, abgelöst, und wir finden diese Membran wie einen Trichter oder Strang in der Achse des Bulbus nach vorne ziehen, den Glaskörper fibrös entartet und mit den Pseudomembranen verschmolzen; dann folgt die Choroidea bei fortdauerndem Zuge, indem ihr vorderster Antheil abgerissen wird, denn ihr hinterer Theil ist durch die eintretenden Ciliargefäße und Nerven inniger an die Sklera befestigt.

Dieses anatomische Bild, das wir so oft in enucleïrten Bulbis studiren können, erklärt uns in ausreichender Weise die klinisch zu beobachtenden Thatsachen. Es giebt uns die Ursache des fortwährenden Reizungszustandes solcher Augen an, welcher durch die Schrumpfung des Schwartengewebes bedingt wird; lehrt die Ursache der manchmal ganz unerträglichen Schmerzen in der Zerrung der Ciliarnerven finden, die man in geeigneten Präparaten, wie oft schon mit freiem Auge, von neugebildetem Fasergewebe umhüllt, ja losgelöst von der Sklera sieht. Wir können auch ferner aus denselben lernen, daß wir in derlei ausgebildeten Fällen kein Mittel besitzen können, diesen trostlosen Zustand zu beseitigen, als die Entfernung des ganzen Augapfels, dessen Sehfähigkeit ohnedies längst verloren gegangen.

Die Erfahrung lehrt ferner, daß derart desorganisirte Augen eine Gefahr für das zweite, bisher gesunde Auge bilden, in welchem sich in ganz bestimmter Weise ein ähnlicher Proceß ausbilden kann, den wir sympathische Augenentzündung nennen.

Ophthalmia sympathica

(O. „migratoria". Sympathische Augenentzündung).

Eine sympathische Entzündung bildet sich in einem Auge nur dann aus, wenn das andere Auge früher durch einen iridocyklitischen Wucherungsproceß zu Grunde gegangen war.

Dieser Zusammenhang zwischen Iridocyklitis der einen Seite und der Entstehung einer, wie später auseinandergesetzt wird, in ihren anatomischen Folgen ähnlichen Entzündung der anderen Seite ist seit den bahnbrechenden Beobachtungen Mackenzie's (in seinem 1844 erschienenen Lehrbuche) unzählige Male bewiesen worden.

Dabei ist es vollständig gleichgültig, was in dem ersterkrankten Auge die Cyklitis erzeugt hat. Die Hauptsache bleibt immer, daß der Ciliarkörper mit schrumpfendem Schwartengewebe in innigem Contakte steht.

Von den Ursachen der Cyklitis haben wir bisher nur eine ausführlicher besprochen, und zwar die spontane chronisch-plastische Iritis, welche, einen Wucherungsproceß des vorderen Uvealtraktes inducirend, zu den oben geschilderten Veränderungen Veranlassung giebt. Es ist praktisch von der höchsten Bedeutung, noch die andern, am häufigsten vorkommenden Entstehungsursachen kennen zu lernen. Wir werden finden, daß diese theils traumatischer Natur, theils solche Processe sind, in denen durch fortwährende Reizungen und Zerrungen der Iris ein, wenn auch äußerlich wenig merkbarer, doch bei etwaiger anatomischer Untersuchung nachweisbarer chronisch-plastischer Entzündungszustand im Ciliarkörper unterhalten wird. Im Folgenden seien erwähnt:

1. Penetrirende Wunden der Sklera in der Gegend des Corpus ciliare mit oder ohne Einklemmungen von vorgefallener Iris. Es ist klar, daß durch nachfolgende Narbenbildung das Corpus ciliare einer beträchtlichen Zerrung ausgesetzt ist. In diese Rubrik gehören auch jene unglücklichen Ausgänge von Star-Operationen (nach der Methode der peripheren Linearextraktion), wo in die an der Corneo-skleragrenze verlaufende Operationsnarbe die Iris eingeheilt war, wobei es später zu einer schleichenden Iridocyklitis kommt. Am gefährlichsten sind meridional verlaufende, durch Cornea und Sklera ziehende Riß- und Schnittwunden; verhängnißvoll complicirt wird der Proceß noch durch das Quellen der mitverletzten Linse, wodurch der Entzündungsreiz noch beträchtlich gesteigert wird.

2. Fremde Körper, welche die Formhäute oder die vorderen Gebilde (Cornea, Iris, Linse) des Auges durchschlagen und im Inneren desselben verbleiben. Diese Körper, meist Metallstückchen (Zündhütchensplitter, Eisensplitter u. dergl. bei Fabrikarbeitern), ferner Thon- und Glasstücke (von explodirenden Gefäßen), Schrotkörner u. s. w. fliegen entweder bis zu der, ihrer Eintrittsöffnung gegenüberliegenden Wand des Bulbus und bleiben hier stecken, oder sie verweilen in irgend einem inneren Gebilde des Auges. Am gefährlichsten sind jene Fälle, wo der fremde Körper entweder im Ciliarkörper oder in seiner unmittelbaren Nähe sich befindet. Im ersten Falle erregt er direkt Cyklitis, im zweiten vorläufig nur reaktive Entzündung, durch die er eingekapselt wird, wobei die Kapsel regelmäßig mit Corpus ciliare, Linse und Iris verklebt und durch nachherige Schrumpfung den Ciliarkörper insultirt. Der günstigste Ausgang ist der, wobei der fremde Körper im Kern des Auges sich einkapselt, ohne daß innigere Adhäsionen mit dem Uvealtraktus zu Stande kommen.

Deutschmann und Schirmer nehmen es als eine feststehende klinische Thatsache an, daß die sympathische Entzündung nur durch Augen veranlaßt werde, die ihre „Uveitis" (Iridocyklitis plastica) nach traumatischer oder operativer Eröffnung der Bulbuskapsel acquirirt hätten. Fälle von spontaner Iridocyklitis oder solchen, wo eine Eröffnung des Augapfels im Vorverlauf der Erkrankung nicht stattgefunden habe, werden von ihnen nach sorgfältiger Sichtung der Litteratur zurückgewiesen, oder für mindestens zweifelhaft erklärt. Ich kann mich dieser Ansicht auf Grund eigener, sorgfältig beobachteter Fälle nicht anschließen. Wenn Schirmer in der Litteratur keinen einzigen zwingenden Fall aufgefunden hat, so läßt sich darauf nur sagen, daß nicht alle Einzelfälle, die von verläßlichen Klinikern beobachtet wurden, auch publicirt sind. Ich halte nach wie vor an der Ansicht fest, daß jede Iridocyklitis plastica, welcher Provenienz immer, gelegentlich auch befähigt ist, sympathische Entzündung des Partners zu erregen. —

3. An Gefährlichkeit kommen den fremden Körpern nahe die geschrumpften und verkalkten Linsen, welche im Auge schlottern und dabei die Nachbartheile unaufhörlich reizen; ferner auf operativem Wege aus dem Pupillargebiete auf den Grund des Auges versenkte (reclinirte) Linsen, die sich daselbst einkapseln und durch deren Schrumpfung das Ciliarkörpergebiet einer Zerrung ausgesetzt ist. Auch Cysticerken, die sich in der Nähe des Ciliarkörpers einkapseln, üben den nämlichen Effekt aus.

4. Auch Einheilung von Iris in Cornealnarbengewebe (vordere Synechie, cicatrix corneae cum synechia anteriore) disponirt zu schleichender Cyklitis durch die unausgesetzte Zerrung, der das Irisgewebe ausgesetzt ist, wobei das Zwischenglied einer chronischen Iritis anzunehmen ist. Besonders gefährlich sind erfahrungsgemäß ektatische Narben, kegelförmige Staphylome. Gesteigert wird die Gefährlichkeit dieser Narben dadurch, daß sie mikroskopische Fistelgänge enthalten können, durch welche allen septischen Mikroorganismen der Zugang ins Augeninnere geöffnet ist.

Die anatomischen Ausgänge der destruirenden Iridocyklitis lassen sich am besten studiren in jenen Augäpfeln, welche, seit langer Zeit erblindet, in allen Durchmessern verkleinert sind, und gewöhnlich, sofern eine Pupillaröffnung noch vorhanden ist, getrübte, sogar in Verkalkung übergegangene Linsen zeigen (Bulbus phthisicus). Eröffnet man diese Augäpfel durch einen meridionalen Schnitt, so überzeugt man sich, daß die Netzhaut abgelöst und wie ein Strang im Inneren des Auges ausgespannt ist; der Glaskörper ist fibrös entartet und mit cyklitischem Gewebe verlöthet; zwischen der abgelösten Retina und der oft beträchtlich verdickten Choroidea befindet sich ein fibrinöses gallertiges Exsudat. Solche Augen können oft sehr lange bestehen, ohne zu schmerzen oder sonst wie Unannehmlichkeiten zu verursachen; sie können aber plötzlich an Härte zunehmen, ihre Conjunktiva wird injicirt, die Ciliarschmerzen werden unerträglich. Man findet dann sehr häufig bei der anatomischen Untersuchung, daß sich Knochengewebe im Bulbus gebildet hat, welches schalenförmig an der inneren Oberfläche der Choroidea sitzt und in vielen Fällen bis nach vorn, zum Ciliarkörper reicht. Aber auch die cyklitischen Schwarten können verknöchern, und wir treffen dann eine knöcherne Scheidewand, welche den Bulbus in eine vordere und hintere Hälfte theilt, und in welcher Scheidewand häufig die in molekulären Detritus übergegangene Linse eingeschlossen ist. Derartige Knochenbildungen reizen schon mechanisch die nervösen Elemente des betroffenen Augapfels und fachen auch die schon zum Stillstande gekommene Cyklitis an.

Alle die genannten Elemente können nun für sich, d. h. ohne Hinzukommen irgend einer äußeren Schädlichkeit eine Entzündung des anderen, bisher vollkommen gesunden Auges induciren. Diese „sympathisch" genannte Entzündung nimmt einen in der Regel ganz genau charakterisirten Verlauf, der sich in das Prodromalstadium, das Stadium der manifesten Entzündungssymptome und in das Endstadium der Ophthalmophthise eintheilen läßt.

Es gilt die bei ihrer Häufigkeit eher als Gesetz aufzustellende Regel, daß eine sympathische Entzündung des zweiten Auges nicht etwa gleichzeitig mit der Erkrankung des erstafficirten Auges, sondern frühestens immer erst nach einigen Wochen (gewöhnlich 3—6) ausbricht.

Was den klinischen Charakter der sympathischen Ophthalmie anbelangt, so läßt sich dieselbe als eine Cyklitis bezeichnen, welche sehr bald auf die Iris übergreift, zur plastischen Iridocyklitis wird und durch Schrumpfung zur Phthisis des Bulbus führt.

Das Prodromalstadium ist durch die Abwesenheit von manifesten Entzündungssymptomen, aber durch Beschwerden reflektorischer Natur charakterisirt. Und zwar ist es neben dem Thränenflusse vorwiegend die Lichtscheu (Photophobie), zu der sich häufig noch quälende subjektive Lichtempfindungen (Photopsie) gesellen. Auch Lidkrampf ist schon beobachtet worden. Hierzu tritt die bereits als Vorläuferin der Ciliarkörper-Entzündung zu deutende Accommodationsschwäche auf. Die Brücke zum zweiten, dem Entzündungsstadium, bilden schon die periodischen Verdunkelungen des Sehens, was bereits die Folge der Exsudation in den Glaskörper ist, und mit dem Augenspiegel auch als Trübung des letzteren erkannt wird.

Den essentiellen Unterschied zwischen sympathischer Reizung und sympathischer Entzündung, der von Schirmer in seiner so lehrreichen Arbeit über diesen Gegenstand neuerdings als feststehende Thatsache angenommen wurde, kann ich nicht anerkennen. Wo wirklich eine Reizung sympathischer Natur vorhanden ist, da handelt es sich um ein Prodromalstadium der bösartigsten Entzündung. Man kann es keiner „Reizung" vorher ansehen, ob sie unschuldiger oder perniciöser Natur ist. Es wäre im höchsten Grade gefährlich, es bei einem so gereizten Auge auf die Probe ankommen zu lassen, daß thatsächlich aus der „Reizung" keine plastische Entzündung sich entwickeln könne. In der überwiegenden Zahl der genau beobachteten Fälle ist auf die Reizung die Entzündung gefolgt, die allerdings ursprünglich mild einsetzte, um ihre Malignität in der Folge zu erweisen.

Das Stadium der manifesten Entzündung wird unter dem Bilde der serösen Iritis eingeleitet. Die Hornhaut ist an ihrer hinteren Oberfläche wie bestaubt, wenn auch die Trübungen so fein sind, daß sie nur mit dem Lupenspiegel erkannt werden. Die Iris ist verfärbt, erweitert sich nur träge auf Atropin; man kann dann mit dem Augenspiegel diffuse Trübung des Glaskörpers, auch Flocken in demselben — ferner — sofern die Durchsichtigkeitsverhältnisse es noch gestatten — Hyperämie und mäßige Schwellung der Sehnervenpapille erkennen. Wir haben demnach das Bild der Entzündung der gesammten Aderhaut und des mit ihr in Gefäßconnex stehenden Sehnervenkopfes.

Aber bald geht diese Entzündung, welche bisher in Bezug auf ihr Produkt eine seröse zu nennen war, in eine plastische über. Dies zeigt sich sehr bald an dem Verhalten der Iris, welche einerseits durch hintere Synechien mit der Kapsel verlöthet, andererseits in ihrer Peripherie (Ciliartheil) nach hinten gegen den Ciliarkörper gezogen wird.

Während dieses Verlaufes ist Ciliarinjektion immer vorhanden, Schmerzen treten, wenn auch nur zeitweilig, aber mit ausgeprägtem ciliaren Charakter auf; pathognomonisch ist die Schmerzhaftigkeit der Ciliarkörpergegend an einer bestimmten Stelle auf Druck; das Auge ist weich.

Der weitere Verlauf der sympathischen Augenentzündung schreitet nun unter der Form der plastischen Iridocyklitis einher, mit jener bereits oben geschilderten Tendenz zu Flächenverlöthungen der Iris, Bindegewebswucherung um die Linse herum und allen ihren Folgen. In diesem Zustande kann das Auge verharren, ohne seine Lichtempfindung einzubüßen; was anatomisch so viel heißt, als daß die retroiritischen Pseudomembranen nicht in Schrumpfung übergehen, denn mit dem Eintritte derselben kommen auch die Ablösungen der inneren Bulbushäute zu Stande, zunächst der Retina, dann in besonders ausgeprägten Fällen der vorderen Partie der Choroidea, und damit ist auch das Stadium erreicht, daß wir als das dritte bezeichneten: die Phthisis bulbi.

Der Verlauf des ganzen sympathischen Processes ist im Ganzen ein sehr schleppender, exquisit chronischer, der nach scheinbaren Ruhepausen plötzlich wieder exacerbiren kann; die Prognose ist eine höchst düstere, da im Falle das zweite Stadium bereits erreicht wurde, der iridocyklitische Proceß nicht mehr aufzuhalten ist.

Interessant ist, daß es Fälle giebt, in welchen das ersterkrankte Auge sich beruhigt, während am zweiten die sympathische Ophthalmie in voller Blüthe steht; es hat demnach, sobald die letztere einmal ausgebrochen, der Zustand des früher erkrankten Auges keinen wesentlichen Einfluß mehr auf das Verhalten des zweiten.

Was nun die Therapie der sympathischen Ophthalmie anbelangt, so folgt schon aus dem Gesagten, daß dieselbe, um sicher zu sein, nur eine prophylaktische sein kann. Das heißt, daß wir gezwungen sind, solche Bulbi, welche ihr Zwillingsorgan in so gefahrdrohender Weise zu beeinflussen drohen, durch Enukleation zu opfern. Man wird die Enukleation eines so gefährlichen Auges dem Patienten schon anrathen müssen, sobald es solche Erscheinungen darbietet, aus denen das Vorhandensein eines permanenten Reizungs- und Entzündungszustandes im Ciliarkörpergebiet erwiesen ist. Dies sind in erster Linie phthisische Augen, welche enorm schmerzhaft sein können und namentlich dann, wenn die Betastung der Sklera mit einer Sonde an irgend einer bestimmten Stelle einen besonders intensiven Schmerz auslöst. Auch erblindete Augen, welche mit Erhaltung ihrer Form zu Grunde gegangen sind und dabei in einem permanenten Reiz- und Schmerzzustand verharren, sollen unnachsichtlich geopfert werden, da ihre Anwesenheit, abgesehen von der Gefahr der sympathischen Ophthalmie, bei ihrer Gebrauchsunfähigkeit und Schmerzhaftigkeit jedenfalls vom Uebel ist und den Kranken in seiner Arbeitsfähigkeit beschränkt.

Ganz besonders steht dieser therapeutische Grundsatz bei Augen, die irgend eine Verletzung erlitten haben, wie dies oben S. 196 charakterisirt wurde. Das Eindringen fremder Körper, besonders Metallstücke, ist eines der gefährlichsten Ereignisse für ein Auge, und erfahrungsgemäß eine der häufigsten Ursachen sympathischer Ophthalmie. Es ist darum bei den meisten und erfahrensten Augenärzten Regel geworden, derart verletzte Bulbi, sofern es nicht gelingt, den fremden Körper rechtzeitig zu extrahiren, zu enukleïren, noch bevor irgend welche Erscheinung auf dem anderen unverletzten Auge aufgetreten, und ihre Ausführung hat — obwohl schon ein Bruchtheil von Fällen vorkommen mag, in denen die vorgenommene Enukleation vielleicht überflüssig war, sicherlich schon zahlreiche Menschen vor Erblindung gerettet.

Die rechtzeitig, d. h. zu einer solchen Zeit, in welcher noch keine plastische Cyklitis sich entwickelt hatte, vorgenommene Entfernung Reizung verursachender Körper aus dem Auge ist im Stande, den Proceß zu coupiren, ja, wenn der fremde Körper bei seinem Eindringen nicht zu namhafte Zerstörungen verursachte, noch einen Rest des Sehvermögens zu erhalten.

Verkalkte, schlotternde Linsen müssen durch Extraktion entfernt werden, sowie die ersten Spuren von Reizerscheinungen in dem betreffenden Bulbus sich zeigen. Die Extraktion gelingt meist ohne besondere Zufälle.

War die Enukleation des Augapfels in den genannten Fällen nur eine Sache der Zweckmäßigkeit, so wird sie zur unbedingten Nothwendigkeit, sobald auf dem zweiten Auge die Prodromalsymptome einer sympathischen Erkrankung aufgetreten sind. Wir haben dieselben nicht ohne Grund als reflektorische bezeichnet, weil sie überall beobachtet werden, wo auf die Ciliarnerven ein Reiz ausgeübt wird. Sie verschwinden vollständig, sowie der ersterkrankte Augapfel enukleïrt wird, und man kann in diesem Stadium die Heilung in letzterem Falle mit beinahe absoluter Sicherheit prognosticiren.

Schon bedenklicher steht die Sache, sowie außer der Ciliarreizung bereits Exsudation auf dem „sympathisirten“ Auge sich eingestellt hat, d. h. sowie wir uns dem zweiten Stadium nähern. Aber insolange ist der Eintritt der Heilung wahrscheinlich, als die Exsudation noch eine seröse und keine plastische ist; die Wahrscheinlichkeit nähert sich der Gewißheit, wenn die Exsudation noch in dem Stadium der Periodicität ist, die Verdunkelung des Sehens demnach nur zu Zeiten eintritt. Aber auch wenn schon Beschläge auf der hinteren Hornhautfläche vorhanden sind — was geschehen kann, ohne daß noch hintere Synechien vorhanden wären, kann die Heilung durch Enukleation des ersterkrankten Auges eine vollständige sein.

Hat die sympathische Augenentzündung einmal den Beginn des zweiten Stadiums überschritten, sind bereits Irisverklebungen oder ist gar Retraktion der Irisperipherie vorhanden, so lehrt die Erfahrung, daß die Enukleation des ersterkrankten Auges keinen Nutzen mehr stiftet, sondern daß auch dann der Proceß auf dem zweiten Auge unaufhaltsam vorwärts schreitet. Ja man hat von dem operativen Eingriff in diesem Stadium in etlichen Fällen Schaden gesehen, insofern als der Verlauf auf dem sympathisch beeinflußten Auge ein stürmischerer wurde. Man unterläßt darum die Enukleation und namentlich in solchen Fällen um so eher, in welchen auf dem ersterkrankten Auge noch Lichtempfindung vorhanden wäre.

Nur einen Fall giebt es, in dem wir gezwungen sind, wie immer der Zustand des sympathisch erkrankten Auges beschaffen wäre, zur Enukleation des ersterkrankten Auges zu schreiten, und zwar dann, wenn wir gegründete Vermuthung haben, anzunehmen, daß in letzterem noch ein fremder Körper oder sonst ein die permanente Reizung und Schmerzhaftigkeit unterhaltender Krankheitserreger (Cysticercus, ein Tumor, reclinirte Linse u. dergl.) sich befinde. In solchen Fällen kann die Entlastung des Organismus von einer derartigen Quelle der

Schmerzen nur von wohlthätigen Folgen begleitet sein. Dieselben sind auch durchaus nicht so selten.

Eine weitere, durch vielfältige Erfahrung sanktionirte Regel besteht darin, an dem an sympathischer Iridocyklitis siechenden Auge selbst keinerlei operativen Eingriffe zu versuchen. Diese könnten nur darin bestehen, durch eine Iridektomie eine Communication zwischen vorderer und hinterer Kammer und damit bessere Ernährungsverhältnisse des erkrankten Auges zu schaffen. Dieser Zweck wird aber durch die Resistenz der retroiritischen Schwarten einerseits und durch die Brüchigkeit des Irisgewebes andererseits immer vereitelt, und jede etwa forcirte Lücke sehr bald wieder durch neugeliefertes, entzündliches Gewebe ausgefüllt.

Die Behandlung kann sich in diesem Stadium, neben der Abhaltung von äußeren Schädlichkeiten vom Auge, nur auf die energische Anwendung von Resorbentien beschränken. Wir werden in der Weise, wie wir gegen eine chronische Iritis vorgehen, eine Schmierkur verordnen, die durch längere Zeit fortgesetzt wird und der man dann den Gebrauch von Jodkali nachfolgen läßt.

Da es sich hier ausnahmlos um eminent chronische Fälle handelt, ferner zumeist um solche Individuen, die durch längere Dunkelkuren und den durch längere Zeit fortgesetzten Gebrauch des Quecksilbers in einen Zustand der Erschöpfung gerathen, so wird man von Zeit zu Zeit zu anderen Resorptionskuren schreiten müssen, wie sie oben, in der Behandlung der chronischen Iritis, dargelegt wurden. Unter einer zweckmäßigen resorbirenden Behandlung pflegt am erkrankten Auge oft eine Ruhepause einzutreten, die mitunter — wenn auch sehr selten — einem definitiven Erlöschen des iridocyklitischen Schrumpfungsprocesses Platz machen kann. In einem solchen Stadium mag dann ein operativer Eingriff versucht werden, der den Zweck hat, eine ständige Lücke in dem Schwartendiaphragma hinter der Iris anzulegen. Wie bereits oben auseinandergesetzt wurde, wird dies nicht durch eine Iridektomie, sondern nur durch die Iridotomie gelingen können. Ihr Princip besteht darin, die mit der Iris verwachsenen Schwarten quer zu durchschneiden, worauf man die ohnedies getrübte Linse durch diese Wunde herausbefördern kann. Man verwendet zu dieser Operation nach Anlegung eines in Bezug auf seine Lage wohl gewählten linearen Hornhautschnittes entweder die WECKER'schen Pinces ciseaux oder ein schmales GRAEFE'sches Messer. Das zweite wird in den meisten Fällen vorzuziehen sein, da man hiermit doch den Glaskörper weniger verwundet, was bei Operationen — die selten das erste Mal einen ausreichenden Erfolg geben und darum wiederholt werden — immerhin zu berücksichtigen ist.

Eine Operationsmethode, die heute bereits von den meisten Operateuren verlassen ist, an die sich seiner Zeit so manche Hoffnungen knüpften, die aber heutzutage noch vielleicht in Ausnahmefällen indicirt ist, da sie als Ersatzmethode der Enukleation anzusehen ist, möge hier Erwähnung finden. Es ist dies die Neurotomia optico-ciliaris, d. h. die retrobulbäre Durchschneidung des Opticus und der Ciliarnerven. Die letzteren treten bekanntlich am hinteren Pole des Auges im Umkreise des Sehnerven in die Sclerotica ein; man kann darum als gewiß annehmen, daß man, wenn man zwischen die weitgeöffneten Branchen einer Scheere einen Sehnerven faßt und dann die Scheere schließt, sämmtliche Ciliarnerven im Vereine mit dem Sehnerven zu durchtrennen vermag. Man hat diese Operation auch mit der Ausschneidung eines Stückes Sehnerven verbunden. Um mit der Scheere hinter den Bulbus zu gelangen, muß man sich jedenfalls erst durch Ablösung eines Muskels (gewöhnlich des Rectus externs) genügend Platz machen. Wenn man Gewicht darauf legen wollte, ein möglichst großes Stück des Sehnerven rein, ohne besondere Zertrümmerung des Orbitalgewebes, abzutragen, so wird man heutzutage die Krönlein'sche Operation (Resektion der äußeren knöchernen Orbitalwandung) wählen, da man auf diese Weise, abgesehen von dem Vortheile, bei der Resektion des Sehnerven nicht im Blinden arbeiten zu müssen, die sonst unvermeidliche retrobulbäre Blutung vermeidet, die sehr häufig so beträchtlich war, daß sie eine bedeutende Protrusion des Augapfels erzeugte, jedenfalls eine unnöhige Complikation. Der Zweck der Operation war, zunächst den verlorenen Bulbus schmerzfrei zu machen, andererseits den als gefährlich erkannten Zusammenhang des ersterkrankten Auges mit seinem Partner durch die Durchtrennung der verbindenden Nervenbahnen zu lösen.

Es unterliegt wohl keinem Zweifel, daß man die Schmerzlosigkeit des Bulbus durch diese Operation wohl erzielen und für längere Zeit erhalten kann, soweit man diese durch Betastung der im normalen Zustande so empfindlichen Cornea eruiren kann. Ich habe einige solcher Operationen gemacht, und in einem wegen großer Schmerzhaftigkeit eines iridocyklitischen, erblindeten Augapfels operirten Falle, den ich nach einem Jahre wieder zur Untersuchung bekam, stellte es sich heraus, daß der operirte Bulbus verkleinert und die Hornhaut so unempfindlich war, daß sie mit einem Sondenknopfe eingedrückt werden konnte. Der Bulbus war jedoch injicirt und die Stirngegend schmerzhaft; auf der anderen, gesunden Seite war Mydriasis und geringfügige Ptosis vorhanden. Der Augenhintergrund war normal. In diesem Falle war also jedenfalls die Hornhaut unempfindlich geblieben, obwohl im Inneren des Bulbus noch Schmerzhaftigkeit vorhanden war, worauf die ausstrahlenden Stirnkopfschmerzen deuteten. Es läßt sich auch nach den Erfahrungen der Chirurgen über Nervendurchschneidungen und Nervenregeneration kaum bezweifeln, daß eine Wiedervereinigung der durchschnittenen Ciliarnerven wieder eintreten muß, so daß durch die Neurotomia optico-ciliaris, wie sie gegen den Ausbruch der sympathischen Erkrankung des zweiten Auges keinen Schutz gewährt, auch die dauernde Schmerzlosigkeit des ersterkrankten Auges nicht unbedingt gesichert wird.

Außer diesen bereits durch ausreichende Erfahrungen gestützten Erwägungen muß gegen die Neurotomie noch vorgebracht werden, daß sehr oft fremde Körper in durch Verletzung zu Grunde gegangenen schmerzhaften Augen unvermuthet sich aufhalten und selbstverständlich auch nach der Neurotomie im Bulbus verbleiben, weshalb auch letzterer trotz der Operation nicht zur Ruhe kommen kann, und nachträglich denn doch zur Enukleation geschritten werden muß.

Aus alledem geht hervor, daß die Enucleatio bulbi innerhalb der oben präcisirten Grenzen den sichersten Schutz gegen die Gefahren der sympathischen Ophthalmie gewährt und die Neurotomia optico-ciliaris nur in einzelnen Ausnahmefällen zur Anwendung kommen kann. Indessen möge hier Erwähnung finden, daß durch die Neurotomie vergrößerte Bulbi zur Schrumpfung gebracht werden können.

Pathogenese der Ophthalmia sympathica.

Bei dem Interesse, welches die Lehre von der sympathischen Ophthalmie in theoretischer Beziehung bietet, und bei der Wichtigkeit, welche sie gerade für den praktischen Arzt besitzt, der in Fällen dieser Kategorie vor die eingreifendsten Entschlüsse gestellt ist, muß, wenn auch in gedrängter Kürze, gewissermaßen zur Stütze und Rechtfertigung der früher ausgesprochenen therapeutischen Regeln, auf die Pathogenese dieser so merkwürdigen Krankheitsform eingegangen werden.

Wir haben in dem vorigen Abschnitte, wie dies so ziemlich auch nach den neuesten lehrreichen, sonst untereinander divergirenden Arbeiten von Schirmer[1], Bach[2] u. A. übereinstimmend angenommen ist, die sympathische Erkrankung wesentlich als eine Affektion des Ciliarkörpers

[1] Arch. f. Ophthalm. Bd. 38, 4. Hft.
[2] Arch. f. Ophthalm. Bd. 42, 1. Hft.

— genauer gesagt, des vorderen Choroidealtraktus — behandelt, wobei die Affektionen anderer Gebilde des Auges, wie der Retina und Papille, lediglich als secundäre Erscheinungen anzusehen sind. Der Ausgangspunkt des Processes muß in einer älteren, inducirenden Affektion des Ciliarkörpers im ersterkrankten Auge gesucht werden. Diese Anschauung, die durch alle anatomischen Untersuchungen bis in die neueste Zeit ihre Bestätigung fand, stimmt vollkommen mit den hauptsächlich aus den klinischen Erfahrungen erwachsenen überein, wie sie beispielsweise von Arlt bis ans Ende seiner Wirksamkeit vertreten wurden.

Dies vorausgeschickt, entsteht nun die so viele Forscher ersten Ranges beschäftigende Frage, auf welchem Wege der Uebergang der Entzündung von einem Auge auf seinen bis dahin gesunden und von keiner äußeren Schädlichkeit betroffenen Partner vermittelt wird, und welcher Art der Reiz ist, der auf die andere Seite hinübergeleitet, dort im Wesentlichen denselben entzündlichen Vorgang (Iridocyklitis plastica) inducirt, wie er das ersterkrankte Auge zerstört hatte? Dabei muß es a priori klar sein, daß das Sehorgan vor allen paarigen Organen des menschlichen Körpers eine unzweifelhafte Prädisposition zur Ausbildung sympathischer Entzündungsvorgänge besitzt, weil die physiologische Verknüpfung beider Augen, sowohl in funktioneller als auch in nutritiver Hinsicht die feinste und complicirteste ist, die im menschlichen Organismus existirt.

Was die funktionelle Verknüpfung des Zwillingsorganes betrifft, so brauchen wir uns mit seiner Darlegung hier nicht weiter aufzuhalten. Wichtig ist aber der Nachweis nutritiver Verknüpfung, die, soweit unsere bisherigen Kenntnisse reichen, in der Physiologie der übrigen paarigen Organe kein Analogon hat, welcher Nachweis durch Experimente unwiderleglich erbracht ist. Im Jahre 1880 haben Rumpf und Mooren gezeigt, daß die direkte Reizung einer Iris auf der Iris des anderen Auges sichtbare Veränderungen hervorbringen könne. Nicht lange darauf hat S. Jesner nachgewiesen, daß Reize, die die Ciliarnerven, resp. den Trigeminus der einen Seite treffen, zu gleicher Zeit Erweiterungen der Gefäße auf dem Auge der anderen Seite mit den Folgen der vermehrten Eiweißausscheidungen in die vordere Kammer hervorrufen. Die Richtigkeit der experimentellen Befunde Jesner's erhielten neuestens eine glänzende Bestätigung durch die Nachprüfungen von Bach[1] in Würzburg und Moll[2] in Berlin. Bach

---

[1] Arch. f. Ophthalm. Bd. 42.
[2] Centralbl. f. prakt. Augenh. 1898, S. 353.

reizte die vorderen Gebilde des Auges auf verschiedene Weise (Berieselungen mit Sublimatlösungen, durch den faradischen Pinsel, Anlegungen von Substanzverlusten), worauf nach Ablauf einer halben Stunde bereits im Kammerwasser des anderen, ungereizten Auges vermehrte Fibrinausscheidung nachzuweisen war, ohne daß makroskopisch eine Veränderung sichtbar gewesen wäre. Moll konnte dasselbe durch das Einbringen eines aseptischen Kupfersplitters auf die Iris des Versuchsauges erzielen, indem in dem Kammerwasser des unversehrten Auges nicht allein eine Fibrinausscheidung, sondern auch die Anwesenheit eines vorher in eine Ohrvene eingebrachten Bakteriums nachzuweisen war. Wie wir ausdrücklich betonen, geht aus diesen Versuchen nichts Anderes hervor, als daß durch die Reizung der Ciliarnerven nicht allein die Ernährung des gereizten Auges, sondern auch die des Zwillingsorgans wirksam zu beeinflussen ist, sie können aber nichts aussagen über die Entstehung der sympathischen Entzündung, denn wie bereits Reclus in einer sehr lehrreichen Arbeit (Des ophthalmies sympath., Paris 1878) ausführte, ist zwischen der reflektorischen Gefäßdilatation und der Ausbildung einer plastischen Entzündung noch eine sehr weite Kluft, und die Erfahrung lehrt, daß vasomotorische Störungen sehr lange bestehen können, ohne daß es zur Ausbildung entzündlicher Produkte zu kommen braucht. Auch beweist die klinische Erfahrung, daß sympathische Entzündung eines bisher gesunden Auges sich nie sofort ausbildet, so lange etwa noch die Reizung des primär erkrankten Auges am heftigsten ist, sondern erst nach einigen Wochen, zu welcher Zeit eventuell das Reizstadium des letzteren schon abgelaufen ist. Ferner ist es bekannt, daß eine große Zahl von zum Theile langdauernden Krankheiten, welche mit bedeutenden Ciliarschmerzen einhergehen, niemals zu einer sympathischen Entzündung führen. Alles dies spricht mit zwingenden Gründen dafür, daß es nicht vasomotorische Störungen, die auf reflektorischem Wege das zweite Auge treffen, allein sein können, welche die Entzündung herbeiführen, sondern wir müssen annehmen, daß noch ein anderer Faktor hierzu erforderlich ist. Ehe wir über diesen Faktor sprechen, wird es gerathen sein, den anatomischen Weg zu suchen, auf welchem der Entzündungserreger (welcher Gattung immer er sei) aus einem Auge in das andere gelangen kann. Dieser anatomisch präformirten Wege, unter denen wir wählen müssen, kann es, wie dies bereits Mackenzie 1844 ausführte, nur drei geben: die Gefäße, den Sehnerven und die Ciliarnerven. Was die Gefäße anbelangt, so können wir sie aus naheliegenden Gründen vollkommen außer Acht lassen. Für den Sehnerven sprach sich schon Mackenzie aus, indem er annahm, daß von der Retina des ersterkrankten Auges der Reizzustand sich bis zum Chiasma und von da bis in das Auge des Partners fortsetzen könnte. Dieser Theorie zu Folge müßte die sympathische Ophthalmie vorwiegend als Neuroretinitis auftreten, was aber den klinischen Thatsachen nicht entspricht und besonders von den über ein großes klinisches Material verfügenden Autoren, wie ARLT, PAGENSTECHER, MOOREN u. A., betont wurde, die dann auch sämmtlich für den dritten Weg, die Ciliarnerven, sich entschieden. Namentlich als HEINRICH MÜLLER anatomisch nachgewiesen hatte, daß die Ciliarnerven im ersterkrankten Auge nicht atrophiren, sondern gut erhalten seien und demnach als Leiter des entzündlichen Reizes sehr wohl dienen könnten, hatte die Ciliarnerventheorie das entschiedene Uebergewicht gewonnen. Erst im Jahre 1882 kam die Uebertragung auf dem Wege des Sehnerven wieder zu Ehren, als KNIES in einem Falle von Iritis serosa beide Sehnerven bis zum Chiasma zellig infiltrirt fand, und dadurch gezeigt hatte, daß der Sehnerv als Heerstraße für fortgeleitete Entzündungsprocesse wohl in Rechnung kommen könne. Doch im KNIES'schen Falle handelt es sich um eine beiderseitige Krankheit, die in einer Constitutionsanomalie begründet war und um keine sympathische Entzündung. Nichtsdestoweniger hat dieser Sektionsbefund den Boden für die weitere Entwickelung der Lehre von der sympathischen Ophthalmie vorbereitet, und als dann durch den Umschwung unserer pathologischen Anschauungen über die Entzündungsprocesse für jegliche Entzündung auch ein nachweisbarer, von außen in den Organismus dringender mikrobiotischer Entzündungserreger postulirt wurde, da erschien wieder der Sehnerv als die breiteste und bequemste Straße, auf dem diese Mikroorganismen von einem Auge ins andere wandern könnten. Am entschiedensten hat LEBER schon 1881 dieses Postulat formulirt, indem er aussprach, daß sympathische Entzündung nur entstehen könne, wenn im ersterkrankten Auge ein septisch-infektiöser Proceß vorhergegangen sei; die Weiterverbreitung dieser Mikroorganismen könne nur durch den Sehnerven erfolgen. Dagegen sei es sicher, daß von den gereizten Ciliarnerven ein Reizzustand ins andere Auge auf reflektorischem Wege übertragen werden könne, und man müsse daher sympathische Entzündung von sympathischer Reizung wohl von einander unterscheiden. Die Lehre LEBER's wurde von seinem langjährigen Schüler und Assistenten DEUTSCHMANN zu stützen gesucht, indem dieser in einer Reihe von Studien und Experimenten alles nachwies, was nur erforderlich war: Mikroorganismen innerhalb der Sehnervenscheiden des ersterkrankten Auges, der Uebergang dieser Mikroorganismen in den Sehnerven des zweiten Auges; die Möglichkeit der experimentellen

Erregung der sympathischen Ophthalmie durch Staphylokokken. Auch lieferte er die litterarischen Nachweise, daß fast in allen Fällen sympathischer Erkrankung eine Eröffnung des Bulbus und Infektion stattgefunden habe. Er nannte darum die sympathische Ophthalmie „Ophthalmia migratoria“; wie aus der Betrachtung der seitherigen Litteratur hervorgeht, wußte diese Anschauung lange Zeit die Herrschaft zu behalten, wie sie auch bestechend einfach war und alle Schwierigkeiten ohne Weiteres aus der Welt zu schaffen schien. Aber sie hielt den nackten Thatsachen nicht Stand, und heute ist von den Deutschmann'schen Befunden nicht ein Punkt unwiderlegt geblieben. Wer dies so recht erkennen will, lese die aus dem Lager der „septischen“ Theorie hervorgegangene Arbeit Schirmer's und dann die aus dem entgegengesetzten Lager (dem „neurotischen“) stammende Arbeit Bach's, beide stimmen in der Verwerfung der Befunde Deutschmann's sowohl, als seiner Schlußfolgerungen überein. Schirmer[1] will neuestens nichts mehr von der Ophthalmia migratoria in Sicherheit gebracht wissen, als die Anerkennung der septischen Natur der „Ophthalmia migratoria“, woraus dann die Uebertragung durch den Sehnerven mit zwingender Nothwendigkeit folgen muß.

Die Ciliarnerventheorie (nach seiner Ansicht die Uebertragung der sympathischen Ophthalmie im Sinne einer reflektorischen Einwirkung auf die Gefäßnerven der Iris und Choroidea, deren ersten Akt die Reizung der Ciliarnervenenden im erstafficirten Auge, deren Schlußakt die durch die Erweiterung der Irisgefäße eingeleitete Ausscheidung von Fibrin und corpusculärer Elemente bildet) hat Bach durch seine Arbeit wieder aufgenommen und discussionsfähig gemacht, nachdem sie im Sinne der Deutschmann'schen Arbeiten schon von der Tagesordnung abgesetzt zu sein schien. Eine vermittelnde Stellung hatte schon früher Schmidt-Rimpler eingenommen, ehemals ein überzeugter Anhänger der Ciliarnerventheorie, zu der er sich auf Grund sowohl selbstständiger histologischer Untersuchungen (er hatte so wie ich Zellwucherungen an den Nerven gefunden), als klinischer Erwägungen bekannte. Er vindicirt nämlich dem durch die Ciliarnerven vermittelten Reize die Rolle, im zweiten Auge vasomotorische Störungen hervorzurufen, aus denen dann bei besonderer Disposition dieses Auges eine Entzündung folgen könne. Diese Anschauung Schmidt-Rimpler's erhielt in neuester Zeit eine wesentliche Stütze durch die experimentellen Untersuchungen Moll's (s. oben), sie wird aber von Schirmer aus verschiedenen Gründen zurückgewiesen.

---

[1] Centralbl. f. prakt. Augenh. 1899, S. 40.

Aus dem Studium der Literatur geht mit Evidenz hervor, daß wir heute ebenso wenig wie zu MACKENZIE's Zeiten die Wege der sympathischen Uebertragung durch anatomische oder experimentelle Daten klarlegen können. Die pathologische Anatomie versagt, weil wir kaum die Veränderungen an den Ciliarnerven im ersterkrankten Auge kennen, das in der Regel zur Enucleation kommt, geschweige denn in ihrem weiteren Verlaufe bis ins Centralorgan, von da zurück bis ins zweite Auge, was die unerläßliche Vorbedingung jeder weiteren Discussion wäre. Was das Experiment betrifft, so ist es noch Niemandem gelungen, die sympathische Ophthalmie an Thieren zu erzeugen und was an solchen Versuchen vielleicht geglückt schien, hat sich alles als anfechtbar, ja direkt falsch erwiesen. Wir sind demnach, um uns über die Pathogenese der sympathischen Ophthalmie ein Urteil zu bilden, fast ausschließlich auf klinische Erwägungen angewiesen. Die Thatsachen, die mich bestimmen, ebenso wie in der 1. Auflage dieses Buches, auf die ich hier ausdrücklich verweise, die Ciliarnerven für den Weg zu halten, auf dem die sympathische Entzündung weiter schreitet, sind folgende:

1. Wenn der Sehnerv befähigt wäre, septische Stoffe, seien es Mikrokokken, seien es Toxine, fortzuleiten und über dem Chiasma ins andere Auge gelangen zu lassen, so müßten wir vor allem eine Erkrankung des anderen Auges beobachten in Fällen von Phlegmone der Orbita, wobei der Sehnerv der erkrankten Seite unbedingt septischen Mikroorganismen überantwortet ist. Ich habe hier zunächst Fälle von bösartigem Erysipel des Gesichts vor Augen, welches sich ins Orbitalgewebe einer Seite fortpflanzt, hochgradige Schwellung mit Exophthalmus, dann retrobulbare Eiterung verursacht. Die ophthalmoskopische Untersuchung, die durch die rein gebliebenen Medien in jedem Stadium der Krankheit möglich ist, zeigt zahllose Blutungen der Retina und Erkrankungen der Gefäße, später Atrophie des Sehnerven, ein untrüglicher Beweis, daß der Sehnervenstamm von der septischen Erkrankung ergriffen war. Anzunehmen, daß der Sehnerv nur durch die Schwellung komprimirt, von den Mikroorganismen umspült, aber von ihnen nicht durchdrungen wurde, hätte meines Erachtens keine Berechtigung. Hier wäre also am ehesten Gelegenheit zur Ausbildung einer Ophthalmia „migratoria“ im Sinne LEBER's und DEUTSCHMANN's vorhanden. Dasselbe gilt für die Orbitalabscesse aus anderen Ursachen, z. B. Verletzungen, nach Influenza u. s. w. Wir sehen jedoch niemals eine Erkrankung des anderen Auges eintreten, wenn nicht ausnahmsweise septische Infektion des ganzen Organismus eintritt, worauf auf dem Wege der Blutbahn Metastasen auch im zweiten Auge eintreten könnten. Fälle

dieser Art besitzen mindestens den Werth von Thierexperimenten und dürfen nicht unberücksichtigt gelassen werden.

2. Abscedirung des Augapfels (Panophthalmitis) ruft im eitrigen Stadium niemals sympathische Ophthalmie hervor. Wenn ein durch Panophthalmitis geschrumpfter Bulbus zu sympathischer Entzündung Veranlassung giebt, so ist dies erst sehr lange Zeit nach der Eiterung der Fall, wenn die Eiterkokken verschwunden und sekundäre Veränderungen sich bereits längst ausgebildet haben (cyklitische Schwarten, Knochenlamellen u. s. w.). Die Annahme, daß der Ophthalmia sympathica ein annoch unbekanntes Bakterium zu Grunde liege, das durch die massenhafte Wucherung der Eiterpilze erdrückt wurde, kann erst dann diskutirt werden, wenn mehr Anhaltspunkte für ein solches „unbekanntes“ Bakterium vorhanden sein werden.

3. Wäre der Sehnerv wirklich der Weg der Ueberleitung, so müßte doch Meningitis eine häufige Erscheinung im Verlauf der sympathischen Ophthalmie sein, was nicht der Fall ist. Daß auf diesem Wege überhaupt selbst kräftige Eitererreger nicht weiter befördert werden, beweist die Panophthalmitis, in deren Verlaufe eiterige Meningitis die Regel sein müßte — während sie nur beobachtet wurde, wenn nach Enukleation des abscedirenden Auges die Blutbahnen der Orbita eröffnet wurden. Dieses Faktum beweist ganz klar, daß die Sehnervenbahn überhaupt nicht befähigt ist, septische Stoffe in die Schädelhöhle weiter zu leiten.

4. Wenn jedoch wirklich der sympathischen Ophthalmie ein derzeit noch unbekannter specifischer Mikroorganismus zu Grunde läge, der innerhalb der Sehnervenscheiden über das Chiasma ins andere Auge gelangt, so müßte die unmittelbare Folge doch sein, daß der Proceß im zweiten Auge als Papillitis (Neuroretinitis) begänne. Nun liegt im klinischen Charakter der sympathischen Ophthalmie die Uveitis, anfangs Uveitis serosa, später die ausgesprochenste Iridocyklitis plastica. Daß im Beginne auch Röthung und Trübung der Papille vorhanden ist, darf uns nicht Wunder nehmen, da fast in jeder Iritis eine entzündliche Betheiligung der Papille zu konstatiren ist.

5. Primäre Erkrankungen der Papille, die doch die Regel in der „Ophthalmia migratoria“ sein müßten, haben so weit unsere klinischen Erfahrungen reichen, nie die Tendenz auf die Uvea überzugreifen, und daselbst plastische Entzündungen zu erregen. Wir müßten nur annehmen, daß das specifische Bakterium der sympathischen Ophthalmie, das vor allen anderen septischen Mikroorganismen allein die Befähigung hätte, in den Sehnervenscheiden zuerst „hirnaufwärts“, dann „hirnabwärts“ zu wandern, nur in der Uvea einen fruchtbaren Nährboden findet, in

dem Nervengewebe aber nicht fortkommen kann, was wohl im Bereich der Möglichkeit wäre, bisher aber durch kein klinisches oder experimentelles Faktum bewiesen wird.

Aus diesen Erwägungen, denen man noch andere, untergeordnetere anschließen könnte, folgt meines Erachtens mit zwingender Nothwendigkeit, daß die Migrationstheorie (im Sinne der Ueberwanderung eines Entzündungserregers durch den Sehnerven in das andere Auge) mit den klinischen Thatsachen in entschiedenem Widerspruche steht. Wenn nun auch der Sehnerv nicht der Weg der Uebertragung ist, so bleiben nur die Ciliarnerven übrig. Es ist nur die Frage, wie wir uns den Modus der Uebertragung zu denken haben. Die jetzigen Verfechter der „Ciliarnerventheorie“ wie Bach, Moll und vor allem Schmidt-Rimpler stellen sich, wie bereits oben angeführt wurde, die Sache so vor, daß durch die Reizung der Ciliarnerven im primär erkrankten Auge auf dem Wege des Reflexes vasomotorische und demnach nutritive Störungen („Neurose“ Bach) im zweiten Auge entstünden und damit den Boden für die Entwicklung von entzündungserregenden Potenzen, die in Folge der besonderen Disposition dieses Auges etwa vorhanden sind, urbar machten. Bach läßt diesen Reiz direct auf die Gefäßnerven im Circulus arteriosus Willisii überstrahlen und von da ins andere Auge gelangen. Gegen diesen Modus der Uebertragung spricht jedoch, wie Schirmer mit vollem Rechte hervorhebt, der Umstand, daß das Krankheitsbild der sympathischen Augenentzündung ein durchaus einheitliches ist, das sich mit der Bedingung zufälliger „Prädispositionen“ im zweiten Auge nicht vereinbaren läßt, indem sonst nicht einzusehen wäre, warum das bisher gesunde Auge nicht, je nach dieser Prädisposition, einmal an syphilitischer, das andere Mal an tuberkulöser Entzündung u. s. w. erkranken sollte. Es kann darum auch die modificirte Ciliarnerventheorie von Schmidt-Rimpler und Bach, die den klinischen Thatsachen gleichfalls nicht entspricht, ebenso wenig befriedigen, als die Sehnerventheorie der „Ophthalmia migratoria“.

Die geringsten Schwierigkeiten bietet und mit allen klinischen Erfahrungen am besten im Einklang steht die „neuritische“ Ciliarnerventheorie, zu der ich mich heute ebenso bekenne, wie in der ersten 1881 erschienenen Auflage dieses Buches (S. 112 u. 113). Nach meiner Ansicht spielt der Reiz, der von den Ciliarnerven des ersterkrankten Auges auf das zweite überstrahlt, eine wohl wichtige aber nicht die ausschlaggebende Rolle in der Pathogenese der sympathischen Augenentzündung. Die Hauptsache sind die geweblichen Veränderungen, die sich in den, in cyklitischem und retrochoroidalem (d. h. zwischen Sklera und Chorioidea befindlichen) Schwartengewebe eingebetteten und von ihnen gezerrten Ciliarnerven ausbilden. Diese geweblichen (neuritischen) Veränderungen schreiten allmählich centripetal vor, bis sie im Centralorgan die Ursprünge der jenseitigen Ciliarnervenfasern erreicht haben, um dann längs derselben centrifugal in das zweite Auge zu gelangen, wo sie zunächst den in der Suprachoroidea ausgebreiteten, so reichen Nerven- und Ganglienplexus ergreifen und zur Ausbildung deletärer, plastischer Entzündungsvorgänge Veranlassung geben. Für diese Anschauung sprechen folgende Thatsachen.

1. Sind an den Ciliarnerven der wegen cyklitischer Veränderungen enukleirter „sympathiefähiger" Augen gewebliche Veränderungen stets vorhanden. Sie bestehen in dichter, zelliger Infiltration der Scheiden und des Zwischengewebes der Nerven, die sich in einzelnen Fällen[1] bis zur Bildung von, die Nerven comprimirenden Knoten steigern kann, ferner in Pseudomembranen, welche die Nerven einschließen und eine fortwährende Zerrung derselben ausüben. Da der vordere Antheil der Choroidea durch den cyklitischen Schrumpfungsproceß in der Regel abgelöst ist, so sind in diesem retrochoroidealen Hohlraum mitunter auch Blutergüsse (aus den abgerissenen hinteren langen Ciliararterien) und aus diesen Extravasaten hervorgehende die Nerven in sich einschließende Schwarten zu finden.

Daß man nicht in jedem untersuchten Auge die Veränderungen an den Ciliarnerven gefunden hat, liegt darin, daß man die Bulbi gewöhnlich in Serienschnitten durchmustert, während man die oben geschilderten Befunde am besten an Flächenpräparaten (an abgelösten Suprachoroideallamellen) studiren kann, was selbstverständlich viel mühsamer ist.

Diese geweblichen Veränderungen innerhalb der Suprachoroidealnerven, die man als neuritische bezeichnen kann, können sich nun längs der Nervenstämme nach außen centripetal fortsetzen, wofür so zahlreiche klinische Analogien sprechen. Es ist durchaus möglich, daß sie sich längs der Nervenfasern nach Art der Neuritis migrans bis in die Ursprungskerne fortsetzen, und die Kerne der anderen Seite ergreifen. Lange ehe Deutschmann von einer „Ophthalmia migratoria" sprach, habe ich die sympathische Augenerkrankung als eine Neuritis migrans bezeichnet.[2]

Freilich sind wir bisher nicht in der Lage gewesen, die geweblichen Veränderungen der Nerven außerhalb des enukleirten Auges bis in die Ursprungsganglienzellen zu verfolgen, aber jene, die für die

[1] Zur path. Anatomie der Ciliarnerven. Klin. Monatsblätter f. Augenk. December 1877. S. 405.

[2] Zehender's Monatsh. 1877. S. 405 und 1. Aufl. dieses Buches 1881 S. 113.

Erklärung der sympathischen Ophthalmie ein derzeit unbekanntes, specifisches Bakterium nöthig haben, besitzen kein Recht, diesen Mangel der reinen Ciliarnerventheorie vorzuwerfen, welche überdies den Vortheil besitzt, sich auf allbekannte klinische Daten stützen zu können und zwar:

2. Erkrankungen der Ursprungsganglien rufen in der Ausbreitungsperipherie des betreffenden Nerven mitunter die allerausgesprochensten krankhaften Processe nicht allein vasomotorischer Natur, sondern Gewebsveränderungen hervor, die nur durch die Vermittelung einer Neuritis migrans zu Stande gekommen sind. Ein klassisches Beispiel dieser Art ist der Herpes zoster, dessen Pathologie zur Aufhellung der Ophthalmia sympathica bisher noch von Keinem herangezogen wurde. Die wenigen Sektionsbefunde, die bis heute existiren, zeigen eine Erkrankung des betreffenden Ganglions (in zwei Fällen des Ganglion Gasseri, in einem Falle in den Spinalganglien,[1] ferner werden gewebliche Störungen im Rückenmark selbst, und in den zum Bereiche des Zoster gehörigen Nervenstämmen selbst perineuritische Entzündungsknoten nachgewiesen. Auf Grundlage dieser geweblichen, längs des Nervenstammes fortkriechenden Veränderungen treten dann an der Peripherie der Haut neben der funktionellen Störung, der Anästhesie, schwere Gewebsstörungen auf, die sich bis zum geschwürigen Zerfalle steigern. Daß die geweblichen Veränderungen in den Nervenstämmen von einem Zweig auf den anderen übergehen, beweist eben der Herpes zoster ophthalmicus, wo sich, wie ich mehrfach beobachtet habe (s. S. 111) Keratitis parenchymatosa, Iritis und Choroiditis serosa ausbilden kann, die ganz bestimmt nicht auf Rechnung der Hornhautanästhesie zu setzen sind. Für diese Fälle kann, ebenso wie für die Geschwüre der Haut, nur die Gewebsstörung der Nervenfasern, die Neuritis, verantwortlich gemacht werden.

3. Auch experimentelle Belege sind aufzubringen. Freilich beziehen sich diese nicht auf das Auge, wie denn auf diesem Gebiete die technischen Schwierigkeiten vorläufig noch zu groß sind, um zu einem Resultate zu gelangen. Aber für die Theorie ist vor Allem die Frage zu entscheiden, ob es überhaupt möglich ist, durch Läsionen peripherer Nerven eine Störung zu erzeugen, die centripetalwärts bis ins Rückenmark fortschreitet und dann dieses durchkreuzend auf die andere Körperseite gelangt. Diese Frage ist zu lösen. Ich erinnere hier nur an die Versuche von WILHELM NIEDIECK (Ueber Neuritis migrans und ihre Folgezustände, Arch. f. experim. Pathologie. 7. Bd.

[1] KAPOSI, Realencyclopädie der gesammten Heilk. III. Aufl. S. 855 ff.

III. Hft.), der an Kaninchen bewies, daß nach Läsionen des Ischiadicus die Neuritis nicht continuirlich, sondern sprungweise sich weiter verbreitete und in dem primär ergriffenen Nerven nicht allein auf- und abwärts weiter schritt, sondern ins Rückenmark überschlug, um von da in den Ischiadicus der anderen Seite zu gelangen.

Bei genauer Durchsicht der Litteratur werden wohl zahlreiche Belege sich auffinden lassen, aus denen hervorgeht, daß eine „sympathische" Entzündung nicht das ausschließliche Privilegium des Gesichtssinnes bildet, sondern daß auch in diese Kategorie gehörige symmetrische Affektionen bei anderen paarigen Organen vorkommen. Freilich viel seltener, weil die Verknüpfung des Zwillingsorganes des Gesichtssinnes eine unvergleichlich innigere ist, als die anderer paariger Organe. Von so manchen Belegen, die ich aufgefunden habe, citire ich hier eine höchst lehrreiche Krankengeschichte Brown-Séquard's, in den Archives of scientif. and pract. medic. 1873. Nr. 1, unter dem Titel „Remarks on some interesting effects of injuries of nerves." Ein 45jähr. Mann durschneidet sich den N. cubitalis dexter, woraus sich eine Lähmung und Atrophie des 4. und 5. Fingers entwickelt. Nach einiger Zeit sah man die Störungen sich im Gebiete des Nervus medianus ausbreiten, die sich bis zur Schulter fortsetzten. Später entwickelten sich die Störungen auf der entgegengesetzten, linken Seite, die genau an der correspondirenden Stelle der linken Faust begannen, und eine Anästhesie des des 4. und 5. Fingers erzeugten. Nichts hält uns ab, die Erkrankung der linken Hand als eine „sympathische" zu betrachten, im Sinne der von uns vorgetragenen Theorie. Donath und Hültl (Ein Fall von Neuralgia spermatica, Wiener klinische Wochenschr. 1899 Nr. 11) betrachten manche Fälle von Hodenschmerz als Folge einer blennorrhöischen Erkrankung eines Hodens, die nach Art der sympathischen Ophthalmie auf dem Wege der Nerven ins Rückenmark aufsteigen und dann wieder bis zum anderen Hoden absteigen könne.

Die Anschauung, daß die Ophthalmia sympathica durch Vermittelung einer Neuritis migrans fortgepflanzt wird, ist im Stande, viele Punkte zu erklären, die bei den anderen Theorien dunkel bleiben müssen. Zunächst wird dadurch die längere Incubationszeit der Entzündung im zweiten Auge begreiflich, da die Gewebswucherungen der Nervenstämme (Perineuritis und Neuritis) Zeit brauchen sich auszubilden und weiter zu wandern. Ferner ist es klar, daß die bloße Reizung der Nerven in einem kranken Auge nicht genügt, sympathische Entzündung des andern hervorzurufen. Hierzu ist eine plastische Cyklitis erforderlich, die die Nerven nicht allein reizt, sondern sie in entzündliches, wucherndes Gewebe bettet und demnach eine plastische Entzündung in ihnen wachruft. Die Neurotomia ciliaris, wenn sie auch das operirte Auge unempfindlich macht, wird die einmal ausgebrochene sympathische Entzündung nicht mehr rückgängig machen, weil sie wohl den Reiz aufgehoben hat, aber nicht mehr die Perineuritis, die bereits centripetalwärts fortgeschritten ist. Dasselbe gilt von der verspäteten Enukleation, die nur dann einen Heilwerth hat, wenn sie gemacht wurde, ehe die Perineuritis ciliaris hinter den ersterkrankten Bublus gelangt ist. Der kritische Moment zeigt sich dem Kliniker deutlich genug durch das Auftreten der Reizerscheinungen im anderen Auge an; ist dieser Moment verpaßt, und ist es bereits zu geweblichen Störungen in diesem Auge gekommen, so kann auch die Entfernung des ersterkrankten Auges an dem Weiterschreiten der Entzündung nichts mehr ändern.

Sechstes Kapitel.

Krankheiten des Linsensystemes.

Allgemeine Vorbemerkungen.

In den vorhergehenden Abschnitten hatten wir bereits an mehreren Orten von Erkrankungszuständen zu sprechen, welche auch das Linsensystem — unter dem wir sowohl den eigentlichen Linsenkörper, als auch den Kapselsack mit seinem Epithele, ferner das Aufhängeband desselben, die Zonula Zinnii verstehen — in Mitleidenschaft ziehen. Es handelte sich dabei um exsudative Processe in Folge von Entzündungen des Uvealtractus, durch welche die Verlöthungen zwischen Iris und Kapsel, und das Pupillargebiet, ja die hintere Linsenfläche deckende Pseudomembranen zu Stande kamen, von deren Bedeutung für die Gesammternährung des Bulbus an betreffender Stelle gesprochen wurde. Hier muß nun, gegenwärtig vollständig abgesehen von den durch solche Processe bedingten optischen Nachtheilen, das Verhältniß derselben zur Ernährung der Linse selbst in einigen Worten klargelegt werden.

Die Linse, ein vom Blutkreislauf und dem Nervensystem vollständig abgeschlossenes Organ, erhält ihr Nährmaterial lediglich auf dem Wege der Diffusion, durch die strukturlose Kapsel hindurch. Wir können als Ausdruck der ungestörten Ernährung der Linse immerhin deren Durchsichtigkeit ansehen, und der Umstand, daß von ihrem normalen Standorte luxirte Linsen sehr lange ihre Durchsichtigkeit bewahren können, so lange nur ihre Kapsel intakt und das sie bespülende Kammerwasser von normaler chemischer Beschaffenheit ist, mag als Beweis dafür gelten, daß die Ernährung der Krystalllinse weniger von den topographischen Verhältnissen als von chemischen und physikalischen Bedingungen abhängig ist. Es ist darum auch klar, daß Linsen, deren Kapseln durch fibröse Auflagerungen verdickt sind, nicht mehr unter normalen Ernährungsbedingungen stehen und darum sich trüben: so können partielle Trübungen eintreten, entweder anfänglich im Kapselepithel, im Linsenkörper selbst; oder der letztere trübt sich vollständig, wird anfänglich bernsteingelb, dann grau, seine Consistenz spröde. Die Fasern verfallen in Detritus, können theilweise resorbirt werden, die Linse muß daher schrumpfen und wird außerdem noch eine Ablagerungsstätte von Produkten der regressiven Metamorphose, als Kalksalzen, Cholestearin u. s. w.

Wir nennen jede Trübung der Linse innerhalb des Kapselsackes, sei sie nun das ganze Organ einnehmend oder nur partiell: Cataracta, grauen Star, und das oben skizzirte Krankheitsbild, mit dem wir die Linsenaffektionen eröffneten, weil es sich organisch an die Iris-Krankheiten schließt, Cataracta accreta, angewachsener Star.

Zum Theil auf dieselbe Grundursache, Störung der normalen Diffusion, lassen sich einige andere Starformen, namentlich partielle Trübungen der Linse, zurückführen. So sind die vorderen Polar- oder Pyramidalstare, von denen weiter unten noch gesprochen wird, gewöhnlich in Folge von Verlöthungen zwischen vorderem Linsenpol und einem Hornhautgeschwür — welche Verlöthung übrigens im Laufe der Zeit sich vollständig wieder lösen kann, worauf das Linsensystem wieder in seine normale Lage zurückkehrt — entstanden. Nur tritt bei der Ausbildung dieser Cataractform noch ein anderes Moment auf, und das ist die Betheiligung jener Elemente des Linsensystems, welche, wie es nachgewiesen ist, bis ins Alter hinein entwickelungsfähig bleiben, nämlich der Kapselepithelien, die hierbei in einen eigenthümlichen Wucherungsproceß gerathen.

Ebenso, wie die Ernährung der Linse nothwendig Schaden leiden muß, wenn das sie vom Kammerwasser absperrende Diaphragma, die Linsenkapsel, durch Auflagerungen verändert ist, wird auch derselbe Effekt erzielt werden, wenn die Binnenflüssigkeiten der Augen, welche die Linse umspülen, in ihrer chemischen und histologischen Zusammensetzung verändert sind. So trübt sich bei eiteriger, sowie bei chronischer, seröser Iridochoroiditis die Substanz der Linse, und in letzterem Falle sieht man weißliche oder grauliche Herde und Punkte im Inneren derselben sich ausbilden, welche wohl mit der Zeit, bei Rückkehr der Ernährungsverhältnisse ad normam wieder verschwinden können, wobei noch die Frage offen gelassen werden muß, ob nicht noch von außen lymphoide Elemente auch bei scheinbar unverletzter Kapsel durch dieselbe dringen können, um hier weitere aktive Metamorphosen einzugehen, eine Frage, deren Entscheidung auch in Hinsicht auf die Genese des Bindegewebes von besonderer theoretischer Bedeutung wäre.

Nock klarer als in den jetzt erwähnten Fällen erscheint uns die Ursache der Linsentrübung bei Traumen, welche die Kapsel eröffnen und den Inhalt derselben dem Einflusse des Kammerwassers preisgeben. Bei unmittelbarer Berührung der Linsenfasern mit dem Kammerwasser quellen die ersteren auf, trüben sich hierbei und zerfallen endlich zu feinstem Detritus, der auf dem Wege der Lymphgefäße aus dem Auge geschafft oder resorbirt wird; gleichzeitig beginnt auch die Wucherung der Kapselepithelien, sowie der durch die Kapselöffnung eingedrungenen lymphoiden Elemente, und alle diese Faktoren bringen dann die traumatische Cataract zu Stande, gewöhnlich ein membranartiges, schwartiges Gebilde, dessen nähere Beschaffenheit und topographische Beziehungen zu den Nachbarorganen immer von der Art des Traumas und dem Wundheilungsverlaufe abhängig ist.

Weniger klar, ja beinahe noch unbekannt sind die Entstehungsursachen jener Linsentrübungen, die sich spontan, d. h. ohne irgendwelchen Zusammenhang mit plastisch-entzündlichen Processen oder entzündlichen Trübungen des Kammerwassers und Glaskörpers entwickeln. Alles, was wir über die Aetiologie der weichen Starformen jugendlicher Individuen oder über die sklerosirten Stare des höheren Lebensalters wissen, befindet sich, da wir auch über das Nähere der normalen Linsenernährung im Unklaren sind, noch im Stadium der Vermuthung. Selbst bezüglich der bei Diabetikern vorkommenden Cataract sind wir nicht im Stande, die Ursache der Linsentrübung anzugeben und den fortwährenden Wasserverlust des Linsenkörpers in Folge der erhöhten Concentration des Kammerwassers zu beschuldigen, zu welcher Annahme uns eine Reihe von Experimenten zu berechtigen schienen. Eher scheinen, wie Hess in seinen Studien gezeigt hat, die Ernährungsstörungen des Kapselepithels an der Trübung der Linse Schuld zu tragen. Praktisch, d. h. therapeutisch ist in diesen Fällen die Eruirung der Aetiologie übrigens irrelevant, da wir bisher kein Mittel kennen, eine einmal zur Ausbildung gekommene, wenn auch der Ausdehnung nach noch so kleine Linsentrübung wieder rückgängig zu machen, es also nur durch Operation und zwar in den allermeisten Fällen durch Entfernung des Linsenkörpers aus dem Pupillarbereiche möglich ist, das optische Hinderniß aus dem Wege zu räumen.

Schon aus dem Vorhergesagten kann man ersehen, aus wie vielen Gesichtspunkten es möglich ist, eine Eintheilung und Charakterisirung der Linsentrübungen, der Cataracte, zu treffen. Selbst, wenn wir nur den Sitz der Trübung ins Auge fassen, muß eruirt werden, ob dieselbe nur die Kapsel oder den Linsenkörper, oder aber beide zugleich umfaßt. Wir unterscheiden demgemäß Kapselcataracte (C. capsularis), Linsenstare (C. lenticularis) oder Totalstare (C. capsulo-lenticularis). Wo die Trübung aber immer sitze, kann sie eine partielle sein oder das ganze Organ einnehmen. Ein Beispiel eines partiellen Kapselstares ist der Polarstar, bei dem die Trübung häufig nur punktförmig ist, während wir als Prototyp des partiellen Linsenstars z. B. den Schichtstar nennen, d. h. eine Trübung, welche nur eine Schichte des Linsenkörpers umfaßt bei völliger Integrität der übrigen Schichten.

Ein anderer Gesichtspunkt, aus dem wir eine Cataracta beurtheilen, ist die Consistenz derselben. Es giebt harte, ja kalkige, weiche, flüssige und gemischte, ferner membranartige Stare.

Bei jeder partiellen Cataract muß die Frage beantwortet werden, ob die betreffende Linsentrübung die Tendenz hat, sich über die ganze Linse zu verbreiten, also eine totale zu werden, mit anderen Worten, ob wir es mit einer progressiven oder stationären Form zu thun haben? Ist der progressive Charakter festgestellt, dann ist es praktisch wichtig, den Zeitpunkt zu kennen, in welchem ein eventuelles operatives Einschreiten die besten Chancen des Gelingens darbieten. Man bezeichnet diesen mit dem Ausdrucke der Reife des Stares und betrachtet letztere als eingetreten, wenn die Trübung den ganzen Linsenkörper bereits erfaßt hat und die Cataract weiterhin nur mehr regressiven Metamorphosen (Resorption, Verflüssigung, Verkalkung u. s. w.) unterworfen sein kann.

Die Beobachtung lehrt ferner, daß das Lebensalter des Patienten die Beschaffenheit der Cataract entschieden beeinflußt, da ja auch im physiologischen Zustande die Krytalllinse mit zunehmendem Alter bestimmten Metamorphosen ausgesetzt ist. Demnach unterscheiden wir einen jugendlichen Star (C. juvenum) und einen Greisenstar (C. senilis) und nennen beide, sowie alle anderen Starformen einfache, so lange sie nicht mit Erkrankungen von Nachbartheilen im Auge complicirt sind, während wir im letzteren Falle von complicirten Cataracten sprechen.

Einen eigenen Platz verdient ferner noch die diabetische Cataract schon vermöge ihrer Aetiologie und ihres Zusammenhanges mit einer Allgemeinerkrankung des Organismus, welche als solche in erster Linie die Aufmerksamkeit des Arztes erfordert.

Wenn wir nun zur speciellen Besprechung der Starformen gehen, folgen wir jener Eintheilung, welche sich praktisch als am verwerthbarsten herausgestellt hat, da sie sich an das Lebensalter des Patienten anlehnt. Wir unterscheiden daher 1) angeborene, 2) jugendliche und 3) senile Stare. Daran schließen sich noch 4) diabetische und 5) traumatische Stare.

Der graue Star, Cataracta.

1) Cataracta congenita, angeborener Star.

Wie O. Becker in seinem Werke über Linsenkrankheiten richtig hervorhebt, ist eine strenge Sonderung der wirklich angeborenen, d. h. intrauterin entstandenen Katarakte von den in den ersten Lebensmonaten zur Entwickelung gekommenen schon aus äußeren Gründen nicht durchzuführen, weshalb man alle bei ganz jungen Kindern zur Beobachtung kommende Linsentrübungen einfach als congenitale Stare bezeichnet. Praktisch ist dies jedoch ohne Bedeutung, da die Folgen für die Funktion der Augen sich gleich bleiben, ob das Individuum die Linsentrübung mit auf die Welt bringt oder ob diese, wenn auch im extrauterinen Leben entstanden, doch schon zu einer Zeit sich ausbildet, in welcher eine bewußte Deutung der Seheindrücke noch nicht vorhanden war.

Die angeborenen Stare sind entweder partielle oder totale. Die partiellen werden unterschieden in Polarcataracte und Schichtstare, die totalen verwandeln den ganzen Linsenkörper in eine weiche, halbflüssige Masse.

a) Cataracta polaris, Polarstar.

Eine rundliche, punktförmige, kreideweiße Trübung im vorderen Linsenpole bezeichnen wir als vorderen, eine solche des hinteren Poles als hinteren Polarstar.

Der vordere Polarstar wird oft so groß, daß er über das Niveau der Pupille hinausragt, er erhält dann den Namen des Pyramidalstares. In der Regel bleiben die Polarstare völlig stationär.

Das Gewebe, aus dem diese eigenthümliche Formation zusammengesetzt ist, besteht aus parallelen Fasern, zwischen welchen zahlreiche zellige Gebilde vorhanden sind, die höchstwahrscheinlich aus Wucherungen der Kapselepithelien hervorgegangen sind. Das ganze Gebilde ist entschieden intracapsulär, d. h. durch die Kapsel nach vorne zu abgegrenzt, stellt also nicht, wie früher vielfach geglaubt wurde, eine Auflagerung auf die vordere Kapsel vor.

Der vordere Polarstar und seine höhere Ausbildungsstufe, die Pyramidalcataract, kommen aber nicht allein angeboren, sondern unzweifelhaft auch erworben vor. In dem letzteren Falle läßt die Art ihres Zustandekommens einen sicheren Rückschluß auf ihre Genese überhaupt zu. Es ist nämlich durch sichere Beobachtung erwiesen, daß derlei centrale vordere Linsentrübungen sich ausbilden, wenn die stärkste Convexität der Linse mit der Hornhaut durch längere Zeit in Contakt steht. Eine solche Berührung wird am häufigsten nach Perforation der Hornhaut zu Stande kommen, wo die Linse z. B. im Falle einer centralen Perforation sich an die Perforationsränder anlagert und häufig durch längere Zeit mit ihnen verlöthet bleibt, bis das sich wieder ansammelnde Kammerwasser das Linsensystem wieder nach rückwärts treibt, Vorgänge, wie wir sie bei Blennorrhoea neonatorum häufig zu beobachten Gelegenheit haben. Während einer solchen normwidrigen Berührung scheint in dem am meisten betheiligten polaren Linsenantheile die Ernährungsstörung, vielleicht nur der Druck oder die Zerrung von Seiten der Hornhautgeschwürsränder und des Narbengewebes die Wucherung der Kapselepithelien anzuregen. Charakteristisch sind namentlich jene Hornhauttrübungen, welche sich sehr oft der Starpyramide gegenüber vorfinden. Daß solche Processe auch intrauterinal vorkommen, kann nicht zweifelhaft sein, wenn auch oft genug die genannten Hornhauttrübungen sich später wieder aufhellen mögen.

Die hintere Polarcataract, welche sehr selten eine namhaftere Ausdehnung erreicht, ist viel seltener und steht aller Wahrscheinlichkeit nach mit einer abnormen Persistenz oder Rückbildung der fötalen Arteria hyaloidea in ursächlichem Zusammenhang. Außerdem pflegen in solchen Augen noch weitere Zeichen gestörter Formation, ferner Retinal- und Choroidealdegenerationen vorhanden zu sein.

Die genannten Linsentrübungen kommen sowohl einseitig als auch auf beiden Augen zugleich vor. Die Therapie, die wir einzuschlagen haben, richtet sich jedesmal nach dem Quantum des vorhandenen Sehvermögens. Es ist klar, daß eine kleine polare Trübung, die nur sehr wenig Raum im Pupillargebiet einnimmt, das Sehvermögen nicht beträchtlich stören kann. In diesem Falle ist zu einem Eingriffe keine Veranlassung vorhanden. Anders ist es, wenn wir mit ausgedehnteren vorderen Polarcataracten zu thun haben, welche namentlich bei enger Pupille störend sein müssen. Hier muß man sich überzeugen, ob das Sehvermögen bei erweiterter Pupille, wo also neben der Trübung noch genug Licht ins Auge fallen kann, das Sehvermögen in entsprechender Weise sich hebt; man macht demnach eine Sehprüfung, nachdem man die Pupille durch Atropin gehörig erweitert hat, und vergleicht die jetzigen mit den Angaben des Kranken vor der Atropinisirung. Freilich wird diese Prüfung häufig mit Schwierigkeiten verbunden sein, namentlich wenn wir es mit Kindern zu thun haben, oder wenn auf der Hornhaut Trübungen vorhanden sind, die an und für sich schon zu Sehstörungen Veranlassung geben. Man entscheidet sich dann für irgend ein operatives Vorgehen nach der genauen Eruirung der Größe der Trübung und der Abschätzung ihres Raumverhältnisses zur mittleren Pupillenweite.

Die Operation, an die man zunächst zu denken hat, wenn wir es mit stationären centralen Linsentrübungen zu thun haben, ist die Iridektomie. Man beabsichtigt durch sie das Pupillargebiet zu vergrößern, damit das central abgehaltene Licht seitlich einfallen könne, ähnlich wie wir das bei der Therapie der centralen Hornhauttrübungen, wo ähnliche Verhältnisse herrschen, bereits des Näheren auseinandergesetzt haben. Freilich berauben wir dadurch die Kranken des optischen Vortheils der beweglichen Pupille, ein Umstand, der einige Kliniker veranlaßt hat, das Sehloch in dieser Weise zu verlagern, daß ein Iriszipfel durch eine Skleralbord-Wunde hindurchgezogen und daselbst der Einheilung überantwortet wurde. Solche spaltförmige Pupillen reagiren freilich auf den Lichteinfall in prompter Weise; die Rücksicht auf die Gefahren, welche die Iris-Einklemmung mit sich bringt, haben aber die Kliniker insgesammt veranlaßt, diese Operationsmethode (Iridenkleisis) aufzugeben und sich auf die gefahrlose Iridektomie zu beschränken.

Wenn es sich bei näherer Untersuchung herausstellt, daß eine Erweiterung der Pupille allein nicht genügen würde, das Sehvermögen zu verbessern — im Falle die Trübungen zu ausgedehnt wären oder wenn dieselben einen progressiven Charakter annehmen sollten — so sind wir gezwungen, zur Entfernung des Linsenkörpers zu schreiten. Dies geschieht in vielen Fällen durch die Discissio cataractae, eine Methode, bei der der Kapselsack eröffnet und die Linse der Aufquellung und nachheriger Resorption überantwortet wird. Sollte die Resorption zu lange auf sich warten lassen, so werden die gequollenen Linsenmassen durch einen Hornhautschnitt aus dem Auge entfernt.

Die hintere Polarcataract erfordert nur sehr selten ein operatives Einschreiten. Das Sehvermögen ist stets sehr herabgesetzt und die Complication mit schweren Veränderungen im Inneren des Auges contraindicirt ohnedies jeglichen Eingriff.

b) Cataracta zonularis v. perinuclearis, Schichtstar.

Diese Starform stellt eine Trübung innerhalb des Linsenkörpers dar, welche, hinter den vollständig durchsichtigen peripherischen Partieen liegend, den gleichfalls durchsichtigen Kern schalenförmig umgiebt. Die Ausdehnung derselben, sowie ihr Standort wird sich nach

Erweiterung der Pupille nur vermittelst der seitlichen Beleuchtung und Untersuchung mit dem Lupenspiegel genau beurtheilen lassen; sie stellt sich als weißliche, in der Mitte oftmals weniger saturirte, gegen den Linsenrand (Aequator) zu sich häufig radienförmig verlierende Trübung dar, die in den überwiegend meisten Fällen auf beiden Augen zugleich vorkommt. Hier und da sind in einer Linse mehrere solcher getrübter Schichten, welche von durchsichtigen Partieen getrennt werden, vorhanden.

Da also beim Schichtstar, ähnlich wie beim Polarstar, die Trübung sich um die Linsenachse etablirt hat, wenn sie auch beim ersteren sich hinter der Pupillarebene befindet, so wird die Sehstörung auch hier von den Durchmessern der undurchsichtigen Partie abhängig, also um so geringer sein, je mehr durchsichtiger Raum zwischen dem Pupillarrande und der äußersten Grenze der Trübung vorhanden ist. Es giebt Fälle genug, in denen mit dem Schichtstar behaftete Augen (welche in der Regel nebenbei myopisch gebaut sind) eine für praktische Zwecke noch völlig ausreichende Sehschärfe, namentlich für die Nähe besitzen. Die Complication der Myopie läßt sich ganz gut aus den Convergenz- und Accommodationsanstrengungen herleiten, welchen die betreffenden Individuen unterworfen sind, da sie die Gegenstände, um scharfe Bilder zu erhalten, sehr nahe an das Auge führen müssen.

Es ist durch eine Beobachtung O. Becker's entschieden, daß der Schichtstar als eine thatsächlich angeborene Abnormität vorkommen kann. Ebenso unzweifelhaft haben andere Beobachtungen dargethan, daß es auch Fälle giebt, in denen sich das Uebel erst viel später nach der Geburt entwickelt. Bezüglich der Aetiologie ist von Arlt festgestellt worden, daß die betroffenen Kinder häufig an Convulsionen leiden, während es Förster zu verdanken ist, daß der Zusammenhang des Schichtstars mit der Rhachitis erkannt wurde, worauf unter anderem auch Abnormitäten der Zähne (breite, transversale Querfurchungen) deuten, eine klinische Thatsache, die erst durch J. Arnold's Studien über die Entwickelung der Linse in die richtige Beleuchtung gesetzt werden.[1]

Der Schichtstar ist in der Regel stationär.

Was bezüglich des operativen Vorgehens in den Fällen von Polarkatarakt gesagt wurde, läßt sich auch hier ohne besondere Veränderungen wiederholen. Auch beim Schichtstar wird erst dann zu irgend einer Operation geschritten werden, wenn die Trübung so ausgedehnt ist, daß zwischen ihr und dem Pupillarrande nicht viel durchsichtiger

---

[1] S. Graefe-Saemisch, Handb. d. Augenh. 1. Aufl. 5. Bd. S. 245.

Raum übrig geblieben ist. Auch was dort von der anzuwendenden Operationsmethode gesagt wurde, ist ebenso hier gültig: Vergrößerung des Sehloches durch eine schmale Iridektomie, und im Falle die Trübung so ausgedehnt ist, daß auch eine erweiterte Pupille keinen besonderen Nutzen mehr stiften kann, Entfernung des Linsenkörpers durch Discission mit nachfolgender linearer Extraktion. Sollte der Schichtstar mit nennenswerther Myopie vorhanden sein, so ist nach den günstigen Erfahrungen, die man bei den Myopie-Operationen machte, die Entfernung der Linse angezeigt, selbst in Fällen, wo noch feiner Druck unter großer Annäherung gelesen werden kann.

Bezüglich der Ausführung der Iridektomie ist nochmals einzuschärfen, daß dieselbe keine zu ausgiebige sein darf, da die Patienten ohnehin nur durch den schwächer und unregelmäßiger brechenden peripheren Linsenrand durchsehen können und die Zerstreuungskreise bei weiter Pupille nur um vieles störender sein müssen. Man muß sich daher bestreben, eine möglichst schmale (spaltförmige) Pupille anzulegen. v. Wecker empfiehlt daher, keine Iridektomie, sondern eine Iridotomie zu machen, ein Verfahren, das jedenfalls die größten Vorzüge besitzt, aber seine besonderen technischen Schwierigkeiten hat. Ueberhaupt gelten hier die Regeln, die wir für die operative Verbesserung der durch Hornhauttrübungen bewirkten Sehstörungen aufgestellt haben.

Es möge ferner mit der Operation nicht zu lange gezögert werden, da sich bei Kindern mit nicht corrigirtem Schichtstar mit der Zeit gewöhnlich Nystagmus (Augenzittern) ausbildet.

c) Cataracta congenita totalis, angeborener Totalstar.

Bald unzweifelhaft, wenigstens in den Anfängen, angeboren, bald in den frühesten Lebensstadien acquirirt, wird bei Kindern eine totale Linsentrübung beobachtet, welche immer beiderseits vorkommt und frühzeitig schon aus einem weichen in einen flüssigen Aggregatzustand übergeht. Ist die Cataract verflüssigt, so geschieht es oft, daß sie zum Theile resorbirt wird und die Kapselblätter im Verein mit den gewucherten Epithelien und einem faserigen Zwischengewebe einen sogenannten Membranstar vorstellen.

Ebenso wie bei den a) und b) genannten Formen scheint auch diese Katarakt mit Abnormitäten der Anlage und des Wachsthums in Zusammenhang zu stehen. Ferner wird auch hier in zahlreichen Fällen das Vorkommen von Convulsionen in den ersten Lebensmonaten beobachtet.

Als Arzt des Budapester Landes-Blindeninstituts habe ich verhältnißmäßig oft Gelegenheit, Kinder mit angeborener Cataract in den verschiedenen Stufen der Entwickelung zu sehen und zu operiren. Interessant waren zwei Fälle, die ich im Jahre 1880 operirte, in Bezug auf Aetiologie und spätere Ausbildung des Sehvermögens. Bei beiden Kindern ist der scrophulöse Habitus unzweifelhaft ausgeprägt, bei beiden sind höchst auffallende Zahndifformitäten vorhanden. In dem ersten Falle war beiderseits die Cataract sehr weich, homogen, auf einer Kapsel aber waren schon namhafte Verdickungen ausgebildet. Bei dem anderen Knaben, der in den ersten fünf Lebensmonaten an heftigen „Fraisen" gelitten, war links die Cataract vollkommen flüssig, mit gesenktem kernähnlichem Gebilde (Entwickelung aus Schichtstar?), rechts war Membranstar vorhanden, der so weit geschrumpft war, daß auch bei enger Pupille ein lichtdurchgängiger Spalt sich zeigte. Die Geschwister dieses Knabens, die ich mir vorführen ließ, waren sämmtlich wohlgebildet und von blühendem Aussehen, auch die Eltern sind gesund.

Bei der Therapie dieses Uebels gilt die Regel, die Operation so früh als möglich zu machen, da sich sehr bald wegen Nichtgebrauchs der Augen Stumpfheit des Sehens, sowie Verlust des Vermögens zu fixiren ausbilden.

In dem ersten meiner vorerwähnten Krankenfälle, wo beträchtlicher unregelmäßiger Nystagmus und trotz prompter Lichtempfindung und Projektionsvermögens doch kein rechtes Fixiren bestand, blieb das Sehvermögen auch nach gelungener Operation (beiderseits ganz schwarze Pupillen ohne Kapselreste) höchst mangelhaft. Das Fixiren ist jedoch erlernt worden. In dem zweiten war der Nystagmus von Haus aus viel geringer, nach der Operation recht befriedigendes Sehvermögen. Beide Kinder sind gleich alt, im zweiten Falle ist das günstige Resultat einfach so zu erklären, daß wegen der Schrumpfung der Cataract rechterseits ein Pupillenspalt vorhanden war, durch welchen die Lichtstrahlen zur Retina gelangen und daselbst zu einigermaßen distinkten Bildern sich vereinigen konnten, weshalb es zur Entwickelung einer Amblyopia ex anopsia (Stumpfsichtigkeit aus Nichtgebrauch) nicht kommen konnte.

Die Operationsmethoden, welche in Anwendung kommen, sind auch hier die Discission und die lineare Extraktion. Membranstare können ohne Schwierigkeit mit der gewöhnlichen Kapselpincette oder einem Häkchen (nach angelegtem Hornhautschnitt und schmaler Iridektomie) herausgezogen werden, Glaskörpervorfall braucht hierbei nicht gefürchtet zu werden. Auch die Reklination derselben wird empfohlen. Ich habe verhältnißmäßig oft Gelegenheit, solche Stare zu operiren und habe immer die einfache Extraktion mit der Pincette ohne jede Schwierigkeit machen können bei gleichbleibendem günstigen Erfolge.

Was die oben erwähnte Amblyopia ex anopsia anbelangt, so hat man mit Unrecht ihre Existenz geleugnet, und sie als angeborene Schwachsichtigkeit erklärt. Es sind vornehmlich zwei Gruppen von Amblyopie in Folge Nichtgebrauches der Augen, die von den Klinikern angenommen werden

1) die Stumpfsichtigkeit der schielenden Augen und 2) die Stumpfsichtigkeit der wegen angeborener Cataracta operirten und durch die Operation von dem Sehhindernisse befreiten Augen. Was die erste Gruppe anbelangt, von der wir noch im betreffenden Kapitel zu sprechen haben werden, so heißt es nur den Thatsachen Zwang anthun, wenn man gegen alltägliche Erfahrungen leugnen wollte, daß das Sehvermögen der strabotisch abgelenkten, d. h. nicht zur Fixation verwendeten Augen continuirlich bis zur Stumpfsichtigkeit sinkt. Schwieriger ist die Existenz der zweiten Gruppe zu erweisen, weil wir eben nicht in die Lage kommen können, das Sehvermögen der betroffenen Augen vor der Entwickelung der Cataract festzustellen. Uebrigens ist die physiologische Grundlage beider Gruppen verschieden. In der ersten Gruppe handelt es sich um eine Unterdrückung der Gesichtswahrnehmungen, die von einem sonst normalen, aber abnorm gerichteten Auge geliefert werden, zum Zwecke der Vermeidung von störenden Doppelbildern; in der zweiten Gruppe sind diese Gesichtswahrnehmungen niemals zu Stande gekommen, und es konnte darum auch nicht zur Aufspeicherung von Erinnerungsbildern aus der Sphäre des Gesichtssinnes kommen. In beiden Gruppen ist das Uebel unbedingt ein centrales; freilich wissen wir heute noch nicht, ob anatomisch nachweisbare Veränderungen der der Gesichtswahrnehmung dienenden Ganglienzellen sich ausbilden. Hochmerkwürdig vom physiologischen Standpunkte sind die bei solchen blindgeborenen Individuen zu beobachtenden atypischen Augenbewegungen, die ich oben in Ermangelung eines besseren Terminus als „unregelmäßigen Nystagmus“ bezeichnet habe. Solche Individuen besitzen nämlich keine Macht über ihre Augenmuskeln, noch weniger verstanden sie und erlernen sie auch später die Kunst des Fixirens, d. h. des Einstellens der empfindlichsten Netzhautstelle — der Macula lutea — auf den zu sehenden Gegenstand. In dem Leben, das sie vor der Operation führten, war nur ein geringes Quantum diffusen Lichtes in ihr Auge gedrungen, von einem Vereinigen der Lichtstrahlen zu einem einigermaßen scharfen Bilde konnte ja wegen der opaken Cataract keine Rede sein. Für das Quantum Licht, dessen sie sich erfreuten, war ihnen jede Netzhautstelle gut genug; der specielle Nutzen einer Macula lutea war ihnen gar nie zum Bewußtsein gedrungen. Nun hängt eben von der Verwendung der Macula lutea die Innervation der äußeren Augenmuskeln ab: die centrale Einstellung der Netzhaut ist die Triebfeder und der Ausgangspunkt aller Augenbewegungen. Es haben darum Personen mit angeborener Cataracta niemals irgend ein Interesse an coordinirten Augenbewegungen und darum begegnen wir bei ihnen, sowie bei allen Blindgeborenen und in frühem Alter Erblindeten jenen so durchaus unregelmäßigen, so absonderlich erscheinenden Augenbewegungen, die so regellos ablaufen, wie die Bewegungen eines steuerlosen Schiffes auf einem unruhigen Wasserspiegel. Diese so ganz ziellosen Rollungen der Bulbi sind durchaus nicht mit dem Nystagmus zu vergleichen, in welchem bei gut erhaltener Coordination der Augenmuskeln noch gewisse, aber ebenfalls nach einem bestimmten Typus ablaufende, zuckende oder rollende Bulbusbewegungen beobachtet werden.

2) Cataracta juvenum, jugendlicher Star.

Bei jugendlichen Personen entwickelt sich manchmal ohne auffindbare Veranlassung eine partielle Linsentrübung, welche verhältnißmäßig rasch (in einigen Monaten) sich über den ganzen Linsenkörper ausbreiten kann. Die Trübung kann zuerst im Centrum der Linse beginnen und sich nach vorne ausbreiten; oder aber sie bildet sich erst in der Peripherie, die Linsenfasern zur Zerklüftung bringend, so daß die eigenthümliche sternförmige Anordnung derselben sichtbar wird. Jedenfalls wird die Linse bald eine milchig-graue Trübung zeigen, welche aber erst bei längerem Bestande des Processes homogen wird, während des Entwickelungsstadiums jedoch noch zahlreiche transparente Speichen zeigt, die Reste der noch nicht vollständig getrübten Linsenfasern. Mit dem Verschwinden dieser transparenteren, perlmutterähnlich glänzenden Partieen tritt auch das Stadium der Reife der Cataract ein.

Die jugendlichen Stare sind alle von weicher Consistenz, auch in ihren centralen Antheilen, denn sie befallen Linsen, in welchen es wegen ihrer Jugend noch nicht zur Ausbildung eines Kernes, zur Sklerosirung, gekommen war. Die Trübung und Erweichung der Linsenfasern kommt nicht ohne vorherige Aufquellung derselben zu Stande, woher es rührt, daß das ganze Linsensystem vor dem Stadium der Reife noch eines der Aufblähung durchmacht.

Diese Starform kommt sowohl ein- als auch beiderseitig vor.

Als Operationsmethode wird in der Regel die einfache lineare Extraktion gewählt, zu welcher nicht erst die sogenannte Reife abgewartet zu werden braucht. Man kann die Operation in jedem Momente machen, wenn das Sehvermögen bereits nennenswerthe Einbuße erlitten hat. Wir werden über die bei der Reife in Betracht kommenden Merkmale noch ausführlicher sprechen müssen, dagegen muß noch erwähnt werden, daß, im Falle die vollständige Reife lange auf sich warten läßt, manche in der Discission (Einreißung der Kapsel und der vordersten Linsenpartieen) ein Mittel suchen, die Trübung und Erweichung des Linsenkörpers zu beschleunigen und letzteren zur späteren Extraktion geeigneter zu machen. (S. S. 240.)

3) Cataracta senilis, der Greisenstar.

In den reiferen Lebenjahren treten in der Regel im Linsenkörper Metamorphosen der Fasern auf, welche zu einer Sklerose der central gelegenen Linsenpartieen führen. Man hat sich gewöhnt, das Centrum der Krystalllinse Kern zu nennen, im Gegensatz zu deren peripheren Partieen, die unter dem Namen Rinde oder Corticalsubstanz bezeichnet werden. Wenn wir (die Ergebnisse der feineren Anatomie jetzt bei Seite gesetzt) die Linse nur nach ihrer so zu sagen chirurgisch wahrnehmbaren Consistenz beurtheilen, so existirt ein solcher

Gegensatz sicherlich nicht in juvenilen Linsen, und wir haben bei der Besprechung der jugendlichen Starformen darauf Gewicht gelegt, daß in den peripheren Schichten beginnende Trübungen unaufhaltsam auch gegen das Linsencentrum vorwärts schreiten, sowie alle regressiven Cataractmetamorphosen, z. B. Verflüssigung, sich über den ganzen Linsenkörper verbreiten können. In Folge der Ausbildung eines wahrhaften Linsenkernes jedoch, wie dies im reiferen Alter die Regel ist, tritt ein Gegensatz zwischen diesem und der Rinde auf, der sich auch in der Morphologie des Stares des Greisenalters äußert.

Wie es scheint, spielt — wenn wir die Trübung als einen aktiven Vorgang ins Auge fassen — der Kern bei der Starbildung eine passive Rolle, insofern er sich überhaupt nicht weiter mehr ändert.

Man kann sich nämlich bei der Vergleichung von Kernen aus cataractösen und nichtkataraktösen senilen Linsen überzeugen, daß ein besonderer Unterschied bezüglich der Durchsichtigkeit zwischen ihnen nicht existirt, vielmehr daß bei beiden die fast absolute Durchsichtigkeit im umgekehrten Verhältniß zur Zunahme der Härte verloren gegangen ist und beide eine röthlich-braune Färbung angenommen haben.

Was sich in der senilen Linse trübt, ist, wies dies O. Becker scharf betont, nur die Corticalis, wenn auch die mit einer Verkleinerung des sagittalen Durchmessers einhergehende Sklerosirung des Kernes zu dem ganzen cataractösen Vorgange vielleicht den Anstoß gegeben hat. Wie der genannte Forscher meint, handelt es sich möglicher Weise um den Wasserverlust der peripheren Linsenpartieen, verursacht durch die Verkleinerung des Kernes, also um eine Wasserabgabe aus den Fasern in die neuentstandenen Lücken zwischen Peripherie und Centrum.

Dieser Ansicht Becker's, wonach also die Trübung der Corticalis durch Wasser-Abgabe bedingt sei, wird von Deutschmann (Archiv f. Ophthalm. XXV. 2) widersprochen. Die von Becker angenommene Wasserabgabe ist eine gewissermaßen ex vacuo entstandene, indem der sklerosirte Kern sich verkleinert und in den hierdurch erzeugten Raum zwischen Cortex und Nucleus Wasser gezogen wird. Deutschmann ist jedoch auf Grundlage seiner Untersuchungen zu der Annahme gelangt, daß die Trübung der Rinde durch Flüssigkeitsaufnahme aus dem Kammerwasser bedingt sei, wodurch die Linsenfasern in Quellung gerathen und zerstört würden. Den Anstoß zum ganzen Vorgange gebe ein unregelmäßiger Sklerosirungsproceß des Kernes:

„Der Beginn der senilen Katarakt ist in einem Zerfall von Linsenfaserelementen innerhalb der unversehrten senilen Linse su suchen; der weitere Grund dieses Zerfalles liegt in einem ungleichmäßigen Sklerosirungsprocesse der alternden Linse. Das Wasser, welches der

Linsenkern — denn vom Centrum aus beginnt die Sklerose — bei seiner Sklerosirung abgiebt und welches einer regelmäßigen und gleichmäßig sklerosirenden alternden Linse unschädlich ist, trübt die mangelhaft und ungleichmäßig diesen Proceß durchmachende Linse durch Quellung ihrer Faserelemente. An diesen ersten dadurch hervorgerufenen Zerfall in der Linse schließt sich eine lebhaftere Diffusion zwischen den zerztörten Linsenelementen und den umgebenden Medien, in specie dem Kammerwasser. Die Linse giebt gelöstes Eiweiß an das Kammerwasser ab und nimmt Wasser aus ihm auf, welches letztere weiterhin zur Vernichtung von Linsenelementen durch Quellung beitragen hilft."

Die senile Cataract beginnt in der Regel am Linsenrande (Aequator) in Form von radienförmigen Trübungen, welche meistens gabelförmig (wie Reiterchen) auf dem gewöhnlich stark reflektirenden Kern zu sitzen pflegen. Man entdeckt sie häufig erst nach starker Erweiterung der Pupille durch Atropin und findet, daß sie den Linsenäquator wie ein Kranz umgeben (Gerontoxon lentis). Diagnostisch wichtig ist es, daß diese Trübungen, mit seitlicher Beleuchtung betrachtet, weiß in schwarz, bei Durchleuchtung des Auges mit dem Ophthalmoskop dagegen schwarz in pupillenroth erscheinen. Alle diese Trübungen befinden sich jedoch in den peripherischen Linsenschichten und zwar in jenen, welche dem Kern benachbart sind. Der letztere selbst nimmt, ohne seine Durchleuchtbarkeit zu verlieren, eine intensivere gelbliche Färbung an.

Dieser Zustand kann jahrelang ohne besondere Veränderungen verharren und ohne daß der Kranke, da die Trübungen sich mehr in der Gegend des Linsenäquators befinden, wesentlich andere als die aus der Presbyopie stammenden Beschwerden haben würde. Man spricht in dem Falle von Cataracta incipiens. Nehmen jedoch die Trübungen an Zahl zu, wird die zwischen ihnen befindliche durchsichtige Linsensubstanz immer schmäler, so werden dementsprechend die Sehstörungen immer fühlbarer, und wir gelangen dann endlich dazu, durch die Linse mit dem Augenspiegel kein Licht in den Augenhintergrund mehr werfen zu können. Es ist dann die Trübung der Corticalis optisch schon vollendet, wenn auch die optische Reife der Cataract mit der chirurgischen gewöhnlich nicht zusammentrifft, sondern die erstere die letztere gewöhnlich überholt. Es sind nämlich im ersteren Falle noch zahlreiche, noch nicht völlig getrübte Streifen von Linsensubstanz vorhanden, die sich bei seitlicher Beleuchtung durch einen eigenthümlichen seiden- oder perlmutterähnlichen Glanz auszeichnen; ja es können die periphersten (d. h. der Kapsel unmittelbar anliegenden,

Linsenschichten noch durchsichtig sein, während die hinteren prä-nuclearen schon völlig getrübt sind. Diesen letzteren Zustand erkennt man an einem untrüglichen Zeichen: beleuchtet man scharf den Pupillarrand der Iris, so sieht man, daß er nicht genau der cataractösen Oberfläche aufliegt, sondern von letzterer durch einen dunklen Zwischenraum getrennt ist. Es rührt dies daher, daß die Iris einen Schlagschatten auf einen hinter ihr liegenden undurchsichtigen Schirm werfen muß, so lange zwischen Iris und Schirm noch ein durchsichtiges Medium sich befindet. In diesem Stadium ist die senile Cataract eine Nondum matura, noch nicht reife.

Die chirurgische Reife des Stares tritt ein, sobald die Trübung auch die unmittelbar unter der Kapsel gelegenen Linsenpartieen ergriffen hat. In diesem Zustande pflegt die Linse wieder ihr früheres Volum angenommen zu haben, denn bis dahin war sie aus Ursachen, die oben besprochen wurden, gebläht. Diese durch Quellung der Corticalis bedingte Vergrößerung des Linsenkörpers ist die Ursache jener so hochwichtigen Thatsache, daß wir in diesem Stadium die Iris nach vorne gedrängt und demzufolge die vordere Kammer seichter finden. Darum ist es von der größten praktischen Wichtigkeit, den Zeitpunkt der Reife genau beurtheilen zu können, weil die Entfernung der Cataract um so vollständiger gelingt, ein je kleineres Volum die Rindenschichten bereits eingenommen haben.

Ist die Cataract eine „matura", so beginnen nun innerhalb des Kapselsackes im Starkörper regressive Metamorphosen, und zwar von jener Art, wie wir sie bereits bei anderen Starformen skizzirten. Eine ziemlich seltene ist die Verflüssigung der Corticalis, welche so vollständig werden kann, daß der harte Kern auf den Boden des Kapselsackes sinkt und überhaupt bei Lageveränderungen des Kopfes auch seine Position entsprechend ändert. Man nennt diese Starform Cataracta Morgagniana, und sie sowohl wie alle anderen regressiven Erscheinungen, Resorption, Kalkbildungen, Schrumpfungen, gehören in jene Epoche des Stares, die man C. hypermatura, Stadium der Ueberreife, nennt.

Während der Ueberreife des Stares geschieht es auch, daß die Linsenepithelien in einen Zustand der Wucherung gerathen, welcher zu Verdickungen der Kapsel führt. Es würde gewagt sein, dieses Faktum als Folge einer Entzündung, einer Phakitis, zu deuten. Die Verdickungen können aber so mächtig werden, daß die Kapsel wie gerunzelt aussieht oder eine wie gestrickt erscheinende Oberfläche darbietet. Mit Hülfe der seitlichen Beleuchtung sind diese Kapselverdickungen leicht zu erkennen; ihre Diagnose ist im Hinblick auf die seinerzeitige Operation, wo sie besondere Rücksicht erheischen, sehr wichtig.

Von dem hier geschilderten Bilde der senilen Cataract weichen zwei Starformen in wesentlichen Punkten ab, weshalb ihrer hier Erwähnung geschehen muß. Es giebt nämlich, wenngleich sehr selten, Fälle, in welchen die Sklerosirung, welche normaler Weise nur im Kern vorkommt, den ganzen Linsenkörper ergreift. Diese Sklerosirung geht auch mit Trübung einher, und so erhalten wir eine harte, kernige Cataract, die man mit dem älteren Namen des Phakoskleroma belegen kann. Im Gegensatze hierzu steht eine Form, bei welcher die Starbildung im Kerne beginnt und nur äußerst langsam nach der Peripherie vorwärts schreitet — Cataracta nuclearis. Diese Starform kommt bei herabgekommenen, marastischen Individuen und nach meinen Beobachtungen auch in hochgradig myopischen Augen vor.

4) Diabetische Cataract.

Die diabetische Cataract kann nicht in dem Sinne neben die anderen Formen gestellt werden, als ob sie morphologisch einen eigenen Platz verdiente. Denn es handelt sich hier um Linsentrübungen, welche bei Diabeteskranken in der Weise sich entwickeln, wie es dem Alter der Kranken entsprechend ist, also bei Greisen als senile Cataract, bei jugendlichen Individuen als weicher Star. Förster kennt nur einzelne Fälle, in denen sich die diabetische Cataract in einer Weise rasch ausbildete, die sofort auf eine ganz besondere Aetiologie hinwies: wo die Trübung in der vordersten Corticalis begann, welche sektorenförmig zu zerfallen schien, während der Kern noch ganz durchsichtig blieb. Aehnliche Linsentrübungen bilden sich sonst nur nach hochgradigen Desorganisationen des Bulbus, wie bei Netzhautablösung aus.

Der genauere Zusammenhang zwischen Starbildung und dem Diabetes ist bis zur Stunde noch nicht genügend klargestellt. Es ist nicht unsere Aufgabe, das darüber Bekannte hier zu referiren. Therapeutisch interessirt uns das am meisten, daß das Grundübel auf die Operirbarkeit der Katarakt keinen schädlichen Einfluß ausübt, da von allen Seiten neue Belege dafür erbracht werden, daß der Heilungsproceß nach der Operation ein ganz günstiger und normaler ist.

Wir haben noch die traumatischen Cataractformen zu besprechen, um sodann das Nothwendigste über die wichtigsten, diagnostischen, prognostischen und therapeutischen Behelfe und Regeln bei der Cataract im Allgemeinen auseinanderzusetzen.

5) Cataracta traumatica, der Wundstar.

Unter Cataracta traumatica verstehen wir jene Linsentrübung, welche als unmittelbare Folge von Augenverletzungen entstanden ist. Die meisten Fälle von Wundstar kommen auf die Weise zu Stande, daß die Linsenkapsel eröffnet wird, wodurch der Linsenkörper mit dem Kammerwasser in direkte Berührung tritt: es entsteht nun eine Trübung, indem die Fasern der Linse sich mit Kammerwasser imbibiren, quellen, um sodann zu zerfallen, und entweder direkt aufgelöst oder durch den Saftstrom aus dem Auge weggeschwemmt zu werden. Diese klinische Thatsache dient der Methode der Discissio cataractae zur Grundlage, bei welcher Operation wir eben den geschilderten Vorgang lege artis einzuleiten die Absicht haben.

Die Beobachtung hat jedoch gelehrt, daß dieser Vorgang sich nicht in allen Augen mit gleicher Raschheit vollzieht.. Zunächst hängt es von der Grösse der Kapselwunde ab, also von der Ausgiebigkeit der Communication des Linsenkörpers mit dem Kammerwasser, ob ein größerer oder geringerer Antheil der Linsenfasern der Imbibition verfällt, und oft genug bleibt bei kleinen Kapselwunden eine mäßige Linsentrübung stationär. Sodann wird eine jugendliche Linse, weil sie weich und kernlos ist, rascher den Proceß von der Imbibition bis zum molekulären Zerfall durchmachen, als eine senile, bei der nur die Corticalsubstanz mehr quellungsfähig ist, während der sklerosirte Kern sich nur sehr schwer durchtränkt oder kaum mehr vom Kammerwasser angegriffen wird. Von der Raschheit der Auflösung der Linsensubstanz hängt aber wesentlich das Gesammtbefinden des betroffenen Auges ab: je kürzere Zeit die Quellung der Fasern dauert und je schneller die ergriffenen Linsenpartieen aus dem Auge geschafft werden, desto leichter erträgt dieses den ganzen Vorgang; dagegen wird, bei namhafter Quellung und ungenügender Resorption, offenbar ein vermehrter Druck im Inneren des Auges herrschen müssen, der für dasselbe deletär werden kann. Dazu kommt noch, daß die sich blähenden Linsenmassen mechanisch die Iris reizen und zur Entzündung veranlassen müssen.

Aus dem Gesagten geht hervor, daß eine Verwundung der Linse desto leichter ertragen wird, je jünger das Individuum ist, je geringere Ausdehnung der Kapselriß besitzt (resp. je weniger Linsenpartieen mit dem Humor aqueus in Berührung kommen), und je rascher die Resorption der getrübten Linsenpartieen stattfindet.

Außer diesen aus der Erfahrung geschöpften Thatsachen, die bei jedem Fall von Linsenverletzung sich neu bestätigen, kommen bei jedem speciellen Falle von Wundstar noch Verhältnisse in Betracht, die aus dem Charakter und der Intensität des Traumas sich ableiten lassen. Offenbar werden Schnittwunden der Bulbuskapsel, welche gleichzeitig die Linse treffen und z. B. auch Cornea und Corpus ciliare tangiren, prognostisch und therapeutisch anders beurtheilt werden müssen, als einfache Stichwunden, welche in der Cornea vielleicht kaum eine Spur hinterließen, aber in die Linse drangen und dort Cataract erzeugten. Oder fremde Körper, welche Cornea und Linse durchschlugen, um sich im Inneren des Auges einzubetten, werden uns zu anderen Maßnahmen veranlassen, als solche, welche in der Linse selbst stecken geblieben. Im Folgenden werden wir die wichtigsten therapeutischen Grundsätze, nach denen wir uns bei Linsenverletzungen zu richten haben, in Kürze besprechen.

Bei jeder frischen traumatischen Cataract haben wir zunächst durch die Untersuchung festzustellen, inwieweit das Trauma noch andere Theile des Auges in Mitleidenschaft gezogen hat, und ob nicht solche Complicationen vorliegen, welche an und für sich die Existenz des Bulbus in Frage stellen oder vernichten. Zu dem Behufe ist auch die Funktionsprüfung des Auges nie zu unterlassen, weil diese uns über solche Veränderungen in der Tiefe des Organes Aufschluß giebt, die wir mit dem Blicke nicht erreichen können.

Frische, wenig complicirte Linsenverletzungen erfordern im Wesentlichen dieselbe Behandlung, wie sie nach einer Discission am Platze wäre. Möglichste Ruhe der Augen, eventuell Druckverband, energische Atropinisirung, damit die Iris möglichst wenig von den quellenden Linsenmassen irritirt werde, genaue Ueberwachung der Druckverhältnisse sind erforderlich. Bei jugendlichen Individuen genügt oft Ruhe und Atropinisirung, auf daß der Quellungs- und nachfolgende Resorptionsproceß der Linse ohne besondere Zwischenfälle vor sich gehe. Wo dies nicht der Fall ist, muß in erster Linie der verderblichen Einwirkung des vermehrten intraoculären Druckes entgegengewirkt werden. Dies geschieht durch eine möglichst breite Iridektomie, mit der man, im Falle die Linse weich ist, gleich die Evacuirung derselben verbinden kann.

Bei senilen Linsen wird dies jedoch in den meisten Fällen seine Schwierigkeiten haben, und man wird sich vorläufig auf eine ausgiebig breite Iridektomie beschränken müssen. Namentlich dort wird die Extraktion nicht gewagt werden können, wo das Trauma die Linse von ihrem Platze gerückt hat (Luxatio lentis) und wir demnach bei der Extraktion Glaskörperverlust zu befürchten haben, oder wo wir mit Wahrscheinlichkeit vermuthen können, daß nach der Extraktion noch viele Linsentheile im Auge zurückbleiben müssen. Solche Fälle gehören zu den schwierigsten der operativen Augenheilkunde und geben im Allgemeinen keine günstige Prognose. In der Operationslehre werden die wichtigsten Regeln, die complicirte traumatische Cataract betreffend, noch vorgetragen werden.

Linsenverletzungen, die durch eindringende fremde Körper verursacht sind, geben ebenfalls eine schlechte Prognose, wofern der fremde Körper nicht zufällig in der Linse selbst stecken geblieben ist. Dieser letztere Fall giebt noch die relativ günstigste Aussicht für die Erhaltung des Bulbus, wenn es nämlich gelingt, den fremden Körper mit der Linse zusammen zu entfernen. Gewöhnlich aber dringen die Fremdkörper durch die Linse in die Tiefe oder die Wände des Auges, wo sie Entzündung und deren Folgezustände hervorzurufen pflegen, wie wir sie im Kapitel der sympathischen Augenentzündung zu besprechen Gelegenheit hatten. Dann bleibt uns häufig nur die Enukleation des verletzten Auges übrig, als einziges Mittel, das andere Auge zu retten.

Der graue Star.

(Fortsetzung.)

Diagnostische und prognostische Bemerkungen.

In jedem Falle von Linsentrübung ist die Höhe der vorhandenen Sehschärfe genau festzustellen und zugleich abzuschätzen, ob sich die etwaige Einbuße an Sehvermögen aus der Ausdehnung der Linsentrübung erklären läßt. Fälle, in denen das Sehvermögen um vieles schlechter ist, als man nach dem Grade der Durchleuchtbarkeit der Linse zu vermuthen das Recht hätte, lassen den gegründeten Verdacht aufkommen, daß wir es nicht ausschließlich mit einer Linsenaffektion zu thun haben, sondern daß noch eine Complication von Seiten der lichtpercipirenden Organe vorliegt.

Im Allgemeinen läßt sich der Satz leicht aus der alltäglichen Erfahrung ableiten, daß bei beginnenden, sowie bei den partiellen stationären Staren der Grad der Sehstörung abhängig ist von dem räumlichen Verhältnisse der Linsentrübung zur mittleren Pupillenweite. Je geringeren Raum die erstere im Pupillargebiete einnimmt, desto besser kann das Sehvermögen sein, und so begegnen wir auch, wie dies bei den stationären Starformen schon auseinandergesetzt wurde, zahlreichen Individuen mit Schicht- und Polarstaren, die sich eines leidlichen Sehvermögens noch erfreuen. Ebenso verhält es sich auch mit den beginnenden Totalstaren, namentlich dem senilen Stare, wo, insolange die Trübungen noch in der Gegend des Linsenäquators sich befinden, noch über keinerlei Sehstörung geklagt wird.

Anders steht es freilich mit der Accommodationsfähigkeit solcher Augen. Es scheint, daß dieselbe bei den genannten stationären Partialstaren wesentlich beschränkt ist, und es liegt die Ursache vielleicht in einer mangelnden Elasticität der Linse, was aber nicht ausschließt, daß die von der Nähe betrachteten Gegenstände ungebührlich nahe ans Auge gehalten werden. Es ist dies eine Folge des unbewußten Strebens solcher Kranken, unter Verzicht auf die Schärfe der Netzhautbilder recht große Bilder zu erhalten, eine Erscheinung, die wir noch bei hochgradigen Hypermetropen, sowie bei Individuen mit Hornhautflecken oder unregelmäßigem Astigmatismus überhaupt antreffen.

Bei progressiven, jugendlichen Staren geht die Starbildung gewöhnlich so rasch vor sich, daß wir uns mit der Erörterung der nach und nach zur Beobachtung kommenden Sehstörungen nicht aufzuhalten brauchen. Eine solche Erörterung ist aber für die senile Cataract nothwendig, die manchmal Jahre zu ihrer Reife braucht, während welcher Zeit die betreffenden Kranken auf unsere Hülfe angewiesen sein können.

Eine der ersten Erscheinungen, die bei der senilen Cataract sich zu zeigen pflegt, ist die Ausbildung resp. Zunahme einer Myopie im betroffenen Auge. Die Kranken pflegen das sehr bald selbst zu bemerken, und man entdeckt auch, daß man im Stande ist, das Sehvermögen für die Ferne durch Concavgläser zu bessern, und daß zum Sehen in der Nähe schwächere oder keine Convexgläser (es handelt sich hier ohnedies immer um Presbyopen) mehr erforderlich sind.

Diese Thatsache läßt sich ungezwungen aus der Aufblähung, dem Dickerwerden der Linse erklären, und sie täuscht den Kranken ein Besserwerden des Gesichtes vor. Da dieser Zustand wegen des Fortschreitens der Trübung ohnedies nicht sehr lange dauert, so unterliegt es natürlich keinem Anstande, solchen Kranken für die kurze Zeit die Benützung der entsprechenden Concavgläser zu gestatten. Von einem Einflusse auf die Entwickelung des Stares ist dies selbstverständlich nicht. Sowie jedoch die Trübungen aus dem Aequatorgebiete in das Pupillargebiet rücken, werden auch die Beschwerden des Kranken complicirterer Natur. Dann tritt wegen der Verschiebung der einzelnen Corticalschichten unregelmäßiger Astigmatismus, ja Diplopia und Polyopia (Doppelt- und Mehrfachsehen) auf. Es ist nicht überflüssig, zu bemerken, daß man sich sofort davon überzeugen kann, daß eine solche Diplopie nicht etwa von einer Augenmuskellähmung herrührt, indem man den Kranken anweist, abwechselnd ein und das andere Auge zu schließen, worauf das Auge, welches der Sitz dieser Diplopie ist, ohne Weiteres als das diplopische erkannt wird, während bei einer muskulären Diplopie bei Verschluß welches Auges immer das Doppelsehen schwinden muß. Außerdem treten wegen der Zerstreuung des Lichtes durch die halbgetrübten Linsenpartieen, namentlich bei heller Beleuchtung, Blendungserscheinungen auf, während in vorgerückteren Stadien das Sehen bei sehr heller Beleuchtung stark sinkt, weil die Pupille sehr eng wird und die Trübungen schon einen großen Theil ihres Gebietes einnehmen. In diesen Stadien ist die Verordnung von dunklen Schutzgläsern resp. Linsen (im Falle einer Ametropie) besonders angezeigt, unter welchen einestheils das äußere Licht entsprechend abgeschwächt, anderntheils die Pupille mäßig erweitert wird, wodurch beiden Indicationen Genüge geleistet wird.

Viele Starkranke empfinden es als eine Wohlthat, wenn die Pupille ständig in mittlerer Erweiterung gehalten wird. Es genügt, hierzu eine 1—2malige Einträufelung eines Tropfen Atropins die Woche. Wo kein Verdacht auf Glaukom besteht, kann dies ohne Scheu angegewendet werden.

Uebrigens werden bei Leuten, welche nicht eben sich hauptsächlich mit Lesen und Schreiben beschäftigen, diese Beschwerden deshalb nicht sehr empfunden, weil gewöhnlich, wenn die Cataract in einem Auge in den ersten Stadien ist, das andere Auge noch ganz gut funktionirt. Erst mit dem Fortschreiten der erstentwickelten Cataract entsteht die Linsentrübung auf dem zweiten Auge.

Es ist leider sichergestellt, daß wir kein Mittel besitzen, eine einmal constatirte partielle senile Linsentrübung zur Aufhellung zu bringen. Alle darauf gerichteten Methoden haben sich bisher als trügerisch erwiesen. Dagegen muß bei der Aufstellung einer Prognose zur höchsten Vorsicht gemahnt werden. Einzelne speichenförmige Linsentrübungen können viele Jahre stationär bleiben, eine Thatsache, die bei alten Leuten prognostisch sehr ins Gewicht fällt. Man möge darum den Kranken gegenüber erst dann von grauem Star und der zu gewärtigenden Operation sprechen, wenn die Sehstörungen bereits so beträchtlich sind, daß der Kranke in seinem Berufe gestört ist. Ich kenne Patienten, bei denen vor Decennien bereits der beginnende senile Star diagnosticirt wurde, und die mit der Furcht vor der Operation noch heute für ihr Alter arbeitsfähig genug sind. — In den meisten Fällen werden beide Augen, wenn auch nicht gleichmäßig, von der Linsentrübung befallen. Indessen habe ich Fälle genug beobachtet, wo nur das eine Auge von senilem Star befallen wurde, und das andere bis ins höchste Greisenalter leistungsfähig blieb.

In den späteren Stadien des Uebels können wir nichts Anderes thun, als den Fortschritt der Cataract zu beobachten, um den Kranken auf den Zeitpunkt der Reife aufmerksam zu machen.

Die Cataract ist, wie bereits betont wurde, reif, wenn die vordere Kammer ihre normale Tiefe wieder erreicht hat (Vergleich mit dem anderen Auge!), und sich auf der vorderen Starfläche keine perlmutterähnlich glänzenden Radien, ferner kein Iris-Schlagschatten mehr vorfinden.

Auch die vollständig getrübte Linse läßt noch Licht durch, welches von der intakten Retina empfunden werden muß. Die Erfahrung lehrt, daß ein Kranker mit totaler, uncomplicirter Cataract noch sehr geringe Lichtquantitäten wahrnehmen, ferner ein intaktes Gesichtsfeld und ein ungestörtes Projektionsvermögen besitzen muß. Wo eine dieser Qualitäten fehlt, können wir sicher sein, weiteren Abnormitäten zu begegnen; während andererseits Individuen mit totalem Stare noch so viel Sehvermögen besitzen können, um die Bewegungen der Hand unmittelbar vor dem Auge, ja die Anzahl der ausgestreckten Finger prompt zu erkennen.

Wir untersuchen daher, ehe dem Kranken eine Operation angerathen wird, ob derselbe im Stande ist, mit dem kataraktösen Auge eine Kerze von mäßiger Leuchtkraft im dunkeln Raume auf eine Distanz von circa 6 Meter zu erkennen, indem wir die Flamme abwechselnd zeigen und verdecken. Das Gesichtsfeld wird gemessen, indem man eine zweite Kerze zu Hülfe nimmt, den Kranken die eine Kerze fixiren heißt und die andere an den Grenzen des Gesichtsfeldes herumführt. Der Kranke muß immer angeben können, in welcher Richtung die Kerze sich befindet.

Eine bequeme Methode, welche die Kerzen überflüssig macht, besteht darin, dem Kranken die Lichtbilder mit dem Augenspiegel zu entwerfen. Man setzt den Kranken wie zur Augenspiegeluntersuchung mit nahe hinter dem Kopfe befindlicher Lampe. Das Zimmer ist verdunkelt. Nun wirft man mit dem Planspiegel ein Flammenbild auf das beschattete kataraktöse Auge und überzeugt sich wiederholt, ob es wahrgenommen wird. Durch die allmähliche Entfernung des Spiegels wird das Bild immer lichtschwächer und kann endlich bis zur Grenze der Erkennbarkeit gebracht werden. Man hat hierdurch ein weit feineres Mittel, die Lichtempfindung zu prüfen, als mit der Kerze; ebenso kann durch Herumführen des Spiegels das Flammenbild von einer anderen Seite her auf das Auge geworfen und so das Gesichtsfeld und Projektionsvermögen geprüft werden. Dabei kann man in jeder Stellung des Spiegels denselben dem Auge nähern und entfernen und auf diese Weise die Feinheit auch der peripherischen Lichtempfindung prüfen.

Hat diese Untersuchung ein günstiges Resultat geliefert, so kann mit größter Wahrscheinlichkeit prognosticirt werden, daß nach der Entfernung des optischen Hindernisses aus der Pupille auch genügendes Sehvermögen sich wieder einstellen wird. Diese Prognose kann sich der absoluten Gewißheit nähern, wenn auch die Inspektion des Auges keine Anhaltspunkte für ein inneres, d. h. hinter der Linse befindliches Leiden ergiebt. Folgende Punkte mögen vorwiegend berücksichtigt werden:

1) Jede andere als katarrhalische Injektion des Bulbus ist verdächtig. Ciliarinjektion deutet immer auf eine entzündliche Affektion des Uvealtraktus; stark ausgedehnte, geschlängelte Skleralgefäße deuten auf Stauungen im Augeninneren.

2) Alte Hornhautflecke werden jedenfalls das Sehen nach der Operation entsprechend abschwächen. Entzündliche Trübungen mögen bezüglich ihrer Bedeutung nach den im Kapitel der Keratitis aufgestellten Principien beurtheilt werden.

3) Die Iris muß das unverkennbare normale Aussehen besitzen. Die Pupille muß frei sein und auf Lichteinfall energisch reagiren. Hintere Synechien sind unter allen Umständen eine unangenehme Complication, was die glatte Ausführung der Operation betrifft; die Prognose ist um so besser, je schmäler und älter sie sind, und je entfernter ihre Beziehungen zur Ausbildung der Cataract sind.

4) Es ist selbstverständlich, daß andere Abnormitäten, wie z. B. Staphylome jeder Art u. s. w. die Prognose in jedem speciellen Falle entsprechend beeinflussen müssen.

5) Es ist zweckmäßig, bei jedem Cataractösen den Harn zu untersuchen. Die Anwesenheit des Zuckers contraindicirt die Operation nicht, macht aber insofern die Prognose unsicher, als hinter der Cataract Neuritis, Retinitis diabetica oder Retinalblutungen vorhanden sein könnten. Bei keiner beginnenden diabetischen Cataract darf übrigens die interne Behandlung des Diabetes versäumt werden.

6) Eine Inspektion der Nasenhöhle, sowie eine genaue Untersuchung des Thränensackes ist vor jeder Staroperation von höchster Wichtigkeit. Ozaena sowie Blennorrhoe der Thränenableitungsorgane trüben die Prognose, da die Infektion der Operationswunde durch die in der Nasenhöhle angesammelten und durch die Thränenwege mit dem Conjunktivalsacke communicirenden septischen Stoffe sehr leicht möglich ist. Thatsächlich sind zahlreiche Verluste durch Vereiterung, durch derlei septische Processe der Nasenhöhle bedingt. Es fragt sich nun, ob solchen Individuen zur Operation gerathen werden kann. Wir werden jedenfalls mit dieser so lange warten, bis die Eiterung des Thränensackes behoben ist, oder wo dies auf die gewöhnliche Art nicht gelingt, den Thränensack exstirpiren. Wo dies aber nicht ausführbar ist, kann man, wie ich dies selbst in zahlreichen Fällen mit glänzendem Erfolge erprobt habe, durch geeignetes Einpulvern von

Jodoform die Operationswunde vor der Infektion bewahren. Nach gründlicher Reinigung, eventuell Durchspritzung des Thränensackes wird eine dicke Lage Jodoformpulvers auf den inneren Augenwinkel gestreut, und so die Mündung der Canaliculi bedeckt; dann wird operirt. Nach der Operation wird abermals eingestreut, und so bei jedem Verbandwechsel. Auf diese Weise ist es mir noch jedesmal gelungen, die Wunde vor Infektion zu bewahren.

Bezüglich der Differentialdiagnose zwischen operirbarer Cataract und anderen mit Linsentrübungen einhergehenden Augenkrankheiten muß noch auf Einiges aufmerksam gemacht werden, umsomehr, als in den Protocollen eines jeden Augenarztes Fälle verzeichnet stehen, in denen Kranke mit unheilbaren Uebeln zur Operation sich meldeten, als es schon zu spät war, da sie nach dem Rathe ihrer ärztlichen Vertrauenspersonen erst „die Reife des Stares", d. h. die völlige Erblindung, abwarteten.

1) Eine Verwechslung mit Retinal- und Sehnerv-Amaurosen wird jenem Arzte völlig unmöglich sein, der sich nur gewöhnt hat, jedes kranke Auge in seinem vordersten, dem Blicke leicht zugänglichen Antheile mit Focalbeleuchtung (seitlicher Beleuchtung) und dem Lupenspiegel zu untersuchen. Die absolute Schwärze und Durchleuchtbarkeit der Pupille spricht gegen Cataract.

2) Einer der traurigsten und leider auch nicht so seltenen Irrthümer besteht in der Verwechslung der glaukomatösen mit der einfach cataractösen Linsentrübung. Es muß demnach betont werden, daß die einfachen Cataractbildungen immer schmerzlos einhergehen, während wir beim acuten und subacuten Glaukom, und nur diese kommen zumeist hier in Frage, heftige Schmerzen, und zwar anfallsweise und nach dem ausgesprochenen Typus der Ciliarneuralgie, beobachten. Bei Glaukom ist auch die Pupille und ihre Beweglichkeit niemals tadellos, sondern gewöhnlich weiter und starr, mindestens während der Anfälle. Außerdem treten auch sehr bald hochgradige Sehstörungen auf, ehe noch die seitliche Beleuchtung entsprechende Linsentrübungen aufweisen kann.

3) Vor Verwechslung einer primären Cataract mit Linsentrübungen, die in Folge von Netzhautablösung, eitriger Choroiditis u. s. w. entstanden sind, schützt, selbst wenn man das Grundleiden nicht erkennen sollte, die genaue Funktionsprüfung des Auges (S. 236). Außerdem ist das Aussehen der Cataract niemals dem bei senilem Star ähnlich; auch sind gewöhnlich Iris-Complicationen vorhanden. Der Bulbus pflegt in solchen Fällen gewöhnlich von abnormer Spannung zu sein: eine Tension, geringer als normal, deutet auf Netzhautablösung, während eine ge-

steigerte auf irgend ein glaukomatöses Leiden schließen läßt. Eine verkalkte, kreideweiße Linse deutet immer auf unheilbare Desorganisationen im Augeninneren.

Wenn es auch überflüssig erscheinen sollte, so halte ich es doch in Erinnerung an verbürgte Fälle für sehr nützlich, darauf aufmerksam zu machen, daß bei der Funktionsprüfung des cataractösen Auges das andere Auge sorgfältigst verdeckt werden muß, sonst kann es vorkommen, daß einem amaurotischen Auge die Lichtempfindung des noch sehenden Partners irgendwie gut geschrieben wird, was später zu sehr unangenehmen Ueberraschungen führen kann.

Therapeutische Bemerkungen.

Da die Operationslehre in einem eigenen Abschnitte ihre Erörterung finden wird, so wird an dieser Stelle weniger eine genaue Beschreibung der gebräuchlichen Staroperationen als die Darlegung ihrer Indicationen gegeben werden können.

Folgende Operationen kommen hier in Betracht:

a) Die Iridektomie. Die Verwendbarkeit dieser Operation ist bereits in der Lehre von den stationären Partialstaren erörtert worden. Ihr Zweck ist, die Pupille zu vergrößern, damit Licht neben der Trübung vorbei ins Auge gelange. Sie ist nur anwendbar bei mäßig ausgedehnten Trübungen, weil das Sehen durch die periphersten Randtheile der Linse ohnehin ein sehr schlechtes sein muß; es muß ferner darauf geachtet werden, daß die künstliche Pupille nicht zu groß ausfalle, weil die übergroße, ins Auge dringende Lichtquantität Blendungserscheinungen verursacht, welche das Sehen noch schlechter machen können. Sie ist jedenfalls contraindicirt in den Fällen, wo das Sehvermögen nach der mäßigen Erweiterung der Pupille durch Atropin nicht besser geworden ist, als es vor der Atropinisirung war. Selbstverständlich muß nach der Atropinisirung die Ametropie des untersuchten Auges sorgfältig corrigirt werden.

Die Iridektomie, eventuell die Iridotomie, ist ferner indicirt bei membranösen, die Pupille ganz oder zum Theil verlegenden Staren, wenn man zu vermuthen Grund hat, daß hinter dem auszuschneidenden Irisstücke keine Membran oder, wenn eine solche vorhanden ist, eine Lücke in derselben sich vorfinden werde, durch welche die Lichtstrahlen dringen können.

b) Die Discission. Sie besteht in der Einschneidung (Einreißung) der vorderen Kapsel und hat den Zweck, die Linsensubstanz der Einwirkung des Kammerwassers auszusetzen. Wir erwarten dadurch einen Zerfall und nachherige Resorbirung des Linsenkörpers zu erzielen.

Da dieser Proceß immer längere Zeit bis zu seiner Vollendung braucht, so wird auch der Erfolg der Discission kein momentaner sein, sondern Wochen auf sich warten lassen und gewöhnlich erst dann zu erreichen sein, wenn nach und nach andere operative Eingriffe vorgenommen werden.

Bevor die Linsenfasern vom Kammerwasser aufgelöst werden, müssen sie erst in diesem aufquellen. Dadurch nehmen sie einen größeren Raum für sich in Anspruch, die Flocken legen sich an die Iris an, fallen auch in die vordere Kammer und reizen die Gebilde. Die Gefahr der Discission liegt darin, daß dieser Vorgang vom Auge nicht vertragen wird und zu Drucksteigerungen im Auge und Entzündungen der Iris Veranlassung giebt.

Die Erfahrungen der letzten Jahre, die bei der Operation der übermäßigen Kurzsichtigkeit (Entfernung der durchsichtigen Linse) gemacht wurden, sind der Technik der Discission sehr zu Statten gekommen. Man ist gegenwärtig durch ein kühneres Zugreifen in den Stand gesetzt, die lange Beobachtungs- und Heilungsdauer bei den älteren Methoden beträchtlich zu verkürzen und die ganze operative Behandlung selbst gefahrloser zu gestalten. Zunächst besteht der erste Eingriff nicht in einem geringfügigen Einreißen der vorderen Kapsel, wie dies noch Arlt empfahl, worauf dann geduldig auf die Entwickelung der Trübung und die weiteren Metamorphosen des Wundstares gewartet wurde; wir schneiden vielmehr die vordere Kapsel ausgiebig durch und suchen dabei auch die vorderen Linsenschichten zu spalten. Schon nach wenigen Tagen erfolgt eine mächtige Trübung und Quellung der Linse, worauf ein großer Theil des Linsenkörpers durch eine einfache Punktion aus dem Auge entfernt werden kann. Bei gehöriger Umsicht kann die Operation als eine gefahrlose angesehen werden. Man hat selten nothwendig, die Punktion öfter als zwei-, höchstens dreimal zu machen. Die Bildung eines Nachstars, die zu späteren Discissionen veranlassen müßten, unterbleibt in gut behandelten Fällen. Eventuelle Drucksteigerungen sind nicht zu fürchten, wenn sie rechtzeitig wahrgenommen werden, da eine einfache Punktion sie wirksam beseitigt, und Iris-Entzündungen kommen bei jugendlichen Patienten kaum vor, wenn die Pupille durch energisches Atropinisiren immer weit erhalten wird. So kann die Heilungsdauer auf einige Wochen reducirt werden. Es muß aber nachdrücklichst betont werden, daß die Patienten der größtmöglichen Ueberwachung bedürfen, die Behandlung darum nur in einer Anstalt durchgeführt werden möge.

Die Discission ist angezeigt: bei weichen, jugendlichen Staren, welche ohnedies die Tendenz zur Verflüssigung haben, also leicht aufgelöst werden, überhaupt bei Augen jugendlicher Individuen, welche nicht so leicht zu Drucksteigerungen disponiren. Die Operation ist contraindicirt: bei Personen jenseits der dreißiger Jahre, wo der Kern bereits härter zu werden beginnt und die Auflösung nicht mehr leicht vor sich gehen kann.

Die seltenen Fälle von ganz flüssigem Star (Cataracta lactea) erfordern nach der Discission eine ganz besondere Ueberwachung. Der verflüssigte Linsenbrei enthält unverhältnißmäßig viel Fetttröpfchen, welche in den Lücken der Kammer-Abflußwege (Fontana'scher Raum) haften bleiben und demnach eine Fett-Embolie der Lymphwege erzeugen können, so daß dadurch eine Stauung im Augeninneren entstehen und ein glaukomatöser Anfall ausgelöst werden kann, der einen schleunigen operativen Eingriff (Punktion oder Iridektomie) nöthig macht.

Die Discission kann auch angewandt werden, um langsam reifende Stare jugendlicher Individuen schnell zur vollständigen Trübung zu bringen, und sie sodann durch die Extraktion zu entfernen.

c) Die einfache Linearextraktion. Cornealschnitt mittels der Lanze von ca. 6 mm, zwischen Centrum und Limbus, aber näher diesem, gelegen. Anwendbar für weiche und flüssige Stare, namentlich nach der Discission, welche durch einen mit Hülfe eines spatel- oder löffelförmigen Instrumentes auf die Hornhaut ausgeübten Druckes aus dem Auge entfernt werden. Bei gehöriger Vorsicht kann dieser Eingriff ebenfalls als fast gefahrlos angesehen werden. Man wird bei der heutigen Operationstechnik es nicht mehr nöthig haben, mit dieser Operation einen Irisausschnitt zu verbinden; die runde, reagirende Pupille kann fast in allen Fällen erhalten werden. Was oben bei der Gelegenheit der Discission gesagt wurde, paßt auch hierher. — Sollte es sich um einfache Membranstare handeln, so können dieselben durch die Hornhautwunde mittels der Kapselpincette rein aus dem Pupillargebiete gezogen werden.

e) Die peripherische Linearextraktion nach v. Graefe. Diese Operationsmethode, die ehemals bei senilen Cataracten gebräuchlichste, hat heutzutage nur mehr historische Bedeutung. Das Princip der Graefe'schen Operation ist die Entfernung der Cataract durch eine der Linearität sich nähernde Schnittwunde (von ca. 10 mm Länge), die in den oberen Skleralbord gelegt wird und den Corneallimbus nur in der Mitte tangirt. Die Iridektomie ist obligatorisch. Sodann Zerreißung der Kapsel mit einem Häkchen, Entfernung des Stares durch Druck auf die Cornea mit einem löffelförmigen Instrumente.

Die Methode war für die härtesten und größten Stare berechnet und anwendbar, und war lange Jahre hindurch als die souveräne Methode der Staroperation überhaupt angesehen, die alle anderen, selbst die klassische Lappenextraktion (Daviel-Beer), vom Schauplatze verdrängte. Dieser letzteren warf man vor, daß die so häufigen ungünstigen Heilungsresultate, die großentheils durch Vereiterung des Hornhautlappens zu Stande kamen, auf der Form des Schnittes, dem weiten Klaffen der Wundränder und der Quetschung der Iris beim Durchtritte des Stares aus der Pupille beruhten. Auch sei der Heiltrieb in einem gefäßlosen Gewebe, wie die Cornea es ist, kein so reger, wie wenn der Schnitt durch Skleralgewebe gehe. Es bedarf heute nicht vieler Worte mehr, um das Unhaltbare dieser Vorwürfe nachzuweisen. Die Fortschritte der Chirurgie, die durch die aseptische Wundbehandlung erzielt wurde, sind auch der Augenheilkunde zu Gute gekommen; es handelt sich demnach weniger um die Lage und die Form des Schnittes — obwohl in dieser Hinsicht der ursprüngliche Graefe'sche Schnitt eher unzweckmäßig als ein Fortschritt zu nennen war — als hauptsächlich darum, daß möglichst aseptisch operirt werde. Heutzutage operiren die meisten Kliniker nicht „linear" und nicht „peripher", sondern sie machen einen ausgiebigen Bogenschnitt im Limbus corneae mit oder ohne Conjunktivallappen. Die Iridektomie wird von vielen Operateuren vermieden, an der Kapselspaltung und Star-Entfernung ist nichts Wesentliches geändert worden. Ueber die Details der Operation wird in der Operationslehre berichtet werden.

Man hat über den größeren und geringeren Werth einer Methode auf dem Wege der Statistik, d. i. der Ermittelung des Verhältnisses des Erfolges zum Mißerfolg, Aufschluß zu finden gesucht. Von allen möglichen operationsstatistischen Zusammenstellungen hat aber diese den größten Werth und die größte Beweiskraft, welche bei möglichst großem Materiale sich auf die Resultate eines Operateurs bezieht, dessen Technik eine unbestrittene und nicht mehr wechselnde und dessen Nachbehandlung eine anerkannt sorgsame und von wissenschaftlichen Grundsätzen geleitete ist, und dessen Krankenmaterial sich unter möglichst gleichen Bedingungen befindet. Sehr wenig Werth haben Statistiken mit kleinen Zahlen, und fast gar keinen solche, welche auf der Summirung und Combinirung verschiedener kleiner Einzelstatistiken beruhen. Wer viele Kliniken besucht und viele Operateure bei der Arbeit beobachtet hat, wird zugestehen müssen, daß eine Summirung der statistischen Resultate Vieler beinahe ebensoviel Werth besitzt, als die Addition von ungleichnamigen Größen.

Wenn man unbefangen die Erfolge nach Staroperationen beurtheilt, so muß auch der Pessimist die großen Fortschritte anerkennen, die in den letzten Decennien auf diesem Gebiete gemacht wurden. Große Serien von hundert und mehr Fällen ohne eine einzige Vereiterung sind nicht so selten; indessen wird es wohl nie gelingen, diese gänzlich und für immer auszuschließen. Gelingt es doch kaum, den normalen Bindehautsack keimfrei zu machen, und der Operateur ist häufig genug gezwungen, die Staroperation an Individuen mit kranken Bindehäuten und Thränenwegen vorzunehmen. Auch ist die Möglichkeit einer endogenen Infektion (durch den Blutkreislauf von einem verborgenen septischen Herde her) nicht auszuschließen.

Die Nachbehandlung nach der Staroperation ist eine sehr einfache. Es handelt sich in den glatt verlaufenden Fällen hauptsächlich darum, die Schädlichkeiten vom Auge abzuhalten, was durch den beiderseitigen Druckverband am besten geschieht, der in so lange sorgfältig applicirt wird, als die Wunde noch nicht geschlossen ist. Daß die Wunde bereits geschlossen ist, erkennt man an der Wiederherstellung der Kammer; den Zustand des Auges soll man übrigens täglich einmal bei seitlicher Beleuchtung untersuchen. Vom dritten Tage angefangen kann man bei glattem Heilungsverlaufe schon den Verband unter Tages abnehmen oder durch einen Drahtgitter-Verband ersetzen, und dem Kranken (der fortwährend noch im mäßig dunkeln Zimmer gehalten wird) das Aufstehen gestatten. Atropin möge auch in den reizlos verlaufenden Fällen täglich eingeträufelt werden, da die Verhinderung der Verlötung von Iris und Kapsel ein Interesse ersten Ranges bietet. Im Allgemeinen ist ein Uebermaß an Vorsicht einer laxen Nachbehandlung bei Weitem vorzuziehen.

Die Reihe der ungünstigen Ausgänge nach der Staroperation läßt sich in zwei große Gruppen theilen: In die eine Gruppe kommen alle jene Fälle, wo der ungünstige Ausgang durch Eiterung vom Wundrande her und Uebergang der Vereiterung auf die Hornhaut und den ganzen Bulbus (Panophthalmitis) verursacht wurde; in der anderen Gruppe finden wir den Erfolg der Operation vereitelt durch plastische Entzündungen des Uvealtraktus (Iritis, Iridocyklitis), welche zu Verschluß der Pupille, ja zu allen jenen (auf Schrumpfungen zurückzuführenden) Folgen der Iridocyklitis leiten können.

Während nun in der ersten Gruppe das Sehvermögen mit dem Auge gewöhnlich völlig und in stürmischer Weise zu Grunde gehen kann (Ausgang in Phthisis bulbi), liefert die zweite Gruppe genug Fälle, in denen noch quantitatives Sehvermögen übrig bleibt und sonach die Hoffnung auf eine dereinstige Nachoperation vorhanden ist. Dagegen kommen auch solche Fälle vor, in denen in Folge der Iridocyklitis am operirten Auge sympathische Erkrankung des anderen droht und somit das operirte Auge der Enukleation verfällt. Diese obzwar sehr seltenen Vorkommnisse sind es, welche eine der Schattenseiten der GRAEFE'schen peripheren Linearextraktion bildeten und darauf zurückzuführen sind, daß bei dieser der Schnitt ziemlich nahe dem Corpus ciliare geführt wird und das Liegenbleiben der Iris in den Wundwinkeln sehr leicht möglich ist und auch oft vorkommt.

Wenn wir die Ursachen der ungünstigen Ausgänge analysiren, so mag ein Theil in den Fehlern während des Operationsaktes zu suchen sein (zu peripherer oder zu kleiner Schnitt, unnöthig herbeigeführter Glaskörperverlust, schlechtes Ausschneiden der Iris); dann giebt es Fälle, in denen zurückgebliebene, sich blähende Linsenreste durch Irritation der Iris Entzündung verursachen; hauptsächlich sind es aber äußere Schädlichkeiten, also in erster Linie Wundinfektion, welche namentlich bei Eiterungen, die von der Wunde ausgehen, zu beschuldigen sind.

Das aphakische Auge; der Nachstar.

Ein Auge ohne Krystalllinse ist ein aphakisches Auge, in demselben fällt der Einfluß der Linse auf den Brechzustand vollständig weg, und wir haben überhaupt nur mehr eine brechende gekrümmte Fläche, die Cornea, und ein brechendes Medium, das Kammerwasser, resp. den Glaskörper, deren Brechungsexponenten so ziemlich identisch sind. In den überwiegend meisten Fällen ist ein solches Auge hypermetropisch und hat in keinem Falle mehr Accommodation. Der Kranke wäre daher gezwungen, sich für jede bestimmte Distanz eigener Convexgläser zu bedienen, doch lehrt die Erfahrung, daß er deren (Emmetropie vorausgesetzt) nur zwei benöthigt, und zwar für die Ferne ungefähr + 10 D, für die Nähe + 13 bis + 14 D.

Der Hypermetrop wird entsprechend stärkere, der Myop schwächere Gläser brauchen, ja in den Fällen von Myopie, die um 20 D herum sind, tritt nach Herausnahme der Linse Emmetropie ein.

Es kommt jedoch nur in sehr wenigen Fällen vor, daß durch die Starextraktion auch das gesammte Linsensystem aus dem Auge entfernt wird. Fast alle Operationsmethoden bezwecken nur, den Linsenkörper aus dem Kapselsack auszuhülsen, dessen vorderes Blatt immer eingeschnitten oder eingerissen wird. Nach der Extraktion bleibt also unter allen Umständen das hintere Kapselblatt und mindestens die periphersten Antheile der vorderen Kapsel mit dem Epithel im Auge zurück. Gewöhnlich ist auch noch mehr oder weniger Corticalsubstanz im Pupillargebiete haften geblieben.

Wie sich vom Kammerwasser umspülte Linsensubstanz verhält, wurde bereits des Oefteren besprochen. Auch die Linsenepithelien verändern sich unter dem direkten Einflusse des Humor aqueus, sie gerathen in einen Wucherungsproceß, wodurch Verdickungen der Kapsel entstehen, die, wie die seitliche Beleuchtung aufweist, spinnwebenartig die aphakische Pupille durchziehen. Man nennt diesen Zustand den Nachstar (Cataracta secundaria). Sind diese Verdickungen stärker ausgeprägt, so können sie ein neues Hinderniß für das Sehen abgeben, zu dessen Hinwegräumung man auf operativem Wege schreiten muß.

Auch der Nachstar kann einfach und complicirt sein. In letzterem Falle ist er nicht allein mit der Iris in größerer oder geringerer Ausdehnung verwachsen, sondern kann auch mit Irisschwarten zusammen eine förmliche Cataracta membranacea bilden, einen häutigen Star, der wie eine Scheidewand zwischen vorderem und hinterem Bulbusantheile ausgespannt ist, oft auch mit cyklitischen Schwarten in Verbindung sich befindet.

In solchen Fällen bleibt nichts Anderes übrig, als auf dem Wege der Iridotomie eine künstliche Oeffnung in die Membran zu legen.

Dünnere uncomplicirte, d. h. freie Nachstare können auf dem Wege der Discission zerspalten werden, die Operation kann bei den nöthigen Cautelen als gefahrlos bezeichnet werden. Durch sie sind wir im Stande, im Falle kein allzugroßer Wundastigmatismus vorhanden ist, die Sehschärfe der staroperirten Augen bis zu den höchsten Graden zu steigern. Bis es gelingt, eine sichere Methode zu finden, um den Star mitsammt seiner Kapsel zu entfernen, bleibt die Discission des Nachstars die nothwendige Ergänzung einer jeden Extractionsmethode.

Luxatio lentis. Luxation der Linse.

Wir unterscheiden die Ektopien der Linse als angeborene Lageveränderungen (Luxationen) derselben von den im späteren Alter erworbenen, und nennen im Allgemeinen jede Lageveränderung der Linse, wobei dieses Organ vollständig das Pupillargebiet verlassen hat, eine totale Luxation, während wir solche Fälle, in denen die Linse nur so weit verschoben ist, daß nur ein Theil des Pupillargebietes aphakisch ist, mit dem Namen der Subluxation (unvollkommene L.) belegen.

Die Diagnose einer Luxation oder Subluxation der Linse, mögen sie wie immer entstanden sein, ist leicht, wenn die Linse zugleich cataractös ist, weil sie dann in ihrer neuen Position beinahe dem ersten Blicke auffällt. Nur in den Fällen, wo sie vollständig ins Innere des Auges, nach unten und hinten zurückgesunken ist, bietet ihre Aufsuchung mit dem Ophthalmoskop manchmal Schwierigkeiten. Zur Diagnose der Luxation eines noch durchsichtigen Krystallkörpers dienen uns folgende Anhaltspunkte:

a) Das Schlottern der Iris, Iridodonesis. Wenn die Linse nicht mehr an ihrem Platze ist, hat die Iris ihren Halt verloren und muß bei den verschiedenen Augenbewegungen in Erzitterungen gerathen. Da nun die Linse, die ihrer normalen Anheftungen verlustig geworden ist, sich auch noch selbst bewegt, so wird die Iris häufig wie ein Tuch hin und her bewegt. Dieses Irisschlottern ist namentlich bei plötzlichen und brüsken Bewegungen der Augen so auffallend, daß oft ein Blick genügt, um die Diagnose der Luxatio lentis zu stellen. Die Iridodonesis kommt noch bei totaler Aphakie (besonders schön nach Lappenextraktionen), dann bei Glaskörperverflüssigungen auch bei normaler Linsenanheftung vor, weil die Linse ihre Stütze nach rückwärts verloren hat. Die Differentialdiagnose wird jedenfalls nach der künstlichen Erweiterung der Pupille keine Schwierigkeiten bieten.

b) Der ungleiche Tiefenstand der vorderen Kammer Nehmen wir an, die Linse wäre derart luxirt, daß ihr oberer Rand nach hinten, gegen den Mittelpunkt des Auges, ihr unterer Rand nach vorn stünde. Dann müßte die untere Irishälfte nach vorn gedrängt sein, während die obere Hälfte schlottern würde.

c) Das optische Aussehen des Linsenrandes. Umgeben von dem Medium des Kammerwassers (resp. des Glaskörpers) muß der Linsenäquator nach einfachen optischen Gesetzen die Lichtstrahlen total reflektiren. Er erscheint daher bei seitlicher Beleuchtung als weiße, bei Durchleuchtung der Pupille mit dem Augenspiegel als schwarze Linie.

d) Die Funktionsprüfung des Auges. Jener Theil der Pupille, der von der Linse nicht gedeckt ist, läßt die Lichtstrahlen wie ein aphakisches Auge durch, während durch den von der Linse begrenzten Antheil die Brechung nothwendig eine andere sein muß. Diese Refraktionsdifferenz erzeugt monoculare Diplopie, welcher Uebelstand noch durch die astigmatische Verzerrung der Bilder gesteigert wird, die in Folge der Schiefstellung der Linse entsteht. Die Accommodation ist selbstverständlich für jeden Antheil der Pupille aufgehoben.

Die Uebelstände, welche die Linsenluxation für die Ernährungsverhältnisse des Auges mit sich bringt, sind nicht immer gleich. Oft, namentlich bei den angeborenen Luxationen, den Ektopien, wird der Zustand sehr gut ertragen. Auch erworbene Lageveränderungen können lange Zeit ohne weitere Zufälle ertragen werden. In vielen Fällen jedoch treten Entzündungen auf und zwar dann, wenn die Linse an den Pupillenrand sich lehnt und diesen bei ihren Bewegungen fortwährend irritirt. Eine auf das Corpus ciliare niedergesunkene Linse kann dort adhäsive Entzündung und Cyklitis erzeugen. Daher rührt die Gefährlichkeit der alten Methode der Reclinatio cataractae. Besonders zu fürchten sind verkalkte, stark schlotternde und geschrumpfte Linsen.

Die Erfahrung hat ferner gelehrt, daß Linsen, die in die vordere Kammer vorgefallen sind, glaukomatöse Zufälle (Erhöhung des intraoculären Druckes) verursachen. Die Erklärung dieser Thatsache bietet keine besondere Schwierigkeiten, seitdem die Rolle des Kammerfalzes (Fontana'scher Raum) als Filtrationsstelle für die Binnenflüssigkeiten des Auges erkannt wurde und demnach die Verlegung dieses Raumes, in Folge Einkeilung des Linsenrandes, mit einer Absperrung der Filtrationsöffnung gleichbedeutend ist.

Was nun die einzelnen Arten der Linsenluxationen anbelangt, so werden die angeborenen Ektopien, welche gewöhnlich beiderseitig und symmetrisch vorkommen, sich jeder Therapie entziehen. Wir können höchstens versuchen, durch Correktion mit entsprechenden sphärischen oder cylindrischen Gläsern die Sehschärfe ein wenig zu heben. Es wird sich außerdem in jedem Falle der Versuch verlohnen, die Pupille durch Eserin ad maximum zu verengern, um dadurch der Linse einen Stützpunkt nach vorn zu bieten und ihr Vorfallen in die Kammer zu verhindern

Von den acquirirten Luxationen, wie wir sie nach Traumen öfters beobachten, werden nur solche zu operativem Einschreiten veranlassen, welche die oben geschilderten Reizerscheinungen verursachen. Wir müssen jedoch mit der Extraktion solcher Linsen sehr vorsichtig sein, weil hierbei immer namhafter Glaskörperverlust zu befürchten ist, und uns in den meisten Fällen auf die Iridektomie, als spannungsherabsetzende Operation, beschränken. Dies gilt auch für die Fälle, in denen das Trauma die Luxation mit einer Kapselverletzung verquickt hat nur daß hier die Verhältnisse viel complicirter und bedenklicher liegen. Viele dieser atypischen Fälle sollen in der Operationslehre ihre Besprechung finden.

In jedem Falle haben wir aber in dem Eserin ein ausgezeichnetes Mittel, eine an die Pupillaröffnung gelehnte und zum Prolaps in die Kammer sich neigende Linse nach hinten zu drängen. Wir könnten auf diese Weise glaukomatöse Zufälle verhüten, resp. schon ausgebildete Glaukomanfälle durch Rückdrängung der Linse wenigstens vorläufig rückgängig machen. So kann auch eine bereits in die Kammer prolabirte Krystalllinse in der Rückenlage des Patienten durch eine ad hoc erweiterte Pupille wieder nach hinten sinken und in dieser Lage provisorisch durch nachfolgende Eserin-Instillation fixirt werden. Selbstverständlich haben wir nicht die Macht, diesen Zustand zu einem stabilen zu gestalten. Eine bereits ausgebildete plastische Iritis wird jedoch die Anwendung des Eserins contraindiciren müssen.

Verkalkte, das Auge erheblich reizende Linsen können ohne große Schwierigkeiten durch die Extraktion entfernt werden. Hier schadet selbst ein namhafter Glaskörperverlust nichts, weil das Corpus vitreum in diesen Fällen gewöhnlich sehr flüssig ist und sich auch sehr rasch wieder ersetzt. Uebrigens sind derartige Augen immer schon lange amaurotisch.

Wir haben noch einer Art von Luxation zu gedenken, welche, obzwar sie sehr selten vollkommen ausgebildet vorkommt, dennoch auch vom praktischen Standpunkte aus interessant genug ist, um hier besprochen zu werden. Wir meinen jene Linsendislocationen, welche in Folge einer concentrischen Schrumpfung im Inneren des Kapselsackes zu Stande gebracht werden. In gewissem Sinne mag das Schlottern der verkalkten Linsen, welche immer auch verkleinert sind, ebenfalls in diese Rubrik gehören, wenn auch die Verflüssigung des Glaskörpers, welche der Linse nach rückwärts ihren Halt raubt, einen bedeutenden Antheil mitträgt. Wir meinen hier jedoch jenen concentrischen Zug, der vom schrumpfenden Fasergewebe der Kapselcataract ausgeübt wird, ein Zug, der demnach in der Richtung vom Aequator gegen den Mittelpunkt der Linse gerichtet ist, in Folge dessen einzelne Theile der Zonula Zinnii sicherlich gelockert oder losgerissen werden müssen. Wir haben bereits erwähnt, daß in jeder überreifen Cataract sich Wucherungen der Kapselepithelien ausbilden, welche mit der Zeit zu förmlichen faserigen, nach Art von Pseudomembranen schrumpfenden Schwarten werden können. Auf diesen Schrumpfungsproceß sind zumeist die Erklärungen jener Fälle zu basiren, in denen sogenannte Selbstheilung seniler Cataracte vorliegen, die also in diesem Falle nichts Anderes vorstellen, als durch spontane Luxationen bewirkte Befreiung des Pupillargebietes von der Trübung, demnach eine von der Natur selbst geübte Depressio cataractae.

Einen sehr lehrreichen, hierher gehörigen Fall habe ich bereits in der ersten Auflage dieses Buches beschrieben. Es handelte sich um einen Mann mit einer reifen Cataract auf dem linken Auge, welche eine sehr mächtige Kapselverdickung besaß. Der untere Rand der Cataract war sehr tief herzförmig eingekerbt, so daß bei mäßig erweiterter Pupille nach unten ein schmaler schwarzer Spalt zu bemerken war. Unten war auch Iridodonesis vorhanden. Die Extraktion, der ich als Gast anwohnte, war mit großem Glaskörperverlust verbunden. An der von mir später mikroskopisch untersuchten Cataract war die Kapselwucherung sehr merkwürdig, deren genetischen Zusammenhang mit den Epithelien man sehr gut studiren konnte, ferner sah man ganz deutlich Faserstränge, welche von der Kapselverdickung zur Einkerbung zogen.

Ob es auch Fälle von Selbstheilung der Cataract giebt, die nicht durch concentrische Linsenschrumpfung, sondern durch Resorption der verflüssigten Linse und spätere Rareficaton der zusammengefallenen Kapselblätter entstanden sind, ist nicht mit Sicherheit zu beantworten. Einige von mir und anderen beobachtete Fälle, wo die ganz schwarze Pupille von wenigen zarten Strängen durchzogen war, und die sorgfältigste Untersuchung keine Spur einer versenkten geschrumpften Linse auffinden ließ, scheinen dafür zu sprechen. Dem ist die Thatsache entgegen zu halten, daß es verbürgte Fälle von Reclination giebt, wo gleichfalls viele Jahre nach der Operation im Glaskörper keine Spur der Linse mehr aufzufinden war. Ähnliche Beobachtungen hat Hirschberg an Augen von Indiern gemacht, die von einheimischen Starstechern operirt worden waren. Immerhin muß es auch in Europa einzelne bleibend geheilte Augen nach Reclination gegeben haben, sonst könnte man sich die lange Herrschaft dieser Operationsmethode kaum vorstellen. —

Siebentes Kapitel.

Krankheiten des Glaskörpers.

Der Glaskörper (Corpus vitreum) spielt im Auge in optischer Beziehung dieselbe Rolle, wie das Kammerwasser, da das Brechungsvermögen beider, von geringfügigen theoretischen Differenzen abgesehen, sich kaum von dem des destillirten Wassers unterscheidet. In der That wird normale Glaskörpermasse, in destillirtes Wasser geworfen, in diesem wegen des gleichen Brechungsvermögens in keiner Weise mehr bemerkbar sein.

Genetisch sowohl, als auch histologisch unterscheiden sich jedoch beide Flüssigkeiten bedeutend von einander, da der Glaskörper bei einem beträchtlichen Wassergehalte eine bestimmte Struktur hat, an der sich sowohl zellige, als faserige Elemente, wenn auch in geringer Zahl, betheiligen. Daher rührt es auch, daß, während abgeflossenes Kammerwasser sich nach kurzer Zeit vollkommen wieder erneuert, der Verlust von Glaskörper nur schwer wieder hereingebracht wird, und im besten Falle nur dann ein Ersatz eintritt, wenn nur ein mässiger Antheil desselben aus dem Auge getreten ist. Auch in diesem Falle ist es fraglich, ob echter Glaskörper (wir haben hierbei die eigenartige, wenn auch noch nicht ganz erforschte histologische Struktur im Auge) nach- oder vielmehr neugebildet wird, oder ob es nur ein Transsudat aus der Choroidea ist, das den leergewordenen Platz wieder ausfüllt. Das letztere ist erwiesen in den Zuständen von sogenannter Ablösung des Glaskörpers, die zuerst von H. Müller und Iwanoff, später von Herzog Karl Theodor studirt wurde, und die zweifellos zu Stande kommen, wenn ein grosser Theil des Glaskörpers durch Verletzungen, Operationen u. s. w. verloren gegangen ist.

Das übrigens Transsudate der Choroidea, was Durchsichtigkeit und Consistenz anbelangt, dem Glaskörper sehr ähnlich sein können, erhellt aus zahlreichen anatomischen Befunden von Augen mit totaler Netzhautablösung, in welchen man zwischen der in der Axe des Bulbus trichterförmig ausgespannten Netzhaut und der Aderhaut eine sulzige, in der Härtungsflüssigkeit vollkommen geronnene, transparente, den Raum zwischen beiden Häuten ganz ausfüllende Masse vorfindet. In derselben ist keine Spur einer Organisation, wenn auch eine äusserst spärliche Quantität von lymphoiden Zellen anzutreffen.

Außer dieser traumatischen Ablösung kommt noch eine solche bei Myopie höchsten Grades vor, die in der Regel mit bedeutender Axenverlängerung, Verdünnung des hinteren Augenpoles und Staphyloma posticum vergesellschaftet ist. Ferner bei allgemeiner Bulbusvergrösserung (Ektasia bulbi totalis), wie wir sie, verbunden mit grossem Hornhautstaphylom, so oft vorfinden. Wir finden bei der anatomischen Untersuchung solcher Augäpfel eine mitunter beträchtliche Reduktion des Glaskörpers, der nicht mehr bis zum hinteren Augenpole reicht, so dass ein Raum zwischen beiden frei ist, der von Serum ausgefüllt ist. In selteneren Fällen haftet der Glaskörper noch mit einem Zipfel an der Papilla nervi optici und ist nur seitlich reducirt, so daß ein Kegel Glaskörpersubstanz in der vorerwähnten Flüssigkeit ausgespannt ist. Was die erstbeschriebene Form, die reine Ablösung des Glaskörpers vom Augenhintergrunde anbelangt, so meint Iwanoff, daß sie in allen jenen Fällen eintritt, wo der Glaskörper mit der beträchtlichen Verlängerung des Bulbus, wie sie bei excessiver Myopie und allgemeiner Ektasirung stattfindet, nicht mehr Schritt halten kann. Der so entstehende Raum muss demnach durch ein Transsudat ausgefüllt werden. Nach meiner Ueberzeugung ist diese mechanische Erklärung der Glaskörperablösung, die oft ein Glaskörperschwund ist, nicht ausreichend; in vielen Fällen handelt es sich um einen durch lang andauernde und fortwährende entzündliche Exsudationen in den Glaskörper bewirkten Zerfall des Gerüstes und der dadurch zu Stande gekommenen Unfähigkeit dieses aufzuquellen. In anderen Fällen wiederum ist der Glaskörper fibrös entartet, mit allen anatomischen Zeichen der activen Schrumpfung. Die höchsten Grade der Iwanoff'schen Glaskörperablösung, wobei der gesammte Glaskörper zu einer dünnen, der hinteren Linsenoberfläche aufsitzenden Gallertschichte reducirt war, habe ich gerade in nicht ektatischen Bulbis gesehen, in Fällen von Pigmententartungen der Netzhaut und Atrophie der Choroidea. Andererseits ist die fibröse Entartung des Glaskörpers bei excessiver Myopie durch Leber und seine Schüler nachgewiesen, wovon im Kapitel der Netzhautablösung noch weiter die Rede sein wird.

Die Histologie lehrt, daß der Glaskörper ebenso wie alle anderen Gewebe des Körpers eine Formation von Zellorganismen ist. Die Untersuchungen von Haensell an Embryonen und neugeborenen Kaninchen (die mit verschlossener und erst nach zwei Wochen sich öffnender Lidspalte geboren werden, wo der Glaskörper während dieser Zeit seinen embryonalen Charakter beibehält) zeigen, daß der embryonale Glaskörper aus einer centralen und peripheren Partie besteht, von denen der erstere zur Bildung des Cloquet'schen Canales beiträgt, während aus dem anderen das eigentliche Glaskörpergewebe und die Hyaloidea wird. In diesem Stadium ist der Glaskörper als aus Zellen zusammengesetzt ein wirkliches Gewebe bindegewebiger Natur, dessen Zellen ein protoplasmatisches Netz bilden, das in Lamellen angeordnet ist. Auch sind in diesen

Zellen karyokinetische Figuren zu finden, woraus auf die Thätigkeit derselben bei dem Wachsthum des Glaskörpers zu schließen ist. Mit der Zeit aber geht mit diesen Zellen eine besondere Veränderung vor. Sie quellen durch Wasseraufnahme auf und werden, um ihre physiologische Aufgabe erfüllen zu können, immer mehr hydropisch und wasserklar, so dass im Corpus vitreum des Erwachsenen nur mehr eine glashelle, fast homogene Masse vorhanden ist, in der nur in geringer Zahl feine Fäden und wenig zellige Elemente sich vorfinden. Der Glaskörper ist demnach unter allen Umständen ein Derivat des Bindegewebes; die Frage ist nur die, ob mit dieser hydropischen Umwandlung seine Rolle als Gewebe vollkommen zu Ende ist, so daß er nur mehr passiv, als Medium benachbarter entzündlicher und formativer Vorgänge dienen kann, oder ob in den Zellen die in normalen Zuständen latente Kraft der Proliferation noch schlummert. Diese Frage ist durchaus keine müssige, denn von ihrer Beantwortung hängt es ab, ob wir berechtigt sind, eine selbständige, das heißt von den Nachbargebieten unabhängige Hyalitis (Glaskörperentzündung) anzunehmen, wobei es nicht allein zur Gewebswucherung und Trübungen, sondern auch zu Schwellungen und intraoculären Drucksteigerungen kommen könnte. Ueber diesen Punkt wird noch weiter unten gesprochen werden. — Eine durch exacte Untersuchungen festgestellte physikalische Eigenschaft des Glaskörpergewebes, die, wie es scheint, bis heute noch nicht allgemein bekannt ist, möge zum Verständnisse hochwichtiger pathologischer Thatsachen hier angeführt werden. Das durch Auspressen zu gewinnende Glaskörpergerüste ist nämlich im höchsten Grade aufquellungsfähig (hygroskopisch). Wie Hache und Ranvier (Commun. à l'Academie des sciences 1887) gezeigt haben, kann durch Behandlung mit Gummilösung und dann mit starkem Alkohol in Folge der Wasserentziehung der Glaskörper in eine Scheibe von $^1/_4$ mm Dicke verwandelt werden. In diesem Zustande untersucht, besteht er aus einem anastomosirenden Gerüste von amorphen Fasern und Scheiben, die die Eigenschaft besitzen, das Wasser in höchstem Grade aufzunehmen. Aus diesen Experimenten wird der Mechanismus des Glaskörpersatzes nach Verlusten bei Operationen und Traumen verständlich, indem es sich demnach nur um ein Aufquellen des restirenden Gerüstes durch Serum zu handeln scheint.] Diese Aufquellungsfähigkeit hat jedoch ihre physikalischen Grenzen und ist naturgemäss an eine entsprechende Menge von Gerüstsubstanz gebunden. Ist diese nicht mehr in genügendem Maaße vorhanden, wie dies bei sehr reichlichem Glaskörperverlust der Falli st, so wird der Hohlraum des Bulbus nicht mehr von der Gallerte des Corp. vitreum ausgefüllt werden können, sondern der Raum, den der reducirte Glaskörper frei läßt, wird nun von einem aus den Blutgefäßen stammenden, mehr oder weniger fibrinösen Transsudate eingenommen werden. So wie nun bei operativen oder traumatischen Glaskörperverlusten das Quantum aufquellungsfähigen Gerüstes absolut zu wenig werden kann, so kann dasselbe relativ zu wenig werden in Fällen von Längenzunahme des Bulbus, mit der der Glaskörper nicht Schritt halten kann. Nimmt ja doch bei den höchsten Graden der Myopie die Längenachse des Bulbus um ungefähr 10 mm (d. h. um circa 50 Proc.) zu. Auf dieser physikalischen Thatsache beruht die von oberwähnten Forschern beschriebene Glaskörperablösung bei hochgradiger Myopie. Auch scheint es, daß die Aufquellungsfähigkeit des Glaskörpergerüstes durch verschiedene pathologische Ereignisse, z. B. Blutungen, operative Zertrümmerungen u. s. w. verloren gehen kann, wodurch dann eine Consistenzveränderung, die Verflüssigung des Glaskörpers zu Stande kommen muss.

In derselben Weise, in welcher die chemische Zusammensetzung des Humor aqueus und seine optische Reinheit von dem Zustande der Cornea und der zur vorderen und hinteren Kammer gehörigen Uvealtractus-Antheile beherrscht wird, so daß Trübungen des Kammerwassers jeder Art auf krankhafte Processe der genannten Gebilde schließen lassen, so besteht auch eine direkte Abhängigkeit des Corpus vitreum von den dasselbe umschließenden Membranen, der Retina und dem Uvealtraktus. Namentlich die Uvea ist es, welche (hauptsächlich durch ihren vorderen Antheil, den Ciliarkörper) geradezu als Matrix des Glaskörpers betrachtet werden muß, so daß auch die meisten namhafteren Veränderungen im Aderhauttraktus zu Exsudationen in dem Glaskörper oder Ernährungsstörungen desselben führen, die sich mit dem Augenspiegel als Trübungen nachweisen lassen. Und dieser Zusammenhang ist ein so häufiger, daß bei jedweder Trübung des Glaskörpers in erster Linie an ein Leiden der Aderhaut zu denken ist.

Was die Retina betrifft, ist ein solcher Zusammenhang nicht so häufig nachzuweisen. Hier sind es meist nur Blutungen aus den Gefäßen, Wucherungen der innersten (vordersten) Schichten und Geschwülste, welche zu Veränderungen des Glaskörpers führen, wobei wir hier vorläufig von der fibrösen Entartung desselben absehen wollen, wie sie innerhalb des abgelösten Netzhauttrichters ständig vorkommt.

Aus alledem geht hervor, daß eigentlich die krankhaften Veränderungen des Glaskörpers als durchaus von denen anderer Augengebilde abhängig, erst bei der Besprechung der letzteren abzuhandeln wären, und daß auch die Therapie beider eng zusammengehört; indessen empfiehlt es sich doch aus praktischen Gründen, gesondert auf die wichtigsten pathologischen Zustände des Glaskörpers aufmerksam zu machen und uns mit der Therapie solcher eingehender zu beschäftigen, welche als Folgezustände verschiedener vorhergegangener Augenkrankheiten zurückbleiben können.

Ausser der bereits oben erwähnten Ablösung haben wir noch die Verflüssigung des Glaskörpers (Synchysis corpor. vitr.) zu erwähnen, bei welcher der letztere in eine dünnflüssige, fadenziehende Materie verwandelt ist. Dieser Zustand ist sicherlich ein Produkt von langwierigen Choroidealentzündungen, in deren Verlaufe die gesammte Ernährung des Bulbus in erheblicher Weise Schaden gelitten hat, wobei es also auch zu einem Zerfall der festen und aufquellungsfähigen Glaskörperbestandtheile gekommen sein mag. Es giebt aber auch Fälle, in denen die Verwandtschaft der Glaskörperablösung mit der Verflüssigung sich nicht leugnen läßt, da man in der Ersatzflüssigkeit den zu einigen Fadensträngen geschrumpften Glaskörper flottiren sieht, es demnach wahrscheinlich ist, daß derselbe durch Choroidealtranssudat allmählich vorgedrängt und mit der Zeit zur vollständigen Schrumpfung gebracht wurde. Für diese Ansicht spricht, daß ich, wie oben bemerkt, den Glaskörper in mehreren Fällen kegelförmig abgelöst gefunden habe; die Spitze des Kegels haftete an der Papille, die Basis an der Linse. Der Kegel war in einer klaren, serösen Flüssigkeit ausgespannt.

Therapeutisch sind wir in solchen Zuständen selbstverständlich vollkommen machtlos, dagegen wird die Verflüssigung des Corpus vitreum in prognostischer Beziehung höchst wichtig, wenn sie in solchen Augen vorkommt, die wir einer Operation zu unterwerfen haben, in specie der Cataractoperation. Sie verräth sich in solchen Fällen, wo die Untersuchung mit dem Augenspiegel uns wegen der Trübung der Linse untersagt ist, durch ein sehr wichtiges Symptom: das Irisschlottern. Dies kommt deshalb zu Stande, weil der hintere Stützpunkt des Linsensystems verloren gegangen ist (s. oben S. 245). In solchen Fällen haben wir gewöhnlich auf namhaften Glaskörperverlust während der Operation zu rechnen, und zwar kann das Ausfließen so bedeutend werden, daß der Bulbus wie ein schlapper Sack zusammensinkt. Trotzdem kann dieser Vorfall ohne schlimme Folgen verlaufen und Heilung eintreten, wenn es uns gelungen ist, die Linse aus dem Auge zu entfernen, was wegen der Unmöglichkeit, einen Druck auf den Bulbus auszuüben, seine Schwierigkeiten hat und gewöhnlich nicht ohne Einführung eines Löffels durchführbar ist. Der Ersatz der ausgeflossenen Masse, die nichts mehr vom normalen Glaskörper an sich hat, als die Transparenz, wird dem Auge beinahe so leicht, als der Ersatz von Humor aqueus.

Gelingt es uns, den verflüssigten Glaskörper mit dem Augenspiegel zu durchmustern, so entdecken wir zahlreiche Flocken in demselben von verschiedener Größe, manche so groß, daß wir sie direkt als Membranen ansprechen können. Sie flottiren bei den Bewegungen des Auges lebhaft und werden dadurch leicht erkannt. Die Unterscheidung von Linsentrübungen ist leicht, eben wegen ihrer Beweglichkeit, ferner weil Linsentrübungen bei erweiterter Pupille mittels seitlicher Beleuchtung diagnosticirt werden müssen, auch wenn sie der hinteren Kapsel sehr nahe liegen. Da die Flocken immer in einiger Entfernung vom Augenhintergrunde sich befinden, so ist es zweckmäßig, daß daß wir unserem Augenspiegel noch Convexlinsen (circa 4 D.) anfügen, weil wir uns dann künstlich kurzsichtig machen.

Außer diesen beweglichen Flocken und Membranen sind im Glaskörper, auch im nicht verflüssigten, häufig noch fixe, schleierähnliche Trübungen ausgespannt, welche wegen ihrer Dünne nur schwer erkannt werden können, wenn man sie nicht mit passenden Convexgläsern betrachtet. Man wählt am besten zu ihrer Auffindung einen lichtschwachen Spiegel. Bei zu starker Durchleuchtung des Augeninneren werden sie gar nicht erkannt, sondern verleihen nur dem Augenhintergrunde ein sogenanntes „verschleiertes“ Aussehen.

Indessen nicht alle Trübungen des Glaskörpers setzen sich zu membranähnlichen Gebilden zusammen, sehr häufig erfüllen sie denselben als feiner Staub, dessen einzelne Partikelchen schon jenseits der Grenze der Unterscheidbarkeit stehen. Wie wir später, im Kapitel der Choroidealerkrankung, sehen werden, beanspruchen diese staubförmigen Trübungen als ein wichtiges Symptom der Choroiditis syphilitica besondere Beachtung. Diese diffusen Trübungen können so dicht werden, daß sie die Erkennbarkeit des Augenhintergrundes beeinträchtigen; in leichteren Graden verleihen sie letzterem das Aussehen der Verschleierung.

Alle diese Formen von Trübungen können mit Bestimmtheit als Folgezustände entzündlicher Veränderungen erklärt werden. Es entsteht nun die Frage, ob sie immer nur als Exsudationen von Aussen her zu betrachten seien, oder ob wir auch eine aktive Betheiligung des Glaskörpers, also eine Entzündung desselben, eine Hyalitis anzunehmen das Recht haben. Von Einigen wird diese Frage unbedingt bejaht, schon aus theoretischen Gründen — da der Glaskörper ein organisirtes, zellenhaltiges Gewebe ist und überdies auch der Blutzellen-Immigration geöffnet ist — sodann, weil die Erfahrung lehrt, daß man häufig Glaskörper-Membranen und -Trübungen beobachtet, wo absolut keine Choroideal- oder Retinalaffektion angenommen werden kann und wir uns gewöhnt haben, derartige gewebliche Veränderungen als Resultate entzündlicher Vorgänge anzusehen. Uebrigens bietet die Entscheidung dieser Frage vorläufig keinen praktischen Vortheil — sie hätte nur dann eine besondere Wichtigkeit, wenn wir uns vorstellen könnten, es wäre eine entzündliche Schwellung des Glaskörpers möglich, woraus dann vielleicht manche Fälle von glaucomatösen Erkrankungen sich erklären ließen.

In neuester Zeit ist Straub als Verfechter einer klinisch wohl abzugrenzenden Hyalitis aufgetreten. Auch muß an die früheren Arbeiten Haensell's erinnert werden, der verschiedene Versuche angestellt hat, um den Glaskörper in einen entzündlichen Zustand zu versetzen. Er führte fremde Körper ein, zog einen Faden durch, oder spritzte einige Tropfen eines Jequirityinfuses ein, und behauptet, daß die verkümmerten Glaskörperzellen hierdurch anschwellen, in den embryonalen Zustand zurückkehren und karyokinetische Figuren erkennen lassen. Auch vermochte er eine aktive Wucherung und Betheiligung der Glaskörperzellen bei Glioma retinae nachzuweisen. Alle diese und ähnliche Versuche verlieren aber ihre Beweiskraft, weil eine Reizung des Glaskörpers ohne Verletzung der Augenhäute nicht gut durchführbar ist, und immer der Einwand nahe liegt, daß die im getrübten Glaskörper suspendirten zelligen Elemente aus den Blutgefäßen der Augenhäute stammen. Vom theoretischen Standpunkte aus bleibt die Frage daher unentschieden, und wenn wir von Hyalitis sprechen, so stehen wir auf dem Boden der Praxis, die uns lehrt, daß das Wesentliche an der Hyalitis, die Trübungen, in der überwiegenden Mehrzahl der Fälle mit anderen entzündlichen Veränderungen des Auges verknüpft sind.

Weitere Affektionen, welche von den Nachbarorganen sich auf den Glaskörper fortsetzen können, sind zunächst Eiterungen. In der That ist auch bei jeder Vereiteruug der Uvea das Corpus vitreum sehr bald mit Eiterzellen erfüllt, und dieser Zustand ist auch mit dem Untergang des Bulbus als Sehorgan gleichbedeutend. Wir werden von diesem Zustande bei Gelegenheit der Panophthalmitis zu sprechen haben. — Es scheint ferner, daß der Glaskörper eine ausgezeichnete Nährflüssigkeit für sepsisanregende Mikro-Organismen ist, da fremde Körper oder Faulflüssigkeiten, überhaupt Infektionsstoffe tragende Objekte im Glaskörper sehr bald eiterähnliche Schmelzung erzeugen, welche auf die Nachbarorgane übergreift und dieselben gleichfalls zur Vereiterung bringt.

Blutungen kommen im Glaskörper sehr oft vor. Sie sind theils durch Traumen entstanden, welche eine Zerreißung vou intraoculären Gefäßen verursachen, aus denen sich das Blut in den Glaskörper ergießt und denselben häufig erfüllt oder wenigstens trübt. Auch spontan erfolgen solche Blutungen, gewöhnlich aus Retinalgefäßen, aus Ursachen, über die im Kapitel der Netzhauterkrankungen noch gesprochen wird. Das Blut resorbirt sich, auch wenn größere Quantitäten ergossen sind; bedenklicher sind nur oft recidivirende Retinalblutungen, welche den Glaskörper mit der Zeit zertrümmern können.

Aus dem ergossenen Blute bildet sich sehr häufig Pigment im Glaskörper. Ein pathologisches Curiosum ist das Vorkommen von Cholestearin, welches in Form von goldig glitzerndem Staube, der bei den Bewegungen des Auges aufgewirbelt wird, mit dem Augenspiegel wahrgenommen werden kann (Synchysis scintillans). Der Glaskörper ist in solchen Fällen wahrscheinlich verflüssigt. Mit der Zeit kann auch das Cholestearin vollständig aufgelöst werden und verschwinden.

Sämmtliche von den begrenzenden Augenhäuten ausgehenden, in den Glaskörper ragende Wucherungen werden den letzteren in Mitleidenschaft ziehen. In den meisten Fällen handelt es sich wohl um eine einfache Verdrängung desselben; doch kann der Uebergang der Wucherung in den Glaskörper ein so allmählicher werden, daß eine scharfe Grenze nicht aufgefunden werden kann, sondern angenommen werden muß, daß das Gewebe des Corpus vitreum mit in die Hyperplasie eingeht. So wurde dies bereits öfters bei Retinalwucherungen, ferner bei circumscripten, die Retina durchdringenden choroiditischen Wucherungen, die in Ossification übergehen können, gesehen.

In den Glaskörper gelangen oft fremde Körper, welche daselbst immer massenhafte Zelleneinwanderung und Entzündung erregen. Diese kann, wie oben bemerkt, eiteriger Natur sein und sich rasch zu Vereiterung des Augapfels, zu Panophthalmitis steigern; oder sie ist mehr „reaktiver“ Natur und führt zur Einkapselung des Eindringlings. Die neugebildete fibröse Kapsel steht gewöhnlich mit den Nachbarorganen, in erster Linie mit der Retina, in enger Verbindung. Bei Schrumpfung des fibrösen Gewebes wird Retinalablösung erzeugt, sowie weitere Folgezustände, welche mit denen intraoculärer Schwarten und cyclitischer Pseudomembranen identisch sind.

Was nun die Therapie der Glaskörperaffektionen anbelangt, so muß, wie schon einmal betont wurde, jenes Augenleiden gesucht werden, als dessen Begleiterscheinung die betreffende Glaskörperveränderung aufzufassen ist. Das Heilverfahren wird sich sodann gegen ersteres richten. Wir verweisen hierbei nur auf verschiedene Entzündungen der Aderhaut, welche mit Trübungen des Glaskörpers einhergehen und mit deren Heilung auch die Aufhellung der letzteren sogar vollständig zu Stande kommt.

Wenn wir nun jene Glaskörpertrübungen ins Auge fassen, welche als Residuen früherer Erkrankungen zurückgeblieben sind oder bei denen sich ein Zusammenhang mit anderen Augenaffektionen zur Zeit der Behandlung nicht mehr nachweisen läßt, so kann in Bezug auf die Therapie Folgendes bemerkt werden:

Je weniger dicht und je diffuser die Trübung ist, desto günstiger ist die Prognose. Dichte Membranen, wenn sie noch dazu lange bestehen, können schon als stationär betrachtet werden und bieten sehr wenig Aussicht auf Besserung. In einem ähnlichen Falle hatte v. Graefe den Plan mit Erfolg ausgeführt, eine solche im Glaskörper ausgespannte Membran zu discindiren; doch mag ein solcher Eingriff nur als ein Curiosum betrachtet werden. Gelingt es uns noch, in derlei Gebilden Spuren einer Organisation, in specie Gefäße nachzuweisen, so kann die Resorption derselben als unmöglich angesehen werden; nur Produkte syphilitischer Provenienz machen eine Ausnahme von dieser Regel. Ebenso werden bindegewebige Gebilde, wie sie durch die Anwesenheit von fremden Körpern hervorgerufen wurden, keinen Gegenstand der Therapie abgeben können.

In einem verflüssigten Glaskörper bei einem älteren Manne sah ich hinter der durchsichtigen Linse eine freibewegliche, hellweiße, kugelige Masse flottiren, die bei erweiterter Pupille und einfallendem Lichte auch mit freiem Auge zu sehen war. Im trüb durchschimmernden Augengrunde konnte keine gröbere Veränderung wahrgenommen werden. Die Anamnese ergab keine verwerthbaren Daten; das Gebilde blieb trotz verschiedener energischer Curen vollkommen unverändert. Etwas ähnliches wurde noch von Imre gesehen, der die Abstammung dieses Gebildes von einer Blutung beobachtet haben will.

Eine sehr ungünstige Prognose quoad restitutionem ad integrum geben auch jene auf Verflüssigung deutenden Glaskörpertrübungen, welche mit den höchsten Graden der Myopie verknüpft sind. In solchen Fällen muß immer die Möglichkeit vorschweben, daß die Ablösung (resp. Verflüssigung) des Glaskörpers nur ein Vorläufer der Retinalablösung ist.

Die Erfahrung hat gelehrt, daß in vielen Fällen von Glaskörpertrübungen günstige Resultate erzielt wurden, d. h. daß endgiltige Resorption derselben zu Stande kam, wenn methodische Schwitz- und Ableitungscuren durchgeführt wurden. Im Allgemeinen sucht man auch die Resorption durch ein ableitendes Verfahren zu befördern, welchem sich zugleich antiphlogistische Maaßregeln anschließen, wenn man irgend eine Hyperämie im Inneren des Auges zu beschuldigen in der Lage ist. Die meisten dieser Maaßregeln werden wir bei der Therapie der Choroidealerkrankungen besprechen, ein Theil hat bereits bei der Therapie der chronischen Iritis ihren Platz gefunden. An dieser Stelle will ich nur ein Verfahren besprechen, daß mir in Fällen von älteren, nicht mehr mit manifesten Veränderungen des Augenhintergrundes complicirten Glaskörpertrübungen die besten Dienste erwiesen hat. Dieses Verfahren ist auch in Fällen von complicirten Trübungen empfehlenswerth, wo aus irgend einem Grunde energischere Curen (Quecksilber-, Thermalcuren u. s. w.) nicht zulässig sind, da es unter all den sogenannten ableitenden Methoden als die schonendste erscheint. Es besteht in dem Gebrauche der alkalisch-salinischen Heilwässer, deren Nutzen von den Augenärzten noch lange nicht gebührend gewürdigt ist. Wir wissen, daß durch das in diesen Wässern vorhandene Glaubersalz nicht bloss die Darmperistaltik angeregt und der Darminhalt verflüssigt wird, sondern durch die Beförderung des Verdauungsprocesses die Ernährung gehoben und der Stoffwechsel im Allgemeinen angeregt wird. Darauf beruht ja auch ihre Indication bei den verschiedensten Congestivzuständen, die in der internen Therapie sozusagen täglich ihre Anwendung findet. Für unsere Zwecke werden sich die kalten Glaubersalzwässer besser eignen, als die warmen, weil die Wirkung jener auf den Darm eine viel energischere ist, und weil die heissen

Tränke mitunter als Nebenwirkung auch Hyperämie des Kopfes verursachen, was wir zu vermeiden in unseren Fällen alle Ursache haben. Die Verordnung dieser alkalisch-salinischen Wässer ist um so wichtiger und folgenreicher, als es sich öfters als man glaubt um solche Kranke handelt, die gleichzeitig auch an habitueller Stuhlverstopfung, Stauungen in den Unterleibsorganen, Fettleibigkeit leiden, so daß man mitunter an einen ursächlichen Zusammenhang zwischen diesen Zuständen und Trübungen des Glaskörpers zu denken versucht ist. Dies bezieht sich vor Allem auf die Residuen von Glaskörperapoplexien, die, wie wir später ausführlicher auseinandersetzen werden, aus den Gefäßen der Netzhaut stammen, in myopischen Augen, in Fällen von Arteriosklerosis u. s. w., wo schon eine so häufig vorkommende Ursache, wie das Pressen beim Stuhlgange, zu einer venösen Ueberfüllung und zum Risse einer Gefäßwand Veranlassung geben kann. Die Art und Weise der Verordnung dieser Mineralwässer hängt von der Besonderheit des Falles und dem Takte des behandelnden Arztes ab; wir werden nur eine geringe Minorität der geeigneten Fälle in die betreffenden Heilbäder zu senden in der Lage sein, können aber in jedem Falle eine Trinkcur im Wohnorte des Kranken durchführen, nach Grundsätzen, die jedem Arzte geläufig sind. Was die Wahl des Mineralwassers anbelangt, so führen wir an, daß unter den bekannten alkalisch-salinischen Quellen (nach einer Zusammenstellung von Kisch) Elster und Marienbad (Ferdinandsbrunnen) den größten Gehalt von schwefelsaurem Natron aufweisen, und daß erst hinter ihnen Karlsbad, Franzensbad, Rohitsch und Tarasp sich anreihen.

Weniger empfehlenswerth, aber in der Armenpraxis nicht zu umgehen, ist die Anwendung der Bittersalzwässer, d. i. solcher Quellen, in denen neben dem schwefelsauren Natron noch schwefelsaure Magnesia vorkommt, da sie sich wegen ihrer den Darmcanal reizenden Wirkung zu einer durch längere Zeit fortzusetzenden Trinkcur nicht eignen. Man kann aber durch geeignete Verdünnung mit Wasser die üble Nebenwirkung einigermaaßen paralysiren und sie bei gehöriger Ueberwachung des Allgemeinbefindens den Glaubersalzwässern substituiren.

Die wohlthätige Wirkung der Mineralwasserbehandlung kann noch wesentlich unterstützt werden durch Bäder, sowie überhaupt durch geeignete hydriatrische Maaßnahmen. Ueber die Thermalbehandlung wird später, bei der Therapie der chronischen Choroiditis gesprochen werden; was die hydriatrische Behandlung anbelangt, so ist als das wirksame Hauptprincip ihrer Anwendung aufzustellen, daß wir — wie dies durch die Arbeiten Winternitz' sowohl, als auch durch die Erfahrung hervorgeht — im Stande sind, durch einfache Proceduren eine Ableitung des Blutes aus peripherischen Organen gegen den Unterleib zu bewirken, demnach die Ernährung dieser Organe mächtig zu beeinflussen und gleichzeitig, wie der alte und allgemein angenommene Schulausdruck lautet, auf das betreffende Endorgan antiphlogistisch einzuwirken. Beim Glaskörper, einem Organe, das zu seiner Integrität wie kein anderer Körperbestandtheil auf die Integrität der ihn umgebenden Gefäßbezirke angewiesen ist, da er sich ausschließlich durch die ungestörte Secretion aus diesem Bezirke erneuern oder seine gestörte Zusammensetzung wiederherstellen kann, wird die Beeinflußung der Blutströmung in dem Inneren des Auges — der Quelle der Secretion — von entscheidender Wirkung sein. In letzter Linie können wir uns den Process einer jeden Heilung nur durch eine unmittelbare Einwirkung auf das Gewebe, d. h. die zelligen Elemente desselben vorstellen. Die Integrität des Organismus beruht auf der normalen Thätigkeit der Zellen und die Erhaltung der Gesundheit kann nur so erreicht werden, daß die typischen Zellelemente jede Störung, jedes atypische Gewebe von sich fernzuhalten vermögen. Wenn es eine „Heilung" giebt, so können wir uns ihren Modus nur so vorstellen, daß die normalen, d. h. typischen Zellelemente in ihrer Lebensfähigkeit gestärkt werden, und ihr Uebergewicht gegen die pathologischen Zellprodukte wieder gewinnen, die dann auf dem Wege der regressiven Metamorphose zerfallen und eliminirt werden müssen. Durch Behebung von Stasen im Augeninneren, durch Beförderung der Secretion muß auch die chemische Zusammensetzung der Glaskörperflüssigkeit geändert werden, und insofern es sich um abnorme Gewebe in derselben handelt, die überhaupt resorptionsfähig sind, die Eliminirung derselben mächtig befördert werden. Ich habe nun durch vielfache Versuche festgestellt, daß zur Aufhellung von Glaskörpertrübungen heiße Fußbäder, oder in etwas milderer Form, Einpackungen der Unterschenkel mächtig beitragen und ich wende sie parallel mit den Mineralwässern in allen jenen Fällen an, wo ich energischere Curen (Quecksilber-, Schwitz-, Thermalcuren u. s. w.) aus welchen Gründen immer für contraindicirt halte, vor Allem dort, wo ich die Erregung einer Congestion zum Kopf um jeden Preis verhüten will und dennoch auf die Erzielung eines regen Stoffwechsels im Allgemeinen nicht verzichten kann. Dies bezieht sich vor Allem auf die Fälle von Glaskörpertrübungen bei Myopikern, bei denen jede stärkere Congestion zum Kopf neuerliche Netzhautblutungen, ja Netzhauablösung hervorrufen kann, ferner auf Personen mit Fettleibigkeit, Herzschwäche, und auf solche die bereits durch vorhergegangene, eingreifende Curen geschwächt sind.

Die Fußbäder, mit Eintauchung der unteren Extremitäten bis oberhalb der Knöchel, sollen womöglich 35° betragen und durch 5—10 Minuten applicirt werden. Zur Steigerung der Wirkung kann dem Badewasser noch Kochsalz — 1 Kilo auf den Kübel — zugesetzt werden. Andere nehmen Pulvis semin. sinapis (Senfmehl) hinzu, etwa 100 g auf ein Bad. Die Einpackungen der Unterschenkel werden am besten in der Form der Wadenbinden gegeben. 1 Meter lange und 25 cm breite Binden werden zu einem Drittel naß gemacht und um die Waden gewickelt, wo sie bald eine Erwärmung erzeugen und eine Fluxion zu den Füßen herbeiführen.

Die mit Fußbädern resp. Einpackungen combinirte Mineralwassercur soll eine Dauer von 3—4 Wochen haben. Ihre Wirkung wird eine um so sichere sein, wenn der Kranke, ferne von jeder Arbeit, von jedem grellen Lichte und in geeigneten klimatischen Verhältnissen (z. B. in schattigen Waldgegenden u. s. w.) leben kann. Es ist aber ein Vortheil dieser Behandlungsmethode, daß sie im Nothfalle zu jeder Jahreszeit und von Patienten jeder Lebensstellung, auch in Spitälern, durchgeführt werden kann.

Obwohl ich das Folgende nur durch eine geringe Zahl von eigenen Beobachtungen stützen kann, so möchte ich doch der elektrischen Behandlung als einer Methode zur Unterstützung anderer Aufhellungscuren das Wort reden. Es sind namentlich französische Aerzte, die sich großer Erfolge auf diesem Gebiete rühmen. Schon Giraud-Teulon hat die elektrolytische Eigenschaft des constanten Stromes zur Aufhellung von Glaskörperexsudaten verwenden wollen und mußte sich in Folge dessen relativ starker Ströme bedienen. Nach ihm haben andere Autoren, wie Lefort, Boucheron, Branère auf den Nutzen schwacher, aber durch längere Zeit zu applicirender Ströme hingewiesen. Die Empfehlungen der einzelnen Autoren[1] schwanken zwischen einer Stromstärke von 2—8 Milliampère und einer Dauer bis zu 25 Minuten für die schwächsten Ströme. Nach den Versicherungen der Autoren hat die Stromrichtung keinen besonderen Einfluß auf das Hellungsresultat; wenn es sich hier, wie ich für manche Fälle glauben will, um reelle Heilresultate handelt, so möchte ich sie gleichfalls der Beeinflußung der Circulation im Augeninnern zuschreiben. Als Curiosum muß der Vorschlag erwähnt werden, einen sehr schwachen Strom (2—4 Trouvé-Elemente) während der ganzen Nacht auf das Auge einwirken zu lassen. Es wird versichert, daß sich die Kranken sehr leicht an diese Anwendungsart gewöhnen.

Myiodesopsie (Mückensehen). Mouches volantes.

Bekannt aus der physiologischen Optik sind jene entoptischen Wahrnehmungen, welche durch das Schattenbild der in jedem gesunden

[1] Vgl. Dr. P. Pansier, Traité d'électrothérapie oculaire. S. 168 u. flg.

Glaskörper befindlichen opaken Körperchen hervorgerufen werden. Jedermann kann sich diese „fliegenden Mücken“ (muscae volitantes) zur Anschauung bringen, wenn er eine größere, diffus beleuchtete Fläche, am besten eine weiße Wolke, betrachtet. Daraus geht hervor, daß auch vollkommen normale und mit anscheinend fehlerloser Durchsichtigkeit begabte Glaskörper einzelne trübere Partikel in sich bergen, die dadurch, daß sie einen Schlagschatten auf die Netzhaut werfen, zur Wahrnehmung gelangen. Diese entoptischen Wahrnehmungen, welche im normalen Zustande in der Regel unterdrückt werden oder unter der Schwelle des Bewußtseins bleiben, können jedoch manchen Individuen zum Bewußtsein kommen und derart lästig fallen, daß sie Gegenstand der Therapie werden.

In allen Fällen, wo über die Erscheinungen der Myiodesopsie geklagt wird, muß der Glaskörper zum Gegenstande einer sorgsamen Untersuchung gemacht werden. Auszuscheiden sind sofort alle jene Fälle, wo man mit dem Spiegel objektive Veränderungen, Trübungen im Corpus vitreum findet. Wir haben es dann mit Glaskörpererkrankungen zu thun, die nach oben erörterten Regeln beurtheilt und behandelt werden müssen.

Nur jene Fälle sind als reine „Myiodesopsien“ zu betrachten, in welchen sowohl der Glaskörper als auch der Augenhintergrund überhaupt vollkommen normal ist, wie auch die Sehschärfe häufig nichts zu wünschen übrig läßt. Ein großes Contingent zur Gruppe dieser Kranken stellen Myopen. Bei der Myopie ist die Ursache, welche zur leichteren Wahrnehmbarkeit der von mikroskopischen Glaskörpertrübungen auf die Netzhaut entworfenen Schatten führt, klar: sie besteht darin, daß von den jenseits des Fernpunktes befindlichen Gegenständen keine scharfen Bilder, sondern nur solche mit verwaschenen, aus Zerstreuungskreisen zusammengesetzten Contouren entworfen werden, demnach die Netzhaut diffus beleuchtet wird und wegen der größeren Axenlänge des myopischen Auges der schattenauffangende Schirm, die Netzhaut, weiter vom schattengebenden Körper entfernt ist und das Schattenbild in Folge dessen, im Vergleich zum emmetropischen Auge, an Größe zunehmen muß. Möglich auch, daß die Netzhaut kurzsichtiger Augen für die Wahrnehmung kleiner Objekte eine größere Empfindlichkeit besitzt. In vielen solcher Fälle mag diese krankhafte Erscheinung auch mit einer auf entzündlicher Basis beruhenden Vermehrung der mikroskopischen Glaskörpertrübungen zusammenhängen: Thatsache ist, daß im Verlauf der progressiven, namentlich der in die höchsten Grade übergehenden Myopie große, membranartige Trübungen vorkommen, welche in dem verflüssigten Glaskörper schwimmen. Von diesen Fällen abgesehen, kommt das Mückensehen auch bei mittleren Graden von Myopie vor, und man hört sehr oft solche Kranke darüber klagen, bei welchen eine Myopie, wenn auch sehr mässigen Grades, sich rasch ausgebildet hat, demnach, wie es scheint, die Gewöhnung an die Schattenbilder in dem betreffenden Individuum noch nicht erfolgen konnte.

Außer in diesen Fällen kommt die Myiodesopsie noch bei Personen vor, bei welchen in Folge angestrengter Augenarbeit, von asthenopischen Beschwerden u. s. w. eine übermäßige Empfindlichkeit des Sehorganes sich ausgebildet hat. Solche Leute kommen dahin, in peinlicher Weise den Zustand ihrer Augen zu beobachten, und entdecken auf diese Art ihre fliegenden Mücken, die sie nun nimmer los werden. Außerdem kommen dem Arzte aber noch Menschen unter, welche weder an Myopie leiden, noch irgend welche Ueberanstrengungen der Augen beschuldigen können. Man überzeugt sich aber bald, daß man es mit sogenannten „nervösen" Individuen zu thun hat, bei welchen auch sonst noch mannigfache Symptome der unter dem Namen der Hypochondrie zusammengefaßten Gemüthsstörung vorhanden sind. Es scheint, daß neuropathisch veranlagte Personen, sei es nun, daß sie bei gegebener Gelegenheit ihrer Mouches volantes gewahr geworden sind, sei es, daß sie überhaupt empfindlicher sind, sie nun nicht mehr loswerden, sie zum Gegenstande eines besonderen Studiums machen, und namentlich keine Augenarbeit durchführen können, ohne die mit der Blicklinie unaufhörlich wandernden und vorüberfliegenden Mouches zu verfolgen. In vielen Fällen vermehren sich bei solchen Reizbaren die Mouches, indem wahrscheinlich durch Einübung auch solche kleinste Schatten entopisch wahrnehmbar werden, die früher unbemerkt geblieben waren.

Was die Therapie dieser Störungen anbelangt, so muss man in erster Linie daran denken, die Refraktionsanomalie zu beheben, also den Kurzsichtigen die nöthigen Concavgläser zu verordnen, oder wofern es sich um eine durch accommodative oder musculäre Asthenopie bedingte Reizbarkeit der Augen handelt, dieses Grundleiden zu beheben. Sowie die Gegenstände in scharfen Umrissen gesehen werden, verschwinden die Muscae volitantes. Und da bei vielen Leidenden das Mückensehen nur dann auftritt, wenn sie sich im Freien, bei hellem Lichte bewegen, so müssen wir die Chancen des Auftauchens der Mouches verringern, indem wir das in's Auge dringende Lichtquantum durch dunkle oder gefärbte Gläser verringern. Es ist klar, daß mit der durch diese Gläser erzielten Herabsetzung des ins Auge dringenden Lichtquantums, wenn auch die photometrische (objektive) Differenz zwischen beleuchteter und beschatteter Netzhaut gleichgeblieben ist, aus physiologischen Gründen die Wahrnehmbarkeit des Schattens herabgesetzt ist. Man versucht bald neutrale rauchgraue, bald blaue Gläser verschiedener Nuancen; welche von ihnen besser vertragen werden, muß in jedem Falle erst die Prüfung bestimmen. Personen, die ihre Ueberempfindlichkeit durch Ueberanstrengung erworben haben, müssen von der Arbeit abgehalten und über die Unschädlichkeit der „Mouches volantes“ belehrt werden. Auch in diesen Fällen, wie bei der Gruppe der „Nervösen“, empfehlen sich die dunkeln Schutzgläser, sowie, was nicht warm genug hervorgehoben werden kann, die Anwendung der Augendouchen. So geringfügig die Wirksamkeit der Augendouchen auch erscheinen mag, so sehr rühmen die Kranken die kalte Douche, an die sich gewöhnen und deren Gebrauche sie ihre Heilung zuschreiben. Hierbei muß bemerkt werden, daß an Myiodesopie Leidende sich für ernstlich krank halten, sich den ärgsten Befürchtungen hingeben, weshalb der Arzt aus Rücksicht auf die Gemüthsstimmung des Kranken gut thut, der Sache mehr Aufmerksamkeit zu schenken, als ihr nach theoretischen Erwägungen zuzukommen schiene.

Es ist nicht überflüssig, die Kranken darauf aufmerksam zu machen, die Augendouche auf die geschlossenen Augenlider zu appliciren, um so mehr, als zahlreiche Menschen die Unsitte haben, das geöffnete Auge in kaltes Wasser zu tauchen.

Therapie frischer, intraoculärer Blutergüsse. In Folge der Einwirkung stumpfer Gewalt ergießt sich häufig Blut in's Innere des Auges. Wir müssen hierbei von perforirenden Traumen absehen, die an anderer Stelle bereits besprochen wurden, ebenso wie die zu traumatischem Star führenden Verletzungen und Luxationen der Linse.

Das Blut, welches den Glaskörperraum nach einer derartigen Verletzung erfüllt, stammt in den meisten Fällen aus dem Aderhauttractus, in welchem sich auch mit der Zeit, sobald das Blut aufgesogen ist, mit dem Spiegel Risse nachweisen lassen. Häufig sind auch Zerreißungen der Iris zu beobachten; in den meisten Fällen, wo diese vorkommen, ist die Iris von ihrer Ciliaranheftung losgerissen, ein Vorfall, der auch durch unglücklichen Zufall auf operativem Wege (bei Gelegenheit einer Iridektomie) hervorgerufen werden kann (Iridodialysis). In diesen Fällen ist auch die vordere Kammer mit Blut erfüllt, welches sich mit der Zeit als geronnener Klumpen auf den Boden der Kammer niedersetzt.

Bezüglich der Prognose ist es von höchster Wichtigkeit, vor jeder Behandlung eine genaue Funktionsprüfung der Augen vorzunehmen. Es kann das Sehvermögen bis auf quantitative Lichtempfindung geschwunden sein; dann handelt es sich darum, das Gesichtsfeld (gerade so, wie dies bei Cataraktösen vorgenommen wird) zu prüfen, um zu eruiren, ob nicht etwa durch den Bluterguß Netzhautabhebung verursacht wurde.

Auf die Aufsaugung des frisch ergossenen Blutes im Inneren des Auges hat erfahrungsgemäß die permanente Eisbehandlung einen sehr günstigen Einfluß. Man bemerkt unter derselben sehr bald, daß der Blutklumpen in der Kammer sich verkleinert, sowie auch der Glaskörper allmählich reiner wird, was sich auch durch die langsame Zunahme des Sehvermögens kundgiebt. Die weitere Restitution hängt von dem Zustande der übrigen Organe und Häute des Auges ab; kleinere Risse der Aderhaut pflegen das Sehvermögen nur in sehr geringem Grade zu schädigen.

Es wurde auf S. 256 der fremden Körper Erwähnung gethan, die in den Glaskörper gelangen, und ebenso der entzündlichen Veränderungen gedacht, die durch ihre Anwesenheit hervorgebracht werden. Zu diesen fremden Körpern kann auch der Cysticercus gerechnet werden, den man hie und da im Glaskörperraume antrifft und der eine Zeit lang so sehr ohne Reaktion ertragen wird, daß man ihn in dem noch ungetrübten Glaskörper mit dem Spiegel diagnosticiren kann. Bezüglich der Differentialdiagnose wäre noch das zu erwähnen, daß man sich hüten muß, cystisch umgewandelte Reste der fötalen Arteria hyaloidea, oder gar eine Netzhautablösung für einen Cysticercus zu halten. Ein Verkennen eines Cysticercus ist nur dann möglich, wenn man nicht genau auf die Bewegungen achtet, welche das Entozoon in fast peristaltischer Regelmäßigkeit macht. Die Prognose ist in solchen Fällen, die unter allen Ländern hauptsächlich in Deutschland vorkommen, während sie z. B. in Oesterreich-Ungarn nur sehr sporadisch beobachtet werden, immer eine trübe. Denn mit der Zeit kapselt sich das Entozoon immer ein, und die Retraktion der bindegewebigen Adhäsionen der Kapsel wird eben dieselben destruktiven Vorgänge im Auge zu Stande bringen, wie sie in Folge von Schwartenbildungen im Auge überhaupt beobachtet werden.

Die Therapie kann nur in einer Extraktion des Entozoons aus dem Glaskörperraume bestehen, wie sie nach einem geeigneten Scleralschnitte vorzunehmen ist.

Solche Operationen sind in zahlreichen Fällen auch gelungen. Die Prognose bleibt jedoch immerhin eine unsichere, weil stets zu fürchten ist, daß die Vernarbung der Extraktionsschnittwunde in der Zukunft deletäre Veränderungen im Inneren des Auges erzeugt.

Am zweckmäßigsten bleibt es, ein solches Auge, namentlich wenn sein Sehvermögen zu Grunde gegangen oder so sehr gesunken ist, daß es als nutzlos betrachtet werden muß, durch Enukleation zu opfern, um das zweite Auge vor den Gefahren der sympathischen Ophthalmie zu retten und die Arbeitsfähigkeit des Patienten sicherzustellen.

Achtes Kapitel.

Krankheiten der Chorioidea.

Allgemeine Vorbemerkungen. Uebersicht der Chorioidealentzündungen.

In den vorigen Kapiteln dieses Buches hatten wir des Oefteren Gelegenheit, von Krankheitszuständen zu sprechen, welche durch gleichzeitige oder vorhergehende Affectionen der Chorioidea inducirt waren, sowie andererseits wieder der Häufigkeit des Ueberganges entzündlicher Processe auf das Gewebe der Chorioidea (Aderhaut) Erwähnung gethan werden mußte. Aus Gründen der Zweckmäßigkeit wurde bereits die Cyclitis — die Entzündung des vordersten Abschnittes der Aderhaut — die sich so oft zur Iris gesellt, besprochen.

Die Uvea, deren hinteren Abschnitt die Chorioidea bildet, ist das eigentliche Ernährungsorgan der inneren Gebilde des Augapfels, von welchen nur die Retina und zwar in ihren innersten (nervösen) Schichten ein eigenes Gefäßsystem besitzt, während deren äußere (musivische) Lagen unter dem direkten Einflusse der Aderhaut stehen. Da aber die Retina anatomisch ein Ganzes bildet, so ist es begreiflich, daß Processe in der Aderhaut, welche wegen der anatomischen Contiguität die musivischen Retinalschichten schon frühzeitig tangiren, später auch die nervösen Schichten in Mitleidenschaft ziehen können. Aus der flächenartig ausgebreiteten und der äußeren Fläche der Netzhaut eng anliegenden Choriocapillaris sickert ein continuirlicher Saftstrom, der zunächst das Pigmentepithel durchdringen muß, von dessen Zellen wir wissen, daß sie unter dem Einflusse des Lichtes contraktil und als die Organe einer höchst complicirten, die Umwandlung der physikalischen Energie der Lichtstrahlen in den physiologischen Proceß der Nervenreizung vermittelnden Chemismus sind. Daraus geht hervor, daß auch trotz der scheinbaren Unabhängigkeit der inneren Netzhautlagen diese auch im normalen Zustande in innigster Beziehung zu den Ernährungs- und Kreislaufsvorgängen in der Chorioidea stehen, da wir es uns anders nicht denken können, als daß die aus der Aderhaut quellende Saftströmung des Auges die Retina passiren, gleichsam durch sie hindurchsickern muß, um in den Glaskörper des Auges und aus diesem nach vorn zu gelangen. Diese Thatsache, die eigentlich keiner experimentellen Bestätigung bedürfte, um allgemein anerkannt zu werden, wird durch die alltägliche klinische Erfahrung gestützt. Diese lehrt nämlich, daß, wenn der Saftstrom aus der Chorioidea durch entzündliche Beimengungen verändert ist, zahlreiche, offenbar aus derselben stammende Partikel in die Netzhaut gelangen, dort gewissermassen mechanisch eingeschwemmt werden, wie z. B. Pigment, wobei wir selbstverständlich auch die aktive Einwanderung pigmenthaltiger Zellen nicht in Abrede stellen wollen. Zahlreiche Experimente, von denen die Wagenmann's[1] in erster Reihe zu nennen sind, beweisen, daß die Ernährung der Retina direkt unter dem Einflusse der Chorioidealcirculation steht, da die Unterbrechung derselben durch die Durchschneidung der hinteren Ciliararterien zu Degeneration und Zerfall in sämmtlichen Retinalschichten, zu Pigmentbildung, wahrscheinlich auch zu Einwanderung von Pigmentzellen Veranlassung giebt. Ebenso beweisen dies die in der hinteren Hälfte des Glaskörpers befindlichen Trübungen, welche, wie dies später nochmals betont werden wird, als Symptom der Choroiditis nur dann zur Beobachtung kommen, wenn gleichzeitig auch die inneren Retinalschichten das Bild der trüben entzündlichen Schwellung zeigen.

Im Uvealtract müssen wir zwei von einander getrennte Gefäßgebiete unterscheiden, die sich in die Ernährung des Augeninneren theilen, und zwar 1. das System der hinteren langen Ciliararterien, welche sich im Corpus ciliare und der Iris verzweigen, und durch Vermittelung der Ciliarforsätze den Glaskörper ernähren und das Kammerwasser liefern; 2. das System der hinteren kurzen Ciliararterien, die durch die Choriocapillaris die Ernährung der lichtempfindlichen Endorgane sichern. Die Retina besitzt noch ein aus der Arteria centralis sich entwickelndes System, hauptsächlich zur Blutversorgung der gangliösen Zellen der inneren Netzhautschichten bestimmt.

Aus dem Gesagten läßt sich die Häufigkeit der Mitbetheiligung der Retina an entzündlichen Processen der Aderhaut leicht begreifen; aber auch abgesehen von der Abhängigkeit der Retina vom Chorioidealgefäßsystem kann eine Erkrankung der Chorioidea für erstere Membran insofern gefährlich werden, als plastische Exsudationen aus der Aderhaut

[1] Wagenmann, Archiv f. Ophth. Bd. 36. Heft 2.

in die Retina vordringen können, um daselbst weitere Metamorphosen einzugehen.

Der anatomische Zusammenhang zwischen Iris einerseits und Corpus ciliare und Chorioidea andererseits macht es auch ohne Weiteres verständlich, daß entzündliche Processe namentlich chronischer Natur leicht von einem Abschnitte der Uvea auf den anderen sich verbreiten; hierbei sind außerdem auch die ätiologischen Momente in Betracht zu ziehen, welche zur Localisation des Leidens im gesammten Aderhauttraktus führen können. Unter diesen ätiologischen Momenten spielen wieder Dyskrasien eine Hauptrolle; so sind es die Syphilis, die rheumatisch-gichtische und die scrophulöse Diathese, die besonders häufig in der Aderhaut Entzündungen anregen, und wie bereits ausführlich erörtert, in vielen Fällen zusammen mit dem vorderen Abschnitte des Bulbus (z. B. Keratitis parenchymatosa) auch die Chorioidea in Mitleidenschaft ziehen.

In der Regel wirken auch derartige dyskrasische Momente mit, wenn die Entzündung der Lederhaut, die Skleritis, in die Tiefe greift und nach Erweichung des befallenen Skleraltheiles zu Entzündungen der Aderhaut führt (s. S. 159 u. ff.). In diesen Fällen kommt es, wie an angegebener Stelle auseinandergesetzt wurde, mitunter zu hochgradigen Veränderungen, zu Verdünnungen der Bulbushäute und zu deren Ausbuchtung.

Im höchsten Grade wichtig ist die Thatsache, daß in Folge von endogener Infektion, durch embolische Verschleppung von Eitererregern, also durch Metastasen sich eiterige Entzündungen der Chorioidea einstellen können. Wir beobachten dies bei Puerperalfieber, Pyämie, Septikämie u. s. w., überhaupt bei jedem allgemeinen und localen Processe, wo aus einem Herde sich Bakterienmassen losreißen können und in den Kreislauf gelangend in der Aderhaut deponirt werden. In Folge von ektogener Infektion, wie sie nach Verwundungen jeder Art zu Stande kommen können, entstehen häufig von dem Uvealtraktus ausgehende Eiterungen, die mehr oder weniger stürmisch zur eiterigen Schmelzung des Augapfels zu führen vermögen. — Häufiger als man glaubt, wenn auch klinisch weniger sicher zu beobachten, ist die Infektion der Aderhaut mit dem Tuberkelbacillus.

Aus all den angeführten Daten erhellt nun zur Genüge, wie zahlreich die Momente sind, welche zu Entzündungen der Chorioidea führen und wie vielgestaltig die letzteren sein können. Es bietet aber keine Schwierigkeiten, die in der Chorioidea vorkommenden entzündlichen Zustände in drei große Gruppen zu sondern, welche sowohl in anatomischer als klinischer Beziehung ganz ausgeprägte Merkmale besitzen.

Freilich geht oftmals ein Krankheitsbild in eines einer anderen Gruppe allmählich über, aber das kann uns nicht hindern, diese Eintheilung zu acceptiren, welche klinisch von großem Werthe ist.

Die Chorioiditiden lassen sich eintheilen: 1. in eiterige, 2. in adhäsive (plastische), 3. in seröse (diffuse) Aderhautentzündungen.

Was die erste Gruppe anbelangt, so ist eiteriger Zerfall der Gewebe die Regel und der gewöhnliche Ausgang die Phthisis bulbi. Die Berechtigung, die eiterige Chorioiditis eine „parenchymatöse" zu nennen, hat unseres Erachtens mit der Erkenntniß aufgehört, daß die Hauptmasse des Eiters, der sich gerade bei dieser Form mit sehr großer Raschheit einstellt, nicht nur aus dem Parenchym (Stroma) der Chorioidea, sondern vorwiegend aus den Gefäßen stammt und der infectiöse septische Charakter der Affektion in allen Fällen sichergestellt ist. Eher könnte man die Formen der folgenden, zweiten Gruppe parenchymatöse nennen, weil wir es hier sicher mit hyperplastisch entzündlichen Wucherungen aus dem Chorioidealgewebe zu thun haben.

In der zweiten Gruppe (den plastisch-adhäsiven Entzündungen) ist es charakteristisch, daß es zu circumscripten Gewebswucherungen, zur Exsudation plastischer Produkte kommt, welche, wie alle entzündlichen Neubildungen, den Weg bis zur narbigen Schrumpfung durchmachen. Gewöhnlich wird die Retina mitergriffen, indem durch das Chorioidealexsudat eine Verwachsung zwischen beiden Häuten eingeleitet wird, welche nicht ohne Ruin der betheiligten Stäbchen- und Zapfenschicht stattfinden kann. Entsprechende Sehstörungen sind die Folge. Wir sprechen in diesen Fällen wegen der Mitbetheiligung der Retina von einer Chorioretinitis.

Bei der dritten Form der Chorioidealentzündungen (den serösen Entzündungen) kommt es nicht zur herdweisen Localisation des Processes, sondern zu einer diffusen Durchtränkung und lymphoiden Infiltration großer Strecken, ja der ganzen Aderhaut. So stellt sich die Chorioiditis serosa anatomisch wenigstens im Beginne dar. Das entzündliche Produkt ist kein plastisches, kein zu bindegewebigen Metamorphosen geneigtes, sondern ein seröses. Diese Form führt allmählich zum Schwund der Aderhaut; während des Verlaufes wird die Ernährung des Auges derart beeinflußt, daß der intraoculäre Druck negativ wird, das Auge sich weicher als normal anfühlt. Dabei sind häufig noch Veränderungen und Trübungen in anderen Organen des Augapfels, wie Keratitis parenchymatosa, Hydromeningitis, centralen Hornhautsklerosen u. s. w. vorangegangen, welche eben andeuten, daß das Auge in seiner Ernährung erheblich beeinträchtigt ist, das Uebel also eine Allgemeinerkrankung des Bulbus darstellt.

Unter gewissen, bisher nicht näher bekannten Bedingungen nimmt die Chorioiditis serosa jedoch einen glaucomatösen Habitus an; es scheint, daß die seröse Ausscheidung so sehr zunehmen oder die Flüssigkeitsabfuhr insufficient werden kann, so daß eine Vermehrung des intraoculären Druckes eintritt. Wird, was häufig vorkommt, die Erhöhung des intraoculären Druckes eine ständige, so ist damit der Uebergang zum Glaucom gegeben.

Außerhalb dieser drei Gruppen steht die tuberculöse Infiltration der Aderhaut, die zu geschwulstartigen oder auch diffusen Wucherungen führt, deren Uebergang in Verkäsung durch die Natur des Processes bedingt ist.

Es müssen noch in Kürze jene Symptome besprochen werden, welche bei den verschiedenen Chorioidealerkrankungen (wie sich aus der Vielgestaltigkeit derselben ergiebt, nicht constant überall und in demselben Grade) beobachtet zu werden pflegen. Sie zerfallen naturgemäss in zwei Abtheilungen, da wir einerseits die Intensität, die Ausbreitung und den Charakter der Entzündung zu erforschen, andererseits aber den Einfluß derselben auf das Sehvermögen festzustellen haben. Namentlich das letztere ist prognostisch von höchster Wichtigkeit, denn nichts interessirt uns bei der Beurtheilung einer Chorioiditis so sehr, als die Frage nach der Mitbetheiligung der Nervenhaut des Auges, und von dieser sind alle Sehstörungen abhängig.

Wir theilen also die Symptome der Chorioiditis ein: a) in uveale, b) in retinale oder funktionelle Symptome.

Zu den uvealen Symptomen gehören:

1. Jene Veränderungen des Augenhintergrundes, welche mit dem Ophthalmoskop objektiv wahrnehmbar sind. Wir werden dieselben in den speciellen Fällen von Chorioiditis zu besprechen haben.

2. Die etwa vorhandene Mitbetheiligung der Iris, die aus den Synechien, Ciliarinjektion u. s. w. zu erkennen ist.

3. Glaskörperopacitäten und überhaupt die Trübungen in den brechenden Medien.

Was die retinalen (funktionellen) Symptome betrifft, so wird als erstes die Verschlechterung des Sehvermögens zu nennen sein. Es hängt von der Qualität der jeweiligen Entzündung ab, wie viel von der Verschlechterung auf Rechnung der Glaskörperopacitäten und der getrübten Medien zu setzen ist, und wie viel der Mitbetheiligung der Retina an der Entzündung zuzuschreiben ist. Es ist nämlich klar, daß eine Chorioiditis, die mit Hornhaut- oder Glaskörpertrübungen einhergeht, offenbar auch Sehstörungen verursachen würde, auch wenn die Retina vollständig frei geblieben wäre. Bei vielen chorioiditischen

Processen tritt aber nebst der Herabsetzung der centralen Sehschärfe noch ein anderes, sehr wichtiges Symptom auf, und zwar eine Störung des Lichtsinnes, deren Ursache wahrscheinlich in einer verzögerten Anpassung (Adaption) der Retina für geringe Lichtquantitäten liegt, und die sich unverkennbar in einer auffallenden Verschlechterung des Sehens bei herabgesetzter Beleuchtung äußert, was praktisch so viel bedeutet, daß solche Augen am Abend oder bei schlechter Beleuchtung viel weniger als andere und unverhältnißmäßig schlecht sehen (Hemeralopie). Wir können diese hemeralopischen Beschwerden, auf welche FÖRSTER besonders aufmerksam gemacht hat, in vielen Fällen von Chorioiditis vorfinden, und sie weisen entschieden auf eine Mitbetheiligung der musivischen (hinteren) Netzhautschichten hin.

Ein anderes, sehr wichtiges retinales Symptom sind die Scotome. Unter einem Scotom versteht man eine Stelle des Gesichtsfeldes, in welcher das Sehen entweder ganz aufgehoben, oder mindestens schlechter ist, als in den übrigen Partien des Gesichtsfeldes. Häufig besteht dieses Schlechtersehen darin, daß der Patient einen schwarzen Schleier schweben sieht, der sich vor den fixirten Gegenstand legt, durch den er aber noch durchsehen kann. Später wird aus diesem „positiven" Scotom ein negatives, d. h. der Schleier ist vollständig undurchsichtig geworden und die betreffende Stelle des Gesichtsfeldes ist ganz ausgefallen. Ein Scotom deutet immer darauf hin, daß jener Theil der Sehnervenelemente, welcher der ausgefallenen Stelle des Gesichtsfeldes entspricht, entweder funktionsunfähig oder afficirt ist; wir nennen das Scotom ein fixes, wenn der Schleier immerwährend seine Lage im Gesichtsfelde beibehält, denn wir kennen außer diesem noch flimmernde und bewegliche Scotome; außerdem unterscheiden wir je nach ihrer Lage und Configuration centrale und peripherische, ring- und netzförmige Scotome. Es ist klar, daß ein Ausfall im Gesichtsfelde um so störender ist, je näher er dem Centrum, d. h. dem Fixationspunkte sich befindet und daß daher solche Scotome, welche Veränderungen entsprechen, die in der Gegend des Macula lutea sich localisirten, die schlimmsten sind, während Veränderungen in der Peripherie der Netzhaut in der Gegend und jenseits des Aequators kaum bemerkbare Gesichtsfelddefekte nach sich ziehen. Mit den Scotomen vereint treten noch andere Gesichtsstörungen auf, welche, wie Photopsie und Chromopsie (Licht- und Farbensehen), den Charakter von subjektiven Lichtempfindungen, Phosphenen, haben, und Mikropsie und Metamorphopsie (Kleiner- und Verzerrtsehen), Folgeerscheinungen der durch die Narbenbildung gestörten Anordnung der Retinalstäbchen darstellen.

Die Entzündung der Aderhaut, Chorioiditis.

1. Chorioiditis suppurativa. Eiterige Aderhautentzündung.

Nach perforirenden Verletzungen des Bulbus, Eindringen von fremden Körpern in das Innere desselben, Infektion des Glaskörpers durch septische Stoffe entwickelt sich häufig sehr rasch eine Eiterung in der Aderhaut, welche von Anbeginn an die Tendenz hat, sich über die ganze Uvea zu verbreiten. Der Eiter wird gleich so massenhaft gebildet, daß er in die Retina dringt, sie infiltrirt oder ablöst und den Glaskörper erfüllt. Man sieht dann manchmal aus der Pupille einen weißlichen Reflex kommen, der die Anwesenheit des Eiters im Inneren des Auges verräth. Sehr bald erscheint er in der vorderen Kammer als Hypopyum, infiltrirt in vielen Fällen die Hornhaut und zieht auch die äußeren Gebilde des Auges in Mitleidenschaft, indem die Lider ödematös anschwellen, die Conjunctiva bulbi sulzig infiltrirt wird und chemotisch anschwillt. Die Eiterinfiltration überschreitet auch die Lederhaut, dringt also in das Orbitalgewebe ein, bringt jedenfalls die Tenon'sche Kapsel zur Schwellung, was sich durch das Auftreten eines für die Zukunft des Auges verhängnißvollen Symptomes verräth: die Vorwärtsdrängung, Protrusion des Bulbus. In dieses Stadium angelangt, ist aus der Chorioiditis suppurativa eine Panophthalmitis, Vereiterung des Auges, geworden, und das Auge repräsentirt nur mehr einen Abscess, aus welchem der Eiter unter Ausdehnung und Verdünnung der Sclerotica sich zu entleeren trachtet. Gewöhnlich tritt diese spontane Entleerung in der Gegend des Aequators auf, wo die Sklera am dünnsten ist, wenn nicht vorher die ulcerirte Cornea berstet.

Der ganze Proceß verläuft mit großer Raschheit unter den allerheftigsten Schmerzen, großer Depression und Fieberbewegungen. Der Schmerz läßt nach, sobald der Eiter sich frei durch eine Oeffnung der Lederhaut entleeren kann, worauf auch die Verdrängung des Augapfels immer mehr abnimmt. Mit dem Momente, da der bis dahin starre Bulbus wieder eine Spur von Beweglichkeit zeigt, beginnt die Rückbildung des ganzen eiterigen Infiltrationsprocesses.

Nach den heute giltigen pathologischen Anschauungen werden wir über die Entstehung und das Wesen des Processes nicht mehr im Zweifel sein können. Wenn wir z. B. nach einer Cataractoperation, nach irgend einem anderen operativen Eingriff die Wundränder sich infiltriren und mißfarbig werden sehen und dann unaufhaltsam Panophthalmitis auftritt; wenn ein fremder Körper, z. B. ein Holz- oder Metallsplitter, in's Auge gedrungen, daselbst eiterige Chorioiditis erzeugt, so werden wir nur daran denken können, daß eine Infektion des Bulbus durch Mikroorganismen stattgefunden hat, eine Annahme, welche dadurch noch an Halt gewinnt, daß wir in einer Reihe von Fällen, die später besprochen werden, die Infektion von innen auf dem Wege des Blutstroms besorgt finden und die organischen Träger derselben auch mit dem Mikroskope nachweisen können. Als Beweis mag man noch jene Beobachtungen anführen, denen zufolge selbst geringfügige Wunden der Hornhaut (wie bei Discission) zu Bulbusvereiterungen Veranlassung gegeben haben, wenn zugleich Blennorrhoe des Thränensackes zugegen war, von deren infektiösem Charakter bereits auf S. 103 Erwähnung gethan wurde.

Auf dieselbe Weise erklären sich die Fälle, wo Panophthalmitis sich in Augen entwickelt, in welchen bereits seit längerer Zeit eine Iriseinklemmung vorhanden war: hier genügt häufig nicht nur eine geringfügige Reizursache oder Verletzung, um eiterige Chorioiditis hervorzurufen, sondern es tritt eine solche mitunter scheinbar ganz spontan ein. Die pathologische Anatomie zeigt jedoch — was wir besonders den Forschungen Leber's und seiner Schüler, sowie W. Czermak verdanken, daß in älteren Hornhautnarben mikroskopische Fistelgänge und Oeffnungen vorhanden sind, die als ebenso viel Pforten für in's Augeninnere dringende Eiterorganismen dienen.

Was die Therapie anbelangt, so sind wir, wofern der Proceß bereits den Charakter der Panophthalmitis angenommen hat, vollkommen machtlos, und wir müssen uns unter Verzichtleistung auf die Erhaltung des Bulbus darauf beschränken, die Auseiterung möglichst zu beschleunigen, um die Schmerzen des Kranken zu lindern. Der Ausgang ist immer Phthisis bulbi, und er ist fast mit Sicherheit zu prognosticiren, sobald wir Hypopyum und Vordrängung des Bulbus finden. Im Beginne des Processes mag man noch einige Aussicht haben, die profuse Eiterung hintanzuhalten, wenn man in die Lage kommt, die Entzündung erregende Ursache wegzuschaffen, z. B. einen fremden Körper zu extrahiren, eine Iriseinklemmung zu beheben. Ueberhaupt handelt es sich darum, womöglich den Ausgangspunkt der Eiterung — die Quelle oder die Pforte derselben — möglichst frühzeitig zu eruiren, und dann mit größter Energie und ohne Zaudern vorzugehen. In diesen Fällen ist jede Minute kostbar. Sind wir nun in der Lage, einen zugänglichen Eiterherd zu finden, von dem wir nach der ganzen Sachlage ein Uebergreifen des Processes auf die Uvea erwarten müssen, so haben wir diesen Herd nach allgemein gültigen chirurgischen Grundsätzen zu zerstören. Dies bezieht sich in erster Reihe auf septisch infiltrirte Hornhautwunden — mögen sie nun von einer Operation oder Wundverletzung stammen. Ein rasches Eingreifen mit dem Galvanocauter, eine frühzeitige Reinigung von Skleralwunden, denen man die Conjunktivalplastik oder die Naht folgen läßt, hat schon manches Auge vor der Panophthalmitis bewahrt. Wohl gehören diese Aufgaben zu den schwierigsten der ganzen Ophthalmochirurgie, und jene Kliniker, welche wie Kuhnt auf diesen bis heute noch wenig gepflegten Theil der Augenheilkunde so viel Sorgfalt verwenden (s. sein Buch „Ueber die Verwendbarkeit der Bindehaut in der operativen Augenheikunde." Wiesbaden 1898) haben sich die größten Verdienste erworben. Ist einmal die Eiterung auf die Uvea übergegangen, was sich durch Infiltration der Iris, Trübung des Kammerwassers, fibrinöse Exsudation im Pupillargebiete und Chemosis anzeigt, so ist ein günstiger Ausgang kaum mehr anzunehmen. Es ist fraglich, ob man auf Grundlage der Thierversuche Ostwalt's und nach dem Vorgange von O. Haab durch Einführung von Jodoform-Gelatinestäbchen in die vordere Kammer das Fortschreiten der Infiltration auf die hinteren Theile Uvea zu verhindern in der Lage ist.

Von der früher vielfach geübten „allgemeinen Mercurialisation" durch innerliche Calomelgaben kann heutzutage füglich Abstand genommen werden, ebensowenig werden wir von der Einträuflung antiseptischer Flüssigkeiten den geringsten Nutzen erwarten können.

Ist ausgesprochene Panophthalmitis vorhanden, dann wird der ganze Proceß wie jede andere Abscedirung behandelt, die Eiterung durch fortwährende Application warmer Breiumschläge befördert und die Onkotomie per scleram vorgenommen, um die Eitermasse zu entleeren. Zum Einschnitt wählt man, wie bei jedem Abscesse, am besten jenen Punkt, der durch die Vordrängung des Eiters am meisten verdünnt ist und gewöhnlich durch seine gelbliche Farbe auffällt. Wenn die Schmerzen des Kranken ein längeres Warten nicht gestatten, so muß man sich, schon ehe eine solche Verdünnung sich ausgebildet hat, zur Sklerotomie entschließen, die man mit einem kleinen Scalpell oder Gräfe'schen Messer in der Gegend des Aequators vornimmt und nicht zu klein anlegt; ist ein fremder Körper vorhanden, so wird man seine Eintrittsöffnung benützen und den Schnitt so zu legen trachten, daß die künstliche oder spontane Entfernung desselben je besser gelinge. Bei sehr großer Spannung und Ausdehnung der Bulbuskapsel, wo die gedehnten und entzündeten Lider kaum mehr im Stande waren, das Auge zu bedecken, habe ich momentane Erleichterung verschaffen können durch eine in der Narkose vorgenommene ausgiebige Spaltung des äußeren Lidwinkels mittels der Scheere, die ich mit mehrfachen breiten Sklerotomien in der Gegend des Aequators verband.

Die Extraktion eines fremden Körpers soll nur dann versucht werden, wenn man auch Aussicht hat, ohne besonderes verletzendes Sondiren und Fassen seiner habhaft zu werden. In einem Eitersacke kleinere Splitter u. dgl. aufspüren und extrahiren zu wollen, ist, da der Erfolg sehr zweifelhaft ist, zum mindesten unpraktisch, kann aber auch gefährlich werden. Dagegen gelingt es manchmal, größere Körper zu finden und zu extrahiren, worauf der Krankheitsverlauf erheblich abgekürzt wird.

Die Enucleation vereiternder Augen ist deshalb verlassen worden, weil man Fälle beobachtet hat, in denen nach dieser Operation tödtliche Meningitis aufgetreten war. In Fällen von hochgradiger Schwellung und Infiltration des Orbitalgewebes hat diese Operation ihr Mißliches; man ersetzt sie besser durch die oben beschriebene einfache oder mehrfache Sklerotomie, welche den Proceß wesentlich abkürzt und noch überdies den Vortheil bietet, daß ein schmerzloser und beweglicher Stumpf zurückbleibt, der sich späterhin für die Prothese eines künstlichen Auges gut eignet. Derselbe Einwand ist auch gegen die Exenteratio bulbi gültig, der von verschiedenen Klinikern als Ersatzoperation der Enucleation geübt wird.

Septisch-embolische Chorioiditis. Bei septischen Processen jeder Art, vorwiegend jedoch bei puerperalen Erkrankungszuständen, werden Vereiterungen des Auges, von der Chorioidea ausgehend, beobachtet. Man hat bis in die jüngste Zeit diese Fälle als metastatische Uveitiden aufgefaßt. Der Verlauf der Augenaffektionen, dessen Schilderung zuerst von J. Hirschberg in einer klinischen Studie[1] geboten wurde, ist im Wesenlichen folgender:

Plötzlich entsteht bei Puerperalkranken (meistens in der zweiten oder dritten Woche nach der Entbindung oder dem Abortus) unter lebhaften Schmerzen eine Herabsetzung der Sehschärfe, die mit Glaskörpertrübung und Verschleierung des Augengrundes einhergeht. Sehr bald ist vollständige oder nahezu vollständige Erblindung eingetreten. Einige Zeit nach der Erkrankung des einen Auges kann auch das andere in ähnlicher Weise befallen werden. Schon in den ersten Tagen zeigt es sich, daß wir es mit einer eiterigen Iridochorioiditis zu thun haben, indem sich Hypopyum, Exsudate in der Pupille einstellen,

---

[1] Ueber puerperale, septische Embolie des Auges. Archiv f. Augenh. IX. 3.

worauf dann die Chemosis als Ausdruck der Betheiligung der äußeren Gebilde des Augapfels nachfolgt und das Auge dann, wie oben bei der Panophthalmitis geschildert, phthisisch zu Grunde geht.

Therapeutisch sind wir vollständig machtlos. Uebrigens versetzen uns diese Fälle in die traurige Lage, eine letale Prognose stellen zu müssen. Hirschberg giebt an, daß alle sechs Puerperalkranke, die er beobachtete, der Grundkrankheit erlegen wären, trotzdem die Allgemeinerscheinungen zur Zeit der Augenerkrankung nicht so bedrohlicher Natur waren. Auch ich habe alle von mir beobachteten Fälle letal enden sehen.

Etwas günstiger ist die Prognose quoad vitam bei embolischer Chorioiditis in Folge anderer (als puerperaler) endogener Infektionen, wie Meningitis, Variola, Typhus, Phlegmonen an verschiedenen Körperstellen. Ob es sich bei Meningitis cerebrospinalis um Metastasen oder um eine Fortpflanzung des eiterigen Processes längs der Sehnervenscheiden ins Innere des Auges handelt, ist im gegebenen Falle schwer zu entscheiden und dürfte praktisch wohl auf dasselbe herauskommen. Doch ist der Prozeß häufig nicht so stürmisch, indem die eiterige Infiltration sich ausschließlich auf die inneren Augenhäute beschränkt. Oftmals kommt es zur circumscripten Absceßbildung im Glaskörper bei Intaktheit der vorderen Medien. In solchen Fällen sehen wir manchmal, wenn wir eine starke Lichtquelle durch die erweiterte Pupille ins Innere des Auges werfen, hinter der durchsichtig gebliebenen Linse eine weiße Masse, eventuell noch mit Gefäßramificationen, so daß wir versucht sein könnten, ein Neugebilde zu diagnosticiren. Solche Fälle werden mitunter als Pseudoglioma bezeichnet und gehören in den Rahmen des von Beer als amaurotisches Katzenauge beschriebenen Krankheitsbildes.

Außer diesen deletären Metastasen, die ursprünglich in den Uvealtraktus gesetzt werden, giebt es noch eine gleichfalls bei septischen Allgemeinerkrankungen vorkommende, durch Entartung der Gefäßwände (Roth, Herrenheiser) bedingte Erkrankung der Retinalgefäße, die zu massenhaften Blutungen der Retina führt. Die Prognose quoad vitam ist hier bedeutend günstiger.

Erblindungen in Folge von Meningitis kommen im Kindesalter nicht gar zu selten vor; die abgelaufenen Fälle sind Eingeweihten auf den ersten Blick kenntlich, wie sie in jedem Blindeninstitute anzutreffen sind und schon durch die kreideweiße Cataracta calcarea auffallen. Hier war embolische Iridochorioiditis, Netzhautablösung, Infiltration des Glaskörpers vorangegangen, worauf dann die Kalkincrustation der Linse folgte. Die Therapie ist in allen diesen Fällen leider gleich Null.

In einer sehr lehrreichen Studie (Archiv f. Ophthalmologie 40. Bd. 3. Heft) faßt Axenfeld die in Rede stehenden Fälle unter dem Namen der metastatischen Ophthalmie zusammen. Nach ihm ist in vielen Fällen die Retina der primär inficirte Ort, von wo aus die Erkrankung auf die Aderhaut übergeht. Es sollen die Capillaren der Retina sein, nicht die größeren Gefäße der Aderhaut, in denen die septischen Pröpfe sitzen bleiben. Ich muß jedoch nach wie vor, so weit klinische Beobachtung ein Factum sicherstellen kann, daran festhalten, daß der metastatische Proceß von der Uvea ausgeht.

2. Adhäsive (plastische) Chorioiditis.

Die Chorioidea wird häufig der Sitz von Entzündungen, welche nicht zur Bildung von Eiter, sondern einer circumscripten Zelleninfiltration, einer sogenannten entzündlichen Wucherung führen, wobei die benachbarten Partien vollständig normal bleiben können. Es ist demnach charakteristisch für diese Form, daß sie herdweise auftritt und in vielen Fällen die Herde über größere Strecken der Aderhaut verstreut sind. Die anatomische Untersuchung lehrt, daß es Wucherungen giebt, die von beträchtlicher Ausdehnung sind und sich pilzähnlich über das Niveau des Augenhintergrundes erheben, aber auch solche, welche mit freiem Auge kaum wahrnehmbar sind. Alle diese Wucherungen haben, wie die entzündlichen Neubildungen überhaupt, die Tendenz, aus kleinzelligem Gewebe faseriges Gewebe zu werden und dann zu schrumpfen, welche Umwandlung dann immer mit einer theilweisen Atrophie und Einziehung des betroffenen Aderhauttheiles verbunden ist. Nur wenige, besonders ausgedehnte und succulente Wucherungen können sich erhalten, ja sogar noch eine weitere, aktive Umwandlung erfahren, und zwar die Verknöcherung, ein Vorgang, der aber verhältnißmäßig selten und nur unter noch nicht hinlänglich gekannten Bedingungen stattfindet.

Bei der Diagnose dieser Krankheitsformen sind wir, da häufig äußere Symptome am Bulbus völlig fehlen, ganz und gar auf den Augenspiegel angewiesen. Mit demselben können wir zwar eine direkte Anschauung der Chorioidea nicht gewinnen, da dieselbe von der Retina bedeckt und überdies noch ihr Gefüge durch die Schichte des Pigmentepithels maskirt ist, das zwischen der Retinal-Stäbchenschichte und der Lamina vitrea chor. ausgebreitet liegt. Wir sind aber berechtigt, Affektionen der Chorioidea anzunehmen, wenn wir solche Veränderungen im Augenhintergrunde wahrnehmen, deren Sitz wir auf Grundlage unserer ophthalmoskopischen Erfahrungen hinter die Retina verlegen müssen. Wir gewinnen hauptsächlich durch das Verhalten der Retinalgefäße Anhaltspunkte hierfür, wenn wir dieselben mit dem Spiegel über die veränderten Stellen des Augenhintergrundes ziehen sehen.

Wichtig sind ferner auch Niveaudifferenzen, die, wenn sie einigermaßen ausgeprägt sind, gleichfalls erkannt werden können. Zu den wichtigsten Symptomen der Chorioditis gehören jedoch die Pigmentveränderungen im Augenhintergrunde, weil sehr viele plastische Processe, die bis zur Lamina vitrea der Aderhaut vordringen oder sich über sie erheben, zu Wucherungen und Zerstörungen der Pigment-Epithelschichte führen und dadurch einerseits weißliche Verfärbungen des meistens dunkelrothen Augenhintergrundes, andererseits klumpige Pigmentanhäufungen und Flecke bedingen. Ferner werden auch Pigmentmassen aus den zerfallenden Stromazellen frei, die dann gleichfalls auf dem Wege des Saftstromes in die Retina gelangen.

Ophthalmoskopisch stellen sich im Beginne der Erkrankung die chorioiditischen Herde als Flecke von lichtrother Färbung dar, mit verwaschenen Rändern und von verschiedener Ausdehnung. Diese Flecke (Plaques) blassen dann allmählich ab, bis sie ganz weiß werden und häufig den bläulich-weißen Schimmer der Sklera zeigen. An den Grenzen dieser Flecke pflegen sich Pigmenthaufen anzusammeln, welche die atrophische Stelle umsäumen. Im Wesentlichen ist dies das Bild des Augengrundes bei vorgeschrittener plastischer Chorioiditis, und ersterer sieht wegen der durch einander gewürfelten weißen und schwarzen Flecke häufig wie getigert aus.

Klinisch unterscheidet man innerhalb der Chorioiditis plastica mehrere Formen, die von einander bezüglich ihres Auftretens und ihrer Localisation differiren. Diese Formen sind:

a) Chorioiditis disseminata. Die Plaques sind klein und unregelmäßig, die Färbung lichter; später verändern sie sich zu den beschriebenen weißen (atrophischen) Herden. Diese Herde treten in großer Zahl in der Gegend des Aequators auf und schreiten langsam gegen den hinteren Pol des Auges vor. Iridocyclitische Erscheinungen sind fast niemals vorhanden.

b) Chorioiditis areolaris. Configuration der Plaques ähnlich den vorigen; dagegen sind dieselben viel größer als in der Ch. disseminata. Die Veränderungen treten um den hinteren Pol auf und breiten sich von da weiter nach vorn aus. Merkwürdiger Weise bleibt die eigentliche Macula lutea sehr lange verschont.

c) Chorioiditis centralis. Charakteristisch große, prominente Herde, im hinteren Abschnitte der Chorioidea entstehend, die sich in das Retinalgewebe hineindrängen und mit der Zeit unter Einziehung der Retina schrumpfen. Es bleiben große, atrophische, pigmentumsäumte Plaques zurück.

Die geschilderten Spiegelbilder sind so charakteristisch, namentlich in den vorgeschrittenen, der Atrophie schon zuneigenden Stadien des Processes, daß wohl Niemand beim Anblick der weißen und pigmentirten Stellen des Augenhintergrundes im Zweifel sein wird, daß chorioiditische Krankheitszustände vorliegen.

Der Einfluß, den irgend eine der Chorioiditisformen auf das Sehvermögen hat, wobei die Eruirung dieser Verhältnisse prognostisch von der höchsten Wichtigkeit ist, hängt wesentlich davon ab, wie weit die Netzhaut afficirt ist. Bei der Chorioiditis disseminata braucht das Sehvermögen gar nicht zu leiden, da die Hauptmasse der Herde sehr peripher sitzt, also nur solche Retinalstellen afficiren kann, welche ohnedies nicht dem Zwecke des deutlichen Sehens dienen. Das Sehvermögen wird in der Regel um so mehr beeinträchtigt, je näher die Plaques zur Macula lutea rücken. Bei der Chorioiditis areolaris sind schon merkbare Skotome vorhanden, die zum Verlust des centralen Sehens führen können, sowie die Macula von den Plaques eingenommen wird. Wenn die chorioiditischen Herde zur Papille rücken, so tritt ein Symptom auf, welches eine plötzliche Herabsetzung des Sehvermögens, wie sie dann beobachtet wird, erklärt: nämlich Schwellung des Sehnervenkopfes und der angrenzenden Retinalpartie. Dieses Symptom erklärt sich aus der Beeinträchtigung des Sehnervengefäßkranzes, der mit dem Chorioidealgefäßen anastomosirt.

Glaskörpertrübungen pflegen nicht bei allen Formen dieser Gruppe aufzutreten. Bei solchen fehlen sie, wo die chorioiditischen Herde sich in einer mittleren Zone zwischen Aequator und hinterem Pole halten. Sobald jedoch der entzündliche Proceß nach vorne gegen die Ciliarfortsätze rückt, treten andere wichtige Erscheinungen auf, wie Trübung des Glaskörpers und eine zumeist schleichend verlaufende Iritis.

Die ausgebreitetsten Chorioiditiden können lange bestehen, ohne Glaskörpertrübungen und plastische Affektionen der vorderen Gebilde der Uvea nach sich zu ziehen, wenn die Herde in den der Retina benachbarten, also den inneren Schichten der Chorioidea sitzen. Sowie aber der Proceß sich nach rückwärts, d. h. innerhalb der Suprachorioidea ausbreitet, tritt eine seröse Infiltration und Trübung des Glaskörpers auf. Es hat dies darin seinen Grund, daß die entzündlichen Exsudationen innerhalb der äußeren Lagen der Aderhaut die Arteriae ciliares posticae longae, die Hauptarterien der vorderen Uvealpartien (also des Ciliarkörpers) tangiren und dadurch die Ernährung der Iris und des Ciliarkörpers beeinflussen.

Der Verlauf aller Formen der adhäsiven Chorioiditis ist ein eminent chronischer, die Neigung zu Recidiven ist eine sehr große.

Chorioiditis syphilitica.

Wenn auch bei den eben geschilderten Formen der adhäsiv-plastischen Chorioiditis die Syphilis zu den häufigsten ätiologischen Momenten gehört, so sind wir dennoch berechtigt, ein Krankheitsbild mit besonderem Nachdrucke als von der Syphilis abhängig zu erklären, das bereits vor vierzig Jahren von Jacobson, wenn auch als Retinitis syphilitica beschrieben wurde, aber erst durch die Schilderung FÖRSTER's[1] als Chorioiditis syphilitica allgemein bekannt wurde. Es handelt sich um eine klinisch sehr scharf begrenzte Form, deren wichtigstes und ständigstes Symptom in einer die centralen und hinteren Antheile des Glaskörpers einnehmenden sehr feinen Trübung besteht. Wir werden diese Trübung am besten wahrnehmen können, wenn wir das Augeninnere nach maximaler Erweiterung der Pupille mit dem Planspiegel erleuchten, an dessen Rückseite Convexlinsen sich befinden, deren Stärke nach dem Refractionszustande des Untersuchers und je nach der Tiefe, in der wir den Glaskörper durchmustern wollen, zu bemessen ist. Die Untersuchung mit dem lichtstarken Spiegel ist unzweckmäßig, weil er zu diffus beleuchtet und die feinen Schattirungen zu sehr verwischt. Die Glaskörpertrübung läßt sich dann sehr leicht in feine, staubförmige oder etwas größere klumpige Partikelchen auflösen, die sich gleichmäßig über den ganzen Glaskörper vertheilen und bei Bewegungen des Auges flottiren. Im Beginne der Erkrankung ist die nur mit dem Lupenspiegel in feinsten Staub aufzulösende Trübung so zart, daß der Augenhintergrund bei oberflächlicher Betrachtung nur etwas verschleiert, wie angehaucht erscheint; in schwereren, längere Zeit bestehenden, oder vernachlässigten Fällen sind die Glaskörperflocken so angeordnet, als wenn sie an Schnüren befestigt wären, oder sie ballen sich zu dicken, im durchfallenden Lichte schwarzen Membranen zusammen, die gardinenartig den Augengrund verdecken. Nur selten entdecken wir einige grauliche oder röthliche Fleckchen im Umkreise der Macula, an den Netzhautgefäßen ist in der Regel nichts abnormes zu sehen. Daß wir es bei dieser Krankheit mit einer im Wesentlichen adhäsiven Uveitis zu thun haben, geht aus dem späteren Verlaufe hervor, indem sie sich oft genug mit chronischer Iritis, sowie mit einer disseminirten Chorioiditis complicirt.

Unter den subjektiven Symptomen dieser Krankheit muß in erster Linie die Herabsetzung des Sehvermögens erwähnt werden; es treten

[1] Archiv f. Ophthalmol. Bd. 20. 1874. 1. Abth.

centrale Skotome auf, welche den Fixationspunkt concentrisch umgeben und am sichersten bei herabgesetzter Beleuchtung nachzuweisen sind. Als Photopsien sind die zitternden Flecke und Figuren zu deuten, die die Kranken mitunter um den Fixationspunkt sehen; Hemeralopie fehlt niemals, im Beginne ist auch Accommodationsbeschränkung vorhanden. Im späteren Verlaufe kann sowohl wegen der dichten Glaskörpertrübungen, als auch wegen der complicirenden Chorioretinitis das Sehvermögen auf ein Minimum reducirt sein. — Die Krankheit ergreift in der Regel beide Augen, wenn auch nicht in gleichem Maaße. Indessen habe ich auch Fälle in meiner Beobachtung gehabt, wo nur ein Auge ergriffen war und das andere während einer vieljährigen Beobachtungsdauer stets intact geblieben ist. Die Prognose ist nicht ungünstig, wenn das Uebel zur rechten Zeit erkannt und die günstige Zeit nicht durch halbe Maaßregeln verzettelt wird. Selbst schwere und vernachlässigte Fälle sind durch energische Behandlung noch zu bessern. Als Aetiologie der Krankheit ist in den meisten Fällen Syphilis nachzuweisen; sollte die Anamnese nichts ergeben, so möge in Anbetracht der Prägnanz des Krankheitsbildes so vorgegangen werden, als ob wir es mit Syphilis zu thun hätten, da es nachgewiesen ist, daß das Uebel ebenso wie die Keratitis parenchymatosa auf dem Boden der Syphilis hereditaria tarda erwachsen kann.

Therapie der adhäsiven (plastischen) Chorioiditis.

Die Therapie aller Formen der adhäsiven Chorioiditis hat die Aufgabe, die entzündlichen Herde zur Aufsaugung zu bringen, ehe sie durch ihre bindegewebigen Metamorphosen die lichtempfindlichen Elemente der Retina zerstört haben. Die Behandlung richtet sich nach der Aetiologie und der Frische des Falles, und muß besondere Rücksicht nehmen auf seine Intensität und den anatomischen Sitz, sowie die Ausbreitung der Exsudationsherde.

Handelt es sich um frische Fälle, namentlich um solche, die schon im Beginne mit einer acuten Reizung des Augapfels (Ciliarinjection, Irishyperämie) einhergehen, oder eine solche Complication vermöge ihres klinischen Charakters befürchten lassen (es sind dies in erster Reihe die Fälle von diffuser Chorioiditis syphilitica), so lehrt die Erfahrung, daß eine möglichst frühzeitig vorgenommene Blutentziehung von großem Nutzen ist, indem sie zweifelsohne den Proceß erheblich abkürzt. Daß in Fällen von Irisreizung vom Atropin entsprechender Gebrauch gemacht werden muß, braucht in Hinblick auf das S. 179 Gesagte nicht neuerdings auseinander gesetzt zu werden.

Frische chorioiditische Herde, sowie in den schon längere Zeit bestehenden Erkrankungen, bei denen Syphilis als ätiologisches Moment erster Ordnung nachgewiesen, oder wofern nicht eine andere Krankheitsursache mit Bestimmtheit festzustellen ist, erheischen die Anwendung des Quecksilbers, unter dessen zweckmäßigem Gebrauch die Resorption am raschesten zu erreichen ist. Uebrigens handelt es sich nicht allein um eine Resorption bestehender Herde, sondern um die Verhinderung der Ausbreitung derselben. Aeltere Exsudate, die bereits in Schrumpfung übergegangen sind, so daß das von ihnen befallene Gewebe bereits atrophisch ist, können freilich nicht mehr mit völliger Restitutio ad integrum schwinden, aber es ist ein Interesse ersten Ranges, daß die um einen Schrumpfungsherd befindlichen noch jüngeren, zellenreicheren und succulenten Wucherungen rasch verschwinden, noch ehe das Retinalgewebe besonders tangirt ist. Es gilt dies besonders von den der Macula lutea benachbarten Herden, die nur sehr wenig sich auszubreiten brauchen, um einen unheilbaren Schaden des Sehvermögens, und zwar Untergang des centralen Sehens, herbeizuführen. Die günstige Wirkung des Quecksilbers auf die Aufsaugung entzündlich-plastischer Produkte im Augeninneren wird durch andere Mittel wohl ergänzt und befördert, aber nicht ersetzt oder übertroffen. Was den Modus der Quecksilber-Zuführung anbelangt, so steht in erster Reihe die Schmiercur, über deren Anordnung bereits auf S. 180 gesprochen wurde. Sie ist in allen Fällen angezeigt, wo Quecksilber noch nie oder nur in geringen Quantitäten und unzweckmäßig gebraucht wurde, und um so nothwendiger, je mehr das Sehvermögen afficirt ist. Leichtere Fälle, wo die Herde in der Peripherie des Augengrundes sitzen, die centrale Sehschärfe noch gut ist und die Scotome in der Peripherie sich befinden, können noch eher der Schmiercur entrathen und mit innerlichen Quecksilbergaben behandelt werden. Gerade die Resultate, die bei der *κατ' ἐξοχὴν* syphilitischen Form der Chorioiditis erzielt werden, der diffusen Förster'schen, zeigen klar die Unentbehrlichkeit der Inunktionscur. Schon Förster hat durch seine Beobchtungen festgestellt, daß innere Gaben von Mercur nie das zu leisten im Stande sind, was die Inunctionscur leistet. Ich kann vollauf den Satz Försters aus meiner eigenen Erfahrung bestätigen, daß alle diejenigen Fälle, bei denen die erste Cur die Krankheit radical beseitigte, ohne daß je ein Recidiv erfolgte, eine zweckmäßige Schmiercur durchgemacht hatten, wobei ich mit eben dieser Bestimmtheit hinzufügen kann, daß die von mir beobachteten ungeheilten Fälle von Chorioiditis syphylitica, ehe sie in meine Behandlung kamen, mit Jodkali oder Quecksilberpillen tractirt wurden.

Ueberhaupt bieten diese ungeheilten Fälle von Chorioiditis syphilitica ein sehr charakteristisches Krankheitsbild dar, das jeder erfahrene Augenarzt sofort zu erkennen im Stande ist; es trifft sich häufiger, wenn nur ein Auge afficirt war, weil die doppelseitige Erkrankung vom Anfang an viel ernster genommen wird und die richtige Zeit der Behandlung nicht vertrödelt wurde. Wir finden bei äußerer Reizlosigkeit des Augapfels zahlreiche hintere Synechien zerreißlicher Natur, sodaß die Pupille erweitert werden kann. Die vorderen Medien sind durchsichtig, aber schon hinter der Linse sind dichte körnige Trübungen, sodaß kaum — im Falle die Pupille maximal zu erweitern ist — aus der Tiefe des Glaskörpers fetzige Flocken zu erkennen sind. Die diffuse Trübung des Glaskörpers ist so dicht, daß in vielen Fällen eben noch rothes Licht vom Augenhintergrunde her zu gewinnen ist, in manchen die Papille kaum durchschimmert, oder eben noch mit ihrem Gefäßbaume knapp zu erkennen ist. Das Sehvermögen kann ganz erloschen oder auf ein Minimum reducirt sein. Ist letzteres der Fall, so kann noch viel erreicht werden, wenn die Behandlung mit aller Energie und Besonnenheit in Angriff genommen wird. Fälle dieser Art kommen aber nicht allein bei Kranken vor, die gar kein Quecksilber erhalten haben, sondern auch bei solchen, die es in unzweckmäßiger Weise erhalten haben.

Ein unentbehrliches Hülfsmittel der Behandlung in allen hierher gehörigen Fällen ist der Aufenthalt des Kranken im verdunkelten Raume. Es ist eine Thatsache, auf die schon Förster aufmerksam gemacht hat, daß in vielen und namentlich den schwersten Fällen die Behandlung resultatlos bleibt, wenn der Kranke sich nicht einer energischen Dunkelkur unterwirft. Die Abhaltung des Lichtes soll womöglich eine totale sein, und oftmals gelingt es auch, und namentlich in der Spitalspraxis oder bei wohlhabenden Leuten in der Privatpraxis, die absolute Dunkelheit im Krankenzimmer durch mehrere Wochen durchzuführen. Aber nur zu häufig ist der Arzt vor die Unmöglichkeit gestellt, die Dunkelkur durchzuführen. Abgesehen von der furchtbaren Aufregung, ja Verzweiflung, in welche die Kranken durch den Aufenthalt im verfinsterten Raume, in welchem es ihnen auch nicht möglich ist, sich vorlesen zu lassen, versetzt werden — wie viele Kranke selbst besser situirter Familien giebt es, die bei den in großen Städten herrschenden Wohnungsverhältnissen gezwungen sind, ihr Zimmer mit anderen, gesunden Menschen zu theilen, die nicht dazu verhalten werden können, durch Wochen sich des Lichtes zu enthalten! Wir müssen darum den Kranken durch dunkle Schutzgläser und überdies durch einen Augenschirm vor stärkerem Lichteinfall zu bewahren trachten und mögen der Ansicht sein, daß die Nachtheile der unvollständigen Lichtenthaltung durch den Vortheil aufgewogen werden, den Kranken durch die Ermöglichung des Verkehrs mit seiner Umgebung in besserer Stimmung und größerer Zuversicht zu erhalten, ein Vortheil, der bei dem so langwierigen Verlaufe der Chorioiditis plastica nicht gering anzuschlagen ist.

Erst in Fällen, die bereits eine systematische und wohl geleitete Schmiercur durchgemacht haben, kann zur Beendigung der Heilung und zur Beförderung der Aufsaugung vorhandener Exsudatreste noch durch längere Zeit Jodkalium oder die innere Medication sehr kleiner Quecksilbergaben verordnet werden. Letzteres in Hinblick auf die so häufige syphilitische Grundlage des Uebels, da wir wissen, daß zur endgiltigen Austilgung des syphilitischen Giftes nichts so wirksam ist, als eine auch nach anscheinender Heilung längere Zeit hindurch fortgesetzte Quecksilberbehandlung. Von den Mitteln, die sich für diese Kur eignen, seien folgende, in Receptform gebracht, hier angeführt:

Rp. Hydrargyri jodati 1,0,
Extr. opii aquos. 0,25,
Extracti liquiritiae q. s.
ut f. pillulae Nr. 50,
Consp. pulv. liquir.
D. S. 3 mal täglich 1—2 Pillen nach der Mahlzeit.

Rp. Mercurii sublimati corrosivi 0,10
Solv. in pauxillo aeth. sulf.
Adde
Pulv. opii pur. 0,15.
Extr. et pulv. Gentian. āā q. s.
ut f. pill. Nr. XX.
Consp. pulv. lycopod.
D. S. Früh und Abends eine Pille zu nehmen.

Sehr gut wird das Lustgarten'sche Hydrargyrum tannicum oxydulatum vertragen, da es wegen seiner Unlöslichkeit in schwachen Säuren nicht im Magen, sondern erst in den alkalischen Darmsäften zur Resorption kommt und darum die Verdauung nicht belästigt.

Rp. Hydrargyri tannici oxydulati 5,0
Laudani pur. 0,2
Extr. et pulv. radic. Acori āā
q. s. ut f. pill. Nr. 50.
Obduc. balsam. de Tolu.
D. S. 3 Pillen täglich zu nehmen.

Rp. Hydrargyr. tannic. oxydul. 5,0,
Acid. tannic. 1,0,
Laudan. pur. 0,25,
Sacch. lactis 10,0.
M. f. p. div. in dos. aeq. Nr. 50.
D. S. 2—3 Pulver täglich nach der Mahlzeit zu nehmen.

Um die Wirkung des Quecksilbers und des Jods zu verbinden, verordne man den Syrupus Giberti:

Rp. Hydrarg. bijod. 0,10,
Kali jodat. 5,0,
Aq. dest. 5,0,
Syr. simpl. 250,0.
M. d. t. Täglich drei Eßlöffel.

Schwächlichen Personen und Kindern ebensoviel Kaffeelöffel oder probeweise weniger.

Um eine raschere Wirkung zu erzielen, namentlich bei Kindern, wird seit jeher Calomel in Pulverform gegeben. Es reizt wegen seiner Unlöslichkeit die Schleimhaut weniger, als das Sublimat und gilt darum als eines der mildesten Quecksilberpräparate.

Rp. Calomelanos laevigati.
Pulv. Doveri. āā 0,10—0,3.
Sacchar. lact. 3,0.
M. f. p. div. in dos. Nr. X.
S. tägl. 2—3 Pulver.

Dasselbe in Pillenform:

Rp. Calomel laevig. 2,0
Opii pur. 0,15,
Mucil. gumm. arab.
Pulv. liq. āā q. s.
ut f. pill. Nr. 50.
Consp. pulv. lycop. S. tägl. 2—3 Pillen zu nehmen.

In chronischen Fällen namentlich dort, wo es zu Glaskörpertrübungen gekommen ist, die sich auf die Anwendung der angeführten Mittel nicht mehr resorbiren, oder wo complicirende Iritiden schleichenden und stets recidivirenden Charakters vorhanden sind, wo der Augenhintergrund, trotz lange Zeit hindurch fortgesetzter Quecksilber- und Jodbehandlung noch immer die Spuren manifester Entzündung zeigt (was sich nicht allein durch die Spiegeluntersuchung, sondern auch durch die sehr sorgfältig vorgenommene funktionelle Untersuchung — Sehschärfe, Lichtsinn- und Gesichtsfeldprüfung — nachweisen läßt), wird zu einer Diaphorese geschritten. Wir verweisen, was diese Behandlungsweise betrifft, auf das bereits S. 190—191 Vorgebrachte. Das diaphoretische Verfahren ist in diesen Fällen unentbehrlich und in seinen Wirkungen unübertroffen. Zahllos sind die Fälle, wo es nur dadurch gelingt, den krankhaften Proceß zum Abschlusse zu bringen und die Arbeitsfähigkeit der Patienten wieder herzustellen. Wir können, wie an angegebener Stelle ausgeführt wurde, eine mächtige Diaphorese auf medicamentösem Wege (Pilocarpin, salicylsaures Natron, verschiedene Holztränke u. s. w.) bewirken; jedoch dürfte kein Verfahren für den kranken Organismus so schonend und in seiner Endwirkung so sicher sein, als die zielbewußte Anwendung der Thermalquellen, die wir als Bäder und in geeigneten Fällen auch zu Trinkkuren verordnen. Es ist nicht unsere Sache, Untersuchungen darüber anzustellen, ob es nur die gleichmäßige Wärme ist, wie sie sonst kaum in gewöhnlichen Wannenbädern so sicher zu reguliren ist, die die von uns gewünschten Resultate hervorbringt, oder ob auch der Gehalt an Schwefel (Schwefelwasserstoff oder anderen Schwefelverbindungen), Kochsalz oder Kalksalzen zu der Wirkung wesentlich beiträgt. Durch die musterhaften Untersuchungen namentlich Aachener Aerzte[1] ist es festgestellt, daß die zweckmäßige Anwendung der Schwefelthermen sämmtliche Körperausscheidungen — sowohl durch die Haut, als durch die Nieren und den Darmcanal — mächtig befördert und dadurch ein gesteigerter Eiweißzerfall hervorgebracht wird, dem zunächst die abnormen, d. h. atypischen und labilen Zellhaufen, sämmtliche entzündliche Infiltrationen erliegen müssen, daß fernerhin auf diese Weise die Ausscheidung schädlicher, im Organismus angehäufter organischer und anorganischer Stoffe (Quecksilber, Toxine aller Art) bewirkt werden kann. Ich habe gerade durch die Publicationen der Aachener Aerzte angeregt, die Wirksamkeit der in meinem Wohnorte befindlichen Thermalquellen, die an Reichhaltigkeit die Aachener Wässer noch übertreffen, und, was ihre Einrichtung als Badeetablissements betrifft, ihnen mindestens gleichkommen, geprüft und vorzüglich bewährt gefunden. Eine mehrwöchentliche Badecur, wenn sie von einem gewissenhaften Arzte überwacht und mit steter Berücksichtigung der localen Symptome durchgeführt wird, kann geradezu von rettender Bedeutung sein. Freilich läßt sich die ganze Cur in zwei Worten ausdrücken: „Baden und Schwitzen“, aber es muß auch hier individualisirt werden, indem die Dauer und die Temperatur des Bades dem Befinden des Kranken angepaßt und der Zustand des Auges genau überwacht werden muß, weshalb es als ein Postulat gilt, daß in den besuchten Thermalbädern auch vorzüglich geschulte Augenärzte vorhanden sein mögen.

Es ist aber bereits ausgeführt worden (S. 258), daß sich nicht alle Fälle für Thermalcuren eignen, in specie jene nicht, wo Congestionen zum Kopf aus Rücksichten auf das Allgemeinbefinden oder den Zustand des Auges (z. B. Neigung zu intraoculären Blutungen u. s. w.) zu verhüten sind. Für diese Fälle wurden die alkalisch-salinischen Mineralwässer empfohlen, aber für sie eignen sich auch mildere, hydriatrische Proceduren, die in ihrer Allgemeinwirkung genau abgestuft werden können, die übrigens auch überall da anzuwenden sind, wo eine Roborirung oder Abhärtungscur erwünscht ist. Daß bei all diesen Heilungsversuchen auch die klimatischen und localen Verhältnisse der

---

[1] **Aachen als Kurort. Aachen 1889.**

Quellenorte genau zu berücksichtigen sind — daß wir z. B. Augenkranke nicht in Orte senden werden, die keine schattigen Spazierplätze haben, sonnig und staubig sind, versteht sich von selbst.

3. Chorioiditis serosa.

Seröse (diffuse) Aderhautentzündung.

Jene Formen der diffusen Aderhautentzündung, deren Eigenthümlichkeit in einem klinisch sehr wichtigen Symptome, und zwar der Steigerung des intraoculären Druckes besteht, werden gemeinsam mit den übrigen glaucomatösen Krankheiten, wohin sie ohnedies in therapeutischer Beziehung gehören, abgehandelt werden.

Von Erkrankungen der Uvea, die zu Drucksteigerungen führen, wurde übrigens bereits auf S. 184 gesprochen, wo uns unter dem Namen der Iritis glaucomatosa ein Symptomencomplex beschäftigt hat, der von einer Iritis-Recidive ausgeht und in einer allgemeinen, zu colossaler Erhöhung des intraoculären Druckes führenden Erkrankung des Bulbus endigt. Zu den diffusen Aderhautentzündungen müssen wir noch jene Chorioiditisform rechnen, die sich so oft zur Skleritis und Episkleritis hinzugesellt. Wie S. 159—160 auseinandergesetzt wurde, ist die circumscripte Skleritis, wie wir sie als typisch hingestellt haben, nicht sehr häufig; in den meisten Fällen von Lederhautentzündung bleibt es nicht bei der isolirten Knotenbildung, sondern der entzündliche Proceß greift weiter um sich, sowohl der Fläche nach, indem er immer neue und neue Skleralpartien ergreift, als auch in die Tiefe, in welchem Falle die angrenzende Chorioidea sich mitbetheiligt (diffuse Skleritis). Dann ist gewöhnlich der ganze vordere Abschnitt des Bulbus in einem mehr oder minder heftigen Reiz- oder Entzündungszustande begriffen. Wir finden dann außer den eigenthümlichen Veränderungen der Sklera Ciliarinjection, parenchymatöse Infiltration der Hornhaut mit sogenannten Randsklerosen, eine schleichende Iritis und eine hochgradige Entzündung der Chorioidea, die jedoch nicht zu plastischen Producten, sondern zu serösen Exsudationen, zu Trübungen des Glaskörpers führt. Im Anfange mag nur der vorderste Abschnitt der Chorioidea ergriffen sein, und man hat darum diese Erkrankung Sklerochorioiditis anterior genannt, aber in den späteren Stadien dieser so überaus schleppenden Krankheit ist sicher der ganze Uvealtractus entzündet. Man erkennt dies durch die Spiegeluntersuchung: Wenn die Trübung der vorderen Medien noch nicht so dicht ist, daß es möglich ist, den Augenhintergrund zu erkennen, gewahrt man höchstgradige Hyperämie und leichte Schwellung der Papille, sowie diffuse Trübung auch in den hinteren Glaskörperabschnitten, Zustände, die mit der Chorioidealentzündung eng verknüpft sind. Auch die besondere Weichheit (Hypotonie) des Bulbus, eine Folge der gestörten Ernährungsverhältnisse, läßt auf ein Ergriffensein der gesammten Aderhaut einen fast sicheren Schluß ziehen.

Was die Behandlung dieser Affektion anbelangt, so müssen wir auf das S. 160 ff. Gesagte, sowie auf die therapeutischen Grundsätze verweisen, die bei der Besprechung der Iris- und Chorioidealerkrankungen aufgestellt wurden.

Wir können jedoch diesen Punkt nicht verlassen, ohne auf den Zusammenhang hinzuweisen, der zwischen der Entzündung der Lederhaut als der primären Ursache und gewissen Ektasien des Bulbus als Folgeerscheinungen besteht, wobei die Entzündung des Uvealtraktus gewissermaßen als Mittel- und Bindeglied dienen muß. Dieser Zusammenhang ist in Folgendem gegeben:

Der Ausgang einer Skleritis ist in der Regel die Atrophie der ergriffenen Partie, auch der mitbetheiligten Choroidea, in welcher die anatomische Untersuchung eine Verödung ihres Gefäßlagers, sowie eine Umwandlung in fibröses Gewebe nachweist. Da nun an dieser Stelle die Bulbuswandung verdünnt ist, so muß sie daselbst nach den auf S. 152 entwickelten Gesetzen auch schon vom normalen intraoculären Drucke ausgebraucht werden. Wir finden dann Skleralektasien (Staphylomata sclerae) als Folgen der Skleritis. Sie sitzen dort, wo Skleritis überhaupt vorzukommen pflegt, nämlich in dem Gebiete zwischen Corneallimbus und dem Aequator. Nach einer diffusen Skleritis und Chorioiditis kann die Ausdehnung manchmal große Strecken, ja in besonders excessiven Fällen den ganzen vorderen Bulbusabschnitt einnehmen. Dies kommt namentlich bei jüngeren Individuen vor, wo die Gewebe überhaupt noch nachgiebiger sind, dabei die Sklera während ihres chronischen Entzündungszustandes lange durchtränkt und erweicht war, und in den späteren Stadien die allmähliche Ausdehnung mit der Atrophie derselben Hand in Hand ging.

Unter den Skleralstaphylomen nimmt das Staphyloma intercalare eine besondere Stellung ein. Ein genaues Verständniß seiner Genese ist unbedingt nothwendig, weil wir uns durch dasselbe einen Einblick in den Zusammenhang sehr complicirter pathologischer Vorgänge im Augeninneren erschließen können.

Man vergegenwärtige sich die Conturen eines meridionalen Bulbusdurchschnittes und man wird finden, daß die Iris den gemeinschaftlichen Schenkel zweier Winkel vorstellt, von denen der vordere den Falz der vorderen Kammer, der hintere den der hinteren Augenkammer bildet. Der vordere Winkel (Kammerfalz) wird von der Cornea und dem Irisursprung begrenzt, sein äußerstes Ende wird von den Fasern des Ligamentum pectinatum iridis überbrückt, welche ein Lückensystem zusammensetzen, das unter dem Namen des FONTANA'schen Raumes in der Ophthalmologie besondere Bedeutung gewonnen hat, weil übereinstimmende Untersuchungen lehren, daß diese Lücken einen der Hauptabflußwege der intraoculären Saftströmung bilden. Der hintere Winkel wird von der Uvealfläche der Iris und der vordersten Fläche des Ciliarkörpers, sowie den vordersten Ciliarfortsätzen begrenzt. Denken wir uns nun die Iris nach vorne gedrängt, bis der vordere Winkel durch Berührung der Iris mit der Cornea aufgehoben wird, so muß der hintere Winkel zu einer von Uvealpigment ausgekleideten Fläche ausgeweitet werden. Wird nun diese Fläche ektasirt, so haben wir ein Staphylom der hinteren Kammer, oder weil dieses zwischen Iris und Corp. ciliare „eingeschaltet" ist, ein Staphyloma intercalare.

Eine Verlöthung des Irisursprungs mit der Cornea, demnach eine Aufhebung des FONTANA'schen Raumes wird im Verlaufe einer Sklerochorioiditis sehr leicht stattfinden können. Diese dem Limbus der Hornhaut benachbarten Theile sind es eben, welche beim sklerochorioiditischen Processe in entzündlicher Infiltration und Schwellung begriffen sind. Diese Verlöthung stellt nichts anderes dar, als eine breite vordere Synechie, ist aber in ihren Folgen viel wichtiger, als jede andere, weil sie eine Verlegung der Abflußwege aus dem Augeninneren herbeiführt, und demnach eine Stauung der Binnenflüssigkeiten des Auges und in letzter Linie eine Erhöhung des intraculären Druckes zur Folge haben kann.

Es ist klar, daß der erhöhte intraoculäre Druck die erweichten oder atrophischen Skleralpartien noch wirksamer ausbauchen wird, als dies unter normalen Druckverhältnissen ohnedies der Fall ist. Oft tritt dann in Folge der Ausdehnung der Bulbuskapsel ein gewisser Gleichgewichtszustand ein; es kann aber ein Zustand sich entwickeln, bei dem die Erhöhung des intraoculären Druckes eine ständige wird, wir es also mit einem Glaucome zu thun haben. In solchen Fällen finden wir dann bei der anatomischen Untersuchung eine hochgradige Atrophie der Choroidea mit gleichzeitiger beträchtlicher Erweiterung einzelner größerer Gefäße. Der ganze geschilderte Proceß kann sich noch mit den durch die hinteren Synechien entstandenen Störungen der Ernährungsverhältnisse des Auges weiterhin compliciren.

Nach meiner Ueberzeugung wird durch die Atrophie der Chorioidea eine weitere Ursache der erhöhten Spannung des Augapfels gegeben sein.[1] Es tritt nämlich bei Verödung eines Theiles des Gefäßlagers dieser Membran eine col-

---

[1] S. Centralbl. f. med. Wiss. 1875, S. 886, und Centralbl. f. prakt. Augenheilk. 1887, S. 196.

laterale Ausdehnung und Ueberfüllung der restirenden Gefäße ein, wodurch dann die Ursache einer beträchtlich gesteigerten Flüssigkeitsausscheidung vorhanden ist.

Die Therapie dieser Zustände wird sich immer nach den eben vorliegenden Erscheinungen richten müssen. Wie der Beginn dieser Erkrankung zu beheben ist, ist im Kapitel der Skleritis bereits besprochen worden. Es muß nochmals betont werden, daß man sich aller reizenden, die Entzündung nur steigernden Mittel zu enthalten hat, und sorgfältig alle ätiologischen Momente erwogen werden müssen. Oft gelingt es dann, die Krankheit zu heben, ohne daß von ihr andere Spuren zurückbleiben werden, als bläuliche Verfärbung der Sklera und eine Hornhautrandsklerose.

Wenn es nicht gelingt, die Krankheit in einem frühen Stadium zum Abschlusse zu bringen, so ist das Auge unter sehr sorgfältige Ueberwachung zu nehmen, damit eine Steigerung des intraoculären Druckes der Aufmerksamkeit nicht entgehe. Tritt eine solche ein, so werden wir eine möglichst breite und nicht zu periphere Iridectomie anlegen, auch wenn das Auge noch im Reizzustande begriffen wäre.

Die Iridectomie ist jedoch nur am Platze, ehe sich ein Skleralstaphylom ausgebildet hat, oder wenn die Ektasie noch nicht zu weit gediehen ist, d. h. eine partielle ist, überhaupt nur an einem Auge, das durch lange bestehende glaucomatöse Spannung nicht völlig desorganisirt ist. Absolut verboten ist sie, wenn die Ektasie bereits den ganzen vorderen Abschnitt des Bulbus eingenommen hat. In solchen abgelaufenen Fällen pflegen der Operation die heftigsten intraoculären Blutungen und Glaskörpervorfälle zu folgen, worauf dann der Bulbus unter großen Schmerzen endlich phthisisch wird. Den Schlußact des ektasischen Processes pflegt oft die Enucleatio bulbi zu bilden, als das einzige Mittel, den Kranken von langem Siechthume zu befreien.

Chorioiditis myopica.

(Sklerochorioiditis posterior, Staphyloma posticum.)

Am hinteren Pole des Augapfels werden häufig Ektasien beobachtet, welche sich mitunter ohne sichtbare entzündliche Symptome ausbilden, aber mit atrophischen Veränderungen der Chorioidea einhergehen, wie wir dieselben sonst nur als Ausgang plastischer Chorioiditis wahrnehmen. Nun haben aber anatomische Untersuchungen myopischer Augen erwiesen, daß entzündliche Vorgänge wohl vorkommen können, die, wie es bei anderen chorioiditischen Herderkrankungen der Fall ist, zu atrophischen Veränderungen der ergriffenen Partien führen. Uebrigens ist der anatomische Theil dieser so wichtigen Frage noch nicht abgeschlossen; wichtig deshalb, weil diese Ektasien des hinteren Umfanges des Bulbus einen der Hauptbefunde bei Myopie höheren Grades bilden, die Ursache der Myopie selbst in einer Verlängerung der Augenaxe besteht, die fortschreitende Myopie also die Folge eines Längerwerdens des Bulbus ist, demnach die Frage nach der Entstehung des Staphyloma posticum gleichbedeutend ist mit der Frage nach der Ursache der Entwickelung der Myopie.

Wenn wir nun nach den Wahrscheinlichkeitsursachen des Staphyloma posticum forschen, so fällt uns zunächst das Moment der Erblichkeit auf. Kurzsichtigkeit höheren Grades ist erwiesenermaßen hereditär; es muß also wohl eine Disposition der Sklera überkommen sein, die vielleicht in einer größeren Zartheit oder Dünne derselben besteht, und sie dem Binnenaugendrucke gegenüber nachgiebiger macht. Daß solche Dispositionen existiren können, erhellt aus dem Vergleiche mit einem ähnlichen, ebenfalls frühzeitig erworbenen oder erblichen Processe am entgegengesetzten Pole des Augapfels, dem Keratoconus (s. S. 156), wo es ohne irgendwelche manifeste Entzündungssymptome, ohne nachweisliche Spannungszunahme im Auge, lediglich in Folge größerer Nachgiebigkeit der Cornea zu ganz beträchtlichen Ektasien derselben kommt. Kommen nun noch zu dieser angeborenen Nachgiebigkeit der Sklera Momente hinzu, welche im Stande sind, den intraoculären Druck zeitweise zu erhöhen, so wird dadurch der ektatische Proceß noch befördert werden müssen. Zu diesen Momenten gehören habituelle Hyperämien in der Chorioidea, wie sie in Folge angestrengter und fortgesetzter Nahearbeit sich ausbilden, weil jede Hyperämie zu serösen Ausscheidungen Veranlassung giebt, und außerdem ein Lockererwerden des Gewebes zur Folge hat. Dazu wird noch von Einigen eine abnorme Aktion von Augenmuskeln gerechnet, insofern, als bei Myopie gewöhnlich die Recti interni insufficient sind. die Recti externi daher das Uebergewicht haben müssen. Da nun bei der Augenarbeit die Augenaxen convergiren, so wird diese Convergenz immer nur unter erheblichen Anstrengungen aufgebracht werden, und nur unter Mitwirkung der übrigen Augenmuskeln, weil nur so das Uebergewicht der Externi besiegt werden kann. Diese übermäßige Spannung der Augenmuskeln wird als ein Umstand betrachtet, der schon durch äußeren Druck die Spannug der Bulbuskapsel erhöht.

Selbst jene Forscher, welche, wie Hess und Heine, von der entzündlichen Natur der myopischen Augenhintergrundes-Veränderung noch nicht völlig überzeugt sind, können nicht in Abrede stellen, daß wir bei sehr entwickelten Graden des Staphyloma posticum auch Veränderungen im Augenhintergrunde vorfinden, die auf eine complicirende Entzündung der Chorioidea deuten, und jedenfalls zu Atrophien dieser Membran führen. Was mich betrifft, so muß ich vom klinischen Standpunkte aus diese Frage als gelöst betrachten. Die kleinen Herde, die wir häufig genug im Umkreis der Macula lutea bei Kurzsichtigen höheren Grades finden, und die wegen ihrer das centrale Sehen gefährdenden Umwandlungen so gefürchtet sind, können nicht anders, denn als Musterbilder frischer chorioiditischer Plaques betrachtet werden. Und ebenso wie ihre Morphologie, stimmt auch ihr Ablauf mit dieser Auffassung überein.

Von dem Staphyloma posticum scharf zu unterscheiden ist der Conus. Ueber sein Wesen sind wir erst durch die anatomischen Untersuchungen von Weiss, Schnabel und Herrenheiser, von Hess und Heine genau unterrichtet. Es ist dies eine weiße, sichelförmige Stelle, die die äußere Peripherie des Sehnerven umgiebt, von ihm auch scharf getrennt ist und deren äußerer, der Macula lutea zugewendeter convexer Rand immer einen Pigmentsaum besitzt. Das Spiegelbild des Conus kommt so zu Stande, daß am lateralen Pupillenumfang die vordersten Aderhautschichten (Elastica und Capillarschichte) nebst dem Pigmentepithele eine Strecke weit fehlen und erst in einigr Entfernung wieder auftreten, sodaß die dahinter gelegenen Theile direkt sichtbar werden. Ich schließe mich der Ansicht jener an, die auch den Conus als eine erworbene Anomalie betrachten.

Ein Staphyloma posticum kann in dem Falle für ein progressives erklärt werden, wenn seine convexe Begrenzungslinie (gegen die Chorioidea zu) nicht mehr scharf ist, sondern sich verwischt und allmählich in atrophische, unregelmäßig pigmentirte Stellen übergeht. Wir sehen dann um den Sehnerven eine weiße Fläche, über welche die Retinalgefäße ziehen, und in der Umgebung derselben Bilder, welche am ehesten an die disseminirten Formen der Choroiditis erinnern. Allmählich wächst das Staphylom gegen die Macula lutea zu, auf deren Gebiet und in deren Umkreis sich in der Regel die frischesten entzündlichen Herde vorfinden, und in besonders ausgeprägten Fällen sehen wir den Sehnerveneintritt in großer Ausdehnung von einer weißen, oft zackenförmig gegen die Peripherie zu sich begrenzenden Zone umgeben, während in den übrigen Partien des Augenhintergrundes das Pigmentepithel sich zerworfen und rareficirt zeigt. Oft sind unabhängig von der den Sehnerven umgebenden atrophischen Partie des Augenhintergrundes und von ihr durch relativ gesunde Zonen getrennt noch inselförmige, scharf begrenzte, atrophische, hellweiße Flecke vorhanden, ein Befund, der in morphologischer Beziehung wenigstens mit dem der areolären Choroiditis vollkommen übereinstimmt. Das sind die Fälle, in denen es schon zu Ernährungsstörungen gekommen ist, was man aus den flockigen, namentlich in den hinteren Partien des Glaskörpers ausgespannten oder sich bewegenden Trübungen erkennt.

Als Complicationen des choroiditischen Processes bei Myopikern, die in anderen Aderhautentzündungen fehlen, sind zu nennen: Blutungen aus den Netzhautgefäßen in den centralen Partien des Augenhintergrundes, ferner Ablösungen der Netzhaut.

Was die ersteren anbelangt, so führen sie in Folge der Umgestaltung des ergossenen Blutes zu Pigmentbildungen und zu centralen Retinalatrophien, die den Verlust des centralen Sehvermögens zur Folge haben. Es scheint übrigens, daß zahlreiche schwimmende Glaskörpermembranen, wie sie so häufig bei Myopikern beobachtet werden, nur die Reste solcher Hämorrhagien sind. Die Ursachen der Netzhautablösung, von welcher noch später die Rede sein wird, sind bisher im Großen und Ganzen noch unerforscht. Als eine wichtige klinische Erfahrung kann ausgesprochen werden, daß die Ablösung eher in den geringeren Graden der myopischen Augenhintergrunderkrankungen vorkommt, während die Augen mit ausgebreiteten Atrophien der Aderhaut eher davon verschont werden. Ueber den Grund dieser Thatsache wird im Kapitel der Netzhautablösung gesprochen werden.

Alle die geschilderten Erscheinungen lehren, und das ist in praktischer Beziehung das Wichtigste, daß wir es mit einer allmählichen Ausdehnung, Verdünnung und Atrophisirung der Aderhaut in Folge der fortwährenden Ausdehnung des Bulbus zu thun haben, die sich mit manifesten entzündlichen Herden der Aderhaut compliciren.

Was nun unser therapeutisches Vorgehen gegen das Staphyloma posticum progressivum — denn das stationäre sowie der sogenannte Conus, kommen therapeutisch nicht in Betracht — anbelangt, so sind in erster Linie alle jene Momente zu berücksichtigen, von welchen wir S. 290 sagten, daß sie die Distension der Chorioidea befördern. Es wird also, sowie bei jungen Individuen die Disposition zur progressiven Myopie festgestellt ist, und wir mit dem Spiegel die Anfänge der Choroidealverbildung wahrnehmen, das Auge von allen Schädlichkeiten, welche andauerndes und anstrengendes Arbeiten mit sich bringen, bewahrt bleiben müssen. Freilich ist dies bei den Anforderungen, welche das Leben an den einzelnen stellt, und die eine Anspannung aller geistigen Kräfte erheischen, viel leichter zu verlangen, als von Seite des myopischen Individuums auf Geheiß des Arztes durchzuführen. Es giebt heute fast keine Berufsart mehr, die nicht ein erhebliches Maaß von theoretischen Vorkenntnissen erforderte, und man wird von keinem Menschen ernstlich verlangen können, daß er sich der Bücher schon in seiner Jugend enthalte; abgesehen davon, daß es noch eine Anzahl von Handwerken und Beschäftigungen giebt, welche an die Augen der Menschen die größten Anforderungen stellen. Der Arzt wird aber das Seinige thun, und Veto sowohl gegen das Uebermaß der Beschäftigung, als gegen eine Berufsart einlegen, denen die Augen des Individuums von vornhein nicht gewachsen sind.

Bei Kindern und jüngeren Individuen hat man versucht, durch eine längere Zeit hindurch fortgesetzte Atropinisirung die Accommodationsfähigkeit zu suspendiren, in der Annahme, daß die übermäßige Anspannung der Accommodation eine der Ursachen der progressiven Myopie bilde. Man hat neuestens dieselbe habituelle übermäßige Accommodation (Accommodationskrampf) als ätiologisches Moment in Zweifel gezogen, und unter Anderem darauf hingewiesen, daß von schädlichen Wirkungen der fortwährenden Anspannung des Ciliarmuskels auf die Chorioidea bei jenem Refractionszustande, in welchem es sozusagen physiologisch vorkommt — dem hypermetropischen — nichts zu beobachten sei. Abgesehen davon, daß bei hypermetropischen Augen die Verhältnisse ganz anders liegen, indem die erblichen und anatomischen Verhältnisse, in specie der Bau des Ciliarmuskels, das straffere Gewebe der Sklera am hinteren Pole des Auges (von Schnabel und Herrenheiser direkt erwiesen) die Distension der hinteren Augapfeloberfläche zumindestens nicht befördern, ist die Häufigkeit des Vorkommens dieses Accommodationskrampfes bei Individuen, wo sich höhergradige Myopie unter unseren Augen ausbildet, so groß, daß wir uns des Gedankens an den ursächlichen Zusammenhang der Erscheinungen nicht erwehren können. Wir werden schon darum die Atropincur anordnen, damit wir das Individuum längere Zeit an der Nahearbeit verhindern, denn mit dem Aufgeben der Nahearbeit fallen ja auch die von allen Klinikern übereinstimmend als schädlich erachteten Einflüsse der übermäßigen Convergenzanspannung fort. Da diese Cur nicht über eine gewisse Zeit hindurch fortgesetzt werden kann, so müssen später die Schädlichkeiten der Nahearbeit durch geeignete hygienische Maßregeln gemildert werden, wobei sich die Aufmerksamkeit des Arztes auf das Quantum und die Beschaffenheit der Beleuchtung, auf den Arbeitstisch und den Sitz, sowie auf die Entfernung, in welcher das Individuum in der Regel seine Nahearbeit verrichtet, erstrecken muß. Namentlich der letztere Punkt erheischt eine besondere Ueberwachung: die meisten mit dem Lernen beginnenden Kinder haben die mitunter unbesiegliche Neigung, ihren Kopf so nahe als möglich dem vor ihnen liegenden Buche oder dem Hefte zu nähern, was gewissermaßen als musculärer Ausdruck eines psychischen Aktes, der Aufmerksamkeit, zu betrachten ist. Es ist schon viel gewonnen, wenn wir die weiteste Entfernung, unter der noch bequem gesehen werden kann, abmessen, wo möglich 35 cm, und die Nahearbeit nur in dieser Distanz gestatten. Selbstverständlich wird dies in vielen Fällen nur mit Hilfe eines Correctionsglases möglich sein, wie es nach den Regeln der Lehre von den Refractionsanomalien zu verordnen ist. Im Uebrigen verweisen wir, was diesen hochwichtigen Gegenstand anbelangt, auf die grundlegenden Arbeiten H. Cohn's, die es verdienen, Gemeingut aller praktischen Aerzte zu werden.

Wenn im Allgemeinen die Myopie selbst mäßig fortschreitenden Charakters nicht gerade als Krankheit zu betrachten ist, da wir in der Lage sind, durch geeignete Gläsercorrection die Arbeitsfähigkeit zu erhalten, so muß im Gegentheil der Zustand als ein bedenklicher erklärt werden, wenn parallel mit dem Fortschreiten der Myopie chorioiditische Herde im Augenhintergrunde sich ausbilden. Solche Fälle, die jedem Augenarzte in großer Zahl sich zeigen, gehören zu den traurigsten der augenärztlichen Praxis. Man hat vorgeschlagen, in diesen Fällen ebenso vorzugehen, wie in anderen Chorioiditiden, Personen von schwächlicher Constitution innerlich Roborantien, wie Eisen, Chinin zu geben, und wofern frische Plaques oder Blutungen in der Gegend des hinteren Augenpoles vorkommen, antiphlogistisch zu verfahren, und mit Quecksilber und Blutentziehungen nicht zu sparen. Wecker empfahl, die Blutentziehungen methodisch vorzunehmen und dem Kranken einmal wöchentlich des Abends eine bestimmte, je nach der Intensität der entzündlichen Erscheinungen zu regelnde Blutquantität mit dem Heurteloup zu entziehen. Wir werden nicht hoffen können, mit diesem Verfahren den Kranken einen bleibenden Nutzen zu gewähren, da wir wissen, daß wir damit den Dehnungsproceß am hinteren Augenpole nicht aufhalten können. Ich begnüge mich, in solchen Fällen dem Kranken Enthaltung von der Nahearbeit, Vermeidung jeder Beschäftigung, die Congestionen zum Kopfe hervorrufen könnte, sowie der heißen Bäder anzurathen, und von Zeit zu Zeit durch genügende Gaben salinischer Wässer, ferner durch Verordnung heißer Fußbäder eine Entlastung des Auges herbeizuführen.

Der Vorschlag von Graefe's, durch Tenotomie der Mm. interni die musculäre Insufficienz zu beseitigen und dadurch eine der Hauptursachen des myopischen Processes zu beheben, ist als völlig unwirksam gänzlich aufgegeben worden.

Der traurige Zustand der Augen mit progressiver Myopie höchsten Grades hat zu einer Operation ermuthigt, die als das einzig rationelle Mittel erscheint, die Funktionsfähigkeit solcher Augen zu erhalten. Es ist die von Fukala zuerst mit Erfolg geübte Entfernung der durchsichtigen Linse, um derart unter Aufopferung des Accommodationsvermögens den Refractionszustand dauernd herunterzusetzen und so aus myopischen Augen hypermetropische, in den extremen Fällen emmetropische oder schwach myopische zu machen. Auf die Geschichte dieser Operation, die eine der großen Errungenschaften der neuesten Augenheilkunde ist, kann hier nicht eingegangen werden, ebensowenig auf ihre Technik, die in die Operationslehre gehört. Obwohl man die Entfernung der durchsichtigen Linse schon bei Personen im vorgerückteren Alter in zahlreichen Fällen mit Erfolg versucht hat, so ist doch das eigentliche Wirkungsgebiet dieser Operation das jugendliche Alter, weil innerhalb der Grenze der dreißiger Lebensjahre durch die Discission der Linse ohne besondere Schwierigkeiten eine vollkommene Aufsaugung derselben erzielt werden kann, während jenseits dieser Grenze selbst das Zurückbleiben mäßiger Linsenreste ernstere Gefahren nach sich zieht. Auf Grundlage eigener operativer Erfahrungen kann ich behaupten, daß bei genügender Vorsicht die Entfernung der durchsichtigen Linse (sei sie nun auf dem langsamen Wege der Discission, oder auf dem rascheren der Extraktion erzielt) ohne Gefahr für das Auge vorgenommen werden kann. Wir rauben wohl dadurch dem Individuum seine Accommodation, die aber für den hochgradig Kurzsichtigen keinen Werth besitzt, aber wir gewähren ihm dafür die Möglichkeit, in die Ferne ohne Correctionsglas unvergleichlich besser zu sehen, als früher mit den schärfsten, auf die Dauer ohnehin nicht zu ertragenden Gläsern, und die Nahearbeit in der ihm zusagenden Distanz mit Hilfe von Convexgläsern sozusagen ohne Anstrengung verrichten zu können. Da alle Kliniker ohne Ausnahme eben in der Nahearbeit (übermäßige Convergenz, vielleicht auch Accommodationsanstrengung) jene Schädlichkeit sehen, die zum Fortschreiten der Myopie in dem hierzu anatomisch prädisponirten Auge am meisten beiträgt, so dürfte es kaum ein rationelleres Mittel, diese Schädlichkeit zu beseitigen, geben, als wenn wir das Auge befähigen, in größerer Entfernung, als ihm dies bisher möglich war, arbeiten zu können. Was die untere Grenze der Myopie anbelangt, bei der wir zur Operation berechtigt sind, so ist dafür das Lebensalter und die Beschäftigung des Patienten maßgebend; das erstere, weil wir wegen der Gefahrlosigkeit der Operation in jüngeren Jahren auch relativ niedrigere Grade der Myopie (um 10 Dioptrien herum), wofern sie durch den Spiegelbefund der Chorioiditis als progressiv und krankhaft erscheinen, zu operiren berechtigt sind, die andere: weil wir uns der Operation enthalten können, wenn der Patient durch Correctionsgläser in der Lage ist, seinem Lebensberufe ohne Schwierigkeiten nachzugehen. Im Allgemeinen hat man sich geeinigt, bei Personen, die über das Wachsthumsalter schon hinaus sind, eine Myopie von 14 Dioptrien als die unterste Grenze zu betrachten, bei der noch die Berechtigung zur Operation vorhanden ist, doch wird sich der Kliniker in der Stellung der Indication nie von einer allgemein gehaltenen Regel, sondern von den speciellen Verhältnissen des Falles leiten lassen. Als wichtig aber erscheint es mir, die Thatsache zu betonen, daß selbst schwere chorioiditische Veränderungen des Augenhintergrundes, wie ich mich in zahlreichen selbst operirten Fällen, die ich Jahre hindurch beobachten konnte, überzeugte, die Vornahme der Operation nicht contraindiciren. Weder der Heilungsverlauf, noch die späteren Schicksale des Auges werden durch die Entfernung der Linse, wofern diese unter den nöthigen Cautelen vorgenommen wird, ungünstig beeinflußt.

Glasdrusen der Chorioidea. Praktisch von geringerer Bedeutung, aber als pathologische Erscheinung von großem Interesse sind hyaline Verdickungen der Lamina vitrea der Aderhaut, welche wie Knöpfe oder Drusen derselben aufsitzen und in das Retinalgewebe ragen können. An den Stellen, wo sie sich vorfinden, ist das Pigmentepithel der Retina jedenfalls in Unordnung gerathen; wir können darum manchen Spiegelbefund von abnormer Pigmentirung des Augenhintergrundes, der an das Bild der Chorioiditis disseminata gemahnt, aber sich ohne manifeste entzündliche Symptome und ohne Störungen des Sehvermögens entwickelt hat, auf die Anwesenheit dieser Glasdrusen (auch colloide Auswüchse genannt) zurückführen. Man nimmt an, daß sie ihre Entstehung Wucherungsprocessen des Pigmentepithels selbst verdanken; was mich betrifft, so bin ich eher geneigt, circumscripte Proliferationen innerhalb der Chorioicapillaris anzunehmen, welche ein Exsudat liefern, das hyalinen Umwandlungen unterworfen ist.

Verknöcherungen der Chorioidea. In erblindeten, phthisischen Augäpfeln findet sich nicht selten neugebildetes Knochengewebe vor, das, wie die anatomische Untersuchung lehrt, sich aus den Exsudaten chronisch-plastischer Chorioiditis oder Cyclitis entwickelt hat. Da die Exsudate gewöhnlich auf die Oberfläche der Chorioidea ergossen werden, so sitzt der Knochen auch der inneren Schichte dieser Membran oftmals in Form einer Schale auf, welche hie und da auch nach vorne zu durch Ossification cyclitischer, die Linse einhüllender Schwarten sich schließen kann. Ja in einzelnen, wenn auch nicht übermäßig seltenen Fällen, ergreift der Verknöcherungsproceß ausschließlich nur die retroiritischen und cyclitischen Pseudomembranen, so daß sich eine Knochenkapsel bildet, welche die Form der Linse fast sklavisch nachahmt, und in ihrem Hohlraume auch die zu Detritus zerfallene Linse birgt.

Der Ossificationsproceß im Auge kann in praktischer Beziehung von höchstem Belange werden, da er unheilbare und nur durch die Enucleation des Bulbus zu beseitigende Ciliarreizung zu verursachen vermag. Es ist wahrscheinlich, daß diese Reizung am ehesten durch Knochensplitter im vorderen Abschnitt des Bulbus hervorgerufen wird, während ein Chorioidealknochen lange bestehen kann, ohne das Auge irgendwie zu belästigen.

Man stellt die Diagnose auf intraoculäre Knochenbildung mit Wahrscheinlichkeit, sobald man in einem geschrumpften Augapfel bei dei der Palpation eine besondere Härte wahrnimmt. Man wird gut thun, die Enucleation anzurathen, wenn sich Ciliarschmerzen, sei es auch nur zeitweilig, sei es bei Einlegung eines künstlichen Auges, einstellen sollten, um dadurch der Möglichkeit der sympathischen Irritation des anderen Auges vorzubeugen.

Blutungen, Einrisse und Ablösungen der Chorioidea. Häufig nach Verletzungen (durch stumpfe Gewalt, Prellungen u. s. w.), seltener spontan, kommen Hämorrhagien aus der Gefäßschicht der Chorioidea zu Stande. Ist das ergossene Blut massenhaft, so löst es die Netzhaut ab und stülpt sie vor, oder es durchbricht sie und erfüllt den Glaskörperraum. Kleinere Blutungen bleiben innerhalb des Stromas der Aderhaut oder verbreiten sich zwischen Ader- und Netzhaut. Die Diagnose wird in den meisten Fällen nicht schwierig sein, die Therapie richtet sich nach den speciellen Umständen, d. i. nach den anderen Folgen des Traumas. Bezüglich der Therapie der Blutergüsse des Augeninneren siehe S. 263.

Nach Einwirkung stumpfer Gewalt auf den Bulbus entdeckt man häufig als Ursache der Chorioidealblutungen Einrisse der Aderhaut, welche immer in der Nähe der Sehnervenpapille sitzen. Sie stellen sich im ophthalmoskopischen Bilde als mehr weniger breite, spitzig zulaufende Streifen dar, welche concentrisch zur Papillenperipherie gekrümmt sind. Die Streifen sind weiß, denn es ist die intacte Sklera, welche durch den Chorioidealriß durchschimmert; die Retina erleidet gewöhnlich keine Continuitätstrennung.

Der Einfluß, den solche Chorioidealrupturen auf die Funktion des

Auges haben, hängt immer ab von der Größe der Ruptur, sodann von der Zerstörung, welche die Chorioidealblutung in der Retina unmittelbar oder bei ihren späteren Metamorphosen verursacht.

Die Therapie kann nur dahin gerichtet sein, die Resorption des ergossenen Blutes zu beschleunigen, und das Auge vor dem Hinzutritt entzündlicher Complicationen zu bewahren.

Zu den folgenschwersten Ereignissen gehören die Blutungen aus den hinteren langen Ciliarterien. Es giebt bekanntlich deren zwei, die am hinteren Augenpole durch die Sklera treten und im horizontalen Meridiane, die eine auf der nasalen, die andere auf der temporalen Seite durch den suprachorioidealen Raum (zwischen Chorioidea und Sklera) nach vorne ziehen, um sich im Corpus ciliare zu verzweigen. Die Ruptur einer dieser mächtigsten Arterien des Augapfels giebt zu einer Hämorrhagie Veranlassung, die plötzlich die Chorioidea von der Sklera ablöst, und woferne sie in einem Momente sich ereignet, wo die Bulbuskapsel durch einen Schnitt eröffnet ist (wie während einer Staroperation u. dgl.), im Stande ist, den ganzen Inhalt des Bulbus mit Gewalt zu expulsiren. Solche deletäre Blutungen sind ein glücklicher Weise nicht häufiger übler Zufall bei Star- oder Glaucomoperationen und stets mit dem gänzlichen Verluste des Augapfels verknüpft. Dieser üble Zufall ist wahrscheinlich durch eine Erkrankung der Arterienwandung, in der Regel Arteriosklerosis bedingt, und kann durch nichts vorhergesehen oder verhütet werden. Ferner kommen Fälle vor, wo in einem durch Cyclitis erblindeten Augapfel die Chorioidea durch die schrumpfenden Schwarten nach vorne gezerrt wird und die Arterien dadurch abgerissen werden. Die darauf entstehende Blutung giebt zu den allerärgsten Ciliarschmerzen Veranlassung und erheischt die Enucleation.

Ablösungen der Chorioidea, die ophthalmoskopisch wahrzunehmen sind, gehören zu den größten Seltenheiten; dagegen stellen sich bei Sektionen solche Ablösungen als durchaus nicht seltene Befunde dar. Namentlich sieht man sie in Augen, die wegen „Phthisis dolorosa“ enucleirt wurden; man findet, daß der cyclitische Schrumpfungsproceß die Aderhaut von der Sklera losgelöst hat, und daß erstere mit letzterer oft nur vorne und durch die im hinteren Umfange der Sklera eintretenden Nerven und Gefäße zusammenhängt. Zwischen beiden Membranen befindet sich gewöhnlich eine seröse, manchmal blutige Flüssigkeit (siehe oben); ferner ein schwammiges, aus der Suprachorioidea hervorgegangenes Gewebe.

Die Netzhaut ist in solchen Fällen schon frühzeitig abgelöst, zwischen ihr und der Chorioidea ist ein sulziges, formloses Exsudat.

Derartige Befunde sind höchst lehrreich, weil sie zeigen, daß die unerträglichen Ciliarschmerzen, die so häufig von solchen Augen ausgehen, durch die unausgesetzten Zerrungen größerer Nervenstämme hervorgerufen werden, woraus auch hervorgeht, daß dieser Zustand endgültig nur durch die Enucleatio bulbi behoben werden kann.

Neuntes Kapitel.

Krankheiten der Netzhaut und des Sehnerven.

A. Chorioretinitis. Pigmentdegeneration der Netzhaut.

In dem vorigen Kapitel wurde auseinandergesetzt, daß zahlreiche entzündliche Processe der Chorioidea daselbst nicht beschränkt bleiben, sondern auf die Retina übergreifen. Dies gilt sowohl von den Eiterungen, wobei die Retina sehr rasch von den eiterigen Produkten überschwemmt wird, als auch von den diffusen Entzündungen, die gleichzeitig auch zu serösen Durchtränkungen der Netzhaut führen. Es ist betont worden, daß die Betheiligung der letzteren an den Chorioidealerkrankungen ebenso sehr der anatomischen Nachbarschaft beider Membranen zuzuschreiben ist, als auch jenem Umstande, daß die hinteren (musivischen) Retinalschichten ihr Ernährungsmaterial von der Choriocapillaris beziehen, demnach zu dieser in einem direkten nutritiven Abhängigkeitsverhältnisse stehen. Wenn auch nun die vorderen, nervösen Schichten über ein eigenes, aus dem Sehnerv stammendes Gefäßsystem verfügen, welches mit dem der Chorioidea nur in der Gegend des Sehnerveneintrittes anastomisirt, so greifen die beiden Ernährungsbezirke dennoch schon vielfach in einander über. Die Anastomosen in der Gegend der Papille bieten eine genügende Erklärung der klinischen Thatsache, daß in der Peripherie (der Aequatorialgegend) localisirte chorioiditische Affektionen die Papille immer, wie das Ophthalmoskop lehrt, intakt lassen, während jede centrale oder diffuse Chorioiditis auch zu einer Infiltration und entzündlichen Trübung des intraoculären Sehnerven und der ihm benachbarten Netzhautpartie führt.

Was die plastischen Formen der Chorioiditis anbelangt, so haben wir sie gerade wegen ihrer Tendenz, Verklebungen mit der Retina herbeizuführen, adhäsive Chorioiditis genannt, und sie gehen immer mit einem Spiegelbilde einher, in welchem die Pigmentveränderungen, Pigmentanhäufungen neben atrophisch erscheinenden Stellen des Augenhintergrundes die Hauptrolle spielen, ein Befund, der auf weitgehende Veränderungen des Pigmentepithels und der hinteren Netzhautschichten deutet. Der Umstand jedoch, daß, wie manche anatomische Untersuchungen lehren, die Gewebsveränderungen nicht über die Netzhaut, zu der man genetisch auch die Pigmentepithelschichte rechnet, hinaus gingen, und die Chorioidea, wenigstens scheinbar, intakt gefunden wurde, hat einige Forscher bewogen, von einer eigenen Retinitis postica (Entzündung der hinteren Retinalschichten) zu sprechen, und sie von der mit gleichem Spiegelbefunde und identischen Symptomen einhergehenden Chorioiditis oder Chorioretinitis plastica zu trennen. Was uns betrifft, so können wir mit um so größerer Beruhigung beide Processe als eins betrachten, weil sie nicht nur vom Standpunkte der Symptomatologie, sondern, was für uns noch wichtiger ist, von dem der Therapie, die für beide dieselbe ist, völlig miteinander übereinstimmen.

Indem wir also bezüglich der Therapie der sogenannten Retinitis postica uns durchaus nur auf die S. 280—286 gegebenen Ausführungen berufen, müssen wir ein anatomisches Verhalten kurz besprechen, welches als Folgezustand dieser Krankheit zu betrachten ist. Es ist dies die Pigmentatrophie der Netzhaut. In den ausgeprägtesten Formen dieser Art finden wir, wenn wir den Bulbus etwa im Aequator eröffnen, schon mit freiem Auge den Augenhintergrund, der ganzen inneren Oberfläche der Retina entsprechend, gesprenkelt. Die Sprenkelung ist in der Peripherie dichter und verliert sich gegen den hinteren Pol, die Papille, zu; die Sprenkel, mit der Lupe betrachtet, stellen sich als schwarze Flecke dar, welche sich häufig sternförmig verästeln. Der Glaskörper ist meist verflüssigt. Unter dem Mikroskope finden wir jedem schwarzen Flecke entsprechend die Netzhaut zu einem fibrösen Häutchen entartet und mit der Chorioidea verwachsen, an deren innerer Oberfläche sich hyaline, drusige Verdickungen und Warzen befinden, welche einen Mantel von Pigment tragen und in das Retinalgewebe hineinragen. Das normale Pigmentepithel ist untergegangen. Das Pigment dringt mit diesen hyalinen Körpern in die Retina ein und breitet sich daselbst aus. In dieser Weise kann der größte Theil der Retina entartet sein; doch giebt es zahlreiche Abstufungen von den totalen bis zu nur partiellen Degenerationen, bei denen diese Veränderungen sich nur an wenigen umgrenzten Stellen ausgebildet haben, während die Nachbarpartien noch vollständig normal sind.

Die totalen Pigmentatrophien der Netzhaut sind ein durchaus nicht so seltener anatomischer Befund in Augäpfeln, deren Sehvermögen an langwierigen, chronischen Entzündungen zu Grunde gegangen war; die partiellen sind das Resultat plastischer Chorioretinitis, eine Vernarbung einer circumscripten Wucherung, die manchmal nur die innersten Chorioidealschichten oder auch nur das Pigmentepithel ergriffen hatte.

Besonderes Interesse bietet jedoch eine Form der Pigmentdegeneration der Netzhaut, welche durch ihren eigenartigen, immer echt chronischen, genau bestimmten Verlauf, den markirten ophthalmoskopischen Befund eine scharf begrenzte klinische Form repräsentirt. Es ist dies die unter dem Namen der Retinitis pigmentosa bekannte Krankheit, welche ebenso, wie die morphologisch nahverwandte Chorioiditis disseminata, ganz ohne sichtbare inflammatorische Zeichen sich ausbildet.

Bei der Retinitis pigmentosa handelt es sich um eine Augenkrankheit, welche man mit vollem Recht als eine congenitale bezeichnen kann. Meist sind mehrere Mitglieder einer Familie von ihr befallen, oft herrschen in der Familie noch andere angeborene Uebel, wie Bildungsanomalien, Taubstummheit u. s. w., und die Thatsache der Weitervererbung ist eine über jeden Zweifel erhabene. Auch findet man in einem sehr großen Bruchtheile der Fälle Blutverwandtschaft der Erzeuger. Man kann sie darum als ein in die Reihe der familiären Degenerationen gehöriges Leiden bezeichnen. Anatomisch läßt sich diese Erkrankung, die gewöhnlich doppelseitig vorkommt, als eine von der Netzhaut-Peripherie her immer mehr Macula lutea-wärts vorrückende Pigmenteinwanderung, verbunden mit bindegewebiger Atrophie, Sklerose der Gefäßwände und Schwund der nervösen Elemente in der ergriffenen Netzhautzone definiren. Die Verwandtschaft mit der Chorioiditis disseminata wird durch die von Wagenmann ins Licht gestellte Thatsache erhärtet, daß auch in der Chorioidea die Spuren vorhergegangener Infiltration, theils Verdickung des Stromas, theils secundärer Schwund der Choriocapillaris, sowie Sklerosen der Aderhautgefäße nachzuweisen sind.

Die ersten Spuren dieser Krankheit verrathen sich bei jungen Individuen weniger durch einen positiven Spiegelbefund, als durch die subjektiven Beschwerden der Hemeralopie. Schon dieses Symptom belehrt uns, daß wir es mit einer Affektion der hinteren, lichtpercipirenden Retinalschichten zu thun haben, wie dies als Complication der Chorioidealentzündungen so oft vorkommt. Die Hemeralopie ist ein retinales Symptom der Chorioiditis und besteht, wie S. 270 auseinandergesetzt wurde, in einer Unempfindlichkeit der Netzhaut gegen schwache Lichteindrücke. Dieser Torpor retinae äußert sich bei den Kranken darin, daß sie im Dämmerlicht unverhältnißmäßig schlecht, bei Nacht gar nichts sehen, bei Lampenlicht nur die direkt beleuchteten Gegenstände wahrnehmen, während die weiter von der Lichtquelle entfernten Dinge in Finsterniß gehüllt sind. Untersuchen wir das Gesichtsfeld, so finden wir ausnahmslos eine beträchtliche concentrische Einengung schon in den frühesten Stadien des Uebels.

Mit der Zeit bildet sich nun ein eigenthümliches Aussehen des Augenhintergrundes aus; es treten in der Peripherie der Netzhaut schwarze Pigmentfleckchen auf, von zackiger, knochenkörperchenartiger Configuration, welche sich oft längs der Gefäße, die sich als verengt erweisen, centralwärts verbreiten und nach und nach immer näher gegen die Papille und die Macula lutea rücken, welche Stellen aber in den überwiegend meisten Fällen von ihnen verschont bleiben. Oftmals besitzen die erheblich verengten Arterien einen Mantel von Pigment, gewissermaßen eine Pigmenteinscheidung. Das Bild ist ein so charakteristisches, daß, wer es einmal gesehen, dasselbe sofort wiedererkennt.

Mit der centralen Ausbreitung der Pigmentdegeneration nimmt auch ein bedeutsames Symptom immer mehr zu: die Einengung des Gesichtsfeldes. Da die peripheren Retinalpartien atrophiren, so fallen die ihnen entsprechenden Stellen des Gesichtsfeldes aus, so daß die Kranken in den ausgebildeten Fällen nur mehr über ein Gesichtsfeld verfügen, das in geringer Ausdehnung den Fixirpunkt umgiebt. Die centrale Sehschärfe kann auch bei engem Gesichtsfelde noch gut erhalten sein, mit der Zeit leidet aber auch diese ganz beträchtlich, und die Ursache hiervon ist die Atrophie des Sehnerven, die sich immer mehr und mehr ausprägt, so daß die Patienten endlich in ihren späteren Jahren völlig oder nahezu erblinden. Charakteristisch ist es jedoch, daß derlei Individuen, die ganz den Eindruck von Blinden machen, bei genauer Untersuchung noch ein centrales, aber punktförmig verengertes Gesichtsfeld besitzen, innerhalb dessen noch die feinsten Buchstaben gesehen werden können.

Der Glaskörper pflegt rein zu bleiben; doch entwickeln sich oft hinterer Polarstar und nicht gar selten sternförmige Linsentrübungen (Catar. stellata) in den hinteren Linsenschichten, die mitunter ganz abenteuerlichen Figuren bilden. Eine Erscheinung, auf die man erst in jüngster Zeit aufmerksam geworden ist, besteht in der Coincidenz von Retinitis pigmentosa und chronischem Glaucom, ein klinisches Zusammentreffen, das möglicher Weise aus dem Schwunde der Aderhaut zu erklären ist (s. S. 288).

Was die Therapie der Retinitis pigmentosa anbelangt, so stehen uns, rund heraus gesagt absolut keine Mittel zu Gebote, die Pigmententartung in ihrem Verlaufe aufzuhalten. Auch darin zeigt diese Affektion ihre besondere Eigenart gegen die Chorioretinitiden, mit denen sie anatomisch so viel Uebereinstimmung zeigen, daß keines von den

Mitteln, welche die Chorioretinitis plastica zu begrenzen und ihre Produkte zur Aufsaugung zu bringen vermögen, im Stande ist, den Proceß zu sistiren. Man hat weder von den üblichen Resorbentien, wie Quecksilber, Jod u. A., noch von irgend welchen Nervinis, noch auch von der Elektricität je irgend welche wirkliche Erfolge gesehen, wobei zu bemerken ist, daß bei der Langwierigkeit des Verlaufes, dem Umstande, daß das Befinden des Kranken häufig für lange Zeit stationär bleiben kann, schon oft Täuschungen bezüglich der Wirksamkeit verschiedener Mittel vorgekommen sein mögen.

Dieses durch nichts aufzuhaltende Vorwärtsschreiten der typischen Pigmententartung der Retina, ihr Charakter als congenitale Affektion läßt wohl die Annahme als begründet erscheinen, daß es nicht ausschließlich locale, auf den Augenhintergrund beschränkte Processe sind, welche sich hier abspielen. Um kurz zu sein: es liegt die Vermuthung nahe, daß eine wahrscheinlich vom Centralorgane ausgehende, und anatomisch bisher noch nicht erforschte eigenthümliche Degeneration der Ciliarnerven, als der Nerven, welche durch die Beeinflussung der Gefäßwände (als Vasomotoren) die Ernährung der Chorioidea und auch die Pigmentvertheilung in derselben regeln, vorliegt. Es möge hierbei auf die Versuche Berlin's[1] aufmerksam gemacht werden, der nach Durchschneidung des Sehnerven bei Fröschen das Auftreten von Pigmentveränderungen im Augenhintergrunde als ständigen Befund beobachtet hat. Es kann aber nicht die Durchschneidung des Sehnerven selbst sein, welche diese Veränderungen nach sich zieht, denn wenn man denselben intracraniell durchtrennt,[2] so tritt dieser Befund nicht auf. Es muß sich demnach bei diesen Versuchen hauptsächlich um die bei der Durchtrennung des Sehnerven unvermeidlich erfolgenden Verletzungen und Durchschneidung anderer retrobulbärer Gebilde handeln und zwar der Ciliargefäße und der Ciliarnerven. Wagenmann hat durch seine Versuche zweifellos bewiesen, daß Läsionen der zuführenden Aderhautgefäße zu schweren Ernährungsstörungen der Retina und zu Pigmenteinwanderung führen. Was die Ciliarnerven anbelangt, so kann über ihre Rolle in diesen Processen experimentell nichts Sicheres zu Tage gefördert werden, da eine isolirte Durchschneidung der am hinteren Augenpole eintretenden Nervenstämme kaum ausführbar ist, sowie auch bei experimenteller Durchschneidung der hinteren Ciliararterien Verletzungen der Nerven nicht zu umgehen sein werden. Da wir aber bei Personen mit Retinitis

---

[1] Zehender's Monatsblätter f. Augenheilk. IV. S. 278.

[2] Krenchel, Arch. f. Ophthalm. XX. 1. S. 128.

pigmentosa häufig genug noch andere Degenerationserscheinungen beobachten können, so ist die Vermuthung nicht abzuweisen, daß wir es mit vom Centrum aus beeinflußten Störungen der peripheren Sinnesorgane zu thun haben.

Bei dem heutigen Stande unserer Kenntnisse vermögen wir uns gegenwärtig keine Vorstellung darüber zu bilden, in welcher Weise die gestörte Nerventhätigkeit innerhalb der Chorioidea zu Wucherungen und Einwanderung des Pigmentes in die Retina führt.

Da es sicher ist, daß die funktionellen Störungen der von Retinitis pigmentosa befallenen Augen, der Torpor retinae und die Einengung des Gesichtsfeldes die Folgeerscheinungen der Atrophie der Stäbchenschichte sind, welche wieder secundär die Atrophie der zu ihnen gehörigen Nervenfasern nach sich zieht, und wir aus der klinischen Beobachtung folgern können, daß die Ausbildung der völligen Atrophie der nervösen Elemente, bis zu ihrer völligen Leitungsunfähigkeit, eine gewisse Zeit in Anspruch nimmt, innerhalb derer die Nervenleitung als paretisch betrachtet werden muss, so ist die Anwendung des Strychnins versucht worden, als eines Mittels, die gesunkene Erregbarkeit der nervösen Faser zu heben. In der That wird von vielen Seiten übereinstimmend berichtet, und auch ich habe die Erfahrung gemacht, daß das Strychnin insofern eine günstige Wirkung ausübt, als die herabgesetzte centrale Sehschärfe sich wieder etwas hebt und das eingeengte Gesichtsfeld sich etwas wieder erweitert. Freilich hält diese günstige Wirkung nicht lange an und muß das Mittel von Zeit zu Zeit wieder neu angewendet werden. Auf diese Weise mag die Arbeitsfähigkeit des Patienten etwas gehoben, das Eintreten der Erblindung etwas hinausgeschoben worden sein, ein Erfolg, der bei einer unheilbaren Krankheit immerhin erfreulich genannt werden muß.

Nach Nagel, dem wir die Einführung der Strychnininjektionen, welche eine wesentliche Bereicherung der oculistischen Therapie darstellen, verdanken, können wir folgende Anweisungen behufs des Gebrauchs des Strychninum nitricum geben:

Die Injektionen werden unter die Haut der Schläfegegend gemacht. Man verschreibt eine Lösung:

Rp. Strychnin. nitr. 0,10,
Aq. dest. 10,0

und beginnt mit einer Viertel-Spritze = 0·0025 und kann vorsichtig bis auf die dreifache Dosis steigen, worauf man wieder allmählich bis auf die ursprüngliche Gabe zurückgeht. Eine Gewöhnung an das Mittel tritt nicht ein, im Gegentheil cumulative Wirkung; die günstige Wirkung auf das Sehvermögen tritt manchmal in der ersten Stunde ein, der Anfang schon nach 10—15 Minuten, selten erst (vielleicht bei zu kleiner Dosis) nach der zweiten und dritten Injektion.

Wenn der Organismus das Mittel verträgt, so soll damit eine Zeit lang fortgefahren werden, auch wenn eine auffällige Besserung nicht erzielt wird. In den meisten Fällen wird man noch zufrieden sein müssen, wenn das Sehvermögen sich längere Zeit auf derselben Höhe erhält.

B. Retinitis.

Entzündung der Netzhaut.

Die Diagnose einer Netzhautentzündung setzt sich aus dem mit dem Ophthalmoskope objektiv zu erhebenden Befunde und aus gewissen, dem letzteren entsprechenden funktionellen Störungen zusammen. Wie an anderen Körperstellen werden wir auch bei der Retina einen hyperämischen Zustand erst dann als entzündlichen ansprechen, wenn sich zur Hyperämie noch Exsudation und Gewebsschwellung hinzugesellt. Die Trennung ist häufig nur eine künstliche, da oft genug die eine Entzündung charakterisirenden geweblichen Veränderungen erst bei der anatomischen Untersuchung zum Vorschein kommen.

Sowohl die Hyperämie, als auch die geweblichen Veränderungen der Retina sind mit dem Augenspiegel sehr gut wahrzunehmen. Man beobachtet sie am besten an der Eintrittstelle des Sehnerven (Papilla nervi optici) und in den benachbarten Retinalpartien. Aus der Papille gelangen nämlich die Centralgefäße des Sehnerven in den Augenhintergrund, respective treten die Venen aus letzterem in den Nerven ein, es liegen also hier größere Gefäßstämme dem Blicke blos, der sie nun auch unter ophthalmoskopischer Vergrößerung erfassen kann; außerdem hat die Papille noch ein reiches Capillarnetz, dessen Überfüllung sich sofort durch eine gesteigerte Röthe („Capillarröthe") wahrnehmbar macht.

Die entzündliche Exsudation muß ebenfalls sehr bald diagnosticirbar sein, da die Retina normaliter fast die Durchsichtigkeit der brechenden Augenmedien besitzt, demnach im entzündlichen Zustande sehr bald eine auf Verlust dieser Durchsichtigkeit beruhende Trübung eintreten muß. Auch die Nervenausbreitung der Papille ist in hohem Grade diaphan und läßt im normalen Zustande das Bindegewebsgerüst (lamina cribrosa) durchschimmern, sowie auch die Abgrenzung des Nerven gegen die Sklera scharf erkennbar ist. Dieses normale Aussehen wird durch die entzündliche Trübung in größerem oder geringerem Maße verwischt; was die entzündliche Schwellung betrifft, so diagnosticiren wir sie theils aus dem Laufe der Retinalgefäße, welche durch sie entweder verdeckt werden, oder sich über dieselben schlängeln müssen. Es kommen dadurch Niveaudifferenzen zu Stande, deren Grad durch die ophthalmoskopische Untersuchung mit genügender Sicherheit abzuschätzen ist.

Die bei den verschiedensten, klinisch zu beobachtenden Formen der Retinitis vorkommenden Bilder setzen sich in der Regel aus folgenden Elementen zusammen, welche in größerer oder geringerer Ausprägung vorhanden sind, womit nicht gesagt ist, daß sie in ihrer Gesammtheit in einem speciellen Falle auftreten müssen.

1. Trübung der Netzhaut. Sie kann von verschiedener Intensität und Ausbreitung sich erstrecken bald über die ganze Netzhaut, bald nur auf die Papille und auf die Umgebung der größeren Gefäße beschränkt sein. Sie ist bald schleierförmig, bald streifig, in letzterem Falle mit der Anordnung, daß die Streifen radiär von dem Gefäßchylus der Papille ausstrahlen.

2. Schwellung der Papille. Diese kann so minimal sein, daß nur die Grenze des Opticus und der Skleralring verschwommen und die Lamina cribrosa verdeckt ist; oder sie ist so beträchtlich, daß die Papille wie ein Hügel vorragt, und die Gefäße, soweit sie nicht verdeckt sind, einen Bogen beschreiben müssen, um auf die Netzhaut hinabzusteigen. Bald ist die Schwellung nur auf die Papille beschränkt, bald breitet sie sich auf die benachbarte Retina aus.

3. Bildung von weißen Flecken (Plaques), Stippchen in den vordersten Netzhautschichten, wobei, soweit es sich um frische Herde handelt, gegenüber der Chorioretinitis als wichtiges differentialdiagnostisches Moment festzuhalten ist, daß diese Flecke nicht von Pigmentsäumen umgeben sind.

4. Abnormes Verhalten der Gefäße. Die Capillarröthe der Papille ist gesteigert; die Venen sind erweitert und geschlängelt, die Arterien häufig verengt, beides, weil die Gefäßpforte durch die Schwellung des Gewebes verengt wird. Die Erweiterung der Venen ist oft eine ungleichmäßige, sack-, auch spindelförmige; die Gefäße sind in ihrem Lauf auch unterbrochen, weil sie stellenweise von der Trübung verdeckt werden.

5. Hämorrhagien, welche in den vordersten Netzhautschichten, in unmittelbarer Nachbarschaft der Gefäße liegen. Die Extravasate sind oft in sehr großer Zahl vorhanden.

Was nun die subjektiven Symptome anbelangt, die wir bei den Netzhautentzündungen vorfinden — wobei wir noch erwähnen müssen, daß sie wohl hie und da auch bei ausgeprägten Spiegelbefunden gering sein oder ganz fehlen können — so werden hauptsächlich folgende beobachtet:

1. Umnebelung, Verschleierung des Sehens. Diese Störung beruht höchst wahrscheinlich auf einer Blendungserscheinung, die in Folge der diffusen Zerstreuung des Lichtes in den getrübten oberflächlichen Netzhautschichten zu Stande kommt. Dabei kann die Sehschärfe noch eine normale sein.

2. In Folge dieser Blendung wird das Sehen bei heller Beleuchtung besonders schlecht, und bei temperirtem Lichte gebessert. Es ist also Ueberempfindlichkeit der Netzhaut vorhanden (Nyctalopie).

3. Herabsetzung der centralen Sehschärfe. Dieses Symptom steht sowohl mit der Trübung der Netzhaut, als mit der Affection der Nervenfasern in Zusammenhang. Nicht immer läßt sich jedoch der Grad des vorhandenen Sehvermögens mit dem ophthalmoskopischen Befunde in Einklang bringen, da dasselbe bald geringer ist, als man nach den sichtbaren Veränderungen vermuthen sollte, bald das umgekehrte Verhältniß stattfindet. In diesen Fällen kann also nicht aus dem ophthalmoskopischen Befunde, sondern nur aus den Ergebnissen der Funktionsprüfung ein Rückschluß auf die feineren Veränderungen der Netzhautelemente gemacht werden.

4. Dasselbe gilt von der Prüfung des Gesichtsfeldes, welches bald intakt, bald in verschiedener Weise beschränkt sein kann. Es wird später der Zustand desselben in einem Endstadium der Retinitis, der Atrophie, näher besprochen werden.

Alle die geschilderten Symptome beziehen sich auf die eigentliche Retinitis, unter welcher man die entzündlichen Affektionen versteht, die sich in den ihr eigenes Gefäßsystem besitzenden vordersten Netzhautschichten abspielen, und sie lassen sich auch zumeist aus dem pathologisch-anatomischen Befunde erklären. Vergleichen wir dieselben mit jenen Affektionen der hinteren Netzhautschichten, die, als von der Chorioidea ausgehend, Chorioretinitis genannt werden, so finden wir mehrere wesentliche Unterschiede, deren genaue Kenntniß differentialdiagnostisch von höchster Bedeutung ist. So ist unter den objektiven (ophthalmoskopischen) Symptomen der Retinitis zunächst die Abwesenheit des Pigmentes um die Plaques zu betonen, während die chorioretinischen Plaques gewöhnlich von Pigmentsäumen umgeben sind. Nur in späten Stadien der Retinitis antica finden wir Pigmentirungen, welche aus den Extravasaten der Netzhautgefäße hervorgehen, von sehr geringer Ausdehnung sind und durch die Nähe der Gefäße ihren Ursprung verrathen. Noch wichtiger sind die Ergebnisse der Funktionsprüfung in beiden Krankheitsgruppen. Die Sehstörungen der chorioretinitischen Gruppe sind auf das Ergriffensein der lichtpercipirenden, der Stäbchen-Schichte zu beziehen: darum Herabsetzung des Lichtsinnes (Hemeralopie), Gesichtsfelddefekte verschiedener Art, von flimmernden Scotomen bis zu großen blinden Flecken, aber alle Flecken meist innerhalb der normalen Gesichtsfeldgrenzen, und jedesmal von der Lage eines bestimmten, wenn auch nicht immer ophthalmoskopisch sichtbaren Entzündungsherdes abhängig; ferner Metamorphopsie, Mikropsie und Makropsie, die auch nur Resultate der durch den Schrumpfungsproceß bedingten Zerrung der Stäbchen und Zapfen sind. Dazu kommen noch die durch Glaskörpertrübungen bedingten Sehstörungen. Dagegen finden wir in der Gruppe der Retinitis antica die Sehstörungen anfänglich nur von der Trübung der vorderen Netzhautschichten, später von den durch die Entzündung gesetzten Leitungshindernissen abhängig. In den späteren Stadien der verschiedenen Retinalentzündungen verwischen sich die Unterschiede immer mehr, da der entzündliche Proceß nicht immer in einer und derselben Schichte isolirt bleibt und schließlich die Atrophie der Sehnervenfasern dem Ganzen ihren Stempel aufdrückt.

Es ist bis heute noch nicht gelungen, die Entzündungen der Retina nach einem einzigen fixen Eintheilungsprincipe, sei es nun ein anatomisches oder ein ätiologisches, zu sondern, und so benennt man die einzelnen Formen theils nach den wichtigsten morphologischen, theils nach ätiologischen Momenten. Was eben die letzteren betrifft, so muß die Retina als ein Organ erklärt werden, in welchem idiopathische Entzündungen höchst selten vorkommen. Es sind meist Folgezustände von Allgemeinerkrankungen oder von Erkrankungen anderer Organe, mit denen wir es zu thun haben, so daß die Retinitis in sehr vielen Fällen direkt als Symptom anderer Krankheitszustände angesprochen werden muß. Unter den letzteren sind die wichtigsten die Syphilis, verschiedene mit Albuminurie einhergehende Nierenkrankheiten, Herz- und Gefäßkrankheiten, ferner Diabetes mellitus, Leukämie und septische Infektion des Organismus, welche in Betracht kommen. Außerdem sind es Hirnkrankheiten, die auf dem Wege des Sehnerven die Retina, welche genetisch als ein vorgeschobener Posten des Gehirnes betrachtet werden muß, in Mitleidenschaft ziehen.

Es gilt darum als Hauptregel, bei jedweder Form der Retinitis auf das ätiologische Moment zu fahnden und vor allem eine genaue Untersuchung des Harns vorzunehmen.

1. Retinitis simplex s. diffusa.

Als Retinitis simplex mag eine Form erklärt werden, bei welcher es außer einer mäßigen Trübung der Netzhaut, Hyperämie der Papille und Schlängelung der wie von einem feinsten Schleier bedeckten Gefäße zu keiner weiteren Veränderung im Augenhintergrunde kommt. Als causales Moment werden angegeben gichtische Diathese, sowie sogenannte rheumatische Schädlichkeiten, ferner funktionelle Momente, wie Ueberanstrengung der Augen u. s. w. Oft liegt dieser Form unerkannte Syphilis zu Grunde, oft auch bilden die Erscheinungen nur Vorläufer diffuser (seröser) Aderhautentzündungen, die, noch ehe sehr auffällige Exsudation vorhanden ist, zu einer Trübung und Verschleierung der Papille und der angrenzenden Retinalpartieen führen.

Für den genauen Beobachter wird die Differentialdiagnose schon in den frühesten Stadien durch die Untersuchung mit dem Lupenspiegel zu machen sein, mit dessen Hilfe wir die bei Uveïtis serosa niemals fehlenden punktförmigen Präcipitate an der hinteren Cornealfläche und im Pupillargebiete, sowie in den vorderen Glaskörperantheilen leicht sehen können.

Der oben beschriebene Symptomencomplex ist ferner eine nicht selten anzutreffende, wenn auch wegen der Schwierigkeit der Untersuchung wenig bekannte Erscheinung bei Individuen, die an progressiver Paralyse leiden. Auf diese Thatsache hat S. Klein zuerst aufmerksam gemacht (in den psychiatrischen Studien der Klinik Leidesdorf 1877), ohne daß sie die gebührende Beachtung gefunden hätte, trotzdem sie eine eminente prognostische Bedeutung besitzt, und in manchen Fällen die schwankende Differentialdiagnose zwischen Neurasthenie und Paralyse zu Gunsten dieser wenden kann. Da anatomische Untersuchungen noch ausstehen, so kann auch nicht ausgesagt werden, ob es sich um Exsudationen ins Retinalgewebe, oder um Trübungen des Nervengewebes selbst handelt, die möglicher Weise der Ausdruck molecularer Veränderungen sind. Bei dem ätiologischen Zusammenhange, den man neuestens zwischen Syphilis und Paralyse zu statuiren sucht, werden manche geneigt sein, in der Netzhautveränderung eine leichte Form von Retinitis syphilitica zu supponiren. Für viele Fälle kann dieser Zusammenhang jedoch ex nocentibus mit Sicherheit in Abrede gestellt werden, denn während bei der Retinitis syphilitica die specifischen Kuren verbunden mit der Dunkelkur Heilung herbeizuführen pflegen, haben solche Behandlungen bei den in Rede stehenden Fällen eine bedeutende Verschlimmerung des Allgemeinbefindens zur Folge, ohne daß der objektive Befund an der Netzhaut die geringste Veränderung erfahren würde. Nach meinen Beobachtungen ist in diesen Fällen bei einer mitunter vorzüglichen Sehschärfe immer eine sehr rasche Ermüdbarkeit bei der Arbeit vorhanden, die sich bis zu asthenopischen Beschwerden steigern kann, welche aber weniger von der Netzhaut, als von einer bei der Arbeit rasch eintretenden Insufficienz der Recti interni abhängig sind.

Was aber die Behandlung der Retinitis simplex betrifft, so ist in jedem Falle die Aetiologie zu erforschen, und die Sonderung zwischen den durch Syphilis oder andere Momente bewirkten Fällen vorzunehmen. Die Fälle, denen Syphilis zu Grunde liegt, werden nach den auf Seite 282—286 erörterten Grundsätzen behandelt.

Die Diagnose der Netzhauthyperämie ist oft sehr schwer, weil die Blutvertheilung in der Retina sehr großen individuellen Schwankungen unterliegt. Die Capillarüberfüllung der Netzhaut ist überhaupt nicht zu sehen, die der Papille, welche einen eigenen Capillarkranz besitzt, häufig nur durch Vergleichung mit dem anderen Auge zu constatiren. Die Hyperämie der Netzhaut zeigt sich durch die Ueberfüllung und den geschlängelten Verlauf der größeren, wegen des vermehrten Blutgehaltes dunkler gefärbten Gefäße. Wir unterscheiden eine aktive (congestive) und eine passive (Stauungs-)Hyperämie. Die erstere tritt bei localen und allgemeinen Congestionen auf, und ist in vielen Fällen als das erste Symptom beginnender Netzhautentzündungen zu betrachten; sie ist außerdem noch ein wichtiges Zeichen funktioneller Ueberanstrengung, bei Myopie und verschiedenen asthenopischen Zuständen. Die Stauungshyperämie zeigt sich bei erschwertem Abflusse des venösen Blutes bei Herzleiden in Verbindung mit allgemeiner Cyanosis, ferner ist sie das letzte Stadium der mit Papillenschwellung einhergehenden Entzündungen, wo die Netzhautarterien comprimirt und der Rückfluß des Venenblutes durch die Schwellung behindert ist. Ein Pulsiren der größeren Netzhautarterien wird bei Insufficienz der Aortenklappen mit und ohne Hypertrophie des linken Ventrikels gesehen, ferner bei Aortenaneurysma, im Morbus Basedowii und in manchen Fällen von Chlorose.

Die Anämie der Retina wird in der Regel als letztes Stadium von entzündlichen Processen, ferner bei Compression der Sehnerven gesehen. Die auffälligste Anämie tritt bei Chinin-Amaurose auf, so wie vorübergehend bei der sogenannten Embolie der Arteria centralis retinae, von welchen Zuständen weiter unten gesprochen wird. Bei allgemeinen Anämien ist merkwürdiger Weise an der Netzhaut nicht viel zu sehen, bis auf Blutungen; bei Leukämie ist der Augenhintergrund citronengelb verfärbt.

2. Retinitis haemorrhagica s. apoplectiformis.

Apoplexien der Netzhaut kommen auch unabhängig von eigentlichen entzündlichen Zuständen derselben vor. Jede Apoplexie wird mit einer mehr oder weniger gründlichen Zertrümmerung der Struktur jener Partie verbunden sein, in die das Blut ergossen wird. Demgemäß sind die Folgen für das Sehvermögen beschaffen, welche verschieden sind, je nach der Quantität des extravasirten Blutes und je nach dem Platze der Apoplexie. Während beispielsweise Apoplexien in der unmittelbaren Nachbarschaft der Papille oder in der Aequatorialgegend in optischer Beziehung keinen Schaden bringen, müssen solche, die sich nach der macula lutea hin ausbreiten, für das direkte Sehen vom größten Nachtheile sein. Zu den letzteren gehören z. B. Blutungen, wie sie oft bei excessiver Myopie, in Augen mit Staphyloma posticum, auftreten und das direkte Sehen vernichten können.

Eine Hauptbedingung des Zustandekommens von Netzhautblutungen ist in erster Linie eine gewisse Brüchigkeit in den Gefäßwänden. Eine solche Brüchigkeit entwickelt sich häufig aus Ursachen, die in den Ernährungs- und Druckverhältnissen des betreffenden Auges selbst liegen, wie in einer sehr perniciösen Form des Glaucoms; dem Glaucoma haemorrhagicum. Auch in anderen Fällen des gesteigerten intraoculären Druckes kann die plötzliche Herabsetzung des letzteren durch die Iridectomie Hämorrhagien der Retina vesanlassen, welche übrigens sehr leicht wieder resorbirt werden.

Die Brüchigkeit der Retinalgefäße kann außer bei Syphilis auch eine Folge der Atheromatose oder Sklerose der Arterienwandungen sein, wie sie so häufig bei ältereren Leuten vorkommt. Dafür spricht sowohl das Ergebniß zahlreicher anatomischer Befunde, als auch der Umstand, daß Apoplexien der Netzhaut bei Weitem am häufigsten bei Individuen im höheren Lebensalter beobachtet werden. In diesen Fällen haben derlei Apoplexien eine hohe prognostische Bedeutung, da sie einen Schluß auf den Zustand der Arterienwandungen überhaupt gestatten. Ebenso in den Fällen, wo als Ursache derselben die Hypertrophie des linken Ventrikels, überhaupt eine hochgradige Spannung des gesammten Arteriensystems erkannt wird.

Jene kleinen miliaren Apoplexien der Retina, wie sie bei septischen und pyämischen Fiebern, Puerperalprocessen u. s. w. wahrscheinlich in Folge von bakteriellen Embolien vorkommen, sind gleichfalls von großer prognostischer Wichtigkeit (Litten, s. S. 275).

Complicíren sich die Blutungen in der Netzhaut mit einem entzündlichen Zustande der letzteren, so sprechen wir von Retinitis haemorrhagica. In solchen Fällen sehen wir von der geschwellten Papille zahlreiche Blutflecken und „Spritzer" sich ausbreiten, die sich häufig radienförmig anordnen, oft bis in das Gebiet der Macula lutea reichen. Alles, was von der Aetiologie der einfachen Apoplexien gesagt wurde, gilt auch von der Retinitis apoplectiformis. Es ist daher ersichtlich, daß alle diese Fälle, da sie der Ausdruck einer Allgemeinerkrankung zu sein pflegen, eine sehr schlechte Prognose geben, und daß von einer direkten Therapie in solchen Zuständen nicht die Rede sein kann. Die Behandlung beschränkt sich darauf, die Augen von jeder Arbeit abzuhalten und das Allgemeinbefinden zu berücksichtigen. Conventionell wird häufig ein sogenanntes „ableitendes Verfahren" (Diaphorese, Abführmittel u. s. w.) in Scene gesetzt, in der Hoffnung, die Resorption der Blutergüsse dadurch befördern zu können.

Die atheromatöse Entartung der Netzhautarterien (Endarteriitis retinae) ist eine häufige Theilerscheinung der Atheromatose im System der Carotis interna, und verdient darum schon in prognostischer Beziehung genauer gekannt zu sein. Sie zeigt sich an in auffälligen Krümmungen und Schlängelungen der Retinalgefäße, mit streckenweiser Verengerung ihres Kalibers, sowie in dem Vorhandensein von mehr weniger breiten, weißen Einscheidungen. An einzelnen Stellen kann die Verdickung der Gefäßwände so weit gediehen sein, daß das Lumen hochgradig verengt ist, oder ganz schwindet, so daß die Gefäße in feine weiße Stränge verwandelt sind. Aneurysmen kommen an den Retinalarterien nur selten vor, häufiger Varicositäten an den Venen, deren Wände ebenfalls die oben beschriebenen Veränderungen zeigen können.

Die Endarteriitis retinae führt zu schweren Veränderungen im Augenhintergrunde. Vor Allem sind es Blutungen verschiedener Gestalt und an verschiedenen Stellen, die manchmal nur von geringer Ausdehnung sind (spritzer- und punktförmig), manchmal aber so massenhaft, daß sie den ganzen Glaskörper durchtränken und bis zu ihrer Resorption (die übrigens oft genug vollständig ist) das Sehvermögen aufheben. Interessant sind die von Haab zuerst genau beschriebenen Senkungsblutungen, welche scheibenförmig mit scharf begrenzten Conturen zwischen Glaskörper und Netzhaut sich ansammeln und ebenfalls einer vollkommenen Resorption fähig sind. Ebenso wie die Arteriosklerose führen andere Zustände, wie Syphilis, Leukämie, Anaemia perniciosa, Diabetes — kurz alle Faktoren, die eine Veränderung der Gefäßwände herbeizuführen in der Lage sind, zu Blutungen in der Netzhaut.

Eine weitere Veränderung des Netzhautgewebes, die in Folge von Arteriosklerosis, wenn auch nicht so häufig, eintreten kann, sind Erweichungen und fettiger Zerfall innerhalb der inneren Retinalschichten — in pathologischer Beziehung gleichwerthig der ebenfalls bei Arteriosklerosis vorkommenden weissen Erweichung der Hirnsubstanz. Ophthalmoskopisch zeigt sich dieser Proceß in Form von hellweißen, glänzenden, oft opalescirenden Plaques (Fleckchen oder Stippchen) verschiedener Größe an den verschiedensten Stellen des Augenhintergrundes, wobei in der Regel die Zeichen der Endarteriitis retinae mitvorhanden sind. Charakteristisch ist ferner der Mangel an Pigmentirung um diese Plaques. Veränderungen dieser Art können bei allen Krankheiten vorkommen, die zu Endarteriitis, Verengerung und Verschluß des Arterienlumens und in Folge dessen zu Ernährungsstörungen innerhalb einzelner Gefäßbezirke führen können (z. B. Diabetes, Morbus Brightii). Am schönsten zeigt sich dieses Krankheitsbild in der von mir zuerst beschriebenen[1] Hutchinson'schen Veränderung des Augenhin-

[1] Arch. f. Augenh. 34. Bd. S. 112.

tergrundes oder kürzer Degeneratio circinata genannten Affektion, deren Erscheinungen so charakteristisch sind, daß sie eine Besprechung verdienen, um so eher, als eine Verwechselung mit den durch Diabetes oder Morbus Brightii bedingten, morphologisch nahestehenden Bildern oder gar mit einer Chorioiditis zu schweren diagnostischen und prognostischen Irrthümern führen könnte.

Bei dieser Krankheit ist das Wesentliche eine Degeneration der Netzhautmitte, die zu schweren Sehstörungen führt und sich in allen bisher bekannten Fällen nur langsam und aus unmerklichen Anfängen entwickelt. In der Gegend der Macula lutea finden wir helle Flecke von verschiedener, oft bedeutender Größe und unregelmäßiger Configuration, die sich in Kreisform um die anfänglich intact bleibende Fovea centralis gruppiren und so einen Fleckengürtel bilden, in dessen Mittelpunkt die Fovea liegt. Die Pupille bleibt dabei vollkommen normal, ebenso ist der Glaskörper, wenn nicht gerade Blutungen vorhanden sind, durchsichtig. Auch in der Peripherie der Netzhaut können ähnliche Flecke vorhanden sein. Die Netzhautgefäße erweisen sich als krank, Blutungen sind die Regel. Die Sehschärfe ist herabgesetzt, da die Degeneration der Netzhautmitte ein großes centrales Scotom bedingt. Die Krankheit verläuft eminent chronisch und kann selbst jahrelang unverändert fortbestehen, wenn nicht durch die fortgesetzten Retinalapoplexien Atrophie des Augenhintergrundes eintritt. Die Prognose bietet das Tröstliche, daß die Netzhautperipherie noch weiter funktionsfähig bleiben kann und daß selbst nach Resorption der Blutungen einige Besserung des Sehvermögens vorkommen kann.

3. Retinitis syphilitica.

Das, was in den Lehrbüchern bisher als Retinitis syphilitica figurirte, deckt sich nahezu vollständig mit der von FÖRSTER[1] so klassisch beschriebenen Chorioiditis syphilitica, über welche in diesem Buche auf Seite 279 gesprochen wurde.

Von A. v. GRAEFE wurde eine seltene Form von centraler Retinitis beschrieben,[2] so genannt, weil sich die Netzhauttrübung in der Gegend der Macula lutea localisirte. In neuerer Zeit wurde von verschiedenen Klinikern (HIRSCHBERG, MEYER, von mir u. A.) darauf aufmerksam gemacht, daß es eine von den Veränderungen der Gefäßwände (identisch mit der HEUBNER'schen Endarteriitis luetica) ausgehende Retinitis giebt, die sich mit der Zeit mit Chorioretinitis centralis com-

---

[1] Archiv f. Ophthalm. XX. Bd. S. 33.
[2] Archiv f. Ophthalm. XII. Bd. S. 211.

pliciren kann. Charakteristisch erscheint mir die Tendenz syphilitischer Netzhautentzündungen, zu Bindegewebsneubildungen auf der Oberfläche der Netzhaut zu führen. Es sind dies weiße, sehnige Stränge und Membranen, die offenbar mit den Gefäßen in Verbindung stehen, da sie vom Hilus der Papille ausgehen und sich längs der großen Gefäßstämme gegen die Peripherie verbreiten, mitunter als mehr wenige mächtige Membranen (vom feinsten, diaphanen Schleier bis zu dicken, sehnigen Schwarten) auf der Oberfläche der Netzhaut sich hinziehen, ja manchmal einzelne Stränge in den Glaskörper senden. Derlei Membranbildungen können erfahrungsgemäß, wofern Verletzungen und vorangegangene intraoculäre Blutungen auszuschließen sind, als Stigmata überstandener Syphilis gelten. Die Behandlung ist die bei Syphilis übliche, durch welche oft genug sogar massige bindegewebige Auflagerungen sich resorbiren können.

Nicht zu verwechseln mit den bindegewebigen Auflagerungen syphilitischer Provenienz ist die im Jahre 1876 zuerst von Manz beschriebene, aber schon früher im Handatlas von Eduard Jaeger abgebildete Retinitis proliferans. Es finden sich auf der Papille wurzelnd und sie ganz oder theilweise verdeckend, mitunter auch an anderen Stellen des Augenhintergrundes hellweiße, sehnig-bindegewebige Knollen, die in membranartige Fortsätze und Stränge sich zertheilen, von denen ein Theil in die Peripherie der Netzhaut ausstrahlt, ein anderer Theil bis in die vorderen Glaskörperparthieen zu verfolgen ist. Ueber die Entstehung dieser neugebildeten Bindegewebsmassen sind die Ansichten getheilt: während Manz eine entzündliche Proliferation annimmt, wird von Leber gelehrt, daß es sich um Derivate von Blutungen handelt, eine Lehre, die darin ihre Hauptstütze findet, daß man in zahlreichen Fällen von intraoculären Bindegewebsneubildungen Erkrankungen der Gefäßwände und beträchtliche Blutungen im Augeninneren beobachtet hat. Ich habe aber Jahre lang Fälle von Ret. proliferans beobachten können, in denen während des ganzen Verlaufes der Erkrankung nicht ein einziges Mal eine intraoculäre Blutung stattgefunden hatte. Nach meiner Ueberzeugung handelt es sich um einen eigenartigen Proliferationsproceß, der von den Enden der Müller'schen Stützfasern (vielleicht von den Gefäßwänden nach Purtscher) ausgeht und zur Bildung von in Verglasung übergehenden bindegewebigen Massen führt.

Nach Orbitalverletzungen (gewöhnlich durch Revolverschüsse herbeigeführt) entstehen im Augenhintergrunde mächtige, mitunter pilzförmig in den Glaskörper ragende, gewöhnlich aber membranartige Auflagerungen, die aus chorioretinitischen Wucherungen stammen.

4. Retinitis nephritica (ex Morbo Brightii).

Bei den verschiedensten Formen von Nierenleiden, die mit Albuminurie einhergehen, entwickelt sich ein entzündlicher Zustand des Sehnerven und der Retina, der ganz bestimmte anatomische und ophthalmoskopische Merkmale besitzt und darum wohl als eine eigene Form von Retinitis angesehen werden muß.

Nach der Vergleichung der Angaben verschiedener Kliniker läßt sich die Häufigkeit der retinitischen Complication der Nierenleiden auf jedenfalls mehr als 10 % aller Fälle schätzen.[1] Am öftesten steht die die Retinitis nephritica mit der chronischen Nephritis in Verbindung, doch kommt sie auch bei amyloider Degeneration der Nieren, sowie bei den nach Schwangerschaften und acuten Exanthemen sich acut entwickelnden Nierenentzündungen vor:

Die Fälle, in denen das Nierenleiden erst entdeckt wird, nachdem die Sehstörungen den Kranken zum Augenarzte getrieben haben, der die charakteristischen Veränderungen des Augenhintergrundes constatiren kann, sind häufig genug. Die Retinitis kann längere Zeit das einzige objektive Symptom des Nierenleidens sein, wenn der Kranke, wie das oft genug vorkommt, sonst nur geringfügige Beschwerden hat, und wie bei der Schrumpfniere Eiweiß im Urin zeitweilig mangelt.

Ophthalmoskopisch tritt die nephritische Netzhautentzündung manchmal nur unter dem Bilde der haemorrhagischen Retinitis in die Erscheinung; in den typischen Fällen jedoch treten nebst zahlreichen spritzerförmigen Blutungen weiße Flecke und Stippchen im Augenhintergrunde auf, die die getrübte und hyperämische, manchmal auch geschwellte Papille umgeben, und sich in der Gegend der Macula zu einer ganz eigenthümlichen Sternfigur anordnen. Uebrigens kommen auch hier und da Fälle vor, in denen sich Albuminurie auch mit andersgearteten Netzhaut- und Sehnervenentzündungen vergesellschaftet.

Die pathologische Anatomie, die hauptsächlich durch die Untersuchungen des Herzogs Carl Theodor in Baiern bereichert wurde, ergiebt wenigstens in jenen vorgerückten Fällen, die zur Untersuchung gelangten, als Hauptbefund hochgradiges Oedem der Netzhaut, nicht allein um die Papille herum, die wallartig hervorragt, sondern auch bis in die Peripherie hinein; sodann Hypertrophie, Verdickung und Verglasung (Sklerosirung) sowohl der Müller'schen Stützfasern, als auch der Nervenfasern; die Ganglienzellen können normal oder auch stellenweise zu homogenen Schollen degenerirt sein (wie ich an eigenen Präparaten nachweisen kann); ferner hämorrhagische, in verschiedenen Umwandlungsstadien begriffene Heerde; Hohlräume im Retinalgewebe, die mit Fibrin oder mit amorphen, glänzenden Massen erfüllt sind; weitverbreitete Endarteriitis obliterans, nicht allein in der Netzhaut, sondern auch im ganzen Uvealtrakt. Bei Oedem höchsten Grades dringt die ergossene Flüssigkeit über die Stäbchenschicht hinaus

[1] Die Angaben schwanken zwischen mehr als 30 und 7 %.

und löst die Netzhaut von der Pigmentepithelschicht ab. Die bei Retinitis ex morbo Brightii mitunter vorkommende Netzhautablösung ist demnach, was ihre Entstehungsursache betrifft, im Gegensatze zur genuinen, vollkommen klar: sie wird durch den aus den Netzhautgefäßen stammenden ödematösen, sich zwischen Netzhaut und Epithelschicht drängenden Erguß bewirkt. Unterstützt wird die Ablösung noch durch die enorme Ueberfüllung der Venen, welche wie Varices sich erheben und dadurch die Netzhaut wie in Falten aufheben.

Aus diesem Befunde erhellt, daß das so charakteristische Aussehen der Retina auf dem Oedem, der Sklerosirung der Netzhautelemente und den hämorrhagischen Infarkten beruht, welcher Proceß höchst wahrscheinlich mit der Anhäufung von Toxinen im Blute im genetischen Zusammenhange steht, ohne daß wir bisher über das Nähere dieses pathologischen Vorganges Kenntniß besäßen. Die Ansicht Traube's, daß die bei Schrumpfniere vorkommende Hypertrophie des linken Ventrikels und die dadurch bedingte Zunahme des Druckes im Arteriensysteme die Netzhautblutungen veranlasse, könnte wohl die hämorrhagischen Infarkte, aber nicht die ausgesprochenen entzündlichen und degenerativen Veränderungen in der Netzhaut erklären; außerdem steht sie mit den klinischen Thatsachen in Widerspruch, da zahlreiche ausgeprägte Fälle von Retinitis nephritica vorkommen (so bei acuten Nierenleiden, bei der Albuminurie der Schwangeren), wo weder im Leben, noch bei der Sektion Herzhypertrophie nachgewiesen werden kann.

Was die Prognose bei Retinitis nephritica anbelangt, so interessirt uns zunächst die Frage nach der voraussichtlichen Lebensdauer der Kranken. Uebereinstimmende Beobachtungen ergeben, daß die Prognose quoad vitam sehr ungünstig ist. Wohl kann unter besonders günstigen Umständen mancher Patient noch mehrere Jahre nach Feststellung des Augenbefundes leben, die meisten aber sterben innerhalb der ersten zwei Jahre nach Constatirung der Retinitis. Was die Prognose bezüglich des Sehvermögens anbelangt, so sind trotz der mitunter ganz enormen Netzhautveränderungen vollkommene Erblindungen nur ganz ausnahmsweise zu beobachten; in der Regel bleibt den Kranken bis zum letalen Ausgange soviel Sehvermögen übrig, daß ihnen die Selbstführung ermöglicht ist.

Da die Retinitis nephritica geradezu als ein Symptom eines Nierenleidens betrachtet werden muß, so kann wohl, da das Grundleiden vor allem berücksichtigt werden muß, von einer speciellen Therapie des Augenleidens nur in sehr beschränktem Maße die Rede sein. Die Aufgabe des Augenarztes muß es sein, mindestens einer Verschlimmerung des Sehvermögens vorzubeugen, eine Aufgabe, der wir trotz der voraussichtlich beschränkten Lebensdauer des Patienten schon aus ethischen Gründen nach Möglichkeit gerecht werden müssen.

Selbstverständlich sind alle Maßnahmen zu ergreifen, die die Behandlung des Grundleidens erheischt, und bezüglich welcher wir auf die Lehrbücher der internen Therapie verweisen. Von der bei der Behandlung anderer Netzhautleiden mitunter notwendigen Dunkelkur werden wir in jedem Stadium der Retinitis nephritica Umgang nehmen. Dagegen werden wir den Kranken gegen grelles Licht durch dunkle Gläser schützen und ihm möglichste Schonung der Augen und Enthaltung von jeder Arbeit, die übrigens bei dem herabgesetzten Sehvermögen sich von selbst verbietet, auftragen. Zu verwerfen sind unter allen Umständen Quecksilbercuren, sowie große Dosen von Jodpräparaten. Die am raschesten letal verlaufenden Fälle, die ich beobachtet habe, waren jene, bei denen irrthümlicher Weise von nicht erfahrenen Aerzten das Uebel verkannt oder für ein syphilitisches gehalten und nach der Schablone „geschmiert“ worden war. Bei raschem Verfalle des Sehvermögens empfiehlt es sich, ein ableitendes Verfahren einzuschlagen, um auf diese Weise die Congestion der Netzhaut zu mäßigen. Es kann dies, wie an anderer Stelle bereits ausgeführt, durch geeignete Gaben salinischer Abführmittel, sowie durch Fußbäder in den Kranken wenig angreifender Weise geschehen. Wo dieses Verfahren ohne Erfolg bleibt, kann durch Blutentziehungen eine mitunter ganz erhebliche Verbesserung des Sehvermögens erzielt werden. Nach Eversbusch sollen die Blutentziehungen mittels der Venaesektion gemacht werden. Er empfiehlt kleine, in kürzeren oder größeren Zwischenräumen zu wiederholende Aderlässe, von denen er „anfangs mit zweifelnder Zurückhaltung“, später mehrfach bei albuminurischen Netzhautprocessen Gebrauch gemacht hat, und in einzelnen Fällen, die aller Behandlung getrotzt hatten, nicht nur local, sondern auch in Bezug auf die Eiweiß-Ausscheidung einen geradezu überraschenden und ungewöhnlich schnellen Erfolg erzielt hat. Was mich betrifft, so habe ich zwar die Venaesektion nie in Anwendung gezogen, wohl aber kann ich die günstige Wirkung der Blutentziehung auf die localen Veränderungen in der Netzhaut gleich Eversbusch nur loben. Ich habe durch Blutegel, die ich in Zahl von 4—6 an beide Processus mastoidei applicirte, ganz auffällige Besserungen des Sehvermögens erzielt, die freilich nicht ständig waren, aber doch einige Zeit ihre Wirkung thaten und den Gemüthszustand und Lebensmuth des Kranken wieder hoben. Bemerkenswerth ist, daß dieses Verfahren fast unmittelbar günstig auf die mitunter hochgradigen Kopfschmerzen einwirkt.

Die Retinitis nephritica der Schwangeren kann, wenn bedrohliche Erscheinungen vorliegen, eine Indication zur Unterbrechung der Schwangerschaft abgeben.

5. Retinitis diabetica.

Daß der Diabetes als Grundlage mancher Netzhauterkrankungen anzusehen sei, ist seit längerer Zeit durch die klinische Beobachtung erwiesen, wenn es auch nicht gelungen war, eine bestimmte, für Diabetes charakteristische Form der Netzhautentzündung aufzustellen. In der Regel waren es hämorrhagische Entzündungen, und in Ausnahmefällen Formen, die mit der Retinitis nephritica einige Aehnlichkeit hatten, die man mit Diabetes in Verbindung brachte. Erst Hirschberg ist es gelungen, durch seine Beobachtungen Klarheit zu schaffen, indem er hauptsächlich zwei Formen von diabetischer Netzhauterkrankung beschrieb. Die erste Form, die nach ihm für Diabetes charakteristisch ist, besteht in einer, beide Augen betreffenden, eigenthümlichen Entartung der Netzhautmitte, welche mit Gruppen von hellen, glänzenden, ganz kleinen Herden besät ist, die offenbar in den vordersten Schichten der Netzhaut sitzen, da sie mitunter ein Gefäß verdecken. Daß die Gefäßwände krank sind, beweisen die gewöhnlich geringfügigen (punktförmigen) Blutungen, die in der Peripherie oder an den Fleckchen sitzen. Daß es sich hier mehr um eine durch eine Ernährungsstörung bedingte Degeneration (vielleicht Verfettung) des Netzhautgewebes, und nicht um Entzündungen handelt, beweist der Umstand, daß die Papille scharf begrenzt ist und ihr Aussehen keine Spur von Exsudation und entzündlicher Schwellung zeigt, welche Zeichen bei jeder erheblichen Entzündung der Netzhaut (ein Prototyp ist eben die nephritische Retinitis) vorhanden sind. Diese diabetische Degeneration der Netzhautmitte zeigt demnach einige Aehnlichkeit mit der von mir beschriebenen und auf Arteriosklerose zurückzuführenden Degeneratio circinata retinae (s. Seite 312) und ich habe auch zwei Fälle beschrieben,[1] wo bei Diabetikern die eigenthümlichen hellen Flecken sich zur charakteristischen Gürtelform gruppirten. Es handelte sich um Diabetiker, die nebenbei an ausgeprägter allgemeiner Arteriosklerose litten.

Die Degenerationsherde der Netzhaut scheinen ebenso, wie dies für die Degeneratio circinata nachgewiesen ist, sich auch dann nicht zu verlieren, wenn das Befinden des Kranken sich gebessert und der Zuckergehalt des Urins geschwunden ist. Was die Sehstörungen betrifft, so sind sie, der Lage der Degenerationsherde in der Gegend

---

[1] Archiv f. Augenheilkunde. 1897. 34. Bd. S. 125 u. 130.

der Macula lutea entsprechend, immer bedeutend, weil zumeist centrale Skotome vorhanden sind und jedenfalls die Sehschärfe sehr gesunken ist. Die Prognose ist schlecht, da, wie eben bemerkt, eine Rückbildung der Veränderungen nicht zu erwarten ist.

Außer dieser charakteristischen Form kommen bei Diabetes noch die verschiedensten Erkrankungen der Netzhaut vor, die alle von der Erkrankung der Gefäße abhängig zu sein scheinen. Es sind zumeist hämorrhagische Entzündungen, mitunter mit Thrombose der Arterien oder der Hauptvene verknüpft; seltener ist eine Combination mit Retinitis nephritica, wie dies ein schon vor Decennien von Leber genauer beschriebener Fall beweist. Bei der Neigung zu intraoculären Blutungen kann auch ausnahmsweise einmal eine glaukomatöse Drucksteigerung vorkommen, die übrigens zu den übelsten Ereignissen gehört. Die Sehstörungen, die vorkommen, hängen selbstverständlich von der Qualität der jeweiligen Netzhautentzündungen ab. Während Blutungen in der Peripherie gar keine Störungen des Sehens erzeugen, wird eine Thrombose der Hauptvene oder eine mit einer Papillitis combinirte hämorrhagische Retinitis das Sehvermögen in entsprechendem Maße herabsetzen.

Ueber eine von dem Diabetes abhängige, ohne ophthalmoskopischen Befund einhergehende centrale Amblyopie wird in dem betreffenden Kapitel noch gesprochen werden.

Was die Behandlung betrifft, so ist in erster Linie der Diabetes zu berücksichtigen. Wenn wir auch häufig nicht im Stande sind, die locale Erkrankung der Netzhaut zu heilen, so werden wir doch durch die Besserung des Allgemeinbefindens dem Fortschreiten der Erkrankung im Gefäßsystem der Netzhaut (von welcher alle Erscheinungen abhängig sind) vielleicht Einhalt gebieten können und weitere Blutungen oder die Ausbildung neuer Degenerationsheerde verhindern. Es ist selbstverständlich, daß die betroffenen Augen in möglichste Funktionsruhe (Aufgeben oder Beschränkung der Arbeit, Tragen dunkler Schutzgläser u. s. w.) versetzt werden müssen, und daß jede Gelegenheit vermieden werden muß, welche zu einer neuerlichen Netzhautblutung führen könnte. Es muß also alles vermieden werden, was Congestionen zum Kopfe herbeiführen kann. Die Dunkelcur paßt jedoch für Diabetiker ebensowenig, als für andere chronische Kranke; es muß auch alles vermieden werden, was den Kräftezustand der Kranken schwächen könnte. Gegen die glücklicher Weise seltene Complication mit hämorrhagischem Glaukom wird auch die Iridektomie nicht aufkommen können; wenn sie auch im Stande ist, die Schmerzen zu beseitigen (wie ich in einem Falle selbst erfahren), wird sie das Sehvermögen nicht mehr herstellen können.

6. Retinitis leukaemica.

Veränderungen, wie sie die Leukämie im gesammten Organismus hervorbringt, finden sich auch in entsprechender Weise in der Retina. Sie drücken sich in einer weißlichen oder orangegelben Verfärbung des ganzen Augenhintergrundes, in einem blassen Aussehen der Gefäße, deren Conturen oft von hellen Linien begleitet werden, ferner in dem Auftreten von kleinen Blutungen und weißlichen Herden, von Plaques aus. Sehstörungen sind nur vorhanden, wenn die Plaques in der Nähe der Macula lutea sitzen, wodurch centrale Scotome entstehen können. Das Krankheitsbild der Retinitis leukaemica wurde zuerst von LIEBREICH (1861) beschrieben.

In einem exquisiten Falle von linealer Leukämie, den ich ophthalmoskopisch und anatomisch zu untersuchen Gelegenheit hatte, konnte ich mich unter dem Mikroskop davon überzeugen, daß in der Retina entzündlich zu nennende Veränderungen eigentlich nicht vorhanden sind. Das weißliche Aussehen des Augenhintergrundes beruht auf einer ganz kolossalen Anschoppung der Chorioidealcapillaren mit farblosen Blutkörperchen; auch die Retinalgefäße sind ebenso ausgedehnt und angefüllt, außerdem sind in den vorderen und mittleren Schichten der Retina große kugelförmige Haufen von lymphoiden Zellen vorhanden. Offenbar mußten sowohl durch die überfüllten, stellenweise kolbig sich ausbauchenden Gefäße, als auch durch die Plaques die nervösen Elemente bedeutend gedrückt worden sein, so daß man billig sich darüber zu wundern hatte, daß das Sehvermögen des Kranken bis zum letzten Momente ein so gutes bleiben konnte. Aehnliche Veränderungen, wie in diesem Falle, der schon in der 1. Auflage dieses Buches (1881) enthalten ist, hat DEUTSCHMANN vor einigen Jahren in den von ihm untersuchten Fällen festgestellt.

C. Die Netzhautablösung.

(*Ablatio retinae.* Netzhautabhebung.)

Die Netzhautablösung[1] ist ein Zustand, der darin besteht, daß die Netzhaut entweder ihrer gesammten äußeren Oberfläche entlang, oder nur theilweise, der entsprechenden inneren Oberfläche der Aderhaut nicht anliegt, sondern von ihr durch eine meistens flüssige Masse getrennt ist. Im ersten Falle, der totalen Ablösung, liegt die Netzhaut in einer mehr oder weniger ausgesprochenen Trichter- oder Kelchform im Inneren des Auges, im zweiten Falle, der partiellen Ablösung, ragt sie kuppel-, hügel- oder beutelförmig nach innen vor.

Was die Flüssigkeit anbelangt, welche den Raum zwischen Netz- und Aderhaut ausfüllt, so ist dieselbe allemal eiweißhaltig, obzwar nicht

[1] Auch amotio, solutio und sublatio retinae genannt. Nach ARLT wäre secessus r. sprachlich richtiger.

immer in derselben Concentration. Sie ist unter allen Umständen ein Transsudat der Chorioidea. Da in demselben Maaße, als die Retina sich nach vorne wölbt, auch der für den Glaskörper bestimmte Raum verkleinert werden muß, so finden wir den ersteren auch in seiner Masse verringert, bis er in den ausgeprägtesten Formen totaler Ablösung zu einem fibrösen Strange entartet oder auch ganz verschwindet.

Ueber die letzten Ursachen der Netzhautablösung sind wir nur in einer Reihe von Fällen vollständig im Klaren. Es sind dies gerade jene Fälle, welche ein Ausgangsstadium von intraoculären Schrumpfungsprocessen darstellen und gegen die wir in therapeutischer Beziehung vollständig machtlos sind. Das Zustandekommen dieser Formen von Netzhautablösung läßt sich in folgender Weise erklären. Wenn sich aus irgend einer Ursache eine Bindegewebsneubildung im Glaskörperraume etabliert, dieselbe mit der inneren Oberfläche der Retina verwachsen ist, so wird, sobald die narbige Schrumpfung der bindegewebigen Massen eintritt, jene von ihrer Unterlage abgezogen. Dieser Vorgang wiederholt sich am häufigsten bei Iridocyclitis plastica, wo die in Schrumpfung begriffenen Schwarten einen als starr zu betrachtenden Fixpunkt an der vordersten Gegend des Corp. cil. besitzen, und der Zug häufig so mächtig wird, daß nicht nur die leicht abzuziehende Retina, sondern auch hinterher die Chorioidea demselben folgt. Dieser Vorgang findet bei Einkapselungen fremder Körper, reclinirter Linse u. s. w., kurz in einer Reihe von Fällen statt, bei denen das ablösende Moment in einer Schrumpfung bindegewebiger Massen zu suchen ist.

Dieser Gruppe von Netzhautablösungen steht nun eine andere gegenüber, in welcher die Abhebung nicht durch Zugwirkung, sondern durch einen anscheinend spontanen Flüssigkeitserguß zwischen Chorioïdea und Retina erfolgt ist. Das Zustandekommen eines solchen Flüssigkeitsergusses läßt sich nicht immer leicht erklären. Ohne Schwierigkeit gelingt dies nur in einem Falle, wo die Ablösung durch eine massenhafte Blutung aus der zerrissenen Chorioidea erfolgt ist, wie dies bei Traumen vorkommt, um so eher, wenn gleichzeitig auch die Bulbuskapsel eröffnet wird, wobei für den ausweichenden Glaskörper Raum geschaffen ist. Ebenso kann eine Chorioiditis suppurativa mit copiöser Eiterabsonderung die Netzhaut zur Abhebung bringen. Aber schon bei jenen Netzhautablösungen, wie sie sich in Folge von Chorioidealsarcomen entwickeln, begegnen wir Schwierigkeiten, das Zustandekommen der Ablösung zu erklären. Bildet sich nämlich eine Geschwulst, welche über die innere Fläche der Chorioidea hervorragt, so muß die Retina entsprechend vorgestülpt werden. Aber es bleibt nicht bei dieser Vorstülpung, sondern es tritt in den allermeisten Fällen ein subretinaler Erguß hinzu, die ganze Netzhaut verläßt ihren Platz und oft schon zu einer Zeit, in der die abhebende Geschwulst noch nicht sehr groß ist. Hier müssen wir annehmen, daß es zu einer passiven Hyperämie in den Chorioidealgefäßen gekommen ist, wodurch nun ein hydropischer Erguß und totale Ablösung erfolgte.

Praktisch von allergrößter Wichtigkeit und am häufigsten sind jene Ablösungen, welche sich dem Staphyloma posticum, der mit der Myopia progressiva einhergehenden Ektasirung der hinteren Augapfelwandung beigesellen, und gewissermaßen den letzten Akt der excessiv-myopischen Bulbusveränderungen darstellen.

Ueber den genetischen Zusammenhang der Ablösung mit der Zunahme der Länge, der Ektasirung des Bulbus sind wir noch völlig im Unklaren; wahrscheinlich ist es, daß der ersteren immer eine sogenannte Verflüssigung des Glaskörpers, also eine chemische Veränderung derselben vorhergeht, und möglich daher, daß es Störungen der Diffusion sind, welche zur Ablösung führen.

Die Schwierigkeit der Erklärung der Netzhautablösung durch Hypertranssudation aus den Chorioidealgefäßen liegt jedoch hauptsächlich darin, daß sonst die ergossene Flüssigkeit sich dem Glaskörper beimischt, zu einer Vermehrung seiner Masse und dadurch zu einer Erhöhung des intraoculären Druckes führt. Durch den erhöhten Druck muß aber die Retina erst recht an die Chorioidea angepreßt werden. In der That begegnen wir auch bei den glaucomatösen Erkrankungen in der Regel der Netzhautablösung nicht während des eigentlichen glaucomatösen Stadiums, sondern erst bei Nachlaß des Druckes, wenn das Auge der Sitz secundärer cyclitischer Veränderungen geworden ist. Andererseits ist der Druck in Augen mit Netzhautablösungen immer ein sehr niedriger — die Fälle von intraoculären Tumoren ausgenommen, wo in Folge der massenhaften Secretion aus den Aderhautgefäßen der Druck enorm steigt.

Wenn demnach eine Hypertranssudation der Chorioidea nicht zum Glaucome, sondern zur Netzhautablösung führt, so müssen hier Factoren wirken, welche die Zuströmung des Transsudates zum Glaskörper unmöglich machen, und die Flüssigkeit zwingen, sich hinter der Netzhaut anzusammeln. Ob hier chemische, oder aber anatomische Verhältnisse im Spiele sind, ist bis heute noch unerforscht.

Die Schwierigkeit der Erklärung der idiopathischen Netzhautablösung hat verschiedene Theorien gezeitigt, von denen die von Leber und Nordenson die Fachmänner am meisten beschäftigt hat. Sie haben die Schwierigkeit der Erklärung dadurch zu heben gesucht, daß sie die mechanischen Momente der ersten Gruppe, die Zugwirkung, auch bei den idiopathischen Netzhautablösungen nachzuweisen versuchten. Nach ihnen besteht das Primäre der Erkrankung in einem chronischen Leiden des Uvealtractus, das zu einer Ernährungsstörung und zu fibrillärer Schrumpfung des Glaskörpers führt, wodurch auch die von IWANOFF beschriebene Glaskörperablösung (s. Seite 250) zu Stande kommt. Hängt nun der Glaskörper innig mit der Membrana limitans retinae zusammen, so kommt es zu einem Risse der Retina, wodurch Flüssigkeit aus dem Glaskörper in den subretinalen Raum dringt und diese ablöst. Nun sind aber Risse der Netzhaut durchaus kein constanter, sondern eher ein ausnahmsweiser Befund bei Netzhautablösung, was die genannten Autoren zugeben müssen. Sie meinen daher, auch ohne Risse der Netzhaut reiche die einfache Abziehung derselben zur Erklärung der Ablösung aus, da das entstandene Vacuum von einem Flüssigkeitsergusse ausgefüllt werden müßte. Gegen die Allgemeingültigkeit der LEBER'schen Theorie haben sich eine Reihe Autoren mit Recht ausgesprochen (HORSTMANN, SCHMIDT-RIMPLER), da weder die primäre Degeneration und Schrumpfung des Glaskörpers für eine große Reihe von Fällen nachzuweisen sind, noch das Vorhandensein einer primären exsudativen Chorioiditis in Abrede gestellt werden kann. Nach RAEHLMANN spielt die Diffusion zwischen dem eiweißreichen choroidealen Transsudat und dem Glaskörper die wichtigste Rolle. Die Retina ist die tierische Membran zwischen beiden Flüssigkeiten; sie läßt Wasser aus dem Glaskörper in das eiweißreiche Transsudat hindurchdiffundiren, das sich diesem beimischt und später von den Gefäßen der Chorioidea resorbirt wird. So wird die Netzhaut durch einen chorioidealen Erguß vorgetrieben und der Inhalt des Auges trotzdem vermindert. Zur Stütze dieser Anschauung dienen RAEHLMANN mehrere klinische Thatsachen: das Weicherwerden des Bulbus, das Zurückweichen der Linse, das Tieferwerden der vorderen Kammer.

Was das Zustandekommen der Netzhautablösung bei Morbus Brightii anbelangt, so habe ich durch anatomische Untersuchung nachgewiesen, daß dieselbe weder der Zugwirkung des schrumpfenden Glaskörpers, noch einem Flüssigkeitsergusse von Seite der Chorioidea her ihre Entstehung verdankt, sondern dem Oedem der Retina, das durch die auseinandergedrängten Faserbündel der Membran zwischen Stäbchenschicht und Pigmentepithel dringt und so die Ablösung bewirkt. Unterstützt kann dieser Vorgang durch die Varicositäten der hochgradig gestauten Venen werden (s. Seite 316).

Was die Diagnostik der also meist myopischen Netzhautablösung, denn um diese handelt es sich therapeutisch in erster Linie, anbelangt, so beruht dieselbe einerseits auf den Ergebnissen der Sehprüfung, andererseits auf dem ophthalmoskopischen Befund.

Das wichtigste diagnostische Merkmal liefert uns die Thatsache, daß jedes von der Chorioidea abgehobene Netzhautstück sofort im Momente der Ablösung eine Einbuße an Funktionsfähigkeit erleiden muß. Diese Einbuße drückt sich unzweifelhaft in einer Beschränkung des Gesichtsfeldes aus, in einem Scotom, welches seiner Configuration nach genau der Form und der relativen Lage der abgelösten Netzhautpartie entspricht. Die Funktionsherabsetzung der letzteren kann bis zur völligen Unempfindlichkeit gehen, so daß ein totaler Gesichtsfeldausfall daraus entsteht; oder — und so ist es namentlich im Beginne der Fall — die Kranken klagen nur über Wolken und Schatten, die sich an gewissen Stellen über die betrachteten Gegenstände breiten, und schildern noch andere subjektive Symptome, welche sich ohne weiteres aus dem Schwanken der abgelösten Partie erklären lassen. Ebenso lassen sich die Metamorphopsie (das Verzerrtsehen) und die Hemeralopie, die erstere aus den Faltungen der Netzhaut, die letztere aus der Affektion der hinteren Netzhautschichten erklären.

Daß auch eigenthümliche Farbenwahrnehmungen (Chromopsien) vorkommen, war schon A. v. Graefe bekannt, der Rotsehen beschrieb. Andere Autoren verzeichnen Rot-, Blau- oder Grünsehen. Nach Ole Bull wäre Grünsehen constant. Die Störungen des Farbensinnes sind zu schwankend, als daß sich ein für Netzhautablösung charakteristischer Befund feststellen ließe.

Das Sehen innerhalb des erhaltenen Gesichtsfeldes kann ein gutes sein, wofern die Ablösung noch nicht die Macula-lutea-Gegend ergriffen hat, und Glaskörpertrübungen und Retinalblutungen dasselbe stören.

Das ophthalmoskopische Bild wird durch die Refraktionsdifferenz des Augenhintergrundes charakterisirt. Die vorgelagerte Netzhaut wird fast immer stark hypermetropisch sein, während die Papille und die noch anliegende Netzhaut myopisch sind. Man wird in ausgeprägten Fällen schon in einiger Entfernung von der erleuchteten Pupille die vorgewölbte Netzhaut als weißliche, von Gefäßen überzogene Kuppel erkennen, deren optischer Contur das Pupillargebiet oftmals halbirt. Bei genauerer Betrachtung sieht man die Membran häufig bei Bewegungen des Bulbus in Erzitterung gerathen. Die Gefäße derselben sind durch ihre Vertheilung und ihren Lauf als Retinalgefäße zu erkennen, verfolgt man sie papillenwärts, so kann man sie an der Stelle, wo die Grenzen der Ablösung sind, abknicken sehen. Die Farbe der Gefäße ist, und das gehört zu den Hauptmerkmalen, schwärzlich, manchmal tiefschwarz.

Die Ablösung nimmt in den meisten Fällen den unteren Theil des Augenhintergrundes ein. Dieses Faktum ist schon aus einfachen physikalischen Ursachen zu erklären, da der an irgend einer Stelle entstandene Flüssigkeitserguß nach den Gesetzen der Schwere sich nach unten senken muß, und bei dieser Bewegung die noch anliegende Netzhaut nach und nach ablöst.

Die Netzhautablösung tritt in der überwiegenden Anzahl der Fälle plötzlich auf, wenn auch die Kranken oftmals durch verschiedene subjektive Störungen auf die herannahende Katastrophe aufmerksam gemacht werden. Funkensehen und Flimmern, andere peinliche Photopsien gelten als Vorboten. Es genügt dann eine plötzliche Congestion nach dem Kopfe (z. B. Arbeiten in gebückter Stellung, ein heißes Bad, Hustenstöße, Pressen beim Stuhlgange, ein sexueller Excess u. s. w.), um die Katastrophe herbeizuführen; die Kranken geben an, daß sie plötzlich einen Schatten in der Peripherie des Gesichtsfeldes sehen, der sich immer weiter gegen die Mitte ausbreitet, und daß eine hochgradige Verschlechterung des Sehens innerhalb weniger Tage eintritt.

Die Prognose der Erkrankung ist eine sehr trübe. Trotz aller therapeutischen Versuche gilt noch immer der Satz Leber's: Die Netzhautablösung ist immer ein ernstes, in der Mehrzahl der Fälle ein unheilbares Leiden. Spontane Heilungen sind selten; gewöhnlich wird aus der partiellen Ablösung mit der Zeit eine totale. In solchen Augen treten später weitere Ernährungsstörungen auf, die zu Linsentrübungen, ja zu iridocyklitischen Processen führen. Was die Prognose noch trüber macht, ist der Umstand, daß — da beide Augen häufig unter denselben pathologischen Bedingungen stehen — oft genug auch das zweite Auge von der Netzhautablösung ergriffen wird.

Das therapeutische Vorgehen gegen die Netzhautablösung entspringt aus der Erfahrung, daß wenigstens in frischen Fällen nach Wiederanlegung der abgelösten Partie an die Chorioidea die Funktionsfähigkeit jener wieder zurückkehrt. So glaubte man in einigen, wenn auch höchst seltenen Fällen eine Naturheilung eintreten zu sehen in der Weise, daß die durch den subretinalen Erguß gezerrte Membran Risse bekam, durch welche die Flüssigkeit sich in den Glaskörper entleeren und die Netzhaut sich wieder anlegen konnte. Es handelt sich also darum, diesen Vorgang nachzuahmen und das subretinale Transsudat zu entfernen, damit die Wiederanlegung wieder stattfinden könne. Freilich würde die dauernde Heilung nur dann verbürgt werden können, wenn wir gleichzeitig auch die Wiederkehr der abnormen Chorioidealtranssudation zu verhindern in der Lage wären. Da wir aber die Bedingungen und Ursachen der letzteren nicht kennen, so folgt daraus, daß unser therapeutisches Vorgehen nur einen vorübergehenden Erfolg gewähren kann.

Um die subretinale Flüssigkeit zu entfernen, hat man medicamentöse und nichtoperative, ferner operative Methoden geübt.

Was die ersteren anbelangt, so bestehen dieselben im Wesentlichen in Schwitzkuren. Es soll durch die eingeleitete, sehr energische Diaphorese eine Resorption des subretinalen Ergusses bewirkt werden. Man hat auch auf diese Weise sicherlich Besserung, möglicher Weise auch Wiederanlegung erzielt; der Erfolg bleibt aber ein ungewisser, wozu noch kommt, daß die Dauer der Kur eine sehr langwierige, auf viele Wochen sich erstreckende ist, und dabei an den Kranken die

Anforderung gestellt werden muß, die Rückenlage beizubehalten und die Augen vor jedem grellen Lichteinfall zu bewahren.

Da es sich darum handelt, eine mächtige Diaphorese zu erzielen, so wird man, sofern der Kräftezustand des Kranken es nicht geradezu verbieten sollte, subcutane Injektionen von Pilocarpin benützen, eventuell durch Einpackungen, Salicyl, Holztränke den Schweißausbruch herbeiführen.

Die permanente Rückenlage des Kranken durch einige Wochen scheint eine unentbehrliche Bedingung der Heilung zu sein, was sich schon daraus erklären läßt, daß bei derselben eine Senkung der subretinalen Flüssigkeit und eine weitere Ablösung der noch anliegenden Netzhaut physikalisch unmöglich ist. Um eine neuerliche Sekretion zu verhüten, hat man energische Blutentziehungen (mittelst des Heurteloup), ferner den Druckverband anempfohlen, und dem letzteren sogar eine direkte Heilkraft vindicirt.[1]

Bei der Anpreisung des permanenten Druckverbandes ist man von der Voraussetzung ausgegangen, daß der herabgesetzte intraoculäre Druck eine Bedingung des Zustandekommens einer Netzhautablösung sei, und von der noch unstichhaltigeren Voraussetzung, daß der Druckverband den intraocularen Druck erhöhe. Es ist aber, wie schon einmal bemerkt (Seite 81), gerade das Gegentheil der Fall. Es wäre nun denkbar, daß eine weitere Spannungsherabsetzung durch den Druckverband die Ernährung des Auges soweit beeinträchtigte, daß eine Secretion aus den Chorioidealgefäßen überhaupt nicht mehr stattfinden kann, wodurch dann die Wiederanlegung der abgelösten Stelle ermöglicht wird.

Die operativen Methoden zur Heilung der Netzhautablösung bezwecken entweder 1. die Entleerung der subretinalen Flüssigkeit in den Glasköperraum, oder 2. nach außen durch eine Punktionseröffnung der Sclerotica.

Der erste, der die Heilung der Netzhautablösung auf chirurgischem Wege versuchte, war der ältere Sichel, der eine Punktion der Sklera in der Gegend der Abhebung machte. Als in der ophthalmoskopischen Aera die Risse in der abgelösten Membran bekannt wurden, und der Schluß nahe lag, daß durch die Erzielung einer Communication zwischen dem Glaskörper und dem subretinalen Raum Abfluß des ablösenden Transsudates und Wiederanlegung der Netzhaut erzielt werden könnte, lag nichts näher, als durch Einschneidung der Retinalblase diesen „natürlichen" Proceß nachzuahmen. Die Resultate müssen traurige gewesen sein, da man statt Heilung zu erzielen, nur die Nervenhaut in roher Weise zerriß und den ohnehin kranken Glaskörper noch weiter zertrümmerte.

---

[1] Samelsohn, Med. Centralbl. 1875, S. 833.

Was die erste Methode betrifft, so hat v. GRAEFE versucht, die Netzhaut einzuschneiden, indem er wie bei der Discissio per scleram (Scleronyxis) in der Gegend des flachen Theiles des Corpus ciliare mit einer Discissionsnadel einging, durch die Netzhaut bis in den Glaskörper drang, und die erstere einzureißen versuchte. Diese Methode ist mit Recht verlassen worden, ebenso die Modification BOWMANN's, der dasselbe mit zwei Nadeln bewirken wollte.

Von den sub 2. zusammenzufassenden Methoden wollen wir nur als die rationellste jene ALFR. GRAEFE's[1] erwähnen. Sie besteht darin, ein schmales Staarmesser an einer der Netzhautablösung entsprechenden Stelle tief durch die Sklera einzustechen, ohne die Netzhaut und den Glaskörper zu verletzen, und durch eine leichte Drehung des Messers die subretinale Flüssigkeit abzulassen.

J. HIRSCHBERG hat diese Methode weiter ausgebildet: er rieth, durch Aufheben und Verschieben einer Conjunktivalfalte an der Einstichstelle die Punktion möglichst subconjunktival zu gestalten; man sieht dann, wenn man den einige Millimeter langen Skleralschnitt beendigt hat, nach Zurückziehung des Messers, während man gleichzeitig die Wunde durch eine Vierteldrehung der Klinge zu erweitern trachtet, die Conjunctiva durch die ausströmende Flüssigkeit zu einer Blase erhoben. Die Skleralpunktion ALFRED GRAEFE's ist unter allen Eingriffen der schonendste, und kann unbedenklich in jedem Falle von Netzhautablösung wiederholt versucht werden. Nach einer gelungenen Punktion tritt in der Regel temporäre Wiederanlegung der Netzhaut ein, die, wofern der Kranke die Rückenlage und den Verband nur lange genug duldet, einige Zeit bestehen kann. Verbesserungen des Sehvermögens sind die Regel; leider haben alle diese Erfolge keine lange Dauer. In den von mir derart behandelten Fällen, von denen einige die schönsten momentanen Erfolge aufwiesen, waren nach nicht zu langer Zeit wieder Rückfälle vorgekommen. Die Methode verdient aber weiter cultivirt zu werden, da man nicht schadet, die Punktion beliebig oft wiederholen kann, und bei einem unheilbaren Leiden selbst vorübergehende Besserungen nicht gering angeschlagen werden dürfen. Um Rückfälle zu verhüten, hatte L. WECKER die Idee, einen feinen Golddraht unter der abgelösten Netzhaut durch die Sklera durchzuführen und auf der Oberfläche des Bulbus zu knüpfen. Er meint, daß der Draht längere Zeit reizlos ertragen wird und als Filtrationsschlinge dient. Ob dieses Verfahren von seinem Autor auch mehr als einmal

[1] KRIES, Behandlung der Netzhautablösung. Archiv f. Ophthalm. XXIII, Bd. I, S. 239.

versucht wurde, weiß ich nicht; Thatsache ist es aber, daß ein englischer Augenarzt, Dr Eve, noch 1896 die Drainage des Auges mit einem Roßhaar geübt haben will.

Die Erfahrungsthatsache, daß Myopiker mit ausgebreiteter Sclerochorioiditis posterior (richtiger Chorioretinitis adhaesiva myopica), also eben den höchsten Graden der Myopie nicht an Netzhautablösung erblinden, sondern eher jene Fälle betroffen werden, bei denen die entzündlichen adhäsiven Veränderungen am hinteren Pole fehlen — eine Thatsache, die nur so zu erklären ist, daß die Verklebung der Netz- und Aderhaut eine Ablösung der ersteren verhindert — hat bei H. Schoeler, der ein unbedingter Anhänger der Leber'schen Retraktionstheorie ist, die Idee gereift, künstlich eine adhäsive Chorioretinitis zu erzeugen, die den zerrenden Einflüssen des schrumpfenden Glaskörpers ein Gegengewicht bieten soll. Er spritzt zu diesem Behufe in den Glaskörperraum einige Tropfen Tincturae jodinae ein und hofft, die Flüssigkeit zwischen geschrumpftem Glaskörper und abgelöster Retina dadurch in verdünnte Jodtinktur zu verwandeln, die einerseits durch vermehrten Glaskörperdruck die Retina wieder anpressen, andererseits als Reizmittel die gewünschte adhäsive Chorioretinitis erzeugen soll. Diese Methode, die übrigens auf falschen theoretischen Voraussetzungen basirt, kann als verlassen betrachtet werden. Kein besseres Schicksal hatte der, übrigens von seinem Autor durch eine Reihe geheilter Fälle gestützte Vorschlag Deutschmann's, den Retinalbeutel mit dem Schmalmesser von der Sklera her zu perforiren, die Adhärenzen zwischen Glaskörper und Retina gleichzeitig zu durchschneiden, und dann mittels einer Pravaz'schen Spritze von der Aequatorgegend her Kaninchenglaskörper (mit $^3/_4\,^0/_0$ Kochsalzlösung angerührt) in den Glaskörperraum zu injiciren. Dieser Vorschlag hat eine einmüthige Abweisung erfahren.

Die Erzeugung einer adhäsiven Chorioretinitis zur Befestigung der abgelösten Netzhaut wurde von einigen französischen Aerzten auch durch Ignipunkturen der Sklera herbeizuführen gesucht. Durch die Brandwunden soll eine plastische Entzündung der Formhäute des Auges erzielt werden. Der besten Erfolge nach dieser Methode rühmt sich H. Dor, dessen Behandlung (nach seiner eigenen Darstellung) im Wesentlichen in absoluter Rückenlage (ohne Kopfkissen) besteht, mit wöchentlich einmaliger Anlegung des Heurteloup auf beiden Schläfen und darauffolgendem Verbande beider Augen für 36 Stunden. In der übrigen Zeit sind die Augen nicht verbunden. Zwischen den Anlegungen des Heurteloup wird in den ersten Wochen zweimal, später einmal wöchentlich eine glühend gemachte Nadel drei- bis viermal in der Gegend der Ablösung auf die Sklera stark aufgedrückt, aber diese nicht perforirt.

Aus diesem Grunde soll die Nadel dem leicht durch die Gewebe eindringenden Paquelin oder Galvanokauter vorzuziehen sein. Ab und zu wird noch ungefähr einmal wöchentlich eine subconjunktivale Einspritzung einer 20—30 % igen Kochsalzlösung (1/3 Pravaz) gemacht. Dor hat mit dieser Methode, deren Ausführung eine mehrmonatliche Behandlung erfordert, 9 Fälle von 15 geheilt.

Zum Schlusse muß noch erwähnt werden, daß die Graefe'sche Skleralpunktion auch zu diagnostischen Zwecken gemacht wird. Wenn man nämlich im Zweifel ist, ob die Ablösung nicht durch einen kleineren chorioidealen Tumor hervorgebracht wird, kann man durch die Punktion die Netzhaut zur Wiederanlegung veranlassen, worauf man in die Lage kommt, den Sachverhalt durch die Augenspiegel-Untersuchung festzustellen. Auch kann die abgelassene retroretinale Flüssigkeit mikroskopisch auf Melanin und Geschwulstelemente geprüft werden.

D. Degenerationen der Macula lutea.

Das Netzhautcentrum, dieser funktionell wichtigste und durch eine besondere Struktur ausgezeichnete Theil der Retina ist besonderen Affektionen ausgesetzt, die nicht alle in den Rahmen der hier vorgetragenen Entzündungsgruppen passen, weshalb sie ihre eigene Besprechung verdienen. Wir sehen hier ab von jenen Veränderungen der Netzhautmitte, die als Theilerscheinungen ausgebreiteter Retinitiden und Choroiditiden auch in der Gegend der Macula lutea vorkommen, wie z. B. bei Myopie, Syphilis, Diabetes, Nephritis u. s. w., und besprechen nur solche, die ohne entzündliche Complicationen sich chronisch entwickeln, und nach längerem Bestehen erst durch die von ihnen herbeigeführte Funktionsstörung merkbar werden. Eine in diese Kategorie gehörige Affektion, die Degeneratio circinata retinae (Hutchinson'sche Veränderung des Augenhintergrundes) wurde bereits im Zusammenhange mit der Arteriosklerosis retinae, deren Folgezustand sie zweifellos darstellt, abgehandelt.

Eine im Greisenalter vorkommende Affektion ist die besonders scharf von Hirschberg beschriebene Degeneration der Netzhautmitte, ein sich langsam im Laufe der Jahre ausbildendes Leiden, das bis zu bedeutender Schwächung des centralen Sehens führen kann, so daß die Betroffenen nicht mehr lesen können, überhaupt zu jeder feineren Arbeit unfähig sind. Wir finden dann in den uncomplicirten Fällen mit dem Augenspiegel vollkommen reine Medien und in der Gegend der Macula weißliche oder röthliche Flecke, gewöhnlich unpigmentirt, und hier und da in ihnen glitzernde Punkte. Die Affektion ist jedenfalls verwandt mit den sogenannten Glasdrusen, die, aus der Choriocapillaris herauswachsend, an den verschiedensten Stellen des Augenhintergrundes vorkommen können, und wenn sie die Macula betreffen, selbstverständlich das centrale Sehen schädigen müssen. Complicationen mit anderen senilen Veränderungen habe ich oft genug gefunden: Catarakt, Arteriosklerose und Blutungen. Jede Therapie ist vergebens, da wir diese Herde nicht zur Rückbildung bringen können. Erblindung kommt in reinen Fällen nicht vor, da die Peripherie der Netzhaut noch gut funktionirt. Mitunter kann man, wenn das centrale Sehvermögen nicht ganz untergegangen ist, durch Lupengläser noch eine Verbesserung erzielen und die Lektüre grösseren Druckes ermöglichen.

Eine der interessantesten und bisher in ihrer Aetiologie noch unerforschten Krankheiten ist die amaurotische familiäre Idiotie, als deren Hauptsymptom ständig eine ganz eigenartige Affektion der Macula lutea vorkommt. Das Spiegelbild besteht darin, daß in beiden Augen genau in der Gegend der Macula lutea ein heller, grünlicher, fast metallisch schimmernder kreisrunder Fleck von circa zwei Papillengrößen vorhanden ist, in dessen Mitte sich eine kirschrothe Verfärbung vorfindet. Das Bild hat eine entfernte Aehnlichkeit mit dem bei der sogenannten Embolie der Netzhautarterie vorkommenden Oedem der Macula. Es wurde zuerst von Magnus und mir fast gleichzeitig (1885) beschrieben, und ist dann in völlig typischer Ausprägung von anderen Klinikern (Knapp u. A.) gesehen worden. Doch erst der New-Yorker Kinderarzt Sachs hat das Krankheitsbild genau beschrieben,[1] zu dessen wesentlichsten Symptomen die geschilderte Veränderung gehört. Es handelt sich immer um Kinder (bisher gehörten dieselben fast ausschließlich der jüdischen Rasse an), die wohl normal bei der Geburt waren, aber schon in den ersten Lebensmonaten Zeichen von psychischer Degeneration darboten, zu der sich Blindheit und eine immer mehr zunehmende und bis zu allgemeiner Lähmung gehende Muskelschwäche gesellten. Die Kinder starben alle, trotz jeder Behandlung, in den ersten Lebensjahren. Die Autopsie des Centralorganes eines neulich von mir diagnosticirten und von M. Mohr vorgestellten Falles, die von Frey und Schaffer gemacht wurde, hat weitgehende Atrophie und Rarification in der grauen Substanz des Gehirns ergeben; was die Veränderungen der Retina betrifft, so liegen beweisende Bilder noch nicht vor. Soviel ist sicher, daß es sich wenigstens klinisch nicht um entzündliches Oedem der Netzhaut handeln kann, da das Bild unverändert durch lange Zeit bis zum Tode

[1] Deutsche medic. Wochenschrift 1898 Nr. 3.

verharren kann und auch keine Veränderungen des Gefäßsystems vorliegen, welche die Entstehung des Oedems erklären könnten.

Bei der Wichtigkeit des Gegenstandes, der noch wenig bekannt ist, möge hier das Gutachten Prof. K. Schaffer's über das von ihm untersuchte Centralorgan dieses Falles von amaurotischer Idiotie mitgetheilt werden: Das Gehirn des $1^1/_2$ jährigen Kindes zeigte keinerlei makroskopisch wahrnehmbare Abnormität. Dies bezieht sich besonders auf die Hemisphären. Schon aus dieser Thatsache allein folgt mit Sicherheit, daß im vorliegenden Falle keinerlei angeborene Entwickelungsstörungen existiren. Alles deutet vielmehr darauf, daß wir es mit einem normal gebildeten Gehirn zu thun haben, in dem sich im extrauterinen Leben ein degenerativer Proceß entwickelt hat, der sich auf das ganze Centralnervensystem erstreckt, mit besonderer Ausprägung in der grauen Hirnrinde, von wo die Degeneration auf das Mittel- und Kleinhirn, von da absteigend ins Rückenmark weiter fortgeschritten ist.

E. Embolie und Thrombose der Arteria centralis retinae.

Eine der Ursachen plötzlicher einseitiger Erblindung wird durch die Embolie oder Thrombose der Centralarterie der Netzhaut gegeben, da jeder vollkommene Verschluß dieser Arterie, einer Endarterie im Sinne Cohnheim's, die Zufuhr von Blut in die Netzhaut vollständig (vom Standpunkte des Anatomen zum allergrößten Theile) aufheben muß. Der Spiegelbefund ergiebt in frischen Fällen ein höchst charakteristisches Bild: Wir finden bei Abwesenheit jeglicher entzündlicher Erscheinung eine Erblassung des Augenhintergrundes, weißlich-grünliche Verfärbung im Umkreise der Papille, Trübung der Papillengrenzen, auf Oedem der Netzhaut zu beziehende weißliche Trübung, die in der Gegend der Macula lutea am stärksten ist, woselbst ein kirschrother Fleck die Aufmerksamkeit auf sich zieht. Ueber die Natur dieser rothen Verfärbung ist noch keine Gewißheit vorhanden, sicher ist nur, daß keine Blutung vorliegt; wahrscheinlich, daß es sich um ein optisches Phänomen, eine Contrasterscheinung, handelt, bedingt durch die rothbraune Farbe der Fovea centralis mitten im ödematösen, grünlich verfärbten Gewebe der Umgebung. Gegen die Peripherie der Netzhaut verliert sich das Oedem. Ist die Hauptarterie gänzlich verschlossen, so sind die Arterienzweige vollkommen leer, weißen Strängen ähnlich, oder aber zusammengefallen, mit einem dünnen, manchmal unterbrochenen Blutfaden, ohne den normalen Reflexstreifen. Bei starkem Oedem der Netzhaut werden die größeren Gefäße gänzlich verdeckt. Die Venen sind gefüllt, dunkel gefärbt, gegen die Papille zu verschmälern sie sich. Bei nicht vollständigem Verschlusse tritt das Phänomen des unterbrochenen Blutfadens in den Arterien oder auch in den Venen auf, wo die einzelnen Stücke in zeitweisem Schwanken oder Weiterbewegen begriffen sind. In dem späteren Verlaufe der Krankheit, mitunter schon nach mehreren Tagen, verschwindet das Oedem, die Gefäße füllen sich wieder, aber die Papille atrophirt vollständig, und mit der Zeit verdünnen sich auch die Arterien, die zum Theil in bindegewebige Stränge verwandelt werden.

Das Krankheitsbild kann eine beträchtliche Veränderung erfahren, wenn sogenannte cilioretinale Arterien vorhanden sind. Es sind dies Arterienzweige, die aus den Arteriae ciliares posticae stammen und direkt aus der Chorioidea in die Papille dringen und gegen die Macula lutea ziehen. In diesem Falle erhält der wichtigste Theil der Netzhaut Blut aus einem anderen Gefäßgebiete, wird demnach trotz des Verschlusses der Hauptarterie weiter ernährt. Diesen geänderten Verhältnissen entsprechend ist ein zungenförmiger Netzhautbezirk, dessen Basis der laterale Papillenrand, dessen Spitze die Macula lutea ist, von normal rother Farbe, während die gesammte übrige Netzhaut die oben beschriebenen Veränderungen zeigt.

Auch die subjektiven Symptome der Krankheit sind höchst charakteristisch: Häufig sind vor der Katastrophe periodische Verdunkelungen oder Minuten dauernde Erblindung vorgekommen, plötzlich tritt die vollkommene Erblindung ein; nur in den Fällen, wo eine cilioretinale Arterie vorhanden ist, ist ein im höchsten Grade concentrisch verengter Gesichtsfeldrest übrig geblieben. Sollte der Verschluß einen der Hauptäste betroffen haben, so tritt ein sektorenförmiger Gesichtsfeldausfall ein, der dem Ernährungsgebiete der verschlossenen Arterie entsprechend bis zum Fixationspunkte reicht.

Was die Aetiologie des geschilderten Krankheitsbildes anbelangt, so hat man noch bis vor kurzem allgemein angenommen, daß es sich ausschließlich nur um eine Embolie der Centralarterien handeln könne, und alle Sektionsbefunde wurden im Sinne dieser Annahme gedeutet. Diese Annahme bot wenigstens keine klinischen Schwierigkeiten, wenn bei den Kranken Herzleiden, besonders Klappeninsufficienzen oder Aortenaneurysmen, gefunden wurden. Auch bei anderen krankhaften Zuständen, wie acute Endometritis, weitverbreiteter Arteriosklerose u. s. w. konnte man sich bei der Annahme einer Embolie beruhigen. Aber es giebt Fälle genug, in denen das Herz und die großen Gefäße nichts Abnormes zeigten und jede Grundlage für eine Embolie mangelt. Neuestens wurde aber durch anatomische Untersuchungen (J. v. Michel) festgestellt, daß Thrombosen der Retinalarterien in Folge arteriosklerotischer Auflagerungen ganz identische Krankheitsbilder erzeugen können. Sehr wichtig war auch die schon im Jahre 1892 von O. Haab (in der Dissertation Kern's) zusammengestellte Statistik, wonach von zwölf auf seiner Klinik beobachteten Embolien der Centralarterie nur bei zweien ein Herzfehler nachzuweisen war, und die Aetiologie der anderen Fälle dunkel blieb. Bei 83 aus der Litteratur zusammengestellten Fällen war in 66 % die Provenienz eines Embolus nicht zu erkunden, dagegen waren in 24 Fällen Sklerose der peripheren Arterien, in fünf Fällen Nierenleiden und sechsmal Syphilis nachzuweisen. Demnach ist Kern und mit ihm Haab der Meinung, daß in den meisten Fällen kein embolischer Proceß vorgelegen hat, eher locale Arterienerkrankungen, die secundär zu Thrombose der Netzhautarterien führten. Es ist ein großes Verdienst O. Haab's, neuerdings auf den Sachverhalt aufmerksam gemacht und durch seine Kritik der in der Litteratur vorhandenen Sektionsbefunde auch die anatomische Basis des Krankheitsbildes der sogenannten Embolie erschüttert zu haben, indem die geschilderten Befunde sich weit eher an die durch Endarteriitis obliterans bedingten Obliterationen anschließen. Auch im Symptomencomplex ist so manches, das gegen die Annahme einer Embolie spricht: zunächst die prodromalen Verdunkelungen, die man früher nur so erklären konnte, daß man einen einmal festsitzenden Embolus wieder wegschwemmen ließ, und dann einen zweiten, fester sitzenden nachschickte; sodann die bald nach der Katastrophe zu beobachtende Wiederanfüllung der Retinalgefäße, welche bei Verstopfung des Hauptstammes durch einen Embolus nicht möglich wäre, da ja die geringen Zuflüsse aus dem Haller'schen Gefäßkranze nicht ausreichend sein könnten, die Netzhautarterien wieder zu füllen. Um dies zu erklären, hat man entweder eine partielle Embolie angenommen (d. h. daß der Embolus nicht das ganze Gefäßlumen verstopfe, aber die Arterie sich krampfartig um ihn verengere), oder aber vermuthet, daß die anstürmende Blutwelle den Embolus zertrümmert habe. Eine weitere Thatsache, die gegen die Annahme einer Embolie spricht, ist der unheilbare funktionelle Ruin der durch den vermutheten Embolus ihrer Ernährung beraubten Netzhautpartien. So paradox dieser Einwand klingt, so sehr ist er durch klinische Erwägungen gerechtfertigt. Daß Erblindung eintritt, wenn die Retina durch Verschluß ihrer Hauptblutader blutleer wird (Ischaemia retinae), ist selbstverständlich, weniger verständlich ist es, daß eine Ischämie von nur wenigen Tagen (denn nach einiger Zeit füllen sich die Gefäße wieder) hinreichend ist, die Netzhaut für immer funktionsunfähig zu machen, wo es durch zahlreiche, unzweifelhafte Beobachtungen erwiesen ist, daß die Retina eine viel vollständigere Ischämie durch viele Wochen ertragen kann, ohne unterzugehen, und darauf die Funktion wieder ad normam zurückkehrt.

Die Ischämie, die wir meinen, ist die bei der an späterer Stelle zu besprechenden Chininamaurose als Hauptsymptom vorkommende; sie ist die vollkommenste, die in der Pathologie des Auges bekannt ist. Denn sie betrifft nicht allein die Gefäße der Netzhaut inclusive den Haller'schen Gefäßkranz, durch den die Netzhautgefäße mit dem Chorioidealkreislauf communiciren, sondern auch die großen Gefäße der Chorioidea, stört also nicht nur die nervösen (leitenden) Netzhautschichten in ihrer Ernährung, sondern auch die lichtpercipirenden (Stäbchen- und Zapfenschichten). Nichtsdestoweniger beobachten wir bei der Chininamaurose, daß nach oftmals sechswöchentlicher totaler Blindheit ein ganz gutes centrales Sehen wieder zurückkehrt, während die Erblindung nach der viel weniger vollständigen „embolischen" Ischämie eine unheilbare ist. Dies kann meines Erachtens nur so erklärt werden, wenn wir außer der Ischaemia noch einen anderen bisher unbekannten oder unberücksichtigt gebliebenen Faktor annehmen. Es ist sehr wahrscheinlich, daß dieser Faktor in dem durch die langbestehende Arterienerkrankung verschlechterten Ernährungszustand der nervösen Elemente zu suchen ist, wo es dann nach dieser Vorbereitung nur einer plötzlichen Entziehung des Nährmaterials bedarf, um den molecularen Zerfall der Retinalelemente herbeizuführen.

Auch das acute, nach der „Embolie" auftretende Oedem der Retina ist nicht im Stande, die Erblindung zu erklären, da wir oft genug Oedeme beobachten können, die das Sehvermögen intakt lassen, z. B. das Oedem nach Commotio retinae, bei vielen Stauungspapillen u. s. w.

Was die Behandlung betrifft, so stehen wir dieser Krankheit machtlos gegenüber. In der Meinung, daß ein Embolus den Verschluß bewirke, wurde vorgeschlagen, den intraoculären Druck durch eine Iridektomie oder Punktion herabzusetzen, um durch den verstärkten Blutdruck die Forttreibung des Embolus zu begünstigen; auch die Massage wurde zu diesem Zwecke empfohlen, ohne daß je Erfolge erzielt worden wären. Gegen die Embolie werden wir stets die Hände in den Schoß legen müssen; gegen die Thrombose der Arterien ist eine Therapie möglich, aber nur wenn es uns durch die Vervollkommnung der Diagnostik gelänge, die sich vorbereitende Arterienerkrankung rechtzeitig wahrzunehmen, in welchem Falle durch Behandlung eines etwaigen Grundleidens (z. B. Syphilis u. s. w.) der Verschluß der Arterien verhütet werden könnte.

F. Commotio retinae (Netzhauterschütterung).

Als Folge einer stumpfen, das Auge von vorn treffenden Gewalt finden wir gewisse Veränderungen der Netzhaut, die man als Commotio retinae (Netzhauterschütterung) bezeichnet. Unmittelbar nach der Verletzung (vorausgesetzt, daß sie keine perforirende war) ist die Sehschärfe herabgesetzt, ohne Beeinträchtigung des Gesichtsfeldes, die Pupille ist starr, durch Atropin nicht zu erweitern. Nach kurzer Zeit schon zeigen sich in der Netzhaut mehrere graue, in den mittleren Schichten liegende Trübungen, die mit einander confluiren, sich über große Strecken verbreiten, heller werden, bis sich ein glänzendes Weiß herausbildet. Allmählich geht die Netzhauttrübung zurück, nach drei Tagen kann die normale Färbung wieder zurückgekehrt sein, ohne daß das Sehvermögen gleichzeitig normal wird. Die Herabsetzung der Sehschärfe muß also noch von einem anderen Faktor als der Netzhauttrübung abhängig sein. Dieser Faktor liegt, wie die Untersuchung der vorderen Gebilde des Auges mit dem Lupenspiegel und dem Javal'schen Ophthalmometer zeigt, in Unebenheiten der Hornhaut, also auf unregelmäßigem Astigmatismus, der übrigens mit der Zeit auch vollkommen zurückgeht. Man findet nämlich mit dem Lupenspiegel unmittelbar unter dem Epithele eine Ektasie der Hornhaut-Lymphwege, die als dunkle, geschlängelte und gefäßartig verästelte Gebilde sich sehr scharf vom Augenhintergrunde roth abheben. Betrachtet man die Hornhaut mit dem Javal'schen Ophthalmometer, so findet man eine ganz bedeutende Verzerrung der Hornhautreflexe, wodurch bewiesen ist, daß der Spiegel der Hornhaut durch die Ektasie der Lymphwege uneben geworden ist, optisch wie gewelltes Glas wirkt, wodurch das schlechte Sehen erklärt ist. Nach einigen Tagen ist die Hornhaut wieder glatt und das Sehen wieder hergestellt.

Das beschriebene Krankheitsbild wurde zuerst von Berlin im Jahre 1873 beschrieben und durch Experimente erläutert. Daß es ziemlich häufig ist, beweisen die Zusammenstellungen Haab's, wonach in mehr als 12 % der Fälle von stumpfen Traumen die Commotio retinae nachgewiesen werden konnte (in 167 Fällen waren in 21 = 12,5 % Netzhauttrübung vorhanden).

Die Trübung der Netzhaut beruht, wie Berlin gezeigt, auf einem acuten Oedeme; als Complicationen können noch Blutungen auftreten, in dem Glaskörper, zwischen Netz- und Aderhaut, ferner Aderhautrisse. Selbstverständlich können durch das Trauma auch folgenschwerere Veränderungen hervorgebracht werden, wie Irisrupturen, Linsenluxation u. s. w.

Wichtig und für das Krankheitsbild der Netzhauterschütterung entscheidend ist der verhältnißmäßig geringe Grad der Sehstörung und die rasche Wiederherstellung der normalen Verhältnisse. In jenen Fällen, wo nach dem Schwinden des Netzhautödems das Sehvermögen bedeutend schlechter wurde oder gar erlosch, handelt es sich um keine einfache, zu Netzhautödem führende stumpfe Verletzung, sondern um eine schwere Complication, als deren Sitz wir die Orbitalknochen oder die Schädelbasis annehmen müssen. Es sind gewöhnlich Fissuren der Knochen (in der Regel Bruch des Canalis opticus), durch die eine Läsion des Sehnerven erzeugt wurde, und zwar Compression oder Blutungen in die Scheiden, und die sich noch längere Zeit nach der Verletzung durch keine mit dem Spiegel merkbare Veränderung verräth.

G. Die Entzündung des Sehnerven.

(Neuritis optici und Neuroretinitis.)

Bei jeder einigermaßen intensiven Retinitis und in gewissen Fällen von Uvealerkrankungen ist die Sehnervenpapille entzündlich afficirt. Diese als Mitbetheiligung anzusehende Affektion äußert sich in einer Hyperämie und Trübung im Bereiche des Sehnervenquerschnittes, dazu gesellt sich noch eine auf lymphoide Infiltration beruhende unerhebliche Schwellung des Gewebes, wodurch die normalen Grenzen der Papille verwischt werden.

Diese durch die Entzündung der Retina inducirte Entzündung des intraocularen Sehnervenendes bleibt jedoch in der Regel auf letzteres beschränkt, d. h. es findet kein Fortkriechen der Entzündung von der Papille längs des Nervenstammes in centripetaler Richtung statt. In dieser Weise vermögen wir uns wenigstens auf Grundlage der bisherigen klinischen Erfahrungen auszusprechen, obwohl vom Standpunkte der Anatomie das Gegentheil nicht ausgeschlossen werden könnte, ja von einigen sogar ein Uebergreifen der Entzündung vom Uvealtractus auf den Opticusstamm bis zum Chiasma und von da auf den anderen Opticus — mit anderen Worten: die Entstehung einer sympathischen Ophthalmie in Folge einer Inflammatio ascendens nerv. opt. zu beweisen gesucht wurde.[1]

Dagegen ist es eine über jeden Zweifel erhabene Thatsache, daß umgekehrt krankhafte Processe, die sich längs des Nervenstammes oder in der Nähe seines Ursprunges abspielen, demnach orbitale und intracranielle Erkrankungen (im weitesten Sinne), sich durch Veränderungen der Sehnervenpapille ophthalmoskopisch wahrnehmbar anzeigen. Dabei

---

[1] M. Knies, Beiträge zur Kenntniß der Uvealerkrankungen, Arch. f. Augenh. IX. Bd. 1. Heft S. 1. Ueber die Bedeutung dieser Arbeit als Ausgangspunkt einer Theorie der sympathischen Augenentzündung wurde bereits Seite 207 gesprochen.

haben wir uns nicht vorzustellen, daß in jedem Falle die als primär anzusehende in der Orbita oder innerhalb des Craniums sitzende Erkrankung immer eine ähnliche Erkrankung des Sehnerven inducirt — ähnlich, wie Geschwülste, entzündliche Gewebswucherungen oder Eiterungen durch direktes Weitergreifen oder Metastasen sich ausbreiten — sondern die Veränderung der Papille ist oft nur der Ausdruck einer Ernährungs- oder Circulationsstörung, die sich wegen der eigenthümlichen anatomischen Struktur der intraoculären Nerveneinpflanzung in bestimmter Weise markirt. Das Wesentliche an diesen Veränderungen der Papille ist die Schwellung derselben, ein Symptom, wie es in solchem Grade sich in den Fällen von Retinitis niemals ausbildet, und sie allein ist es, welche uns zu der Diagnose einer Entzündung des Sehnerven berechtigt, obwohl wir in den seltensten Fällen im Stande sein werden, ein Urtheil darüber abzugeben, wie weit die Entzündung im Sehnervenstamme selbst vorgeschritten ist, oder welchen histologischen Charakter dieselbe darbietet u. s. w., Fragen, die sich wohl in der Regel unter dem Mikroskope, aber kaum je entscheidend mit dem Augenspiegel entscheiden lassen. Und darum hat auch eine Abgrenzung verschiedener Formen von Neuritiden, ein Aufstellen von auf anatomischen Befunden gegründeten Kategorien, so werthvoll dieselbe in Hinblick auf die weitere Ausbildung unserer Kenntnisse in theoretischer Beziehung sein mag, keinen praktischen Werth; für die Bedürfnisse der Praxis genügt es vollkommen, folgende zwei Typen aufzustellen, von denen namentlich der erste in ganz charakteristischer Weise ausgeprägt vorkommt, während es aber auch Mischformen giebt, so daß die scharfe Abgrenzung beider Typen häufig zur Unmöglichkeit wird.

Diese Typen sind:

1. Neuritis optici intraocularis, besser die Stauungspapille (v. Graefe); Papillitis (Leber). Bei dieser Form stellt die Papille wirklich einen Hügel vor, der in den Glaskörperraum vorragt. Also eine Papillenschwellung, welche mit Hilfe des Ophthalmoskops in Zifferwerthen bestimmt und mitunter auf mehr als 2 mm geschätzt werden kann; die normalen Grenzen des Sehnervenquerschnittes sind nicht mehr zu sehen, weil das Gewebe weit über dieselben hinaus infiltrirt ist. Die Prominenz hat eine grauröthliche Farbe und zeigt häufig bei stärkster Spiegelvergrößerung neugebildete feinere Gefäße. Die Netzhaut, jenseits des infiltrirten Antheiles, kann vollständig normal sein, nur durch ein eigenthümliches Verhalten der Venen ausgezeichnet: dieselben sind beträchtlich überfüllt und stark geschlängelt. Dagegen sind die Arterien oft viel enger als normal. Verfolgt man die Gefäße bis zur Sehnervenprominenz, so findet man sie am Rande

derselben oft wie abgeknickt, jedenfalls überdeckt von pilzartig geschwollenem Gewebe, oft auch sich eine Strecke hügelaufwärts schlängelnd. Dabei ist die Oberfläche des Hügels radiär gestreift, entsprechend der normalen Ausbreitungsweise der Sehnervenfasern. Zwischen den Streifen sind Extravasate häufige Vorkommnisse.

Charakteristisch sind an diesem Bilde die offenbaren Zeichen der Circulationsstörung, ja Gefäßstrangulation: Verengerung der Arterien, Erweiterung der Venen; man hat darum die Schwellung der Papille von einer ödematösen Durchtränkung des Sehnervenantheiles diesseits des Scleralringes abgeleitet, und dem Bilde den Namen der Stauungspapille gegeben, oder auch der Neuritis ascendens, weil man annahm, daß von der geschwellten Papille aus sich ein entzündlicher Zustand in centripetaler Richtung im Nervenstamme vorwärts schiebe.

2. Neuroretinitis oder Neuritis descendens (v. Graefe). Charakteristisch ist mäßige Schwellung der Papille, die Zeichen der Stauung sind weniger, dagegen die Zeichen der Entzündung (grauliche Infiltration, Extravasate) stärker ausgeprägt. Die Entzündung hat auch die umgrenzende Retina ergriffen, welche oft ein der Retinitis nephritica oder apoplectiformis ähnliches Bild zeigt. Wir finden oft die bereits geschilderten weißlichen Heerde und Stippchen namentlich in der Gegend der Macula lutea.

Den Namen der descendirenden Neuritis führt diese Form aus dem Grunde, weil man den entzündlichen Zustand der Papille als fortgeleitet von einem irgendwo oberhalb im Nervenstamme befindlichen Heerde betrachtet.

Wenn wir nun die Aetiologie der Neuritis optici und Neuroretinitis in Betracht ziehen, so wird ein Bruchtheil der Fälle, wenn auch ein sehr geringer, idiopathischen Entzündungen zur Last gelegt werden müssen; dazu müssen noch eine Anzahl von Fällen gerechnet werden, in denen es durch Orbitalkrankheiten zu direkten Läsionen oder Circulationsstörungen im Nervenstamme gekommen ist; in der großen Mehrzahl der Fälle sind es aber intracranielle Processe, welche zur Neuritis optici Veranlassung geben. Zu diesen Processen gehören Tumoren innerhalb der Schädelhöhle, dann alle möglichen Formen von Eiterungen, wie encephalitische Abscesse, Meningitis, sodann Flüssigkeitsansammlungen (Hydrocephalus), Exsudate der Schädelbasis, kurz eine große Reihe von Krankheitszuständen, welche theils mit Vermehrung der in der Schädelhöhle befindlichen Masse, theils mit Gehirnreizung einhergehen. In allen diesen Krankheitszuständen kann es zur Ausbildung von Papillenschwellung von bald mehr ödematösem, bald mehr entzündlichem Charakter kommen; man ersieht demnach, eine wie ungeheure Reihe von Krankheitszuständen oft ganz verschiedenen Charakters mit einem und demselben ophthalmoskopischen Symptome verknüpft sein kann, ohne daß wir aus dem Augenspiegelbefunde allein irgend eine Aussage über die Natur, den Sitz oder den Ursprung des Grundprocesses machen könnten. Trotzdem aber ist dieses Symptom eines der wichtigsten der gesammten Pathologie, weil wir aus demselben die Anwesenheit einer Hirnkrankheit fast mit Bestimmtheit erschließen können, und die Erfahrung lehrt sogar, daß Hirntumoren sich so oft mit der echten Stauungspapille verknüpfen, daß die letztere als eines der wichtigsten Symptome eines Hirntumors gelten kann, wenn auch oft genug Hirntumoren beobachtet werden, bei denen es nicht zur Ausbildung einer Stauungspapille kommt, andererseits, wie aus dem obigen hervorgeht, die letztere wohl auch anderen und peripheren Ursachen ihre Entstehung verdanken kann. Wir können uns vorläufig über dieses Symptom nur so aussprechen, daß jeder Arzt nach Constatirung einer beiderseitigen echten Stauungspapille sofort an einen Hirntumor, nach Diagnosticirung einer Neuroretinitis aber an ein Gehirnleiden im weitesten Sinne zu denken hat.

Den diagnostischen Werth dieses Erfahrungssatzes verkleinert selbst die Thatsache nicht, daß wir über den ursächlichen Zusammenhang des Gehirnleidens und der Papillenveränderung noch nicht vollkommen im Klaren sind, ein Umstand, der uns eigentlich bei der Inconstanz des intraocularen Symptomes, ferner der noch schwankenden anatomischen Basis unserer Kenntnisse über die Hirnkrankheiten nicht Wunder nehmen kann. Am einfachsten ist die Erklärung noch in diesen Fällen, in welchen direkt die Propagation der entzündlichen Gewebswucherung längs der Scheiden des Sehnerven angenommen werden kann. Ohne uns hier in eingehendere Darlegungen anatomischer Details, welche der Tendenz dieses Buches ferne liegen, einzulassen, muß die bekannte anatomische Thatsache hier erwähnt werden, daß die Scheiden, die den Sehnervenstamm von seinem Ausgange aus dem Schädelraume durch das Foramen opticum bis zum Auge hin begleiten, direkte Fortsetzungen der drei Hirnhäute sind, sowie die Räume zwischen diesen Scheiden mit den entsprechenden Räumen zwischen den Hirnhäuten communiciren. Diese Räume, welche den Sehnervenstamm mantelförmig umgeben, findet man bei neuritischen Processen oftmals ausgedehnt und manchmal mit Lymphe, manchmal wieder mit fibrinös-plastischem oder zelligem Gewebe gefüllt. In dem letzten Falle haben wir, was man anatomisch Vaginitis nervi optici bezeichnen könnte, vor uns: einen Zustand, wie er sich zweifellos bei der Continuität der Nervenscheiden mit den Meningen in Folge einer Meningitis entwickeln kann.

Bei dem anatomischen Zusammenhange, in welchem das intrafibrilläre Bindegewebsgerüst des Sehnervenstammes mit der inneren Nervenscheide steht, braucht die Möglichkeit, ja Wahrscheinlichkeit der Ausbildung der Neuritis interstitialis mit allen Folgezuständen, der Bindegewebswucherung und des endlichen Schwundes der Nervenfasern aus der oben erwähnten Vaginitis nicht erst lange bewiesen zu werden.

Die Ausdehnung des Intervaginalraumes durch seröse Flüssigkeit kann hinwieder in allen jenen Fällen nach einfachen physikalischen Gesetzen bewirkt werden, in welchen es zu einer Vermehrung des intracraniellen Druckes (in Folge von Neubildung u. dgl. oder seröser Durchtränkung des Gehirnes) gekommen ist. Es sind mit höchster Wahrscheinlichkeit die Fälle von echter Stauungspapille, welche auf diese Weise zu Stande gekommen sind. Durch die Drucksteigerung im Intervaginalraum muß es zu einer Stauung in den mit demselben zusammenhängenden Saftgefäßen des Nerven kommen, und in weiterer Folge zur Behinderung der Circulation, woraus dann wieder Oedem der Papille sich ausbildet, durch die sich, wie oben bemerkt, alle ophthalmoskopischen Zeichen der Stauungspapille leicht erklären lassen. Auf diese Weise würde die Drucksteigerung im intracraniellen Raume, am ehesten bewirkt durch Neubildungen, zur Ausbildung einer Papillenveränderung führen, eine Theorie, die ungleich mehr Wahrscheinlichkeit für sich hat, als jene ältere von A. v. Graefe, welcher meinte, daß durch die Druckzunahme im Gehirne Compression des Sinus cavernosus, dadurch Erschwerung des Rückflusses aus der Centralvene der Netzhaut, und in letzter Linie Oedem des Sehnervenendes entstände, was durch die Einschnürung des starren, eine Ausdehnung erschwerenden Skleralringes noch überdies sehr befördert werde. Diese Theorie Graefe's ist aber durch die anatomischen Arbeiten Sesemann's in ihren Grundfesten erschüttert worden, und zwar durch den Nachweis, daß wegen der Anastomose der Vena centralis retinae mit der Ophthalmica superior, die wieder mit der Vena facialis anterior communicirt, auch bei Compression des Sinus cavernosus der Rückfluss des Blutes aus der Retina, resp. Papille unmöglich wesentlich behindert sein kann.

Wie eine Arbeit Hoche's (Arch. f. Augenh. 35. Bd. S. 192) zeigt, neigen sich die Neuropathologen immer mehr der Ansicht zu, daß es sich bei der Entstehung der Stauungspapille thatsächlich nur um Compressionserscheinungen handelt, die durch die Drucksteigerung im Cerebrospinalraum hervorgebracht wird. Hoche weist darauf hin, daß bei Hirndruck der Sehnerv nicht der einzige degenerirende Nerv ist, sondern daß gleichzeitig mit der Stauungspapille sich regelmäßig Degenerationen an den hinteren Wurzeln des Rückenmarkes fanden. Die

Vorgänge am Opticus sind am wahrscheinlichsten so aufzufassen, daß der in Folge der Lymphstauung aufgelockerte, ödematös durchtränkte und dadurch in seinem Umfange vergrößerte Sehnerv in der Lamina cribrosa oder ihrer nächsten Umgebung eine Einschnürung erfährt, die auf- und im Stamme des Nerven absteigend weitere Degeneration hervorbringt.

In vielen Fällen sind wir jedoch gar nicht im Stande, bei der Autopsie eine wesentliche Druckzunahme im Cranium nachzuweisen, weshalb auch die erstgenannte Lymphstauungstheorie zur Erklärung aller Thatsachen nicht ausreichend ist. Hier mag nun der Ansicht Benedikt's gedacht werden, der die Stauungspapille als eine durch Gehirnreizung bedingte vasomotorische Störung im Sehnervenende erklärt. Diese Anschauung ist als der Vorläufer neuerer Theorien zu betrachten, welche die Stauungspapille als durch Toxine hervorgebracht betrachten. Die Toxine sollen ein Produkt von entzündlichen und Stoffwechselveränderungen sein, die eben durch den primären Herd im Gehirne erzeugt werden. Vorläufig sind jedoch noch keine genügenden Beweise für diese Anschauung zu Tage gefördert worden. Der Nachweis intracranieller Drucksteigerung, die gelegentlich auch durch andere Faktoren, als Tumoren, erzeugt werden könnte, muß eben nicht immer gelingen.

Was den Ausgang der Sehnervenentzündung anbelangt, so sind, wie aus der bunten Reihe der bedingenden Krankheitsursachen hervorgeht, vollständige Heilungen möglich und auch vielfältig beobachtet worden. So werden Neuritiden, welche von Processen abhängen, die einer Ausgleichung fähig sind, in Heilung übergehen können. In erster Reihe steht hier wieder die Syphilis mit ihren gummösen Tumoren, ferner Encephalitis und Meningitis, das ganze dunkle Gebiet der Menstruationsanomalien u. s. w. In sehr vielen Fällen aber, wo das primäre Leiden ein unheilbares ist, werden die geweblichen Veränderungen der Papille, wenn nur das Uebel lange genug dauert, endlich zu Sehnervenatrophie führen.

Daß der Atrophie Neuritis vorhergegangen, läßt sich, im Falle der Proceß noch nicht gar zu alt ist, leicht erkennen, ihre besonderen Merkmale lassen sich aus der Umwandlung der Sehnervenprotuberanz, also eines entzündeten Gewebes, in ein atrophisches Gewebe ableiten. Die Papille ist nicht, wie bei der idiopathischen Atrophie, sehnenweiß und flach excavirt, sondern mehr graulich und verschleiert; der Gefäßbaum sieht wie zerworfen aus und hat seine abnorme Schlängelung mitunter noch beibehalten. Oft sind auch an den Grenzen der Papille Pigmentveränderungen zu sehen.

Was die Sehstörungen anbelangt, die bei Inflammatio n. opt. vorkommen, so sind dieselben sehr verschieden je nach dem Stadium, sodann je nách der Intensität der entzündlichen Erscheinungen. Bei einer frischen Stauungspapille kann das Sehvermögen in vollkommenem Maße intakt sein, herabgesetzt ist es jedenfalls bei Neuroretinitis in Folge der entzündlichen Complicationen von Seiten der Retina. Es liegt in der Natur der Sache, daß im Laufe der Krankheit, ohne daß uns das Ophthalmoskop über die Ursache Aufschluß ertheilen würde, plötzliche Verschlimmerungen, ja Erblindungen eintreten können, welche höchstwahrscheinlich in Folge des Uebergreifens der Entzündung auf das Nervengewebe selbst zu Stande kommen, abgesehen von jenen Sehstörungen, welche direkt in Folge der centralen Läsionen auftreten. In späteren, atrophischen Stadien der Neuritis optica sind Sehstörungen unvermeidlich, die bis zur totalen Erblindung gehen können, je nach dem Grade des Schwundes der Nervenfasermasse.

Da das Vorhergehende die Inflammatio nervi optici als Symptom meist intracranieller Leiden auffaßt, so erhellt daraus, wie ohnmächtig unsere Therapie derselben gegenüber bleiben muß. Eine Neubildung im Schädelraume können wir nicht beseitigen, es sei denn, daß dieselbe syphilitischen Ursprunges sei. Darum muß auf die Eruirung der Aetiologie unser Hauptaugenmerk gerichtet sein, denn die Berichte über Heilungen, welche die Litteratur aufbewahrt, beziehen sich meist auf Gummen, überhaupt syphilitische Leiden, welche durch eine energische Kur gedeckt werden konnten. Ist die syphilitische Herkunft des Uebels wahrscheinlich geworden, so müssen, da es sich darum handelt, rasch einen Erfolg zu erzielen, die wirksamen Mittel, Quecksilber und Jodkali, in energischen Dosen gereicht werden, denn geringe Quecksilber- und Jodkaligaben bleiben vollständig wirkungslos.

Ist die syphilitische Provenienz nicht anzunehmen, so kann nicht anders als symptomatisch vorgegangen werden, wobei wir hauptsächlich zwei Aufgaben zu erfüllen haben: das Sehvermögen während der oftmals jahrelangen Dauer der Krankheit nicht zu sehr sinken zu lassen, sodann gegen die mitunter unerträglichen Kopfschmerzen Abhülfe zu schaffen. Was die erste Aufgabe betrifft, so muß bemerkt werden, daß es häufig staunenswerth ist, wie lange Zeit selbst bei hochgradiger Schwellung der Papille die Sehschärfe nahezu intakt bleiben kann. Der Gebrauch energischer Resorbentia, wie der Quecksilbermittel, ist nichtsdestoweniger rationell auch in Fällen nichtsyphilitischer Stauungspapille, da wir dem Kranken bei genauer Ueberwachung seines Zustandes nicht schaden und uns vorstellen können, daß wir dadurch etwa die Organisirung lymphoider Infiltrationen zu verhindern in der Lage sind. Wenigstens glaube ich durch zeitweilige Schmierkuren in manchen Fällen von Stauungspapille dunkler Provenienz das

Sehvermögen bis zu Ende — das sehr oft unter entschiedenen Hirnerscheinungen unvermuthet einzutreten pflegt — auf einer gewissen Höhe erhalten zu haben. Nicht warm genug kann ich die Anwendung der Blutegel (auf den Processus mastoideus zu setzen) empfehlen. Es giebt kein wirksameres Mittel, um bei den großen Stauungserscheinungen am Sehnervenkopfe die Integrität der nervösen Netzhautelemente zu bewahren und gleichzeitig gegen die mitunter wüthenden Kopfschmerzen Linderung zu verschaffen. In zahlreichen Fällen, wo die größten Dosen der modernen Nervina (Antipyrin, Phenacetin, Antifebrin, Pyramidon) nur vorübergehende Linderung schufen und schon eine Trepanation der Schädeldecke zur Behebung der Kopfschmerzen in Erwägung gezogen wurde, haben 3—5 Blutegel, jederseits auf den Warzenfortsatz, länger dauernde Linderung, ja vollkommene Remission der Schmerzen erzielt. Von Benedikt empfohlen ist der Gebrauch der Elektricität behufs Galvanisation des Sympathicus nur bei eigentlicher Stauungspapille und es richtet sich dieses Vorgehen wohl hauptsächlich gegen die begleitenden Kopfschmerzen, wie auch gegen die Augenmuskellähmungen aus denselben centralen Ursachen. Man wendet den constanten Strom an, in 6—8 Elementen, den positiven Pol fix auf den Nacken, den negativen Pol abwechselnd auf das Ganglion cervicale supremum und die geschlossenen Lider. Die Sitzung soll nur einige Minuten dauern und dieselbe, sowie die ganze Kur aufgehoben werden, sobald die Kranken keine Erleichterung, sondern Schwindelgefühl und andere beunruhigende Hirnerscheinungen verspüren.

Bei Atrophien, welche nach Sehnervenentzündungen zurückgeblieben sind, kann man, wofern noch Spuren von Lichtempfindung zurückgeblieben sind und das Grundleiden erloschen zu sein scheint, versuchen, durch Strychnin-Injektionen das Sehvermögen zu heben. (Ueber die Methode S. 304.)

Die Strychninkur darf nicht angewendet werden, sobald noch manifeste Symptome eines Gehirnleidens vorliegen. Unter diesen letzteren ist in erster Linie die Epilepsie zu nennen, welche häufig bei jungen rhachitischen Individuen sich ausbildet, die unter meningealen Erscheinungen oder auch ohne dieselben in Folge abnormen Wachsthums der Schädelknochen (wodurch Schädelverbildungen und Compression des Gehirns und vielleicht auch des Nervus opt. im Foram. opt. zu Stande kamen) erblindeten. Man erkennt noch lange nachher an dem eigenthümlichen Aussehen der atrophischen Papille, daß Stauungspapille vorhanden war. Vom Sehvermögen pflegt sich ein sehr schwacher Rest in einem kleinen excentrischen Theile des Gesichtsfeldes noch sehr lange Zeit zu erhalten.

Zum Schlusse muß noch betont werden, daß es Fälle echter Stauungspapille giebt, die von selbst heilen. Es sind dies jene, bei denen irgend eine transitorische Störung der Circulation vermuthet werden muß — bei weiblichen Patienten werden hierbei immer Menstruationsanomalien hervorgesucht oder auch künstlich supponirt — welche sich ohne Therapie wieder ausgleichen.

So sah ich bei einem blühenden, vollkommen gesunden 16jährigen Mädchen ohne jede nachweisbare Ursache und ohne irgendwelche Gehirnsymptome Neuritis optica mit bedeutender Herabsetzung des Sehvermögens sich ausbilden. Nach mehreren Wochen trat vollständige Heilung mit vollkommener und bleibender Rückbildung der Sehnervenveränderungen ein. Ut aliquid fiat war Ofener Bitterwasser und Kalium jodatum verordnet worden. Es ist, da ich die Kranke mehr als zwei Decennien beobachten konnte, kein Rückfall eingetreten. Solche Fälle habe ich im Laufe der Jahre mehrere beobachtet. Wenn man sich veranlaßt fühlt, trotz mangelnder anamnestischer Daten, zu einer antisyphilitischen Behandlung zu schreiten und Heilung eintreten sieht, so glaubt man ex juvantibus irgend einen gummösen Herd annehmen zu können.

Daß in Folge von beträchtlichen Erschütterungen des Bulbus, wobei vielleicht in Folge einer Blutung in die Sehnervenscheiden Compression des Nervenstammes stattfindet, sich eine ausgeprägte Stauungspapille ausbilden kann, die einer vollkommenen, spontanen Rückbildung fähig ist, ist bekannt und habe ich selbst beobachtet.

Ein 5jähriger Knabe fiel von einem hölzernen Pferde zu Boden und brachte sich wahrscheinlich durch Prellung an einer scharfen Kante eine Ruptur in regione ciliari super. oc. sin. in einer Ausdehnung von ca. 5 mm bei. Prolapsus iridis, Blut in der vorderen Kammer. Augenspiegeluntersuchung nach einer Woche ausführbar: Stauungspapille. Das Auge sieht gut. Der Augenspiegelbefund einige Wochen nachher noch unverändert.

Neuritis in Folge orbitaler Entzündungen. In Folge Entzündung innerhalb der Orbita treten ähnliche Formen der Neuritis auf, wie in Folge intracranieller Processe. Die Diagnose wird, wenn die Aetiologie nicht hilft, in den Fällen erleichtert sein, in welchen man manifeste Entzündungssymptome oder Schwellung des orbitalen Gewebes wahrnimmt. Die letztere muß sich sehr bald durch Protrusion des Bulbus äußern.

Die Therapie richtet sich nach allgemein gültigen chirurgischen Grundsätzen. (S. Kapitel über Orbitalkrankheiten.)

H. Atrophie des Sehnerven.

Ebenso wie die Entzündung des Sehnerven, verräth sich auch die Atrophie desselben durch ophthalmoskopisch wahrnehmbare Veränderungen an der Papille. Dazu kommen noch Funktionsstörungen verschiedener Art, wie Herabsetzung der centralen Sehschärfe, Einschränkungen des Gesichtsfeldes und Störungen des Farbensinnes. Die Funktionsstörung kann bis zur völligen Blindheit gehen, ein sehr häufiges Endstadium der Atrophie.

Der Sehnerv wird atrophisch, wenn sein Endorgan, der Bulbus, aus welchen Ursachen immer funktionsunfähig wird, oder wenn die Leitungsfähigkeit der Nervensubstanz selbst auf irgend eine Weise vernichtet wird, sei es im Opticusstamme selbst oder in seinen Wurzeln im Centralorgane. Demnach ist die Provenienz der Atrophie entweder eine bulbäre oder eine retrobulbäre. Die letztere kann wieder, den anatomischen Abschnitten entsprechend, eine orbitale und eine intracranielle (resp. cerebrale) sein.

Die bulbäre Atrophie ist immer eine aufsteigende (centripetale), da der Schwund der Nervensubstanz sich Chiasma-wärts weiter ausbreitet; die retrobulbäre Atrophie ist in anatomischem Sinne eine auf- und absteigende, da sie von dem ursprünglichen Krankheitsherde sich sowohl retinalwärts als cerebralwärts weiter verbreitet, in klinischer Beziehung aber eine absteigende, da sie nur dann diagnosticirbar wird, wenn sie sich an der Papille manifestirt, also in centrifugaler Richtung sich ausgebreitet hat.

Was die bulbäre Atrophie anbelangt, mögen jene sehr häufigen Fälle als lehrreiches Beispiel dienen, in denen der Augapfel schon in frühem Lebensalter funktionsunfähig wurde oder enucleirt worden war. Man findet dann, wenn die einseitige Blindheit nur lange genug gedauert hatte, bei der Sektion den entsprechenden Sehnerven von der Sclera bis zum Chiasma in hochgradigster Verdünnung, dem makroskopischen Zeichen des Schwundes.

Diese Atrophien sind nicht Gegenstand der Therapie.

Den Bedürfnissen der Klinik entsprechend haben wir die Sehnervenatrophien einzutheilen

a) in solche, die den Folgezustand eines Leidens darstellen, das sich in irgendwelchen entzündlichen Veränderungen des Auges offenbarte,

b) in Fälle, wo niemals entzündliche Veränderungen vorangegangen waren, die Atrophie sofort als solche auftrat.

In die Gruppe b) gehören jene Formen, die wir idiopathische nennen, nur ein Ausdruck für das Bekenntniß, daß wir keinerlei Vermuthung über ihre Ursache haben, ferner jene Atrophien, als deren Ursache Gehirn- und Rückenmarkskrankheiten vorliegen. Dabei ist jedoch nicht gesagt, daß bei den Atrophien der ersten Gruppe nicht auch centrale Ursachen thätig waren. Im Gegentheile folgt aus dem über Neuritis optica Gesagten, daß sogar in sehr vielen Fällen centrale, sowie orbitale Processe der verschiedensten Art direkt als Entzündungserreger gelten. Aber dies ist für unsere Eintheilung das Entscheidende, daß die Entzündung dem atrophischen Endstadium gegenüber im intraoculären, also ophthalmoskopisch sichtbaren Nervenantheile das primäre, die Entartung des Nerven das consecutive Moment darstellt.

In die erste Gruppe gehören demnach die ascendirenden, in die zweite Gruppe die descendirenden Atrophien.

Was die ophthalmoskopischen Merkmale der Sehnervenatrophie im Allgemeinen anbelangt, so ist allen Formen gemeinsam das Blässerwerden der Papille. Es ist diese Blässe, die Entfärbung der Papille, das einzige Zeichen, das wir nie vermissen dürfen, wenn wir Atrophie diagnosticiren. Es beruht auf dem Schwunde eines Theiles der Gefäße, namentlich der kleineren und Capillaren in Folge der Bindegewebshypertrophie. Diese Blässe kann bis zu einem sehnenweißen und bläulichweißen Reflex gehen, den man gewöhnlich der optischen Wirkung des wegen des Nervenschwundes frei liegenden, noch dazu pathologisch verstärkten Bindegewebsgerüstes zuschreibt. Hand in Hand damit ist gewöhnlich die Papille abgeflacht, ja seicht excavirt, die Retinalgefäße verengert, ihre Zahl verringert. Uebrigens modificirt sich das Bild je nach der Herkunft der Atrophie, constant bleibt unter allen Umständen die Entfärbung und Gefäßarmuth der Papille.

a) Die ascendirenden Atrophien.

In diese Gruppe gehören die Nervenatrophien in Folge aller bereits beschriebenen Chorioideal- und Netzhautkrankheiten. Die in Folge der Chorioretinitis sich entwickelnde Atrophie hat das Besondere, daß die Papille niemals in ihrer Entfärbung ein reines Sehnenweiß, auch keine besondere Flachheit oder Aushöhlung zeigt; die Farbe ist vielmehr gelblich, die Conturen der Papille häufig verwaschen, die Netzhaut zeigt die Spuren der Pigmententartung. Die Gefäße sind sehr stark verdünnt.

Von der neuritischen Atrophie und dem eigenthümlichen Spiegelbilde derselben wurde bereits auf S. 341 gesprochen.

Die glaucomatöse Atrophie als Ausgangsstadium einer glaucomatösen Erkrankung, kenntlich durch das Bild der tief ausgehöhlten Papille, ist kein Gegenstand der Therapie, ebensowenig wie die nach Embolie der Centralarterie der Netzhaut sich entwickelnde.

Was die Therapie der chorioiditischen Atrophien anbelangt, so wird es als Regel betrachtet, die gegen die Chorioiditis und Chorioretinitis erforderliche Behandlungsweise so lange fortzusetzen, als noch entzündliche Symptome oder resorptionsfähige Massen bestehen oder vermuthet werden. Die gesunkene Nerventhätigkeit wird dann etwa noch durch Strychnin-Injektionen oder Elektricität zu heben gesucht.

Wie man gegen die Atrophie nach Retinitis pigmentosa (typische Pigmententartung der Netzhaut) vorgeht, wurde an früherer Stelle schon besprochen (S. 304).

Die in anatomischer Hinsicht als Folgezustände einer Neuritis retrobulbaris geltenden partiellen Atrophien, wie sie in Folge von chronischen Intoxicationen vorkommen, werden im Kapitel der Amblyopien ihre Würdigung finden.

b) Die descendirenden Atrophien.

Unter den descendirenden Atrophien muß hauptsächlich die progressive Sehnervenatrophie, auch progressive Amaurose, genannt werden. Ihr ophthalmoskopisches Bild wird charakterisirt durch stark ausgeprägte Verfärbung der Papille mit ausgesprochener Sehnenweiße. Bei schwacher Beleuchtung des Augenhintergrundes nimmt die Papille einen bläulichen oder grauen Teint an. Dabei verflacht sich der Sehnerveneintritt und bekommt mit der Zeit eine seichte, muldenförmige Excavation, aus deren Grund die Lamina cribrosa scharf hervorscheint. Die Grenzen der Papille sind deutlich vorhanden, die Retina hat ihre volle Durchsichtigkeit bewahrt, der Durchmesser der Arterien ist erheblich verringert.

Die Funktionsstörungen, welche mit diesem Spiegelbefunde zusammen zum Wesen der progressiven Atrophie gehören, sind, wie bereits Eingangs erwähnt, die Abnahme der Sehschärfe, die Einschränkung des Gesichtsfeldes und die Störung des Farbensinnes. Diese funktionellen Störungen treten gleich Anfangs, im Beginne des Processes, auf und schreiten unaufhaltsam weiter, nach einem Endpunkte convergirend, der totalen Blindheit (Amaurose).

Die Abnahme der centralen Sehschärfe ist nebst der Entfärbung der Papille das früheste Symptom; bald tritt die Gesichtsfeldbeschränkung hinzu. Was diese letztere charakterisirt, ist, daß sie — wenigstens in den meisten Fällen — in der Peripherie beginnt, jedoch nicht concentrisch zum Fixirpunkte vorwärts schreitet, sondern sich zungenförmig, in Gestalt von einspringenden Winkeln von der Peripherie zum Centrum weiter vorschiebt. Während sich das Gesichtsfeld dergestalt von der Peripherie her einengt, nimmt die centrale Sehschärfe gleichfalls ab, bis ein Gesichtsfelddefekt endlich auch das Centrum ergreift, und vor der endlichen Erblindung nur ein geringes Feld excentrischen Sehens mehr besteht.

Die Abnahme des Farbensinnes äußert sich im Beginne durch das Auftreten von Roth-Grün-Blindheit. Grün wird am frühesten unrichtig angegeben und mit Grau verwechselt. Am längsten hält sich die Empfindung des Blau — in den letzten amblyopischen Stadien der Atrophie ist sogar von verschiedenen Beobachtern eine Ueberempfindlichkeit für Blau angegeben worden. Später, wenn auch das quantitative Sehvermögen schon großentheils verloren gegangen ist, ist auch dieser Rest des Farbensinns bereits erloschen.

Was den Verlauf des Sehnervenleidens anbelangt, so ist derselbe ein bald exquisit chronischer, auch mehrere Jahre lang dauernd, bald unheimlich rasch verlaufend, in der Regel zu vollständiger Amaurose führend. Es werden in den meisten Fällen beide Augen ergriffen, wenn auch der Beginn des Leidens nicht für beide Augen in dieselbe Zeit fällt. Wo wir nur einen Sehnerv atrophisch, den anderen aber normal und das Auge intakt finden, können wir mit großer Wahrscheinlichkeit annehmen, daß die Ursache der monolateralen Atrophie entweder eine bulbäre, wie Embolie u. s. w., sei, oder mindestens eine peripherische, d. h. zwischen Chiasma und Bulbus gelegen sei.

Die düstere Prognose der Sehnervenatrophie wird kaum durch die Thatsache etwas freundlicher, daß oftmals längere Stillstände in der Entwicklung der Amaurose eintreten. Eine wirkliche Heilung, d. h. entgültiger Stillstand des atrophischen Processes mit Erhaltung eines Restes von Sehvermögen kommt wohl vor, muß aber als relativ selten betrachtet werden.

Was die Aetiologie der descendirenden Sehnervenatrophie betrifft, so ist vor allen der Zusammenhang mit chronischen Processen des Rückenmarkes zu constatiren. Auf Grundlage der reichen Erfahrungen v. Graefe's kann angenommen werden, daß circa ein Drittel sämmtlicher Fälle mit Tabes dorsalis verknüpft ist. Diese Zahl scheint aber zu niedrig gegriffen zu sein, da die Erkrankung des Nervensystems in vielen Fällen erst sehr spät sich offenbart. Es läßt sich keine Regel dafür aufstellen, welche Symptome der Zeit nach früher beobachtet werden, ob die Sehstörungen oder die Spinalerscheinungen. In vielen Fällen sind Sehstörungen das früheste Symptom, und erst lange nachher, oft erst nach der Erblindung, kommen tabische Erscheinungen zum Vorschein. In andern Fällen wiederum sind es Spinalerscheinungen, allen voran die Miosis (starre Verengerung der Pupille), die den Reigen eröffnen. Auch Augenmuskellähmungen können sehr früh — oft um Jahre den übrigen Erscheinungen vorauseilend — vorhanden sein.

Bei der Häufigkeit des Zusammenhanges zwischen Tabes dorsalis und der Atrophie des Sehnerven mögen einige Angaben über diesen Gegenstand noch vorgebracht werden. Wie viel Tabiker mögen wohl an Sehnervenatrophie erkranken? Wie oben angeführt, stimmen meine Erfahrungen so ziemlich mit der von A. v. Graefe erhobenen Zahl überein — circa 30 %. Die Angaben anderer Autoren schwanken zwischen 10 und 44 %. Nur ein Autor, E. v. Grósz, findet, daß die Entartung des Sehnerven ein beständiges Symptom der Tabes bildet (Centralb. f. prakt. Augenheilk. 1896 S. 181). Diese Angabe, welche wahrscheinlich nur durch die Zufälligkeit der Gruppirung der untersuchten 100 Fälle zu erklären ist, ist ganz bestimmt zu hoch gegriffen. Der Verfasser dieses Buches hat oft genug Gelegenheit, die ihm von den verschiedensten Seiten zugewiesenen Nervenkranken augenärztlich zu untersuchen, und muß die Behauptung, daß in jedem, ja nur der Majorität der Fälle von Tabes Sehnervenschwund und entsprechende Funktionsstörungen nachzuweisen seien, entschieden bestreiten. Wie viele ausgesprochene Fälle von Tabes hat nicht jeder Kliniker beobachtet, die ihre intacte Sehschärfe (einschließlich Gesichtsfeld und Farbensinn) bis zum Tode bewahrt hatten. — Was die pathologische Anatomie der tabischen Sehnervenatrophie anbelangt, so liegen neuestens die Untersuchungen desselben Autors vor, der im Beginn der Degeneration einfache Atrophie der Retinalnervenfasern und der Ganglienzellen fand, d. h. Schwund der peripheren Endorgane des Sehnerven, während die centralen Antheile desselben noch frei waren.

Nach Uhthoff (Archiv f. Ophthalm. XXVI, 1. S. 245) fehlt das Kniephänomen in den Fällen von spinaler Sehnervenatrophie in der Regel. In den genuinen Atrophien war es nur in zwei Drittel der Fälle noch nachzuweisen, während es in den Atrophien peripherischer Herkunft ausnahmslos vorhanden war. Es ist demnach das Fehlen des Kniephänomens ein wichtiges diagnostisches Merkmal des spinalen Ursprungs einer Sehnervenatrophie.

Eine weitere Anzahl von Sehnervenatrophien wird durch cerebrale Ursachen bedingt. Dazu gehören alle Proceße, welche die Nervensubstanz durch Druck leistungsunfähig machen, wie Tumoren der Schädelbasis, Exostosen, Wucherungen verschiedener Art; sodann Sklerosen des Gehirns und zahlreiche Gehirnkrankheiten, vor allem progressive Paralyse, über deren causalen Zusammenhang mit dem Sehnervenleiden wir ebensowenig Genaues wissen, wie über den Zusammenhang desselben mit der Tabes.

Außer mit Rückenmarks- und Gehirnkrankheiten kommt die Atrophie des Sehnervens noch idiopathisch vor. Das männliche Geschlecht ist hierbei in überwiegendem Maaße betheiligt.

Es läßt sich trotz der genauesten Untersuchung keine Erkrankung des Rückenmarks und Gehirns, keine Dyskrasie nachweisen. Eine Untersuchung jedoch, die sich nicht allein auf einzelne als pathognomonisch geltende Symptome, sondern auf den ganzen Menschen als Einheit somatischer und psychischer Lebensäußerungen bezieht, kann auch in diesen Fällen werthvolle, die Aetiologie erhellende Momente gewinnen. Namentlich sind es zwei Momente, um die sich die Fälle gruppenweise sondern lassen: Excesse in der Geschlechtssphäre und geistige Ueberanstrengung im Vereine mit quälenden, das Individuum zu fortwährendem Hasten und Kümmern vorwärtsjagenden Gemüthszuständen. In beiden Gruppen zeigt sich das Resultat zunächst in einer allgemeinen Erschöpfung, als deren Folgezustand der Untergang eines wichtigen Anteils in dem System der Nervenleitung eintritt. Warum in dem einen Fall ein Nervengebiet, (z. B. der Opticus), in dem anderen Falle andere untergehen, läßt sich nur mit der Annahme eines Locus minoris resistentiae halbwegs erklären. Als Typen dieser beiden Gruppen möchte ich zwei Fälle meiner Beobachtung anführen: 1. Ein kräftiger 28jähriger Mann, der sicherlich nie Syphilis hatte, von seltener geistiger Begabung und Energie war und diese Eigenschaften bis an sein Ende bewahrte, auch aus einer kerngesunden Familie stammte, erkrankte an Sehnervenatrophie. Keiner der consultirten Neuropathologen ersten Ranges konnte irgend ein anderes Symptom einer Nervenkrankheit nachweisen. Als ich das Vertrauen der Familie errungen hatte, konnte ich constatiren, daß der Unglückliche, der nach langem Liebeswerben seit $1^1/_2$ Jahren mit einem ungewöhnlich schönen Weibe (deren sinnliches Temperament später sich in skandalösen Vorfällen offenbarte) verheirathet war, in einer geradezu unerhörten Weise dem Geschlechtsgenusse fröhnte. Der Mann endete, als das Sehvermögen beinahe ganz erloschen war, durch Selbstmord, trotzdem er fortwährend überwacht war, was dafür spricht, daß seine geistige Energie bis zu Ende nicht erlahmt war. 2. Ein 30jähriger Staatsbeamter in der Provinz, hochbegabter Jurist und Fachschriftsteller, hatte es trotz seines brennenden Ehrgeizes und eines immer unermüdlichen Fleißes nur zu einer Stelle an einem abseits gelegenen Gerichtsorte gebracht, wo er ferne von jedem anregenden Umgange das Emporkommen weniger begabter Collegen in der Hauptstadt beobachten konnte. Er hatte niemals Syphilis gehabt, trank keinen Wein (was sicherlich unter den obwaltenden Umständen seiner gesellschaftlichen Position schadete) und lebte nur seinem Studium. Er erkrankte an Atrophia nerv. optici utriusque. Als ich ihn über alle ätiologischen Momente inquirirte, erfuhr ich, daß er von einer idealen Keuschheit war, auch nie onanirt hatte. Er hatte ein wahres Anachoretenleben geführt, zum Fakir fehlte ihm jedoch die Gemütsruhe, die Heiterkeit der Seele, die mit der Welt abgeschlossen hat. Dafür besaß er das Gegenteil, die quälende Ambition, in der er sich selbst verzehrte, sie gleichzeitig vor der Welt sorgfältig verbergend. — Es erscheint mir als eine sehr kleinliche Auffassung, in Fällen wie diesem das psychische Moment zu verachten und lieber eine supponirte Syphilis oder andere Dyskrasie zur Grundlage der Entartung der Sehnervenleitung zu machen.

Die Therapie der Sehnervenatrophie gehört zu den dunkelsten Capiteln der praktischen Medicin. Wir sind nicht im Stande, den Verlauf derselben mit Sicherheit aufzuhalten oder nur den Eintritt völliger Amaurose zu verhindern. Es gehört die Behandlung eines Atrophikers zu den traurigsten und schwierigsten Aufgaben des Arztes, denn dieser muß sich in vielen Fällen ausschließlich darauf beschränken, einen sonst sich eines relativen Wohlseins erfreuenden Menschen mit der Idee der völligen Erblindung vertraut zu machen. Da man solche Individuen nicht ohne Medication lassen kann, so wird man zu den verschiedensten Methoden greifen, wobei man sich aber stets vor energischen Kuren — wie Schmierkuren, Haarseilen, Blutentziehungen u. s. w., als den Kranken schwächend und seine üble Laune vermehrend — hüten soll. Von inneren Mitteln räth man Jodkalium, Argentum nitricum, Aurum chloratum, die man alle nach einander in passender Dosirung anwenden kann: eine besondere Wirkung kann man von denselben nicht erwarten, ebensowenig wie von der Elektricität, welche man (als constanten Strom) schon deshalb anwenden möge, weil man damit den Kranken am längsten fristen und bei Hoffnung erhalten kann.

Da in neuerer Zeit die Grundlage der Tabes von den gewichtigsten Beobachtern in der Syphilis gesucht wird, so läge es nahe, auch in der tabischen Sehnervenatrophie antisyphilitische Curen anzuwenden. Ich kann nun auf Grundlage eigener und fremder Erfahrung versichern, daß in allen Fällen bereits ophthalmoskopisch festzustellender Atrophie der Sehnerven die Quecksilberkuren ausnahmslos schlecht ertragen wurden, indem die Sehschärfe rapid unter demselben abnahm. Am schlechtesten werden von Tabikern subcutane Injektionen von Mercurialpräparaten vertragen; ich sah in zahlreichen Fällen dieser Art bei dieser Behandlungsmethode lancinirende Schmerzen auftreten resp. sich steigern.

Was die Elektricität anbelangt, so gehört sie zu den Behandlungsmethoden, die unter allen noch dem geringsten Widerstand begegnen. Es giebt Autoren, die damit im Verein mit Strychnininjektionen bei beginnenden Atrophien Erfolge erzielt haben wollen. Wenn ich selbst auch bisher noch in keinem Falle einen entschiedenen Erfolg gesehen habe, so muß ich doch anerkennen, daß die Kranken sich ausnahmslos dabei subjektiv gut befunden haben, ja selbst temporäre Besserungen, die freilich der genauen Prüfung nicht Stand hielten, angaben. Dieselben Erfahrungen hat ein sehr gewissenhafter und nüchterner Beobachter, Schmidt-Rimpler, gemacht. Benedikt, der sich am frühesten mit dieser Methode beschäftigte, verwendet schwache galvanische Ströme, die Anode auf der Stirne, die Kathode auf der Schläfe. Weiss verwendet einen Strom von zwei Milliampère durch 15—30 Minuten, 5—6 Mal wöchentlich, die eine Elektrode ist am Nacken, die andere, doppelte auf beiden Augen. Alle 5—10 Minuten wird die Stromrichtung geändert. Andere Autoren verwerfen die direkte Einwirkung auf den Sehnerven, und wollen nur durch Galvanisirung der Ganglion cervicale supremum vom Sympathicus her eine Wirkung erzielen.

Die günstigste Prognose ergeben noch solche Formen von Sehnervenatrophie, wo trotz des charakteristischen Spiegelbefundes eine andere als die typische Gesichtsfeldbeschränkung gefunden wurde, nämlich ein centrales Scotom bei normalen Außengrenzen. Ich habe einige wenige Fälle dieser Art gesehen, wo das Sehvermögen sich bis zu Ende fast unverändert erhalten hatte. Ob es sich hier um eine Combination von Neuritis retrobulbaris mit Tabes gehandelt hat oder eine besondere Form des Sehnervenschwundes vorlag, muß als unentschieden erklärt werden.

Zehntes Kapitel.

Die glaucomatösen Erkrankungen (Glaucoma).

Allgemeine Vorbemerkungen über das Glaucom.

Als Begleiterscheinung mehrerer krankhafter Processe haben wir bereits die Vermehrung des intraoculären Druckes kennen gelernt. Letzterer giebt sich kund in der Spannung der Bulbuskapsel (S. 152), und wir messen ihn auch durch die Betastung derselben.

Die Betastung des Bulbus behufs Prüfung der Druckverhältnisse des Auges wird ähnlich wie die Untersuchung auf Fluktuation, am besten mit beiden Zeigefingern an den geschlossenen Lidern, vorgenommen. Will man die Druckverhältnisse beider Augen mit einander vergleichen, so betasten wir beide gleichzeitig mit dem ersten und zweiten Finger jeder Hand. Verläßliche Resultate können nur auf Grundlage längerer Uebung erhalten werden. Untersuchungsinstrumente, Tonometer, haben sich bisher für die Zwecke der Praxis nicht bewährt.

Wir können uns eine dauernde Vermehrung des intraoculären Druckes nur auf dem Wege der Hypersecretion — besser gesagt — der Hypertranssudation ins Augeninnere, also in Folge der Vermehrung der Binnenaugenflüssigkeit zu Stande gekommen denken. Eine Erhöhung des Druckes könnte zwar auch dadurch erzielt werden, daß der Blutdruck im Augeninneren, etwa durch Behinderung des Rückflußes aus den Wirbelvenen, steigt. Aber dieser Zustand kann wegen der hochgradigen Stase, die er mit sich bringt, nicht lange währen, und der Zerfall der Gewebe würde dem erhöhten Drucke bald ein Ende bereiten. Ebenso könnte der Druck ferner erhöht werden, wenn die Transsudation etwa auf ihrer normalen Höhe bliebe, die Abflußwege aber eingeschränkt würden, und in der That scheinen manche klinische Beobachtungen auf ein solches Zustandekommen hinzuweisen. Doch kann auch diese

Möglichkeit nicht für genügend erachtet werden, den dauernd vermehrten Druck zu erklären. Man muß immer in Betracht ziehen, daß, so wie die durch Unterbindung großer Körperarterien bewirkte Circulationsstörung sich unzählige Male durch Collateralkreisläufe ausgleicht, ebenso die Absperrung der Lymphabflußwege sich durch Ausbildung von Collateralabflußwegen ausgleichen kann. Eine unausgleichbare und totale Absperrung der Abflußwege würde übrigens wegen der dadurch bedingten Ernährungsstörung das Auge ebenso zum Schwunde bringen, sowie eine Drüse atrophirt, deren Ausführungsgang unterbunden ist.

Nur die Annahme einer Hypertranssudation kann uns zur Erklärung eines ständig vermehrten intraoculären Druckes genügen, und dies auch nur in dem Falle, wenn eine volle Ausgleichung durch vermehrte Ausfuhr nicht möglich ist. Wenn sich die Ausfuhr absolut oder relativ insufficient erweist, dabei aber die vermehrte Flüssigkeitsausscheidung fordauert, muß es zur bleibenden Erhöhung des Druckes kommen, welche, wie die Erfahrung lehrt, genau bestimmte Folgezustände nach sich zieht.

Alle jene Krankheiten des Auges, in welchen der erhöhte intraoculäre Druck das hervorstechendste Symptom ist, von dem sich eine Reihe anderer Symptome ableiten lassen, gehören in die Gruppe der Glaucome.

Die Folgen des erhöhten Druckes werden sich zuerst an der Bulbuskapsel durch vermehrte Resistenz ausprägen. Da nun schon der normale Druck die Bulbuskapsel so weit auszudehnen trachtet, als es physikalisch möglich ist, demnach weniger widerstandsfähige Partien aus der Ebene der übrigen herausgetrieben werden müssen, wodurch eben die Ektasien und Staphylome zu Stande kommen, so wird dieser Vorgang bei der Vermehrung des Druckes um so eher stattfinden und Ektasirungen um so leichter sich ausbilden können.

Eine Partie der Bulbuswand, welche im normalen Zustande weniger Resistenz besitzt als die umgebende Sclera, ist, wie schon der Augenschein lehrt, die Eintrittsstelle des Sehnerven. Der letztere tritt durch ein Loch der Sclera, welches eine ganz scharfe und starre Begrenzung besitzt, ins Augeninnere, er steckt locker in seinen Scheiden, wird also nicht von ihnen gestützt — ein physiologisches Postulat, damit bei den Bewegungen des Bulbus keine Zerrung des Nerven stattfinde. Außerdem sind sowohl die Nervenfasern als auch das intrafibrilläre Gewebe und die Lamina cribrosa um vieles zarter als die Gewebselemente der Sklera, wozu noch der Blutreichthum an dieser Stelle kommt, die der Region der Papille einen ausgesprochen succulenten Charakter verleiht. Aus diesen anatomischen Voraussetzungen erklärt sich die pathologische Thatsache, daß bei dauernd erhöhten intraoculären Druckzuständen die Papille ektasirt, das heißt nach rückwärts (orbitalwärts) ausgebaucht wird. Dieser anatomische Zustand wird mit dem Namen Papillenexcavation bezeichnet, und er bildet sich, wie aus dem Vorigen leicht zu begreifen ist, schon in solchen Fällen aus, in welchen der Druck nur wenig über der Norm erhöht ist, ja oft nur in so geringem Maße, daß der tastende Finger nicht immer im Stande ist, die Druckerhöhung nachzuweisen. Es kann aber auch nicht in Abrede gestellt werden, daß in Fällen von abnormer Weichheit des Sehnervengewebes schon der normale Druck eine Sehnervenexcavation erzielen könnte, ähnlich wie die Ektasirung der Region des hinteren Poles beim Staphyloma posticum zu Stande kommt, nur daß die Mehrzahl der klinischen Beobachtungen für solche Zustände noch kein hinlängliches Material geliefert hat, sondern die Erfahrung dafür zu sprechen scheint, daß wir es in allen Fällen von Sehnervenexcavation mit erhöhtem Drucke zu thun haben, die erstere demnach das anatomische und ophthalmoskopische Symptom des letzteren ist.

Der letzte Satz folgt übrigens auch aus der Betrachtung mikroskopischer Präparate von excavirten Papillen mit fast zwingender Nothwendigkeit. Wer nur einen einigermaßen anatomisch geschulten Blick besitzt, wird nicht im mindesten darüber im Unklaren sein, warum die Nervenfasern des Opticus um die starre Scleralkante sich herumknicken und wird sich die tiefe Höhlung der Papille nur durch eine Druckursache erklären können. Keinerlei Schrumpfungsprozeß wäre je im Stande, ein ähnliches Bild zu erzeugen. Die im Grunde der Excavation hier und da vorkommenden Gewebswucherungen sind meiner Ueberzeugung nach Reste und Folgezustände von Hämorrhagien, wie sie so oft in glaucomatösen Augen vorkommen.

Mit der Erkenntniß des Faktums, daß der erhöhte intraoculäre Druck das ausschlaggebende Moment in der Pathologie der glaucomatösen Erkrankungen ist, um welches die übrigen Symptome sich gruppiren, sind wir dem Wesen des Glaucoms zwar näher gerückt, aber wir können uns insolange eines wirklichen Verständnisses desselben nicht rühmen, als wir nicht wissen, was die letzte Ursache der Drucksteigerung ist. Wir wissen nur, daß eine ständige Druckerhöhung nur eine Folge einer Hypertranssudation ist und daß diese nur von der Uvea geliefert werden kann. Was aber die Chorioidea in jedem einzelnen Falle zur Hypertranssudation veranlaßt, ist noch Gegenstand von Vermuthungen, die sich kaum zur Würde von Hypothesen emporgeschwungen haben, und somit bleibt die endgültige Lösung dieser Frage den Arbeiten einer späteren Zeit vorbehalten.

Die weiteren Symptome, die allen zu den Glaucomen gehörigen Krankheiten gemeinsam zukommen, sind: Pulsationserscheinungen an den

Netzhautarterien in Folge behinderten Einströmens des Blutes, ferner funktionelle Störungen (Accommodationsbeschränkung, Herabsetzung der Sehschärfe und Gesichtsfeldbeschränkung); in einer Anzahl von Fällen sind auch entzündliche Complicationen vorhanden.

Bei der Besprechung der einzelnen klinisch bemerkenswerthen glaucomatösen Erkrankungsformen folgen wir im wesentlichen den Lehren v. GRAEFE's, dessen Arbeiten über Glaucom die Basis und den Ausgangspunkt aller neueren und zukünftigen Forschungen über diesen Gegenstand bilden.

Man unterscheidet folgende Formen des Glaucoms:

a) das acute Glaucom,
b) das chronisch-entzündliche Glaucom,
c) das Glaucoma simplex.

An diese schließt sich noch

d) das Glaucoma secundarium.

a) Das acute Glaucom.

Das ausgeprägte Krankheitsbild des acuten Glaucomes zeigt sich während eines ausgebildeten glaucomatösen Anfalles: Der Bulbus ist hart; die heftigsten Ciliarschmerzen quälen den Kranken; es ist ausgesprochene Ciliarinjektion vorhanden; Conjunktiva und Lider sind etwas ödematös geschwellt. In heftigen Anfällen ist der Bulbus ein wenig nach vorne getreten. Die Pupille ist weit, unregelmäßig begrenzt und starr; die Cornea ist angehaucht, trübe, wie cadaverös, auf Berührung unempfindlich. Das Kammerwasser ist trübe. Die Spiegeluntersuchung ist während des Anfalles wegen der Medientrübung gewöhnlich unmöglich; nach demselben zeigt sie außer Arterienpuls (in Folge des intermittirenden Einströmens des Blutes) an der Papille nichts Abnormes, im Falle wir es mit den ersten Anfällen zu thun haben. Im Beginne ist noch keine Papillenexcavation vorhanden.

Das Sehvermögen ist während des Anfalles im höchsten Grade herabgesetzt, das Allgemeinbefinden ist gestört. Manchmal tritt Erbrechen ein.

In den meisten Fällen gehen die glaucomatösen Anfälle zwar wieder vorüber und es tritt eine Ruhepause ein, während welcher das Sehvermögen wieder zurückkommen kann, als auch sonst das Auge wieder ein normales Aussehen gewinnt. Doch bleiben neue Anfälle nicht aus, die in immer kürzeren Pausen auf einander folgen und jedesmal das Sehvermögen, nun dauernd, beeinträchtigen. Auch das Gesichtsfeld wird erheblich eingeengt, und zwar am häufigsten von der nasalen Seite her.

Jene übrigens sehr seltenen Fälle, in denen das Sehvermögen nach einem ersten Anfall dauernd zu Grunde gerichtet wird, werden fulminante Glaucome genannt.

Die Excavation der Papille, die sich innerhalb der ersten Anstürme des vermehrten Druckes noch nicht ausbilden konnte, entsteht nach Nachlaß der stürmischen glaucomatösen Attaquen, während des Ueberganges des acuten Glaucomes in einen mehr chronischen Zustand. In demselben kommt es nun zu tiefen Excavationen.

In der Majorität der Fälle (nach v. Graefe in ca. 75 Proc. derselben, nach Laqueur in einem geringeren Procentsatze und hauptsächlich bei jüngeren Individuen) beginnt das Glaucom mit einem Prodromalstadium, das demnach dem eigentlichen ersten großen Anfalle vorausgeht. Die glaucomatösen Vorboten sind subjektiver und objektiver Natur. Die ersteren bestehen in einem Nebel- und Farbensehen, und zwar wird bei Tageslicht, überhaupt diffuser Beleuchtung mehr der Nebel wahrgenommen, während die Betrachtung eines Lichtpunktes dem Kranken einen Hof von Regenbogenfarben zeigt, die den leuchtenden Punkt umgeben. Die Sehschärfe kann vollkommen intakt sein, dabei wird aber ein Hinausrücken des Nahpunktes, demnach das Auftreten einer Presbyopie beobachtet.

Objektiv ist im Prodromalstadium nur die vermehrte tastbare Härte des Bulbus, ferner eine leichte Cornealtrübung nachzuweisen. Die letztere kann auch fehlen, dann muß angenommen werden, daß eine objektiv nicht nachweisbare ödematöse Trübung der Hornhaut, sicher auch des Glaskörpers vorhanden ist, auf welcher das Nebelsehen und die Farbenringe (Interferenz- und Diffusionsphänomene) beruhen.

Der prodromale Anfall kann zu jeder Zeit auftreten, am häufigsten jedoch nach Gemüthsaufregungen, gastrischen und Schwächezuständen. Er verschwindet während des ruhigen Schlafes. Laqueur[1] stellt es als Regel auf, daß alle Zustände, welche mit Erweiterung der Pupille einhergehen, den prodromalen Anfall hervorrufen, während die Verengerung der Pupille denselben sistirt, eine Angabe, welche zufällig auch ex juvantibus herzuleiten wäre, wie aus der Wirkung des Eserins erhellt, das, wie wir sehen werden, den Anfall coupirt.

b) Das chronisch-entzündliche Glaucom.

Wir bezeichnen mit diesem Namen jene Form der intraoculären Drucksteigerung, die das Auge nicht anfallsweise ergreift, sondern, einmal ausgebildet unter mäßigen Reizsymptomen weiter anschwillt

---

[1] Das Prodromalstadium des Glaucoms. Arch. f. Ophthal. XXVI. 2. S. 1.

und dem Bulbus jenen Habitus verleiht, den wir κατ' ἐξοχὴν einen glaucomatösen nennen: getrübte Hornhaut, trübes Kammerwasser; vordere Kammer sehr seicht, indem die Iris weit nach vorne gerückt ist, Pupille weit, nur zögernd gegen Licht reagirend, nicht kreisrund. Die Sklera ist graulich gefärbt, die Venen der Episklera ausgedehnt und geschlängelt. Die Tension des Auges ist zweifellos gesteigert und nimmt auch fortwährend zu. Dabei verfällt das Sehvermögen immer mehr und das Gesichtsfeld wird eingeschränkt: die Einschränkung hat in den meisten Fällen etwas ganz Charakteristisches, da sie gewöhnlich von der nasalen Seite her beginnt und temporalwärts weiter fortschreitet. In den längere Zeit bestehenden Formen wird durch diese Vorrückung der Gesichtsfeldeinschränkung über den Fixirpunkt das centrale Sehen vernichtet, und es bleibt dem Kranken nur mehr ein temporal gelegenes streifenförmiges (schlitzförmiges) Gesichtsfeld übrig, in welchem noch ein Rest von Sehvermögen vorhanden ist.

Die oben geschilderte Trübung der durchsichtigen Medien kann von verschiedener Intensität sein, sie verhindert manchmal den Einblick ins Augeninnere, manchmal aber ist sie geringer, hie und da gleicht sie sich für einige Zeit aus, und man kann dann mit dem Spiegel die bereits ausgebildete Sehnervenexcavation sehen, ferner die Pulsation der Arterien auf der Papille, die häufig spontan ist, unter allen Umständen aber sichtbar wird, wenn während des Ophthalmoskopirens ein Fingerdruck auf das untersuchte Auge einwirkt.

Das nicht zu verkennende Bild der glaucomatösen Excavation des Sehnerven und der Unterschied zwischen ihr und der sogenannten physiologischen (angeborenen) einerseits und der Excavation bei Sehnervenatrophie andererseits beruht auf folgenden anatomischen Verhältnissen:

Die angeborene Excavation nimmt immer die Mitte der Papille ein und läßt, wenn sie noch so tief ist, stets eine Zone normaler Papillenoberfläche vom Excavationsrande bis zum Papillarrande übrig. Dabei kommt sie fast immer und in annähernd gleicher Entwickelung beiderseitig vor; kein Arterienpuls. Die atrophische Excavation geht zwar bis zum Papillenrand, ist aber muldenförmig und seicht, läßt demnach die Papillargefäße bis zum Hilus in nahezu einer Ebene (besser gesagt: in sehr geringen und darum nicht zu berücksichtigenden Niveauunterschieden) verfolgen. Die glaucomatöse Excavation ist eine kesselförmige Vertiefung, die von einem vorspringenden Rande, dem Umfange des Skleralloches, begrenzt ist, über welchen die Gefäße hinabsteigen müssen, um ihren Hilus in der Tiefe zu suchen. Daher erscheinen die Gefäße am Excavationsrande wie abgehackt und schimmern nur undeutlich aus der Tiefe herauf, in der sie nur bei veränderter optischer Einstellung schärfer gesehen werden können. Zugleich sind sie gegen die Excavationsperipherie verschoben. Die Papillarenden der Venen sind verbreitert, die Arterien pulsiren. Die ausgehöhlte Papille umgiebt eine weissliche Zone — offenbar eine Folge der Druckatrophie der Chorioidea (Halo glaucomatosus).

Nach einfachen optischen Gesetzen wird die sogenannte parallaktische Verschiebung der Netzhautgefäße — d. h. die Verschiebung der einerseits im Netzhautniveau und andererseits im Excavationsgrunde liegenden Gefäßpartien gegen einander bei Bewegungen des Spiegels nicht fehlen dürfen. Dieselbe ist selbstverständlich auch bei einigermaßen tiefen angeborenen Excavationen vorhanden, hat also, obwohl sie zur Vervollständigung des Bildes dient, nichts eigentlich für Glaucom Charakteristisches.

Wenn man unter „entzündlichen Erscheinungen“ hauptsächlich das Auftreten von plastischen Produkten versteht, so hat sowohl das acute, als auch das chronisch-entzündliche Glaucom — in den meisten Fällen — allerdings nichts Entzündliches an sich; indessen kommen solche plastisch-entzündliche Complicationen auch hie und da vor,[1] andererseits bietet uns die allgemeine Pathologie noch zu wenig Kennzeichen, um einen Reizzustand von einem entzündlichen Zustande sondern zu können. Jedenfalls präsentirt sich die Glaucomform in höherem Maße als entzündlich, als so viele Fälle von Iritis oder Chorioiditis serosa, denen bisher Niemand ihre inflammatorische Natur streitig machte.

Im Verlaufe des chronischen Processes kommen subacute, den Zustand verschlimmernde Anfälle mit heftigen Ciliarschmerzen öfters vor. Während derselben nähert sich das Aussehen des Bulbus dem für den acuten glaucomatösen Anfall charakteristischen Bilde.

Unter den Symptomen ist noch die Insensibilität der Hornhaut zu erwähnen, die namentlich während ausgesprochener Drucksteigerung nachzuweisen ist. Es muß aber bemerkt werden, daß bei alten Leuten die Cornea auch in normalen Zuständen wenig empfindlich ist, daher dieses Symptom in zweifelhaften Fällen für mich seinen differentialdiagnostischen Werth eingebüßt hat.

c) Das Glaucoma simplex.

Während bei diesen beiden geschilderten Glaucomtypen, von welchen übrigens zahlreiche Uebergangsformen vorkommen, entzündliche (oder

---

[1] Jacobson, Zur Entwickelung der Glaucomlehre seit Graefe in „Mittheilungen aus der Königsberger Augenklinik“. Berlin, Peters, 1880. Eine wichtige Quellenschrift über Glaucom, zugleich unbefangene kritische Würdigung zahlreicher Arbeiten über die Pathologie des Glaucoms.

um nicht zu präjudiciren: irritative) Symptome nicht mangeln, bezeichnen wir mit dem Namen des einfachen Glaucoms einen Typus, der zur glaucomatösen Degeneration des Sehnerven und den daraus entspringenden funktionellen Störungen führt, ohne daß wir an dem Habitus des Bulbus oder in den brechenden Medien desselben etwas Abnormes entdecken könnten — ja ohne daß es zu solchen auffälligen Drucksteigerungen kommen würde, wie dies in der Gruppe des entzündlichen Glaucoms der Fall war. Was das letztere betrifft, so ist die Druckzunahme in vielen Fällen nur von sehr geübten Fingern nachzuweisen, in einigen jedoch auch den geübtesten zweifelhaft. Was äußerlich wahrgenommen werden kann, ist eine leichte Trägheit der Iris mit mäßiger Pupillenerweiterung. Das einzig verwerthbare Symptom, welches uns die glaucomatöse Natur des Leidens enthüllt, ist der Spiegelbefund, der uns die Papille excavirt, die Arterien pulsirend zeigt. Entsprechend der geringen Steigerung des intraoculären Druckes braucht auch die Ausbildung der Excavation längere Zeit, dafür aber kommt es zu Excavationen von einer Tiefe, wie man sie sonst nur in Augen mit Ektasia universalis beobachten kann. Die excavirte Papille nimmt vollständig den Charakter der Atrophie an, sie wird sehnenweiß — ein sicheres Zeichen, daß die Nervenfasern in Folge des lang anhaltenden Druckes in Schwund übergegangen sind.

Was das Sehvermögen betrifft, so leidet dasselbe im Beginne nur unmerklich, nur das Gesichtsfeld wird von der Peripherie her immer mehr eingeschränkt, aber durchaus nicht so häufig von der Nasenseite her, wie im entzündlichen Glaucom. Es ist klar, daß die allmähliche Atrophie der Nervenfasern, die sich auch mit der Zeit durch die Farbenuntersuchung (Auftreten von Roth-Grün-Blindheit) nachweisen läßt, das Gesichtsfeld nach ihrer Weise (in Form von einspringenden Winkeln) beschränkt. Das Erlöschen des Sehvermögens erfolgt durch Vorrücken der Gesichtsfelddefekte über den Fixationspunkt.

Außer durch die Papillenexcavation wird die Abhängigkeit dieses Leidens durch die Drucksteigerung noch durch jene Fälle klar bewiesen, in welchen ein wahres Glaucoma simplex in einem plötzlichen Anfalle in ein entzündliches Glaucom überging.

Glaucoma absolutum. Der Verlauf des glaucomatösen Leidens wird durch den Zeitpunkt der Erblindung des ergriffenen Auges naturgemäß in zwei große Stadien eingetheilt. Mit der Erblindung ist der glaucomatöse Proceß abgelaufen (Glaucoma absolutum), was das Sehvermögen, aber nicht was das Auge selbst betrifft. Denn dieses steht noch weiterhin unter der Einwirkung der intraoculären Drucksteigerung.

Der Zustand des Auges entspricht in diesem Stadium dem Typus des ersten Stadiums. War ein entzündliches Glaucom vorhanden, so besitzt der Bulbus den ausgeprägtesten glaucomatösen Habitus: sehr bedeutende Härte, graue Verfärbung der Sklera, kranzartig geschlängelte Episkleralvenen; trübe, gestichelte Cornea; ad maximum erweiterte Pupille mit hochgradiger Atrophie der Iris, welche sich auf ein schmales Reifchen reducirt; Trübung der Linse; Unempfindlichkeit des ganzen Auges. In diesem Zustande kann das Auge, ohne dem Kranken Schmerzen zu bereiten, lange fortbestehen; sehr oft jedoch treten periodische Schmerzanfälle auf, verbunden mit subjektiven Lichtempfindungen, die dem Kranken sehr peinlich sind. Hämorrhagien in die vordere Kammer sind nicht selten.

Bei längerem Bestehen des Uebels wird das Auge so sehr in seiner Ernährung beeinträchtigt, daß es phthisisch zu Grunde geht. Dies kann durch eiterige Keratitiden (wahrscheinlich mycotischer Natur in Folge Unempfindlichkeit der Hornhaut) geschehen, wobei sich die Eiterung auf die Chorioidea weiter ausbreitet, oder durch eine Art Cyclitis, welche durch die fortwährenden intraoculären Blutungen entfacht wird.

Augen, welche an Glaucoma simplex erblindet sind, können auch im Stadium absolutum in ihrer Reizfreiheit verharren. Nur die excavirte Papille, ein Kranz von ausgedehnten und geschlängelten episkleralen Gefäßen, unterscheiden ein solches Auge von einem an gewöhnlicher Sehnervenatrophie erblindeten.

d) Das Glaucoma secundarium.

In den geschilderten Typen des Glaucoms war das Auge von der Drucksteigerung befallen worden, ohne daß früher ein anderes Augenleiden mit sichtbaren Symptomen vorhergegangen wäre. Es war also scheinbar der glaucomatöse Proceß primär aufgetreten. Nach den Vorbemerkungen über Drucksteigerung braucht aber nicht erst erwähnt zu werden, daß die Drucksteigerung auch im primären Glaucom eine Ursache besitzt, daß wir aber nicht in der Lage sind, diese Ursache in jedem einzelnen Falle bestimmen zu können. Unsere Therapie gegen das Glaucom ist darum auch, wie sich später ergeben wird, keine causale, sondern eine symptomatische, denn sie richtet sich ausschließlich gegen das Hauptsymptom, die Drucksteigerung.

Wenn wir nun der Gruppe der primären Glaucomformen die secundären Glaucome entgegensetzen, so ist das nicht so zu verstehen, als wenn wir hier in der Lage wären, die Drucksteigerung in ihrer direkten Abhängigkeit von bestimmten ätiologischen Momenten nachzuweisen. Im Gegentheil stellt der abnorm erhöhte Druck auch hier nur ein letztes Glied einer Kette von pathologischen Processen vor, deren erste Glieder wir allerdings kennen, während die Zwischen- und Verbindungsglieder in sehr vielen Fällen unserer Kenntniß sich entziehen.

Intraoculäre Drucksteigerung kann als Symptom zu den verschiedensten Augenkrankheiten hinzutreten. Sie wird zum Glaucom, wenn sie sich dauernd zur Geltung bringen kann. Das Glaucom wird darum als secundäres aufgefaßt, weil vor seiner Ausbildung andere nicht glaucomatöse Krankheitserscheinungen vorhanden waren. Die Thatsache, daß zu den verschiedensten Augenkrankheiten sich Glaucom hinzugesellen kann, ist für die Therapie darum von größter Wichtigkeit, weil sie uns auffordert, unter allen Umständen die Tension des Bulbus genau zu überwachen, damit man von den deletären Folgen einer Drucksteigerung nicht überrascht werde.

Die Processe, welche besonders häufig zu Secundärglaucom führen, sind folgende:

1. Alle Fälle, in denen der Uvealtractus durch Zerrung der Iris oder des Corpus ciliare in einen Reizungszustand versetzt ist. Dazu gehören ektatische Hornhautnarben mit Iriseinwachsung; Iriseinheilung in Narben des Corneallimbus; Skleral- und Intercalarstaphyloma. Außerdem Reizungen der Iris durch luxirte Linsen oder Linsenfragmente.

2. Jene Zustände, in welchen, wie bei traumatischem Star, eine rasche Aufquellung von Linsenbröckeln stattfindet, welche einerseits mechanisch die Iris reizen, andererseits durch ihre beträchtliche Volumszunahme den im Augeninneren herrschenden Druck acut steigern müssen. Beide Momente scheinen nothwendig wirksam sein zu müssen, um jene so deletär wirkenden Drucksteigerungen hervorzubringen. Vielleicht kommt noch der Umstand in Betracht, daß Linsendetritus die vorderen Abflußwege des Bulbus mechanisch verschließt und auf diese Weise die Drucksteigerung sich auch nicht durch erhöhte Ausfuhr ausgleichen kann.

Ein von mir beobachteter Fall spricht klar für die letztere Möglichkeit. Ich operirte eine angeborene Cataract bei einem 9jährigen Knaben. Die Cataract war vollkommen flüssig, milchweiß, mit einem winzigen Kern, der unten lag. Ich discindirte, eine sehr kleine Kapselöffnung anlegend; die milchweiße, offenbar kalkhaltige Flüssigkeit ergoß sich sofort in die vordere Kammer. Am anderen Morgen ausgeprägter Glaucomanfall mit Protusio bulbi; sofortige Iridectomie. Abends wieder ganz normale Verhältnisse. In diesem Falle konnte weder durch die minutiöse Cornealstichwunde, noch durch Quellung von Linsenmasse, noch durch irgendwelche Abnormität der Sklera der Glaucomanfall bedingt sein. Ich kann nur eine Verstopfung der Lymphwege durch eingeschwemmte Fett- und Kalkpartikel annehmen.

3. Stauungen im hinteren Kammer- und Augenraum durch Pupillarverschluß in Folge von ringförmigen hinteren Synechien. Diese Zustände sind bereits auf S. 186 u. ff. geschildert und daselbst ist auch die diagnostische Bedeutung der Iris-Buckelung auseinandergesetzt.

4. Intraoculäre Tumoren. Ueber diesen Punkt wird später eingehend gesprochen werden (zwölftes Kapitel).

5. Iridochorioiditis serosa. Nach den von uns vertretenen Anschauungen ist die Iritis und Iridochorioiditis serosa im Grunde genommen ein echter, primärer Glaucomtypus. Unzweifelhafte Uvealentzündung — hinzutretende Drucksteigerung, die mit der Zeit in ein echtes Glaucoma chronicum übergehen kann. Indessen ist die pathologische Anatomie dieser Form noch zu dürftig, um sie für die Pathologie des Glaucoms verwerthen zu können.

Das klinische Bild einer in schleichendes Glaucom übergegangenen Iridochorioiditis serosa ist im Wesentlichen folgendes: Die Cornea ist in ihren vorderen Schichten durchsichtig, auf der Descemetischen Membran sind unzählige feine Präcipitate. Die vordere Kammer ist auffallend tief. Das Kammerwasser braucht nicht besonders trübe zu sein. Die Iris hat in vielen Fällen ein ganz normales Aussehen, in anderen wieder ist sie verfärbt oder atrophisch. Die Pupille ist mittelweit, träge reagirend oder ganz starr; keine Synechien, der Glaskörper ist flockig und diffus getrübt, der Einblick mit dem Ophthalmoskop unmöglich. Es ist häufig gar keine Spur von Ciliarinjektion vorhanden. Der Bulbus ist hart, übrigens in seiner Tension häufig wechselnd, doch immer über die Norm gespannt. Das Sehvermögen beträchtlich herabgesetzt, das Gesichtsfeld von der Peripherie her eingeschränkt; auch temporale Defekte sind beobachtet. In dieser Weise hält sich der Zustand des Auges viele Monate wesentlich unverändert, mit nur langsamem weiteren Verfall des Sehvermögens. Charakteristisch sind übrigens die weiteren Veränderungen, denen das letztere unterworfen ist, wobei oft mehrmals im Tage bedeutende Verdunkelungen mit erheblichen Besserungen wechseln. Die Gründe, warum die eine Iritis oder Iridochorioiditis serosa zu einer Drucksteigerung führt, während zahlreiche andere Fälle ohne dieselbe ablaufen, sind noch in Dunkel gehüllt. Von einer Form der in ein Glaucom übergehenden Iritis acuta wurde bereits auf S. 184 gesprochen und dieselbe als Iritis glaucomatosa bezeichnet. Bei dieser liegt die Vermuthung nahe, daß der fibrinöse Charakter des Exsudates, der mitunter das Pupillargebiet und die vordere Kammer erfüllt, an der Drucksteigerung Schuld trägt, indem das rasch gerinnende Exsudat die Lymphwege verstopft.

6. Eine besonders perniciöse Form unter den Glaucomen ist diejenige, welche sich mit Blutungen der Netzhaut zu compliciren pflegt (Glaucoma haemorrhagicum). Sie ist nicht besonders häufig (ca. 3 Procent aller Fälle). Die Retinalapoplexien treten gewöhnlich im Umkreis der Papille auf und sind höchst wahrscheinlich durch Zerreißungen der brüchigen Gefäßwände bedingt, welche ihrerseits wieder eine Folge tiefgehender, wenn auch noch unbekannter Ernährungsstörungen des Bulbus vorstellen. Das Auftreten der Blutungen geht gewöhnlich der Drucksteigerung um einige Zeit voraus. Das Glaucom ist ein entzündliches und trotzt jeder Therapie.

7. Von besonderer theoretischer Bedeutung sind sämmtliche Formen von Ektasien des Bulbus. Wir können sagen, daß jeder höhere Grad von allgemeiner oder partieller Ektasie mit der Zeit zur Drucksteigerung führt, und die Enucleation, denen diese erblindeten Augäpfel so oft unterworfen werden, giebt uns genug Material in die Hand, diesen Satz zu beweisen. Wir finden nämlich in diesen Bulbis die tiefsten Papillenexcavationen; ferner ist ausgebreitete Atrophie der Aderhaut vorhanden.

Wenn nun eine Ektasie der Bulbuswandung secundär zur Drucksteigerung führt, so giebt es umgekehrt eine Reihe von Drucksteigerungen, die zur allmählichen Ausdehnung der Bulbuswandungen führen und auf diese Weise eine mitunter ganz enorme Vergrößerung des Augapfels herbeiführen. Wir bezeichnen diesen Zustand mit dem Namen Hydrophthalmus, gleichbedeutend mit Hydrops oculi, Wassersucht des Auges. Er ist wohl zu unterscheiden von dem Totalstaphylom, auch Ektasia bulbi totalis genannt, der ein Folgezustand des nach totaler Verschwärung der Cornea eintretenden Irisvorfalles und der daran sich schließenden Narbenektasie ist. Beim Hydrophthalmus handelt es sich um ein ganz eigenartiges Krankheitsbild, dessen Anfang in den meisten Fällen schon im frühesten Kindesalter bemerkt wird, das aber ausnahmsweise sich auch bei sehr jugendlichen Personen entwickeln kann. Wenn sich das Uebel bereits nach der Geburt einstellt, so zeigt sich die Cornea matt, wie mit einem feinen milchigen Hauche opalescirend, die Pupille ist weit und träge reagirend, die Conjunktivalgefäße ausgedehnt und stark geschlängelt. In der Regel ist das Uebel doppelseitig, auch familiär, da mitunter andere Kinder derselben Familie ähnlich erkrankt waren. Bald wird bemerkt, daß das Sehen gestört ist, und allmählich vergrößert sich der Augapfel zu monströsen Graden. Das Bild des entwickelten Hydrophthalmus ist folgendes: Die normal durchsichtige oder leicht opalescirende Cornea ist ungewöhnlich stark (kugelig oder ellipsoid) gewölbt; ihre Basis hat einen Durchmesser bis zu 20 mm (normal 11 mm). Die vordere Kammer ist sehr tief, die Iris kann das normale Gefüge haben, oder auch atrophisch sein, die Pupille ist weit, je nach dem Grade des Uebels träg reagirend oder ganz starr. Die seichte Furche, welche die Grenze zwischen Cornea und Sklera bildet, ist verstrichen, so daß die Wölbung der ersteren direkt in die der Sklera übergeht, wobei jedoch die Randzone weißlich getrübt ist. Interessant ist, daß gewöhnlich Irisschlottern beobachtet wird. Indem nämlich die Linse die Vergrößerung des vorderen Bulbusabschnittes nicht mitmacht, muß die Zonula gedehnt und defekt werden, wodurch die Linse bei allen Bewegungen des Bulbus schlottert und die Iris erschüttert. Durch die verdünnte Sklera schimmert die Uvea bläulich durch. Linse und Glaskörper sind oft völlig durchsichtig, so daß die tiefe glaucomatöse Papillenexcavation ganz deutlich zu sehen ist. Das Auge ist dabei steinhart; das Sehvermögen kann je nach dem Grade der Krankheit in verschiedenem Maße gelitten haben und bis zur völligen Amaurose gesunken sein. Selbstverständlich werden auch die straff gespannten Augenlider stark gedehnt und die Conjunctiva ist in der Regel in einem Reizzustande begriffen.

Dieses nicht zu verkennende Krankheitsbild kann durch mannigfache secundäre Veränderungen bedeutend modificirt werden; die Linse wird cataraktös, die Hornhaut durch verschiedene entzündliche Processe trübe, ebenso kann der Uvealtractus sich entzünden. Das Uebel ist übrigens ein progressives, indem bei den angeborenen Fällen bis in die Pubertätsjahre hinein die Vergrößerung fortschreitet, bis dann eine regressive Metamorphose eintritt, die das Auge unter vielen Schmerzen zur Verkleinerung bringt. Diese Rückbildung wird in vielen Fällen durch spontane oder auch traumatische Ruptur der übermäßig gedehnten Bulbuskapsel eingeleitet, oder aber durch intraoculäre Blutungen, auch durch eine schleichende, zur Schrumpfung führende Iridocyklitis herbeigeführt.

Was die Constitution der Kranken anbelangt, deren ich stets eine größere Zahl im hiesigen Landes-Blindeninstitute vor Augen habe, so habe ich an keinem der von mir gesehenen Fälle mehr minder deutliche Spuren rhachitischer oder skrophulöser Veranlagung vermißt, was auch von anderen Autoren angegeben wird; Angelucci registrirt für seine Fälle nebst der rhachitischen Grundlage auch die Abstammung von nervenkranken oder an Circulationsstörungen leidenden Müttern.

Es handelt sich also bei diesem Krankheitsbilde um einen schon in frühester Jugend oder gar schon im intrauterinen Leben durch

Hypersecretion bedingten glaucomatösen Zustand, der, da er es mit abnorm nachgiebigen Bulbuswandungen zu thun hat, nicht allein zur Papillenexcavation, sondern zur Ausdehnung des Cornea und der übrigen Bulbuswandungen führt; man hat darum den Hydrophthalmus auch Glaucoma infantile genannt. Daß aber der Zustand nicht allein angeboren sein, oder sofort nach der Geburt anheben, sondern, allerdings in sehr seltenen Fällen, auch von erwachsenen jugendlichen Personen acquirirt werden und dann genau in der oben beschriebenen Ausprägung einseitig vorkommen kann, habe ich selbst beobachtet. In diesen Fällen ist aus einem Glaucoma juvenile ein Hydrophthalmus geworden, was gleichfalls nur so zu denken ist, daß die abnorm nachgiebige Bulbuskapsel für eine stetige Hypersekretion der Binnenflüßigkeit auch stetig Raum schafft.

Therapie des Glaucoms.

Ein glaucomatöser Zustand kann dauernd nur auf dem Wege der Operation behoben werden. Jedes sich selbst überlassene glaucomkranke Auge verliert mit der Zeit sein Sehvermögen und verfällt der glaucomatösen Degeneration.

Die gegen Glaucom am meisten erprobte und darum auch von vornherein indicirte Operation ist die Iridectomie, welche wir zu dem ausgesprochenen Zwecke anlegen, den abnorm erhöhten intraoculären Druck dauernd herabzusetzen. Die Operation richtet sich demnach nicht gegen die letzte Ursache der Erkrankung, welche die Iris nur entfernt tangirt, sondern nur gegen das Hauptsymptom derselben.

Auf welche Weise die Iridektomie ihren Zweck, wie dies in unzähligen Fällen erprobt ist und demnach keines klinischen Beweises mehr bedarf, erfüllt, ist bis heute ebenso wenig bekannt, als die letzte Ursache des Glaucoms. Am wahrscheinlichsten erscheint uns die Annahme, daß die Wirkung der Iridektomie in Bezug auf die Spannungsherabsetzung eine combinirte ist. In erster Linie steht die momentane Entlastung des Bulbus durch die ausgiebige Paracentese, wodurch im Anschlusse an die Operation jedenfalls ein besserer Ernährungszustand und die Möglichkeit einer Ausgleichung von Kreislaufstörungen (im weitesten Sinne genommen) angebahnt wird. Ob wir nicht bei der Anspannung der Iris, überhaupt bei dem Zug, den wir behufs Abschneidens derselben, etwas einer Nervendehnung Analoges üben, mag nur von ferne angedeutet werden. Das wesentliche und bleibende Moment scheint aber nebst der Befreiung des mit der Hornhautperipherie verlötheten Iriswinkels auf der Anlegung einer Narbe in der

Gegend der Cornea-Skleralgrenze, als jenem Orte, in welchem die Hauptabzugskanäle liegen, zu beruhen, wodurch vielleicht ein der Filtration der Binnenaugenflüssigkeit günstiges Gewebe geschaffen wird, demnach eine Compensation der vermehrten Secretion durch erleichterte Ausfuhr ermöglicht ist.

Wie dies auch immer sei, die Thatsache der günstigen Wirkung der Iridektomie gegen den glaucomatösen Zustand wird durch den Umstand nicht beeinträchtigt, daß wir keinen rechten Einblick in den Mechanismus der Heilwirkung haben.

Die operativen Methoden, welche man außer der Iridektomie gegen das Glaucom noch besitzt, sind die einfache Paracentese der vorderen Kammer und die Sklerotomie. Die einfache Paracentese hat nur einen höchst beschränkten palliativen Werth und kommt nur in Ausnahmsfällen zur Anwendung; dagegen hat die Sklerotomie sich Anerkennung und einen Wirkungskreis verschaffen können, so daß sie als selbstständige Glaucomoperation heutzutage neben der Iridektomie geübt wird. Andere operative Methoden, die von verschiedenen Seiten angegeben wurden, haben bisher nur bei den betreffenden Erfindern Anklang und Verwendung gefunden.

Von anderen Heilmethoden oder Kuren hat man bis zur Entdeckung der Miotica keinen wie immer gearteteten Erfolg gesehen, ebenso wie das Glaucom bis zu Graefe's unsterblicher Entdeckung der Heilwirkung der Iridektomie als unheilbares Leiden galt. Erst seit der Anwendung der pupillenverengenden Mittel, des Eserins und Pilocarpins, hat man in ihnen Stoffe erkannt, welche, ins Auge geträufelt, den Druck für eine Weile zu ermässigen, ja sogar einen glaucomatösen Anfall zu beseitigen im Stande sind, und in gewissen Fällen durch längere oder kürzere Zeit ein zu Glaucom neigendes Auge in einem anscheinend normalen Zustande erhalten können.

Die Verwendbarkeit des Eserins beginnt schon im Prodomalstadium, welches durch die Anwendung des Mittels verlängert wird, so daß der Ausbruch der echten Glaucomanfälle dadurch auf längere Zeit hinausgeschoben wird. Nach Laqueur, dem wir diese Bereicherung unserer Therapie verdanken, genügt ein Tropfen einer halbprocentigen Eserinum sulfuricum-Lösung, alle zwei Tage in das Auge geträufelt, dem Patienten, der sonst berufsunfähig wäre, durch Monate, ja Jahre ein erträgliches Dasein zu verschaffen und seine Arbeitsfähigkeit zu sichern. Es ist erwiesen, daß durch die methodische Anwendung des Eserins der Ausbruch schwerer Glaucomanfälle lange Zeit hintangehalten werden kann, aber eben so sicher ist es, daß trotz der wohlthätigen Wirkung des Eserins das Sehen nach jedem coupirten Anfalle trotzdem seinen Leck erhalten hat, auch die Excavation sich ausbildet und demnach unter dem Eserin trotz des relativen subjektiven Wohlbefindens des Kranken das Sehvermögen allmählig erlischt, wenn keine Operation vorgenommen wird. Ebenso wirkt das Pilocarpinum muriaticum, nur muß desselbe weit öfter und in bedeutend stärkerer Concentration (von 2 $^0/_0$ angefangen) gegeben werden.

Auch die ausgebildete glaucomatöse Attaque wird durch die Einträuflung der Miotica sicher gemässigt, ja in vielen Fällen coupirt. Bei der Anwendung des Eserins muß in Berücksichtigung gezogen werden, daß nach der Einträuflung desselben ein ungefähr eine halbe Stunde währender Stirn-Kopfschmerz auftritt, der sich zwar beim echten Glaucomanfall mit den Ciliarschmerzen deckt, beim prodromalen Anfall aber von den Kranken übel vermerkt wird. Man muß darum die Patienten auf diesen Punkt aufmerksam machen.

Das Pilocarpin erzeugt diese unangenehmen Stirnkopfschmerzen nicht, oder wenigstens nur ausnahmsweise, weshalb dieses im Allgemeinen den Vorzug verdient. Seiner Verwendung in der Armenpraxis steht leider sein hoher Preis im Wege, auch in sehr schweren Anfällen ist das Eserin vorzuziehen, da die Pupillenverengerung viel rascher erfolgt und der mit seiner Anwendung verknüpfte Kopfschmerz nach den vorangegangenen und bestehenden glaucomatösen Schmerzen nicht mehr in Frage kommt. Auf die Thatsache, daß die Einträufelungen und der anhaltende Gebrauch der Miotica im Stande sind, die Glaucomanfälle zu coupiren und dem Patienten eine Reihe von Jahren hindurch die Existenz möglich zu machen, ja ihm vor der Operation zu bewahren, hat H. Cohn im Jahre 1895 neuerdings aufmerksam gemacht, und daraus die wichtige Lehre abgeleitet, mit der Operation so lange zu warten, als das Glaucom nicht fortschreitet, jedenfalls so lange, als das Mittel gegen die Anfälle noch wirksam ist. Eine lange Erfahrung überzeugt mich, daß diese Lehre ein zweischneidiges Schwert ist, indem man in vielen Fällen dem Kranken durch längeres Zuwarten schaden kann. So viel ist Thatsache, daß ein an einem, namentlich dem ersten glaucomatösen Anfalle leidendes Auge durch die Pilocarpin- oder Eserineinträuflung wieder ganz normal werden, und dies längere Zeit hindurch auch bleiben kann, so sehr, daß (da Spiegelveränderungen in solchen Fällen nicht vorhanden sind) der Arzt, der den Anfall nicht gesehen hat, geneigt wäre, die Diagnose seines Vorgängers absprechend zu beurtheilen. Bei dieser Gelegenheit mag auf echte glaucomatöse Anfälle aufmerksam gemacht werden, die im Verlaufe einer fieberhaften Krankheit, besonders der Influenza zur Beobachtung kommen, und die, wenn sie durch die Einträuflung von

Mioticis coupirt werden, Jahrelang nicht mehr auftreten. Es ist schon ein großes Verdienst des Heilmittels, daß es dem Arzt ermöglicht, die Operation während des fieberhaften Stadiums nicht machen zu müssen. Auch habe ich Fälle von Iritis glaucomatosa beschrieben, wo Heilung ausschließlich durch den localen Gebrauch des Mioticums eintreten kann. Aber eben so sicher habe ich erfahren, daß Patienten glücklich über ihr Wundermittel plötzlich doch von einem fulminanten Anfall erfaßt wurden, und entweder gar nicht oder unter den ungünstigsten Bedingungen operirt werden konnten, oder aber erst dann zur Operation kamen, als der Gesichtsfeldausfall bis an den Fixationspunkt reichte.

Wir sind nun bei der Frage angelangt, wann wir den Kranken die Operation als unaufschiebbar oder dringlich vorzustellen haben. Wir haben gesehen, daß das Prodromalstadium sich lange hinausschieben läßt, und wir können den ersten Akt des Glaucoms so lange als prodomal gelten lassen, als der erhöhte intraoculäre Druck noch nicht zu bleibenden Veränderungen im Auge geführt hat. Sowie wir solche bemerken, bestehen sie nun in einer Abnahme der Sehschärfe, Beschränkung des Gesichtsfeldes oder den ersten Spuren der Papillenexcavation, ist die Operation zur Verhütung weiterer unheilbarer Schäden geboten.

Dabei ist vorausgesetzt, daß die Kranken fortgesetzt unter verläßlicher oculistischer Aufsicht stehen. Mangelt diese, so thut man am besten, den Kranken schon im Prodromalstadium zur Operation zu rathen. Jedenfalls ist die Operation auszuführen, wenn das Glaucom schon im Stadium evolutionis begriffen ist.

Ehe wir über den Werth der Iridektomie bei Glaucom, wie er aus verläßlichen Statistiken hervorgeht, sprechen, müssen einige Worte über die Ausführung dieser Operationsmethode vorausgeschickt werden, wenn sie antiglaucomatös wirken soll. Die Details darüber giebt die Operationslehre.

Es ist nothwendig, daß der Schnitt zur Eröffnung der vorderen Kammer möglichst peripher, d. h. im Sclerallimbus angelegt werde. Der Schnitt darf nicht zu klein sein, er betrage 6—8 mm an Länge. Von der Iris muß ein möglichst breites Stück ausgeschnitten und dasselbe möglichst hoch, d. h. nahe den Ciliarfortsätzen abgeschnitten werden. Das Colobom wird, wo es nur angeht, nach oben angelegt.

Die Ausführung der Operation erfordert eine besondere Uebung und ist schwieriger, als die einer gewöhnlichen Iridektomie zu optischen Zwecken, weil die vordere Kammer bei Glaucom (namentlich in acuten Fällen, wo mitunter trotz fleißiger Einträufelung von Eserin keine Pupillenverengerung zu erzielen ist) sehr enge, die Linse also der Cornea nahe gerückt und die Gefahr vorhanden ist, dieselbe anzustechen, womit das Auge dem Untergange geweiht wäre. Außerdem ist darauf zu sehen, daß der Schnittkanal nicht zu lange sei (d. h. der Schnitt nicht zu schief durch die Hornhautlamellen geführt werde), weil in diesem Falle das periphere Ausschneiden der Iris eine Unmöglichkeit wäre. Wesentlich gefördert wird die Operation, wenn vor derselben durch Eserineinträufelung Miosis erzeugt wird, weil dadurch das Fassen der Iris, die vorher zu einem schmalen Reifchen reducirt war, erleichtert wird.

Die Erfahrungen, welche Albrecht v. Graefe über die Wirksamkeit der Iridektomie machte, sind kurz diese: Das entzündliche Glaucom wird durch die Iridektomie dauernd geheilt; es ist eine Ausnahme, wenn trotz derselben progressiver Verfall des Sehvermögens und Erblindung eintritt. Ungünstiger steht das Verhältniß beim einfachen, nicht entzündlichen Glaucom (Glaucoma simplex). Hier wird nur etwa in der Hälfte der Fälle der abnorme Druck durch die Iridektomie dauernd behoben, in einem Bruchtheil ist zur dauernden Heilung eine zweite Iridektomie nöthig. In einer kleinen Zahl von Fällen des Glaucoma simplex ist nach der Iridektomie rascher Verfall des Sehvermögens beobachtet.

Arlt's Erfahrungen stimmen (auf S. 358 seiner Operationslehre) vollständig mit denen Graefe's überein.

Da über den endgiltigen Werth einer Operationsmethode nur dann geurtheilt werden kann, wenn die operirten Fälle noch lange Zeit nach der Entlassung beobachtet werden können, so mußte es als eine dankenswerthe That Hirschberg's[1] bezeichnet werden, wenn er den festen Boden, welchen der ausübende Arzt im Besitze einer bisher als rettend erachteten Operation unter den Füßen zu haben glaubte, durch Veröffentlichung einer in jeder Beziehung werthvollen Statistik noch weiter stützte. Diese Statistik, welche 76 gut und längere Zeit nach der Operation hindurch beobachtete Glaucomfälle betrifft, ergab folgende Daten:

Von 18 Fällen von acut entzündlichem Primärglaucom wurden 17 dauernd (die Beobachtung erstreckt sich auf ein Minimum von $1^1/_2$ bis zu 8 Jahren) geheilt. Der wenig befriedigende Erfolg des 18. Falles ist auf individuelle Ursachen zurückzuführen. Von höchster Wichtigkeit ist die Thatsache, daß in keinem Falle der acute Anfall nach der Iridektomie in chronisches Glaucom überging, demnach dauernde Heilung erzielt wurde. In 10 Fällen von chronisch entzündlichem Glaucom

[1] Zur Prognose der Glaucomoperation. Arch. f. Ophth. XXIV. 1, 1878.

wurde die dauernde Heilung 9 Mal erzielt. In den Fällen von Glaucoma simplex stimmten die Resultate HIRSCHBERG's so ziemlich mit den oben erwähnten Angaben GRAEFE's.

Leider mußte HIRSCHBERG für seine Fälle nach weiterer 20jähriger Prüfung seine Angaben zu Ungunsten der Iridektomie modificiren. Er fand, daß viele von den mit gutem Erfolg iridektomirten Augen später doch erblinden. Die günstige Wirkung der Iridektomie trete in der Regel nur beim acuten Glaucom ein, beim chronischen schaffe die Operation nur einen Aufschub; das Glaucoma simplex werde nur wenig beeinflußt, gelegentlich noch verschlimmert. Um über diesen so wichtigen Gegenstand seinerseits Aufschlüsse zu bieten, hat nun O. HAAB das Glaucommaterial der Züricher Klinik einer Prüfung unterzogen und solche Fälle herangezogen, wo nach der Iridektomie eine Zeit von 2 bis über 32 Jahre verflossen waren. Aus dieser bisher einzig dastehenden Statistik (die Erfolge der Glaucomoperation, Inaug.-Diss. von R. A. HAHNLOSER, Winterthur 1896) geht hervor, daß die Krankheit in ihren entzündlichen und nicht entzündlichen Formen um so sicherer geheilt wird, je früher die sachgemäße Behandlung beginnt. Diese Behandlung darf aber keine schablonenhafte sein: man darf nicht glauben, durch die Iridektomie allein schon alles gethan zu haben. Es müssen sämmtliche in Betracht kommende Heilfaktoren, Miotica, Iridektomie, eventuell Sklerotomie in Anwendung gezogen werden. Nach der Heilung kommen nämlich Rückfälle vor, die durch geeignete Behandlung beseitigt werden können. Der Kranke muß demnach auch nach der Heilung in Beobachtung bleiben. Die Iridektomie führte in den beiden entzündlichen Gruppen des Glaucoms Heilung in ca. 50—60 % herbei. Selbst für die entzündungsfreie Form (Glaucoma simplex) ist durch die operative Methode in ca. 50 % absolute oder relative Heilung zu erzielen.

Auf diese Daten gestützt, die mit den Erfahrungen der meisten maßgebenden Kliniker übereinstimmen, können wir wohl behaupten, daß das Glaucom eine durch die Iridektomie heilbare Krankheit ist, und daß nur jene Fälle, die schon A. v. GRAEFE als Sehnervenatrophie mit glaucomatöser Excavation auffaßte, eine unbestimmte Prognose geben, ohne indessen so ungünstig zu sein, wie man so oft behauptet, da in dieser Gruppe ebenfalls 50 % Heilungen, resp. Besserungen vorkommen, vorausgesetzt, daß die Krankheit zur richtigen Zeit erkannt und richtig behandelt wurde. Eine so günstige Prognose bei einer Krankheit, die vor GRAEFE's Entdeckung als unheilbar galt, und an der noch heute zahlreiche Menschen erblinden, deren Zustand nicht rechtzeitig erkannt wurde (s. S. 238), darf nicht gering angeschlagen werden. Ferner darf nicht vergessen werden, daß die Mißerfolge nach der Iridektomie oftmals nicht der Methode, sondern der Ausführung der Operation zuzuschreiben sind, die, wie oben bemerkt, zu den schwierigsten in der Augenwundarzneikunst zählt. Ist nämlich die erste Iridektomie nicht lege artis ausgeführt (unreine Irisexcision, zu kleiner und schiefer, nicht genug peripherer Hornhautschnitt, von der Linsenverletzung zu schweigen), so sind Recidiven mit großer Wahrscheinlichkeit zu erwarten und die zweite Operation bietet darum weniger Chancen, weil der neuerliche Glaucomanfall sich mit manifesten cyklitischen Erscheinungen (oft durch Iriseinklemmungen in der Narbe bedingt) complicirt. Solche ungünstige Ausgänge der Methode zur Last zu legen, wäre nicht gerechtfertigt. Auch ist es zweckmäßig, den so oft gehörten Vorwurf, daß die Sehschärfe, namentlich beim chronisch-entzündlichen und einfachen Glaucom, auch nach tadellos ausgeführter Iridektomie beträchtlich reducirt sein kann, in jedem einzelnen Falle einer unbefangenen Kritik zu unterziehen. Die Herabsetzung der Sehschärfe in so manchen tadellos operirten Fällen ist nämlich nicht immer einem Fortschreiten des glaucomatösen Processes trotz der Operation, sondern häufig genug dem Narbenastigmatismus zuzuschreiben, wovon wir uns durch Untersuchung jedes Falles mit dem Javal'schen Ophthalmometer überzeugen können, und zwar finden wir nicht allein einen regelmäßigen Astigmatismus (häufiger As inversus), nach dessen Corrigirung die Sehschärfe beträchtlich steigt, sondern sehr oft einen unregelmäßigen, dessen Verbesserung auf keine Weise gelingt. Es sind diese Befunde im höchsten Grade lehrreich, da sie zeigen, daß die Technik des Hornhautschnittes noch nicht bis zu jenem wünschenswerthen Grade der Vollkommenheit gediehen ist, die eine Vermeidung, resp. eine Berechnung des Wundastigmatismus gestatten würde.

Um das eben Vorgebrachte zu illustriren, führe ich einen Kranken an, der wegen Glaucoma simplex an anderem Orte operirt, mich wegen schlechter Sehschärfe aufsuchte. Ich fand an dem betreffenden Auge ein breites, bis zum Ciliarrande reichendes Iriscolobom, eine etwas gedehnte Operationsnarbe mit ödematöser Bindehaut (Filtrationsnarbe), vollkommen reine Medien, tiefe Papillenexcavation mit Halo glaucomatosus. V = kaum 0,1; dagegen mit Cyl. − 3,5 Axe vertikal auf 0,4 zu verbessern. Dem Patienten waren wegen „glaucomatöser Sehnervenatrophie" bereits Strychnininjektionen empfohlen worden.

Es ließen sich an diese Daten noch andere günstige Belege für die dauernde und optisch auch zufriedenstellende antiglaucomatöse Wirkung der Iridektomie reihen; indessen sind diese positiven Angaben genügend, der Graefe'schen Operation auch fernerhin ihren Werth zu sichern.

Was die Sklerotomie anbelangt, so wurde diese Operationsmethode hauptsächlich mit der theoretischen Begründung in die Praxis eingeführt, daß durch dieselbe eine ausgiebige Filtrationsnarbe angelegt und dadurch der glaucomatöse Proceß, der auf einem Mißverhältniß zwischen Secretion und Filtration beruhe, am wirksamsten zur Ausgleichung gebracht werde. Die Methode verdankt ihre Popularität hauptsächlich der Einführung WECKER's, ferner der Empfehlung MAUTHNER's und anderer Kliniker; um sie lege artis durchzuführen, ist vorhergängige Pupillenverengerung durch Eserin unbedingt nothwendig. Der Gang der Operation ist folgender: Einstich in die vordere Kammer mit dem GRAEFE'schen Messer, wie zur Bildung eines Sklerallappens, von 2—3 mm Höhe, Ausstich, langsames Auf- und Vorwärtsbewegen des Messers, damit das Kammerwasser nicht abfließe und die Iris nicht herausschleudere. Der Lappen wird nicht beendet, sondern eine Skleralbrücke übrig gelassen. Abermalige Eserineinträufelung. Druckverband.

Nach den Erfahrungen über die Sklerotomie ist die Operation wohl im Stande, den intraoculären Druck herabzusetzen, sie schützt aber durchaus nicht vor Recidiven, ist darum minder sicher als die Iridektomie.

Dagegen ist die Sklerotomie als ein wirklicher Fortschritt in der operativen Therapeutik zu betrachten, als Nachoperation nach vorangegangenen Iridektomien; als Vorläufer der Iridektomie — gewissermaßen als breite Paracentese — in Fällen von Glaucoma acutissimum; dort, wo eine Iridektomie wegen der zu befürchtenden Nachblutung verderblich wäre, wie bei Hydrophtalmus und allgemeiner Ektasie; ferner bei Glaucoma absolutum, um die Tension des Bulbus herabzusetzen, etwa als Versuch, der Enucleation des nutzlosen, aber schmerzhaften Bulbus auszuweichen.

Außer dieser Sklerotomie, die in der Regel tangential zum oberen Limbus angelegt wird, werden auch Einschnitte in entferntere Gegenden der Sklera gemacht, zum Zwecke des intraocularen Druckes. Man macht sie in der Aequatorialgegend, in einer zur Hornhautbasis parallelen Ebene, am besten subconjunctival, was leicht gelingt, wenn man vor dem Einstich mit dem schmalen Messer die Bindehaut mit der Pincette stark gegen sich zieht. Die Operation ist trotz Cocainisirung sehr schmerzhaft. Nach einem ausgiebigen Schnitte sieht man die Conjunctiva sclerae blasenförmig vorgebaucht, der Binnendruck sinkt beträchtlich und der momentane Erfolg läßt nichts zu wünschen übrig. Nur daß nach Vernarbung der Wunde alles wieder beim Alten bleibt. Ich habe in einem Falle von schmerzhaftem amaurotischen Hydrophtalmus vier Mal eine ausgiebige Sclerotomia posterior gemacht, ohne einen anderen, als nur momentanen Erfolg zu erzielen. Aber auch eine gewagte und glücklich gelungene breite Iridektomie konnte den ektatischen Proceß nicht zum Stillstand bringen.

Die Erfahrung lehrt, daß sehr häufig fast unmittelbar nach der Iridektomie des einen Auges wegen Glaucom, noch unter dem Verbande, das zweite annoch gesunde Auge an Glaucom erkrankt. Es hat dieser Connex als ein ungelöstes Räthsel gegolten, welches sich aber durch die Beobachtung LAQUEUR's als gelöst erweist, daß überhaupt alle Zustände, welche bei zu Glaucom neigenden Augen Pupillenerweiterungen erzeugen, auch den Ausbruch eines Glaucomanfalles nach sich ziehen können. Da nun unter dem Verband die Pupille sich immer erweitert, so wäre eine Erklärung hiermit gegeben, ohne daß man zur Annahme einer durch die Operation geweckten sympathischen Uebertragung seine Zuflucht zu nehmen brauchte. Damit ist aber auch die Prophylaxe gegeben, denn man braucht nur in das anscheinend noch gesunde Auge Eserin einzuträufeln, um den Glaucomausbruch zu verhindern.

Die Kenntniß der palliativen antiglaucomatösen Wirkung der Miotica, Eserin und Pilocarpin, hat die Aufmerksamkeit in erhöhtem Maße wieder auf den Gegensatz gelenkt, der zwischen diesen und ihrem Antagonisten, dem Atropin, auch in ihrer Beziehung zu den intraoculären Druckverhältnissen besteht. Es ist erwiesen, daß das Atropin, trotzdem man dasselbe durch Experimente als ein druckherabsetzendes Mittel befunden, dennoch auf zu Glaucom disponirenden Augen den Glaucomanfall provocirt, so daß es eines der wichtigsten Gesetze der Ophthalmotherapie ist, niemals in Augen, bei denen man die Neigung zu Glaucom vermuthet, noch weniger, wo ein entfernter Verdacht auf Glaucom besteht, Atropin oder ein anderes Mydriaticum einzuträufeln. Gegen dieses Verbot wird im Interesse der Augenspiegeluntersuchung, die durch die Pupillenerweiterung unbedingt erleichtert wird, sehr häufig gesündigt. Desgleichen wird oft durch die Anwendung des Atropins bei verschiedenen entzündlichen und ulcerösen Processen der Hornhaut secundäres Glaucom provocirt. Es ist darum in Fällen, wo das Atropin lange angewendet wird, unumgänglich nothwendig, die Tension des Auges genau zu überwachen, und dies gilt namentlich bei jenen Processen, die sich bekanntermaßen oft mit Glaucoma secundarium compliciren, ferner bei Augen bejahrter Individuen überhaupt, weil die senilen Metamorphosen des Auges seit jeher als glaucomverursachend gelten.

Nach dem Gesagten gilt es als selbstverständlich, daß in Fällen von Atropin-Glaucom sofort das Eserin als Gegenmittel instillirt werden muß.

Was die Therapie der secundären Glaucome anbelangt, so gilt im Princip dasselbe, was für die primären Formen maßgebend ist.

Auch hier gilt die Iridektomie als das souveräne Mittel, den Druck dauernd herabzusetzen, nur daß wir hier bei dem Zusammenhange des secundären Glaucomes mit einer speciellen Form eines primären Augenleidens unser Vorgehen mehr zu individualisiren veranlaßt sind. Es wird sich Niemand bedenken, z. B. bei Vorbuckelung der Iris nach Ringsynechien, die Iridektomie anzulegen;[1] während bei Glaucom nach Aderhauttumoren die Enucleation eine Indicatio vitalis ist. In vielen Fällen wird wieder die Anwendung des Eserins vollständig zum Ziele führen.

Was das absolute Glaucom betrifft, so wird man sich nur dann zur Operation entschließen können, wenn das Auge schmerzhaft ist und den Kranken in seiner Berufsfähigkeit behindert. Die Iridektomie ist hier jedoch oftmals gefährlich, weil heftige Blutungen ihr nachfolgen, oder aber nicht ausführbar, wenn die Iris auf ein schmales, mit der Pincette kaum zu fassendes Reifchen reducirt ist. In solchen Fällen ist die Sklerotomie am Platze, wenn überhaupt operirt werden soll.

Die Enucleation wird nothwendig, wenn das Auge nicht zur Ruhe kommen will, ja sogar das Zwillingsorgan sympathisch gefährdet.

Um einen erhöhten intraoculären Druck, der trotz der Iridektomie nicht weichen will, herabzusetzen, ferner zur sicheren Heilung des Glaucoma simplex, wurde von Jonesco die Resektion des Ganglion cervicale supremum des N. sympathicus empfohlen. Die Operation — die man heutzutage auch gegen Morbus Basedowii, wenn auch ohne besonderen Erfolg — vornimmt, hat zunächst in Frankreich Anklang gefunden und wurde bereits in mehreren Fällen mit Erfolg geübt (Abadie, Demicheri). Sie beginnt auch in Deutschland beachtet zu werden. Einer Mittheilung von W. Zimmermann (Ophthalm. Klinik, Nr. 14, 1899) entnehmen wir die interessanten Daten, daß auf die Reizung des freigelegten Ganglions mittelst eines faradischen Stromes prompt die Erweiterung der gleichseitigen Pupille folgte, und daß nach der Resektion derselben und eines aus ihm austretenden 1 cm langen Nervenstückes die Pupille sofort sich hochgradig verengte. Die sehr erhöhte Spannung dieses Auges, das früher schon zweimal ohne Erfolg iridektomirt worden war, ging unmittelbar nach der Operation herunter, so daß es geradezu weich wurde, und das Sehvermögen besserte sich beträchtlich. Es wird noch zahlreicher Nachprüfungen und dauernder Erfolge bedürfen, um diese Operationsmethode einzubürgern und namentlich um ihre Indicationen festzustellen.

[1] Die „Transfixio iridis“, das heißt die Durchschneidung der vorgebuckelten Iris mit dem Graefe'schen Messer, die als eigene Methode geübt wird, macht man oft, „der Noth gehorchend, nicht dem eigenen Triebe“, wenn nämlich die vordere Kammer zu eng ist, so daß das Messer beim Vorschieben der Iris nicht ausweichen kann.

Elftes Kapitel.

Hemianopsie, Amblyopien und Amaurosen.

a) Hemianopsie.

Unter Hemianopsie (früher Hemiopie) versteht man eine Gesichtsstörung, die darin besteht, daß eine bestimmte Hälfte des Gesichtsfeldes auf beiden Augen fehlt. Die Hemianopsie, die immer ein untrügliches Symptom eines intracraniellen Leidens ist, ist als solches ein binoculärer Zustand, aus Gründen, die später auseinandergesetzt werden. Eine Hemianopsie, die nur auf einem Auge vorkäme, könnte zwar ausnahmsweise auch in Folge eines centralen Leidens entstanden sein, wird aber zumeist durch periphere, d. h. extracranielle Ursachen bedingt, und in Folge dessen sehr häufig mit entsprechenden ophthalmoskopischen Veränderungen verknüpft sein. Nehmen wir z. B. an, daß ein Bluterguß die untere Hälfte der Retina ablöst, oder daß die Embolie eines Zweiges der Arteria central. retinae einen Theil der Retina funktionsunfähig macht, oder auch, daß etwa ein Tumor, ein Bluterguß einen Theil der Fasern eines Nervus opticus lähmt, oder die Peripherie eines Tractus opticus in seiner Leistungsfähigkeit beeinträchtigt, so kann es in dem entsprechenden Auge wohl zur Bildung eines Scotoms kommen, das gerade eine Hälfte des Gesichtsfeldes umfaßt. Freilich wird es ein ganz besonderer Zufall sein, wenn einmal die Grenzlinie zwischen Scotom und restirendem Sehfelde gerade mitten durch den Fixationspunkt läuft, was sein muß, wenn das fehlende gerade die Hälfte betragen soll. Eben dies ist aber bei der Hemianopsie bilateralis der Fall: das Gesichtsfeld ist halbirt, die Halbirungslinie läuft durch den Fixationspunkt, und diese Halbblindheit ist auf beiden Augen vorhanden. Nehmen wir, um das klar zu machen, den Fall einer rechtsseitigen Hemianopsie. Da wird der Kranke für Alles, was rechts vom Fixationspunkte liegt, blind sein, sowohl wenn er mit dem rechten, als wenn er mit dem linken Auge fixirt. Dasselbe gilt, mutatis mutandis, von der linksseitigen Hemianopsie. Da den Kranken in diesen Fällen beiderseits dieselbe Gesichtsfeldhälfte fehlt, also beiderseits die rechte oder beiderseits die linke, so nennt man diesen Zustand eine homonyme Hemianopsie, und zwar ist sie lateral, weil wir es mit seitlichen Hälften, nicht etwa mit der oberen oder unteren zu thun haben.

Außer den homonymen, giebt es noch, wenn auch seltener, heteronyme Hemianopsien, wo beiderseits die temporalen Gesichtsfeldhälften ausgefallen sind, und demnach das Sehen auf jedem Auge nur in der nasalen Hälfte erhalten ist. Es fehlt demnach am rechten Auge die rechte, am linken Auge die linke Gesichtsfeldhälfte. Heteronyme, reine Hemianopsien, wo beiderseits die nasale Hälfte fehlte und nur die temporale erhalten wäre, sind zwar möglich, aber von allerhöchster Seltenheit.

Da die Augenspiegeluntersuchung absolut keine Anhaltspunkte dafür liefert, daß der Gesichtsfeldausfall eine peripherische, d. h. im Auge oder der Orbita gelegene Ursache habe, die zufällig beiden Augen gemeinsam und deren Wirkung von gleicher räumlicher Ausdehnung wäre, so müssen wir schon a priori für diese Leiden eine Ursache annehmen, die an einem solchen Punkte wirkt, wo die Sehnervenfasern beider Augen auf eine Region zusammengedrängt sind. Zu diesen Localitäten gehören das Chiasma nervorum opticorum, die Sehnervenfasern-Ausstrahlungen vom Tractus zum Sehcentrum, endlich ihre Endigung im Sehcentrum.

Es ist bekannt, daß im Chiasma die Sehnervenfasern sich kreuzen; über die Modalität dieser Kreuzung kann gegenwärtig nach den Arbeiten Bernheimer's kein Zweifel mehr obwalten. Was schon früher, auf Grund klinischer Analyse als das Wahrscheinlichste galt, ist nun auch für den Anatomen erwiesen, und zwar, daß die Fasern jedes Tractus opticus sich in zwei Portionen theilen, von denen die innere (der idealen Körper-Längsaxe näher gelegene) im Chiasma mit der gleichgelegenen Portion des anderen Tractus sich kreuzt und demnach im Nervus opticus der entgegengesetzten Seite weiter zieht bis zur Papille, wo ihre Fasern umbiegen und die Faserschichte der inneren Netzhauthälfte bilden. Demnach würde die nasale Hälfte der Netzhaut jederseits von den gekreuzten Bündeln versorgt sein, und die des rechten Auges ihre Fasern vom linken Tractus, die des linken Auges vom rechten Tractus erhalten. Dagegen bleiben die äußeren, lateralen Portionen des Tractus auch im Chiasma auf ihrer Seite, ziehen dann im Nervus opticus geradaus weiter bis zur Papille, wo sie die Nervenfasern der äußeren, temporalen Netzhauthälfte liefern. Die temporalen Hälften sind in Folge dessen von dem Tractus derselben Seite versorgt.

Nehmen wir nun an, es würde der rechte Tractus opticus durchschnitten, so müßte bei der Annahme, daß jeder Tractus für jedes von beiden Augen Fasern liefere, sowohl im rechten als auch im linken Auge ein Abschnitt der Retina außer Verbindung mit dem Gehirn gesetzt sein. Nach unserem Schema würde im rechten Auge die temporale, also rechte Netzhauthälfte, im linken Auge die nasale, also gleichfalls die rechte Hälfte funktionsunfähig werden. Die Funktionsunfähigkeit der rechten Netzhauthälfte bedingt aber linksseitigen Gesichtsfeldausfall — es würde demnach die Durchschneidung des rechten Tractus auf beiden Augen eine linksseitige Halbblindheit, Hemianopsia sinistra, erzeugen.

Ebenso würde eine Hemianopsia dextra auf Durchschneidung des linken Tractus opticus eintreten müssen.

Die Zerstörung der Faserzüge vom Tractus bis zum Hirnrindencentrum müßte, wenn sie eine vollständige wäre, genau dieselben Erscheinungen hervorbringen. Es liegt aber in der Natur der Sache, daß es sich zumeist um krankhafte Processe handelt, die entweder nicht den ganzen Complex der Fasern ergreifen, oder diffus ins Nachbargewebe übergreifen. Wir müssen es daher in diesen Fällen oft mit unvollständigen Hemianopsien — mit symmetrischen Gesichtsfelddefekten — zu thun haben, die sich oft genug mit anderen cerebralen Störungen compliciren. Und da nach den Forschungen H. Munk's in jedem corticalen Sehcentrum (im Hinterhauptslappen) die Faserbündel für jedes der beiden Augen endigen, so wird auch eine Läsion dieses Centrums ebenso eine vollständige oder unvollständige Hemianopsie zur Folge haben müssen.

Wenn die Durchschneidung das Chiasma genau in der Mittellinie (in sagittaler Richtung) träfe, so würde der Schnitt ausschließlich die Continuität der gekreuzten Bündel aufheben, die ungekreuzten aber intakt lassen. Da aber die gekreuzten Bündel auf beiden Seiten je die innere Netzhauthäfte versorgen, so müßten begreiflicher Weise die inneren Netzhauthälften funktionsfähig werden, also den Gesichtsfeldern beiderseits die temporalen Hälften ausfallen. Das wäre der Typus einer ungleichnamigen Hemianopsie.

Was im Experimente die Durchschneidung des Tractus zu vollbringen vermöchte, bringen in vollkommener Weise verschiedene pathologische Processe zu Wege, welche die Leistungsunfähigkeit der Tractusfasern bedingen. Es sind vor Allem Geschwülste der Schädelbasis, die durch Druck den einen oder anderen Tractus lähmen, oder aber Geschwülste in der Gegend der Sehhügel, welche die Ursprungsfasern des ersteren zu Grunde richten. Ebendasselbe leisten auch Blutergüsse, meningitische Produkte, Erweichungsherde im Gehirne, welche aber immer eine solche Localität einnehmen, daß sie die Summe aller Fasern eines Tractus, deren Ausstrahlungen oder eines der Sehcentra vernichten.

Daß im Chiasma selbst eine Geschwulst gerade so einwirken kann, daß sie nur die gekreuzten Bündel lähmt, die ungekreuzten aber intakt läßt, ist gleichfalls durch unanfechtbare klinische Beobachtungen und Sectionsbefunde erwiesen.

Wir haben demnach in der Hemianopsie — ebenso wie in der Neuritis optici — ein äußerst wichtiges Symptom einer schweren Gehirnerkrankung, die sogar in Bezug auf die Localisation des Processes diagnostisch verwerthbarere Daten liefern kann, als diese. Interessant ist, daß wir wenigstens in frischen Fällen von Hemiopie einen völlig negativen Spiegelbefund constatiren müssen. Bei veralteter Hemianopsie soll jedoch immer jener Sehnerv ein atrophisches Aussehen haben, welcher gleichnamig ist der Seite des Gesichtsfeldausfalles, während der andere seine völlige ophthalmoskopische Integrität gewahrt hat; bei rechtsseitiger Hemiopie ist also der rechte, bei linksseitiger der linke Sehnerv atrophisch[1] (Mauthner).

Innerhalb der intakten Gesichtsfeldhälfte ist die Sehschärfe gewöhnlich eine gute. Die Störung, welche der Gesichtsfeldausfall individuell hervorbringt, pflegt gewöhnlich größer zu sein bei rechtsseitiger als bei der entgegengesetzten Hemianopsie, da unsere Schrift von links nach rechts läuft und deshalb die Scotome, die rechts vom Fixationspunkte liegen, störender wirken, als andere.

Die Prognose ist insofern günstig, als der Zustand lange Zeit hindurch stationär bleiben kann, aber im höchsten Grade ungünstig, wenn wir die Natur und den Sitz des Leidens in Betracht ziehen.

Von höchstem Interesse sind Fälle von doppelseitiger Hemianopsie, d. h. solche Fälle, in denen nach einander beide Gesichtsfeldhälften jedes Auges erblinden. Solche Personen machen wohl den Eindruck von Blinden, sind es aber nicht, weil sie jederseits noch ein minimales centrales Gesichtsfeld haben, d. h. die Macula lutea noch funktionirt. Diese Thatsache läßt nur eine Erklärung zu, und zwar daß für die Macula lutea ein besonderes Centrum in der corticalen Sehsphäre existirt, das seine eigene Blutzufuhr besitzt. Der erste, der dies nachgewiesen, war Foerster (Arch. f. Ophth. 36. Bd. 1. Abth. S. 94). Neuestens war es Laqueur möglich, durch klinische und anatomische Untersuchung eines Falles die Lage dieses Macula-Centrums mit annähernder Genauigkeit zu bestimmen. Nach seinen Mittheilungen (Virch. Arch. 158. Bd. 1899) kann es keinem Zweifel unterliegen, daß dieses Centrum für die Sehfasern der Macula lutea im Boden und in den Seitenwänden des hintersten Abschnittes der Fissura calcarina beider Hemisphären liegt und eine relativ große Flächenausdehnung besitzt.

Was die Therapie anbelangt, so werden wir nur in jenen Fällen auf Heilung hoffen können, wo es sich um syphilitische Herde handeln

[1] Mauthner, Gehirn und Auge. Wiesbaden 1881.

sollte. In allen anderen Fällen muß sich die Thätigkeit des Arztes auf die symptomatische Behandlung beschränken.

Hemianopsia fugax. Unter diesem Namen (auch H. scintillans, hemianopisches Flimmerscotom) bezeichnen wir eine halbseitige Anästhesie der Retina auf beiden Augen, einen wahren hemianopischen Anfall, der ganz acut aufzutreten pflegt und oft als Begleiterscheinung heftiger Migräne, anderer nervöser Zufälle, dann nach großen körperlichen Anstrengungen, die mit starker Erhitzung einhergingen, beobachtet wird. Vor dem Anfalle pflegt eine kurze Zeit ein Flimmern in der später ausfallenden Gesichtsfeldhälfte aufzutreten. Der Anfall geht, wenn er nicht der Vorbote eines apoplektischen Insultes ist, gewöhnlich ohne alle Therapie vorüber. Bei öfterer Wiederholung muß eine Therapie, welche sich nach den muthmaßlichen Gelegenheitsursachen richtet, eingeschlagen werden.

b) Die centralen Amblyopien.

Unter dem Namen der centralen Amblyopien, Schlechtsichtigkeiten, fassen wir eine Reihe von Krankheitsursachen zusammen, welche sich weniger durch den objektiven Befund, der häufig ganz negativ ist oder nichts Charakteristisches bietet, als durch bestimmte funktionelle Symptome auszeichnen. Diese Symptome sind:

1. Eine Hyperästhesie der Retina, die sich darin äußert, daß die Kranken das diffuse Tageslicht, überhaupt keine starke Beleuchtung vertragen können, sich durch dieselbe geblendet erklären und bei abgedämpfter Beleuchtung besser sehen (Nyctalopie). Diese Verbesserung des Sehvermögens in der Dunkelheit ist nicht immer auch mit einer wesentlichen Verbesserung der centralen Sehschärfe verbunden; die Kranken sehen nur distinkter, weil die störende Blendung weggefallen ist. Das Symptom der Nyctalopie ist immer ein Zeichen, daß der Lichtsinn mindestens nicht abgenommen hat, und darum als differentialdiagnostisches Moment wichtig, da chorio-retinale Affektionen immer mit Hemeralopie und Schwächung des Lichtsinnes einhergehen.

2. Das centrale Scotom. Das Schlechtsehen beginnt im Centrum des Gesichtsfeldes, und zwar auf beiden Augen. Es wird namentlich von solchen Kranken schon früh bemerkt, die sich mit Lesen und Schreiben, oder mit sonstiger feinerer Augenarbeit beschäftigen. Personen der niederen Stände, die eine solche Arbeit verrichten müssen, wobei auf besondere Feinheit des Sehvermögens kein Anspruch erhoben wird, wie z. B. Kutscher, Taglöhner, Bauern u. s. w., werden

erst verhältnißmäßig spät zum Arzt getrieben, den die Meisten von ihnen mit dem Wunsche aufsuchen, eine Brille für die Nahearbeit zu erhalten. Gewöhnlich haben sie schon vorher bei Brillenhändlern vergeblich Versuche gemacht, ein passendes Glas zu acquiriren. Der erfahrene Arzt kann, noch ehe er auf das Scotom untersucht hat, die Diagnose aus dem Gang der Sehprüfung errathen. Prüfen wir zunächst auf das Fernsehen, und zwar binoculär, so finden wir allerdings eine mehr weniger herabgesetzte Sehschärfe, die aber sofort auf etwa die Hälfte sinkt, wenn wir jedes Auge für sich prüfen. Lassen wir dann den Kranken in der Nähe lesen, so finden wir (bei bester Correction etwaiger Presbyopie) ein auffallendes Schlechtsehen, das gar nicht im Verhältnisse zu den durch die Prüfung des Fernsehens erhaltenen Resultaten steht. In der Regel wird nämlich ein Individuum mit einer Sehschärfe von beispielsweise 0·5 noch feine Buchstaben lesen können, die Correction der Presbyopie oder einer Refractionsanomalie vorausgesetzt. In unserem Falle aber wird der Untersuchte nur mit großer Mühe sehr große Buchstaben in der Nähe lesen können, mittlere Buchstaben allenfalls mit Lupenvergrößerung; sehr schlecht mit einem Auge, etwas besser binoculär. Aus diesem Missverhältnisse zwischen Fern- und Nahesehen allein kann das Vorhandensein eines centralen Scotomes vermuthet werden. Dieses Scotom wird nun durch die systematische Gesichtsfelduntersuchung nachgewiesen werden. Wenn genau, und zwar mit nicht zu großen Quadraten (am vortheilhaftesten von 1 cm, nur bei vorgeschrittenen Fällen von 2 cm) am Perimeter untersucht wird, so wird man folgende wichtige Daten erheben können. Die Außengrenzen des Gesichtsfeldes sind normal, ebenso die periphere Farbenwahrnehmung; dagegen wird um den Fixationspunkt herum gewöhnlich schon das weiße Quadrat grau oder verschleiert erscheinen, wie überhaupt jedes helle Objekt welcher Farbe immer neblig erscheint. Das rothe Quadrat erscheint jedoch ziegelfarben, braun oder schmutzigroth, das grüne entweder dunkel, gelb oder grau. Die Begrenzung dieses Scotoms scharf aufzunehmen gelingt nur in Ausnahmefällen; da die Kranken durch zu minutiöse Untersuchungen ermüdet werden, so ist — wenigstens bei dem Materiale, über das ich verfüge — auf allzu feine Bestimmung des Gesichtsfeldausfalles, ob peri- oder paracentral, nicht zu rechnen. Für den praktischen Arzt, der unbeschadet der Sicherheit der Diagnose auf zeitraubende perimetrische Untersuchungen sich nicht einlassen kann, ist folgende Methode vollkommen ausreichend. Man schneidet sich Quadrate von 1 bis 2 cm aus rothem, grünem, blauem und gelbem Papier (oder läßt sich solche Quadrate mit farbigen Wollen sticken, was vorzuziehen ist), faßt ein solches Quadrat am Rande mit einer Pincette, und stellt den Kranken in der Nähe des Fensters so auf, daß das directe Licht weder in sein Auge, noch in das des Untersuchers fällt. Dann heißt man den Kranken ein Auge schließen, und läßt mit dem anderen das Auge des Untersuchers fixiren. Nun hält man das Farbenquadrat am Rande des Gesichtsfeldes, und läßt die Farbe benennen. Man schiebt es dann vor, bis es sich zwischen dem Auge des Untersuchten und dem des Arztes befindet. Dann fällt selbst dem weniger intelligenten Kranken der Unterschied in der Farbe auf. So kann eine vollkommen beweisende Prüfung in kürzester Zeit aufgenommen werden. Es muß jedoch betont werden, daß man nur bei den späteren Stadien des Uebels erwarten kann, eine complete Farbenblindheit für roth und grün zu finden. Im frühesten Beginne werden wir nur eine Verschleierung dieser Farben finden. Man richtet sich übrigens am besten nach den allerersten Angaben der Kranken, und es genügt schon die Unbestimmtheit ihrer Aussagen, die später zurückgezogen werden können, weil der Kranke, dringlich befragt, sich aufs Rathen verlegt.

3. Bei längerem Bestande des Uebels kann das centrale Sehen ganz erlöschen, und ein Rest des Sehvermögens nur in der Peripherie des Gesichtsfeldes erhalten sein.

Der Complex dieser funktionellen Symptome ist schon frühzeitig mit einer — wenn auch oftmals nur der genauen Untersuchung auffallenden — charakteristischen Spiegelveränderung verbunden. Wir finden nämlich eine namentlich bei Untersuchung im aufrechten Bilde hervortretende Blässe im temporalen Anteile der Pupille, die bei alten Fällen sogar sehr auffallend ist. Ferner finde ich ausnahmslos (worauf bisher in keiner Beschreibung Gewicht gelegt wurde) eine an den äußeren Papillarrand sich anschließende Sichel des Augenhintergrundes verwaschen und unregelmäßig pigmentirt.

Die anatomischen Untersuchungen haben ergeben, daß in diesen Fällen eine interstitielle Entzündung des Sehnervenstammes vorhanden ist, welche im Nervenstamme in der Gegend des Foramen opticum beginnt, und bis in die Papille fortschreitet (Neuritis retrobulbaris). Die Wucherung des interstitiellen Nervengewebes führt mit der Zeit zur Sklerose der von der bindegewebigen Wucherung bedrängten Nervenfaserbündel. Da in unseren Fällen nur die Nervenfasern, die zur Macula lutea führen, afficirt sein können, so hat man durch die anatomische Untersuchung die Lage und den Verlauf der Maculafasern innerhalb des Nervenstammes eruiren können (Samelsohn). Dieses Faserbündel liegt in den peripheren Antheilen des Nervus opticus axial, tritt aber je näher zum Bulbus immer mehr gegen die Peripherie, um endlich vor der Papille ganz an der äußeren Seite der Nervenstammes zu liegen.

Was die Aetiologie der centralen Amblyopie anbelangt, so sind es verschiedene Krankheitszustände und Schädlichkeiten, die in gleicher

Weise die anatomischen Veränderungen und die darauf beruhenden funktionellen Störungen erzeugen können. So hat man in der Sklerosis multiplex des Gehirns sowohl Neuritis optici retrobulbaris, als auch centrale Amblyopie gefunden. Auch kann ein auf Refrigeration beruhender Rheumatismus in acuter Weise ähnliches bewirken, wie durch zahlreiche Beobachtungen erwiesen ist. Am häufigsten jedoch sind es aber verschiedene chronische Intoxicationen, die das Krankheitsbild hervorrufen, so daß man dieses auch mit dem Namen der Intoxicationsamblyopie bezeichnet.

Zu den am öftesten vorkommenden Intoxicationsamblyopien gehört die durch den Alkoholmißbrauch hervorgebrachte, bei Gewohnheitssäufern zu beobachtende (Amblyopia alcoholica). Sie entwickelt sich allmählig auf beiden Augen, und läßt das eben geschilderte centrale Scotom in seiner Ausbildung vom Farbenscotom bis zum totalen blinden Fleck in exquisiter Weise nachweisen. Ganz ähnlich wie diese verhält sich die Tabakamblyopie, vielleicht auch deswegen, weil bei dieser als ätiologisches Moment auch der Alkoholmißbrauch nicht auszuschließen ist. Was in beiden chronischen Intoxicationen noch als wichtige Begleiterscheinung vorhanden ist, ist ein chronischer Magenkatarrh, Neigung zu Obstruktionen, überhaupt Zustände, die auf eine gestörte Verdauung und Ernährung schließen lassen.

Bei der Häufigkeit dieser schädlichen Einwirkungen kann die Wichtigkeit einer gründlichen Kenntniß dieser Affektion für den praktischen Arzt nicht eindringlich genug hervorgehoben werden. Wegen der damit verknüpften Störung des Farbensinnes werden Kranke dieser Art, die gewöhnlich den niederen Ständen angehören, besonders als Angestellte im Verkehrswesen besondere Berücksichtigung verdienen, da sie meinem Dafürhalten nach öfter vorkommen, als die Fälle ausgesprochener angeborener Rot-Grünblindheit; ferner, da sie sehr lange nicht erkannt werden, und die Patienten so zu sagen unmerklich ihre Farbenblindheit acquiriren.

Unter den von mir untersuchten Personen habe ich bisher kaum Einen gefunden, der ein Weintrinker gewesen wäre. Wenn man die Patienten genau inquirirt, so hört man — wenigstens im Lande, in dem ich wirke — daß gewohnheitsgemäß zum ersten Frühstücke Schnaps getrunken wird und daß auch während des Tages dem Schnapsgenusse gefröhnt wird. Wein wird nur nebenbei getrunken. Statt des Schnapses dient wohlhabenderen Leuten der Cognac. Dabei wird die Pfeife oder die Cigarre nicht aus dem Munde gelegt. Ich halte es für nothwendig, hier die überwiegende Rolle des Branntweins hervorzuheben, um wenigstens bei diesem Thema den Uebertreibungen der totalen Abstinenzler (deren berechtigten Bestrebungen ich übrigens sympathisch gegenüberstehe) schon im Interesse der Sache entgegenzutreten.

Genau in derselben Ausprägung kommt die centrale Ambyopie auch bei Diabetikern vor und ich habe so viel Fälle dieser Art untersucht, daß ich schon 1890 (in meinem ungarischen Lehrbuche) von diesem Factum Erwähnung thun konnte. Ob nun ein Toxin existirt, daß ebenso einwirkt, wie die obgenannten Gifte, oder aber ob Diabetiker deshalb in größerem Procentsatze von der Erkrankung betroffen werden, weil diese bei ihrem großen Fleischbedürfnisse auch entsprechend viel rauchen, habe ich bisher nicht mit Sicherheit eruiren können.

Was die Therapie anbelangt, so hat diese einen weiteren Spielraum, wenn die Krankheit im Beginne ist, die Amblyopie sich eben erst ausbildet und secundäre Atrophien noch nicht vorhanden sind. Es ist selbstverständlich die Eruirung der Aetiologie von der allerhöchsten Wichtigkeit. Bei Tabak- und Alkoholintoxication ist es als erste Bedingung aufzustellen, daß der Gebrauch der schädlichen Genußmittel eingestellt oder mindestens eingeschränkt werde. Die wichtigste Aufgabe ist es vor allem, bei diesen Kranken die Ernährung zu reguliren und den chronischen Magenkatarrh zu heilen, der bei unmäßigen Rauchern in der Regel vorhanden ist. Gegen diese Form des Magenkatarrhs hat sich nach vielfältigen Erfahrungen das Nitras argenti innerlich sehr gut bewährt. Man giebt dieses Mittel in Lösung

Rp. Nitr. arg. cryst. 0,5,
Aq. dest. 200,0,
d. in vitr. nigr. S.
In drei Tagen zu nehmen.

Pillen sind nicht zu empfehlen, da das Salz sich zu rasch zersetzt.

Als das eigentliche, ich würde sagen specifische Heilmittel gegen die centrale Amblyopie, welcher Aetiologie immer, hat sich das Strychnin bewährt, das subcutan zu injiciren ist. Wenn man bei anderen Augenkrankheiten dieses Mittel skeptisch beurtheilt oder es als nutzlos gänzlich aufgegeben hat, so ist auf diesem Gebiete seine Superiorität über alle anderen Mitteln über jeden Zweifel erhaben. Seit ich die günstige Wirkung der Strychnininjektionen erkannt habe, habe ich die übliche Verordnung von Kalium jodatum immer mehr eingeschränkt, und gebe es jetzt in den Fällen von reinen Intoxications-Amblyopien nur ganz ausnahmsweise, weil das Jodkalium oft genug, wie bekannt, unangenehme Nebenwirkungen hat, besonders in Bezug auf die Verdauungsorgane, was bei einem Leiden, bei dem die Verdauung ohnedies leidet, zu berücksichtigen ist. Absolute Abstinenz vorausgesetzt, kann man selbst in sehr vorgeschrittenen Fällen bei der

Strychninbehandlung auf Heilung oder mindestens wesentliche Besserung rechnen. Die diabetische Grundlage contraindicirt diese Behandlung nicht. Zur Unterstützung derselben pflege ich noch warme Bäder (Dampf- oder Schwefelbäder) zu verordnen, und glaube wahrgenommen zu haben, daß mit ihrer Hilfe die Heilung rascher erfolgt.

Oftmals kann man als Ursache einer Amblyopia centralis eine Bleiintoxication nachweisen. Auch diese Amblyopie ist doppelseitig; doch äußert sie sich in sehr verschiedener Weise: bald wie eine reine Intoxicationsamblyopie nach dem eben geschilderten Typus, bald als periphere Gesichtsfeldbeschränkung ohne die geringsten ophthalmoskopisch wahrnehmbaren Veränderungen, bald als beiderseitige Amaurose, ohne anderen Spiegelbefund als Hyperämie der Papille.

Diagnostisch wichtig ist, daß diese Form der Amblyopie gewöhnlich erst auftritt, wenn die Symptome der Bleicolik im Erlöschen begriffen sind.

In vielen Fällen ist übrigens auch eine echte Neuritis optici oder Neuroretinitis vorhanden.

Die Therapie fällt ganz mit der bei den oben angeführten Formen üblichen zusammen, nur muß ein größeres Gewicht auf die Thermalbehandlung gelegt werden. Auch bei der Therapie der verschiedenen Bleikrankheiten ist man von der Ueberschätzung des früher obligatorischen Jodkaliums abgekommen, hat man doch Fälle von „Jodplumbismus“ beschrieben, d. h. Vergiftungserscheinungen, die sich unter dem längeren Gebrauch des Jodkaliums ausbildeten und sich in Prostration, Fieber, Conjunctivitis und Exanthemen manifestirten. Bei der reinen Form der Bleiamblyopie ist jedenfalls das Strychnin anzuwenden.

Centrale Amblyopien werden ferner noch bei Schwefelkohlenstoffvergiftungen gesehen, gewöhnlich bei Kautschukarbeitern, doch sind die von den verschiedenen Autoren geschilderten Krankheitsbilder nicht in Uebereinstimmung, da in einigen Fällen auch concentrische Gesichtsfeldbeschränkungen beschrieben werden, in anderen Fällen wieder entzündliche Netzhautveränderungen vorkommen. Charakteristisch für die Schwefelkohlenstoffamblyopie sind jedoch die allgemein nervösen Störungen, die nach Fuchs in keinem der bisher beobachteten Fälle fehlten (Muskelatrophien, Muskelschwäche, schmerzhafte Wadenkrämpfe u. s. w.). Ebenso werden, wenn auch sehr selten, bei Jodoformvergiftungen Amblyopien beobachtet. Bei einem Morphinisten habe ich einmal eine typische centrale Amblyopie beobachtet, doch war der betreffende auch Trinker und Raucher.

Nicht unwichtig erscheint mir, zu erwähnen, daß ich, ohne eine Intoxication nachweisen zu können, bei Personen, die an allgemeiner

Erschöpfung litten (in Folge von Anämie, nach schweren Krankheiten u. s. w.) einige Male typische Amblyopie gefunden habe, die durch Strychnin-Injektionen vollkommen geheilt werden konnte.

c) Die Amaurosen.

Unter Amaurosis (Schwarzer Staar, Gutta serena) wird von Altersher eine vollkommene Blindheit verstanden, ohne ein äußerlich bemerkbares Leiden des Auges. Derartige Blindheiten haben wir als die Endausgänge verschiedener innerer Augenkrankheiten, z. B. der Sehnervenembolie, der Sehnervenatrophie, des einfachen Glaucomes u. s. w. bereits kennen gelernt. Wir sind in den allermeisten Fällen durch die Augenspiegeluntersuchung in die Lage versetzt, die Ursache der Erblindung zu erkennen, und darum ist die alte Definition der Amaurose als einer Krankheit, bei der weder der Kranke noch der Arzt etwas sieht, außer Kraft gesetzt. In diesem Abschnitte sollen jene plötzlich auftretenden Erblindungen besprochen werden, wie sie im Verlauf verschiedener Krankheitszustände auftreten und nach einiger Zeit wieder schwinden können, deren Ursache man theils in central gelegenen vorübergehenden Ernährungsstörungen, theils in vorübergehender Leistungsunfähigkeit der Sehnervenfasern in Folge unbekannter Neurosen, theils in der Einwirkung verschiedener Gifte auf die Sehsubstanzen erkennt oder vermuthet. Als die best bekannte Art dieser Erblindungen erwähnen wir:

1. Die Chininamaurose. Das Krankheitsbild ist zuerst von amerikanischen Aerzten beschrieben worden (Grüning, Knapp[1]). Es ist ein so typisches, daß man heutzutage noch ohne Aenderung die ursprüngliche Beschreibung Knapp's übernehmen kann, von deren Genauigkeit ich mich in vier von mir beobachteten Fällen überzeugen konnte. „Nach einer großen Gabe Chinin (10—12 g) oder nach rasch auf einander folgenden mittleren Gaben (0,6 g stündlich bis 5—6 g in 1—2 Tagen) tritt unter großer Blässe, allgemeiner Schwäche, Zuckungen des Mundes und der Extremitäten plötzlich totale Blindheit und Taubheit mit heftigen Ohrensausen ein. In manchen Fällen war mehr oder minder vollkommene Bewußtlosigkeit auf einige Tage bis zwei Wochen vorhanden, und die Blindheit und Taubheit wurden erst bemerkt, als die Patienten wieder zu sich kamen. Die Pupillen sind weit und starr, reagiren aber synergisch auf Accommodationsbewegungen.

[1] Die allgemeine Aufmerksamkeit auf die Chininblindheit wurde durch einen Vortrag Knapp's auf dem Heidelberger Congresse 1881 hervorgerufen.

Nicht eine Spur von Lichtempfindung ist vorhanden. Aeußerlich ist außer der Pupillenweite nichts Abnormes an den Augen zu sehen. Der Augenspiegel liefert aber ein überraschendes Bild, nämlich eine absolute Blutleere der Sehnervenscheibe und der Netzhaut; die Papille ist kreideweiß und keine Spur eines Blutgefäßes auf ihr oder in der Netzhaut zu sehen. Dieser mit absoluter Blindheit verbundene Zustand kann wochenlang dauern, bis die ersten Spuren von Retinalgefäßen wieder sichtbar werden. In allen Fällen ist hochgradige Blässe der Papille und Verengerung der Gefäße, sowohl Arterien als Venen vorhanden, ein ganz anderes Bild als bei Embolie, obwohl in einem Falle auch der kirschrothe Fleck an der Macula und der ihn umgebende blaugraue Hof beobachtet wurde. Im Verlaufe von Monaten füllen sich die Gefäße wohl etwas wieder, bleiben aber doch auffallend klein und eine Anzahl derselben sind nie mehr zu erkennen oder erscheinen als weiße Fäden."

„Die totale Blindheit kann Wochen und Monate dauern, ist aber in keinem Falle permanent geblieben. Die centrale Sehschärfe kehrt in den meisten Fällen zur Norm zurück . . ."

„Das Sehfeld ist dauernd verengert, zuerst bis auf den Fixationspunkt, dann dehnt es sich im Laufe der Monate aus, und erhält eine elliptische Form."

„Der Licht- und Farbensinn ist Anfangs sehr geschwächt, kehrt aber im Verlaufe der Monate langsam wieder vollständig zurück."

Was diese Beschreibung anbelangt, so stimmt dieselbe in ihrer Kürze so naturgetreu zu den von mir beobachteten Fällen, daß ich nicht ein Wort davon modificiren könnte. Was ich jedoch zu betonen für wichtig halte, ist die Ungleichmäßigkeit des Chininquantums, das im Stande ist, die Amaurose hervorzurufen, und das in einem meiner Fälle über 20 g betrug, während in einem anderen Falle schon einige Gaben von 0,5 g genügend waren, complete Blindheit zu erzeugen.

Einer meiner Kranken, ein Droguist, nahm am 12. März 1893, in der Meinung, dadurch seinen Cognacrausch niederschlagen zu können, aus seinem 100 g betragenden Chininvorrathe auf einmal ein Quantum, das nachträglich durch Abwägen des noch vorhandenen Vorrathes auf 28 g geschätzt wurde. Es ist aber möglich, daß er einen kleinen Theil hiervon schon früher genommen hatte. In tiefe Betäubung versunken, wacht er am nächsten Tage stocktaub und blind auf, verfällt in einen drei Tage währenden Tobsuchtsanfall, der auf Morphininjektionen und innerliche Gaben von Chloralhydrat sich verliert. Allmählich kommt das Gehör wieder. Das Sehen war sechs Wochen nach der Vergiftung noch gleich Null. Drei Monate später kehrt das centrale Sehen langsam wieder, so daß das Individuum heute arbeitsfähig ist. Sein Gesichtsfeld ist jedoch beträchtlich concentrisch eingeschränkt.

Ein älterer, sehr rüstiger Mann erkrankte an einer fieberhaften Krankheit (Influenza?) und erhält von seinem Hausarzte einige Chinindosen, angeblich à 0,5 g — genau ließ sich das Quantum aus äußeren Gründen nicht mehr feststellen. — Als der Patient des Morgens erwacht, war er stockblind. Da an Chininamaurose nicht gedacht wurde, erhielt er vom Hausarzte zunächst eine weitere Chiningabe. Als ich den Kranken sah, war das Spiegelbild der Chininamaurose in klassischer Weise vorhanden. Das Sehen kehrte nach Wochen wohl zurück, aber nur in einem äußerst kleinen, excentrisch gelegenen Gesichtsfelde. Sowohl das Sehvermögen als der Spiegelbefund sind heute nach einem Decennium noch ganz unverändert.

Bei Kindern kann, wie ich in zwei Fällen gesehen, das Bild der Chininamaurose durch einige Gaben von Natron salicylicum in Lösung hervorgerufen werden. In allen von mir gesehenen Fällen dieser Art verblieb die charakteristische Augenhintergrunds-Veränderung unverändert Jahre hindurch.

Der Spiegelbefund bei Chininamaurose deutet ohne Zweifel darauf hin, daß die Erblindung durch einen acuten Krampf der Gefäßwände hervorgerufen wird, wodurch eine Blutleere höchsten Grades entsteht. Uebrigens ist diese aus dem Spiegelbefunde zu erschließende Annahme durch die Ergebnisse von Thierexperimenten genügend bewiesen. Pathologisch merkwürdig ist die Thatsache, daß trotz dieser durch sehr lange Zeit unverändert fortbestehenden Ischaemia retinae, die die vollkommenste ist, die wir zu sehen in der Lage sind und trotz einer durch Monate anhaltenden Blindheit die Funktionsfähigkeit der Netzhaut überhaupt wieder hergestellt wird. Wenn wir nun in anderen Fällen von completer und nicht so lange dauernder Ischaemia retinae, wie bei der sogenannten Embolia arter. centr. retin., unheilbare Erblindung folgen sehen, so muß daraus erschlossen werden, daß hier noch andere Faktoren im Spiele sind, als die durch die Kreislaufsstörung eingetretene Blutleere der Netzhaut, wovon auf Seite 333 bereits die Rede war.

Was die Therapie der Chininamaurose anbelangt, so hat man versucht, durch Inhalationen von Amylnitrit die bis zur Aufhebung des Lumens verengten Arterien wieder zur Erweiterung zu bringen, um so den Blutkreislauf herzustellen. Alle bisherigen Beobachter sind darüber einig, daß diese Methode erfolglos ist. Das Sehvermögen kehrt nach längerer oder kürzerer Zeit von selbst wieder, selbst wenn die Krankheit nicht erkannt wurde, und der Kranke in ganz zweckwidriger Weise behandelt wurde. Da es aber rationell erscheint, alles zu versuchen, um den durch das Gift bewirkten maximalen Gefäßkrampf zu heben, so würde ich, wenn ich wieder einen Fall von Chininamaurose zur Behandlung erhalten würde, Dampfbäder anwenden, um eine Congestion zum Kopf zu erzeugen, und gleichzeitig eine allgemeine

Diaphorese einzuleiten, wodurch die Entfernung des Giftes aus dem Organismus beschleunigt werden könnte.

Die nach dem innerlichen Gebrauche von Filix mas als Bandwurm-abtreibendes Mittel einigemale beobachtete Erblindung ist eine bisher vollkommen unerklärte Amaurose ohne Befund und darum in keiner Weise mit der Chininamaurose zu vergleichen. In einem von mir untersuchten, später von E. Grósz vorgestellten Falle war mit dem Spiegel anfänglich keine Veränderung zu constatiren. Der Fall endigte mit der Atrophie beider Sehnerven.

2. Amaurosen durch reichliche Blutverluste. Unter den letzteren sind es in erster Reihe Hämorrhagien des Darmtractus und namentlich die Hämatemesis, das Blutbrechen, welche zu Erblindungen Veranlassung geben. In zweiter Linie sind es Metrorrhagien, und nur sehr selten Blutungen aus dem Respirationstract, die man mit der Amaurose in Zusammenhang bringt. Auf welche Weise die Erblindung zu Stande kommt, ist um so räthselhafter, als der Eintritt der Erblindung nicht plötzlich erfolgt, sondern erst nach einigen Tagen, zu einer Zeit, da die Erschöpfung nach Blutverlust sich wieder ausgeglichen hat. Auch die Gefäßzerreißung innerhalb der Sehnerven und der Netzhaut in Folge der Erschütterung beim Brechakte kann kaum beschuldigt werden, da man oft viel bedeutendere Hämorrhagien der Netzhaut sehen kann, welche das Sehvermögen nicht in dem Maße vernichten. Man kann vielleicht noch eine Gehirnanämie vermuthen — doch stehen uns bisher noch gar keine Anhaltspunkte zu Gebote, uns für die eine oder die andere Ansicht aussprechen zu können.

Die Therapie beschränkt sich auf die Darreichung von Roborantien und die Behandlung des Grundleidens.

3. Amaurosen durch urämische Intoxication. Alle Zustände, die zu Urämie führen, können Erblindung zur Folge haben, welche jedoch in den meisten Fällen schwindet. Ophthalmoskopische Erscheinungen fehlen gänzlich, wenn nicht früher Retinitis nephritica anwesend war.

4. Hysterische Amaurosen und Amblyopien. Diese compliciren sich gewöhnlich mit Hemianästhesien oder hystero-epileptischen Anfällen, überhaupt den mannigfachsten, in das dunkle Gebiet der Hysterie gehörigen nervösen Erscheinungen. Die Erblindung braucht keine totale zu sein, oft ist nur eine mehr oder weniger ausgeprägte Amblyopie mit Gesichtsfeldeinengungen und Farbenblindheit vorhanden. Ueberhaupt wechseln die Erscheinungen in besonderem Maße.

Ein für alle Formen der Amaurosen hochwichtiges diagnostisches Merkmal ist die Reaktionsfähigkeit der Pupille. Es ist charakteristisch, daß oft trotz totaler Amaurose die Pupille noch reagirt, und es ist dies auch ein günstiges prognostisches Moment. Ebenso wichtig, wenn auch nicht so constant, ist das Erhaltensein der Phosphene. Die letzteren sind subjektive Lichterscheinungen, hervorgebracht durch Druck auf den Bulbus. Aus beiden Zeichen kann mit Recht ein Schluß auf den transitorischen Charakter der Amaurose, resp. Amblyopie, gezogen werden, denn sie fehlen ausnahmslos, wenn wir es mit irreparablen Funktionsstörungen, mit Atrophien der Sehnervensubstanz zu thun haben.

Die Therapie ist sowohl bei der urämischen als auch bei der hysterischen Amaurose eine auf das Grundleiden gerichtete. Bei der letzteren, wie überhaupt bei allen sogenannten Anästhesien der Netzhaut — Zustände, von deren genauer Kenntniß wir noch weit entfernt sind — kann, wenn der Allgemeinzustand es erlaubt, versucht werden, durch Strychnin-Injektionen die Thätigkeit der Sehsubstanz wieder anzuregen.

Zwölftes Kapitel.

Die Geschwülste des Augapfels und des Sehnerven.

Wir betrachten die Geschwülste des Auges, die wir wegen der leichteren Uebersicht ihrer klinischen Erscheinungsweise in ein Kapitel zusammengestellt haben, topographisch nach den drei Hauptstandorten. Diese sind die vordere Oberfläche des Auges, das innere Auge und der Sehnervenstamm.

Was die Lider betrifft, so gehören nach der übereinstimmenden Erfahrung der Kliniker, wenn wir von den krebsigen Bildungen der äußeren Decke, sowie von molluskenartigen Anhängen des Lidrandes und der Lidhaut absehen, Geschwülste zu den Seltenheiten. So werden in dem Zellgewebe zwischen Schließmuskel und Haut Fibrome, die zu Verknöcherung tendiren und die vollkommen ausschälbar sind, gefunden. Mitunter finden sich daselbst auch Fettmassen, die wegen der Entstellung, sowie wegen der durch ihr Gewicht bewirkten schweren Hebbarkeit des oberen Lides (Ptosis adiposa) der Exstirpation verfallen müssen.

1. Geschwülste der vorderen Oberfläche des Auges.

Wenn wir von den weniger wichtigen Neoplasmen der Conjunctiva palpebrarum, die zumeist gestielte Granulationsgeschwülstchen sind, sodann von den von der äußeren Bedeckung auf dieselbe übergehenden

Tumoren absehen, so haben wir vorwiegend folgende klinisch wichtige Formen zu berücksichtigen:

Zunächst Dermoide, welche an einem Hornhautrande, gewöhnlich dem unteren, entstehen und sich bis zu einer mäßigen Größe erheben können. Gewöhnlich wird nur das Randgebiet der Hornhaut von ihnen bedeckt. Sie sind sehr lange stationär und sollen nur dann entfernt werden, wenn sie, was sehr selten vorkommt, eine Tendenz zum Wachsthume zeigen, oder wenn sie entstellend wirken.

Neben kleinen Randdermoiden habe ich wiederholt Lipome gefunden, welche die Conjunctiva bulb. beutelförmig vorstülpten. Wie bei der Operation leicht zu erweisen war, handelte es sich um Fettmassen, die aus der Orbita herausgewachsen und unter die Conjunctiva gewuchert waren.

An Thieraugen (Kalb, Schwein) sieht man oft Dermoide, welche die ganze Hornhaut einnehmen und an ihrer Oberfläche einen dichten Haarbüschel tragen.

Eine nicht selten vorkommende Geschwulstart ist ferner das Cancroid, welches gleichfalls am Hornhautrande beginnt, um in seinem weiteren Wachsthume sich auch auf die Oberfläche der Cornea zu begeben.

Da das Cancroid ein Geschwulsttypus ist, dessen Studium uns das Verständniß der übrigen an dieser Stelle entstehenden Geschwülste erschließt, so wollen wir das Wesentlichste über seinen Bau mittheilen, um so eher, als wir dadurch sehr wichtige therapeutische Anhaltspunkte gewinnen. Es ist zuvörderst festgestellt, daß es in fast allen Fällen aus dem Limbusgewebe sich entwickelt und zwar da, wo die Conjunctivalepithelschicht sich verdickt, um auf die Cornea überzugehen. Es wurzelt jedoch, wie sich aus der Betrachtung der Präparate mit Gewißheit ergiebt, nicht in der Epithelschicht, sondern im mucösen und submucösen Bindegewebe, welches mächtig wuchert, um das Gerüst zu liefern. Dieses Gerüst ist ein röhrenförmiges. Hätte man ein Mittel, den Gerüstinhalt auszuwaschen, so würde man ein bienenwaben- oder schwammähnliches Gebilde zurückbehalten. In diesem Gerüste nun stecken die Cancroidzellensäulen, welche aus der mächtigen oberflächlichen, theilweise verhornten Schichte sich nach einwärts senken, um zwischen den Gerüstbalken weiter zu wuchern. Demnach stellt das Cancroid eine Mischform dar, eine combinirte Bindegewebs- und epitheliale Geschwulst, von denen, wenigstens ursprünglich, die erstere entschieden das Uebergewicht hatte. Je mehr nun der bindegewebige Antheil an Succulenz und Zellenreichthum zunimmt, desto sarcomatöser wird das Aussehen der Geschwulst, und desto mehr wird das Fortwuchern der Cancroidzapfen beschränkt, bis die ganze Geschwulst endlich Sarcom geworden ist. Andererseits kann wieder in einem frühen Stadium der Geschwulstentwickelung die primäre Bindegewebswucherung in ihrem Wachsthum zu Gunsten der Epithelzellenvermehrung aus bisher noch unbekannten Ursachen gehemmt werden und der Tumor einen ausgeprägten carcinomatösen Habitus gewinnen.

Eigentliche ulcerirende Epithelialcarcinome kommen auf der vorderen Oberfläche des Auges allerdings nur sehr selten vor. Ich habe ein solches, welches sich über dem Limbus eine große Strecke weit auf die Cornea fortsetzte und das Aussehen eines Geschwürs mit erhabenen Rändern hatte, gesehen und nach der Abrasio untersucht.

Aehnlich ist die Entwickelung der Melanome der Cornea-Conjunctivalgegend. Sie entstehen häufig aus kleinen Pigmentflecken der Limbusregion, welche sehr lange stationär bleiben, um sich dann später ähnlich wie die Cancroide und sarcomatösen Geschwülste als knollige, schwärzliche Neoplasmen über die Hornhaut auszubreiten. Was die pathologische Anatomie von der Bösartigkeit der Melanome überhaupt lehrt, gilt in vollem Maaße auch von den Hornhautmelanomen.

Was das weitere Wachsthum dieser Geschwulstarten anbelangt, so breiten sie sich einerseits äquatorwärts, andererseits, wie bemerkt, hornhautwärts aus. Sie wurzeln ursprünglich im Conjunctival- und Subconjunctivalgewebe, darum geht auch dasselbe immer in die Geschwulstmasse auf, während diese nur sehr schwer in die Sklera dringt, ja in vielen Fällen nur sehr locker mit ihnen verwachsen ist. Erst in sehr späten Stadien tritt durch Vermittelung von Gefäßen, welche durch die Sklera ziehen, eine sehr innige Verwachsung zwischen Tumor und Membran auf.

Dasselbe Verhältniß ist bei der Cornea der Fall. Die Geschwulst schiebt sich auf der Cornealoberfläche nur vorwärts, ohne innig mit derselben zu verwachsen; erst spät oder bei sehr zahlreichen Formen gehen die vorderen Lamellen der Hornhaut in der Geschwulst auf, während die hinteren, namentlich die Membrana Descemetii eine sehr große Resistenzfähigkeit besitzen, bis sie dann endlich auch durch Usur zu Grunde gehen können.

Die Untersuchung einer nahezu hühnereigroßen, die vordere Oberfläche des Bulbus deckenden Cancroidgeschwulst zeigte mir nur die vordersten Schichten eines Theiles der Hornhaut als mit der Geschwulst verschmolzen, während ein großer Theil der Geschwulst der Hornhaut einfach nur anlag. An der Verwachsungsstelle war die Bowman'sche Membran abgelöst und von Geschwulstmasse umwuchert. Der beiweitem größte Theil der Hornhaut war vollkommen intact, trotzdem sie von der Geschwulst bedeckt war; ebenso unversehrt waren die inneren Gebilde des Bulbus. (Goldzieher, Nagel's Jahresbericht. VI. Bd. S. 141.)

Da die meisten der hier besprochenen Geschwulstarten sich aus kleinen Gewebsverdickungen des Conjunctivallimbus, die viele Jahre hindurch stationär bleiben können, entwickeln, und derlei Processe am ehesten in den reiferen Jahren vor sich gehen, so trifft man Hornhautgeschwülste meist auch bei älteren Leuten.

Aus dem Gesagten ergiebt sich nun, welches Princip uns bei der Entfernung der Geschwülste zu leiten hat. Es giebt hier nur zwei Möglichkeiten: entweder das Neoplasma mit dem Bulbus zusammen, durch die Enucleation des letzteren zu entfernen, oder aber zu versuchen, die Geschwulst von der Unterlage abzulösen und den Bulbus zu erhalten. Das letztere ist nicht etwa allein aus cosmetischen Rücksichten wünschenswerth, sondern auch leicht ausführbar, weil — wie man sich überzeugt hat — selbst bei sehr großen Cancroiden die inneren Organe des Bulbus unversehrt blieben. Da nun die pathologische Anatomie lehrt, daß die Geschwulst in der That mit Sklera und Cornea nur locker verwachsen ist, so wird man, wo immer nur es angeht, die Erhaltung des Augapfels anstreben müssen,[1] wofern nur die Conjunctiva nicht auf so große Strecken hinaus infiltrirt ist, daß man Recidive befürchten oder schon das orbitale Zellgewebe als infiltrirt annehmen müßte. Im Ganzen ist es in Bezug auf die Erhaltung des Augapfels viel günstiger, wenn die Geschwulst mehr die Cornea als die Sklera ergriffen hat, wegen der zahlreichen Gefäßanastomosen, die sich in letzterer ausbilden.

Aus dem Parenchym der Hornhaut selbst entsprossene, selbständige Tumoren sind sehr selten; die bisher bekannten sind Granulome. So habe ich ein kleines Granulom, das vollkommen abgekapselt im Hornhautgewebe unter dem Epithele saß, gesehen, und durch Ausschälung entfernt. Es war nicht zu entscheiden, ob es sich in diesem Falle nicht um ein Gumma handelte.

2. Die intraoculären Geschwülste.

Die intraoculären Geschwülste nehmen ihren Ursprung entweder im Uvealtractus oder in der Retina. Dem klinischen Charakter nach sind es sowohl benigne als auch maligne Neoplasmen, von denen einige rasch wuchernd den Augapfel erfüllen, nach Durchbrechung der

[1] Eine sehr lehrreiche Literatur-Uebersicht über Cornea-Skleraltumoren findet sich bei Noyes im Archiv für Augenheilkunde von Knapp und Hirschberg IX. 2. Heft. S. 127 — Noyes plaidirt auf Grund seiner Zusammenstellung energisch für die Erhaltung des Augapfels und will die Enucleation so lange vermeiden, als keine Mitaffektion des Bulbus vorhanden ist.

Sklera das orbitale Zellgewebe infiltriren und ferner zu Geschwulstmetastasen in den verschiedensten inneren Organen des Körpers führen können.

Es ist fernerhin erwiesen, daß in sämmtlichen Häuten des Auges primäre und secundäre tuberculöse Wucherungen vorkommen.

Die Uvealtumoren können ihren Ausgangspunkt sowohl in der Iris, dem Corpus ciliare, als auch in der eigentlichen Chorioidea nehmen.

Was die Iristumoren gutartiger Natur anbelangt, so sind es vorwiegend die Iriscysten, welche vom praktischen Standpunkte eine Besprechung verdienen. Sie entwickeln sich in den allermeisten Fällen nach perforirenden Traumen, und sehr oft läßt sich auch direkt nachweisen, daß auf der Oberfläche der Iris fremde Bestandtheile, namentlich Cilien, durch das Trauma ins Auge geschleudert, haften geblieben sind. Um diese Körper bildet sich dann eine Form von Geschwülsten aus, welche man am besten als Epidermoidome bezeichnen könnte, denn sie bestehen aus einer Hülle von Irisgewebe, deren innere Oberfläche mit Irisendothel versehen ist, und einem Inhalte von epidermoidalen Gebilden und Zellwucherungen. Dem Blicke präsentiren sie sich als kleine gelblichweiße, der Irisoberfläche aufsitzende und manchmal ein rasches Wachsthum zeigende Geschwülste.

Ebenfalls als Folge von Verletzungen bilden sich auch Cysten, die im Gegensatze zu den oben erwähnten einen rein flüssigen Inhalt haben, deren Hülle demnach durchscheinend ist und die bei seitlicher Beleuchtung häufig Scheidewände erkennen lassen, welche aus der Cyste eine multiloculäre Form machen.

Was die Entstehungsart der Iriscysten anbelangt, so kann absolut gar kein Zweifel darüber obwalten, daß sie direkt eine Folge der stattgehabten Verletzung darstellen. Für die Epidermoide glaube ich als Erster diesen Satz durch das Experiment endgiltig bewiesen zu haben.[1] Es gelang mir, durch Implantation eines Stückes Schleimhaut auf die Iris eine Iriscyste zu erzeugen, deren Höhlung von einer mehrfach geschichteten Endothelzellenlage ausgekleidet war, während der Inhalt aus jungen Epithelzellen bestand. Es ließ sich auch der Hergang der Geschwulstentwickelung genau beobachten und zeigen, daß sich um den fremden Körper wallartig eine Irisfalte erhob, die ihn zu umhüllen strebte; war der implantirte Körper wucherungsfähig, wie z. B. frisches Epithel, so erfüllten die Wucherungsprodukte desselben die von der

---

[1] Implantationen in die vordere Augenkammer. Archiv für experim. Path. II. S. 388.

Irisfalte gebildete Höhlung. Meine Versuche, sowie die daran geknüpften Ansichten wurden dann später von Anderen, namentlich von Schweninger und Masse[1] bestätigt.

Schwieriger wohl ist die Erklärung der serösen Iriscysten. Es läßt sich vor Allem die Ansicht v. Wecker's nicht abweisen, der dieselben als von einer Absackung von Irisgewebe, wie sie durch Synechien, Faltungen der Membran in Folge des Traumas u. s. w. hervorgebracht sein kann, in welchen Falten später das fortwährend abgesonderte Kammerwasser die Höhlung ausweitet und zur Cyste macht, auffaßt. Wir begegnen diesem Vorgange in anderer Form zu oft, als daß wir an seine Möglichkeit zweifeln könnten. Es ist aber auch denkbar, daß die seröse Cyste, ebenso wie die epidermoidale, in Folge einer wallartigen Iriswucherung entstanden ist, die sich um einen nicht proliferationsähigen Körper — z. B. das Mittelstück einer Cilie — herum bildete; die Höhlung der Cyste konnte dann nur von Serum ausgefüllt werden, das sich aus dem Irisgewebe fortwährend ausscheiden muß.

Die Iriscysten werden durch ihr Wachsthum dem Auge gefährlich. Abgesehen von den funktionellen Störungen, die sie verursachen, stellen sie einen permanenten Reizerreger im Uvealtractus vor. Sie müssen darum auf dem Wege der Operation entfernt werden, um so eher, als sympathische Reizungszustände des anderen Auges erfolgen können.

Bei der Operation der Iriscysten wird es, namentlich was die epidermoidalen betrifft, am zweckmäßigsten sein, die ganze Irispartie, auf der sie sitzen, durch die Iridektomie zu entfernen, was um so gerechtfertigter ist, als die Wucherungsfähigkeit des Cysteninhaltes durch die Pathogenese erwiesen ist, und darum bei unreiner Operation ein Recidiv zu befürchten ist. Seröse Cysten werden, nach dem Vorgange von Arlt, mit der Iridektomielanze, nach vollbrachtem Hornhautschnitte, angestochen, und von der vorderen Wand, was nur mit der Irispincette zu erfassen ist, mit der Scheere abgetragen.

Die einfache Punktion der Iriscysten erweist sich als ungenügend.

Daß die Iris der Sitz von kleinen in die Gattung der Syphilome gehörigen Granulationsgeschwülstchen, Irisgummen, wird, wurde bereits im vierten Kapitel bemerkt. Solche Tumoren können hier und da zu bedeutender Größe gelangen, ja derart zunehmen, daß sie, die Kammer erfüllend, bis zur Rückwand der Cornea reichen. Häufig schützt die genaue Aufnahme der ätiologischen Momente vor diagnostischen und therapeutischen Irrthümern, da man leicht auf die

---

[1] E. Masse: Kystes, Tumeurs perlées et tumeurs dermoïdes de l'Iris, Paris 1885 bei G. Masson.

Idee eines rasch wuchernden kleinzelligen Sarcoms oder Granuloms kommen könnte. Diese Wucherungen bilden sich auf energische antisyphilitische Behandlung allmählich zurück, indem sie zu einem sehnenartigen Fasergewebe schrumpfen.

Die Iris ist ein Organ, das im Uebrigen große Neigung zu granulösen Excrescenzen und Wucherungen besitzt. Jeder Irisprolaps bildet sich rasch zu einem granulösen, gefäßreichen, schnell wachsenden Gewebe aus, in welchem die mikroskopische Untersuchung Riesenzellen nachweisen kann. Die Bildung der Riesenzellen betreffend, scheint die vordere Kammer ein ähnlich günstiger Boden zu sein, als etwa der Peritonealraum oder welcher Lymphraum immer, da Alles, was in der vorderen Kammer, in specie auf der Iris eine Wucherung erzeugt, sehr bald zur Produktion von wahrhaft enormen, ja fast makroskopischen Riesenzellen führt, wie man sich auf dem Wege des Experimentes überzeugen kann. Daß das Eindringen von Raupenhaaren in das Irisgewebe zu knötchenartigen Wucherungen führt, die sowohl makroskopisch als in ihrer Struktur den Tuberkelknoten gleichen, wurde bereits erwähnt (S. 177). Es hat die Anwesenheit der Riesenzellen in Iriswucherungen eine große theoretische Bedeutung, seitdem man das Vorkommen von miliaren Tuberkeln in der Regenbogenhaut constatirt hat, in welchem derartige Gebilde keine kleine Rolle spielen. Es wird demnach die Anwesenheit von Riesenzellen allein in großen, die vordere Kammer erfüllenden, ja die Hornhaut perforirenden Granulomen uns noch nicht berechtigen, von Tuberkelknoten zu sprechen. Von Tuberkeln werden wir mit Sicherheit erst dann sprechen können, wenn wir den specifischen Bacillus vorfinden, oder wenn das Thierexperiment (Implantation eines excidirten Stückens in die vordere Kammer eines Kaninchens) ein positives Resultat ergeben hat, d. h. locale und allgemeine Tuberkulose am Versuchsthiere hervorgerufen hat.

Das Granulom der Iris bildet sich theils spontan (namentlich bei Kindern), theils nach Traumen. Es führt in einem Schrumpfungsstadium zu Phthisis des Augapfels.

Therapeutisch wird unsere Hauptaufgabe darin bestehen, die Aetiologie der Geschwulst möglichst sicher zu stellen, um eine eventuelle Verwechselung mit einem wuchernden Gumma, oder mit einem bösartigen Neugebilde, das vielleicht von hinten her in die Iris wuchert, zu vermeiden. Wir haben kein Mittel, das Wachsthum des Granuloms zu beschränken, die Enucleation des Auges ist bei der Gutartigkeit der Geschwulst überflüssig.

Melanosarcome, die sich auf der Iris primär entwickeln, sind äußerst selten. Sie erfordern die Enucleatio bulbi.

Was die Tuberculose der Iris betrifft, so werden wohl viele Fälle von Granulom in der älteren Litteratur Tuberkelknoten gewesen sein. Nach den Forschungen von Wagenmann und anderen Klinikern dürfte die Iristuberculose kaum als locale Affektion, sondern als der Ausdruck einer allgemeinen Infektion anzusehen sein. Es giebt aber Fälle genug, wo wenigstens die klinische Untersuchung sonst keinen Anhaltspunkt für Tuberculose gewährt. Es werden in der Regel nur jüngere Personen von der Iristuberculose befallen. Die Krankheit tritt im Beginne als plastische Iritis oder Iridocyclitis auf; erst später schießen gelbliche, kleine, mitunter winzige Knötchen auf, die sich vermehren und schließlich die ganze Vorderkammer erfüllen können, bis dann die tuberculösen Massen sich im Innern des Auges ausbreiten und zur Perforation des Bulbus führen. Ein besonders günstiger Platz für die Entwickelung größerer Tuberkelknoten ist der Kammerwinkel, am Ciliarrand der Iris. Was die Therapie anbelangt, so kann man, wenn ein Conglomerat von Knoten durch eine Iridektomie leicht zu entfernen wäre, die Operation versuchen, obwohl die Hoffnung, damit den localen Proceß zu beenden, nur eine sehr geringe ist. Die Enucleation des Bulbus muß gemacht werden, wenn die Gewebe bereits durchwuchert sind, oder wenn das Auge durch den begleitenden iridocyclitischen Proceß bereits desorganisirt ist und Schmerzen vorhanden sind. In den übrigen Fällen empfiehlt sich eine exspectative Behandlung, da wir einerseits annehmen müssen, daß es sich bereits um eine allgemeine Tuberkelinfektion handelt, andererseits einige Fälle von Spontanheilung bereits bekannt sind. — Auffallend muß es jedoch dem Praktiker immerhin sein, wie selten im Vergleich zur ungeheuren Verbreitung der Tuberculose der primäre Iristuberkel ist, und daß gerade in den großen Weltstädten, wo doch die Tuberculose eine wahre Volkskrankheit repräsentirt, so wenig Fälle dieser Art vorkommen.

Länger bekannt, als die Iristuberkeln, sind die miliaren Tuberkel der Chorioidea, welche zuerst von Eduard Jäger mit dem Augenspiegel gefunden und von Manz histologisch untersucht wurden. Sie sind nach Cohnheim ein constanter Befund bei der Miliartuberculose. Die miliaren Eruptionen sitzen gewöhnlich um den Sehnerveneintritt herum, in der Choriocapillaris, über deren Niveau sie sich erheben, wodurch die Netzhaut an dieser Stelle nach vorne gedrängt wird. Sie können bei einiger Größe nur dann sichtbar werden, wenn sie das Pigmentepithel zum Schwunde bringen. Aus den miliaren Herden entwickeln sich durch Confluirung größere Knoten, welche die ganze Aderhaut durchsetzen und selbst bis in die Sklera reichen.

Der diagnostische Werth der Aderhauttuberculose, soweit diese nämlich ophthalmoskopisch erkennbar ist, muß auf ein sehr bescheidenes Maß herabgedrückt werden, da sie, wenn sie auch in der Leiche nach den Versicherungen der Fachmänner constant vorkommt, dennoch in vivo nichts weniger als constant ist, d. h. in den meisten Fällen keinen solchen Befund gewährt, der zur Diagnose verwendet werden könnte, auch nicht immer im selben Stadium des Allgemeinleidens zur Beobachtung kommt, ja in sehr vielen Fällen erst kurze Zeit vor dem Tode sichtbar wird. Auch kann das ophthalmoskopische Bild, das in exquisiten Fällen aus blaßgelblichen, runden Plaques mit verwaschenen Rändern sich zusammensetzt, in vielen Fällen, namentlich bei Papillenschwellung und bei bestehender Retinitis so undeutlich werden, daß es nichts für Aderhauttuberculose Charakteristisches mehr enthält.

Jene Fälle von größeren Aderhauttumoren, die sich bei der histologischen Untersuchung als tuberculöse Bildungen erweisen, haben mehr ein anatomisches als therapeutisches Interesse. Sie finden sich häufiger bei Kindern als bei Erwachsenen und sind Geschwülste, die aus der Chorioidea ins Augeninnere wuchern, den Bulbus mit käsigen Massen erfüllen, gelegentlich durch die Sklera brechen, und nach vorn in die Bindehaut, nach rückwärts in den Sehnerv wuchern können. So lange sie nur mit dem Augenspiegel erkannt werden, könnte eine Verwechselung mit Gliom, eventuell Sarcom möglich sein. Da aber solche Bulbi schon wegen ihrer Schmerzhaftigkeit enucleirt werden müssen, hat ein derartiger diagnostischer Irrthum wenigstens keine üblen Folgen.

Diejenigen Geschwülste, die in der Aderhaut am häufigsten beobachtet werden, und auch in praktischer Beziehung von höchster Wichtigkeit sind, sind die Sarcome, welche sich in allen Theilen des Uvealtractus entwickeln, und sich schon in einem frühen Stadium ihrer Entwickelung durch funktionelle Störungen und Veränderungen verrathen können, so daß wir in die Lage versetzt sind, zu ihrer gründlichen Entfernung schon zu einer Zeit schreiten zu können, ehe sie durch Metastasen in den inneren Organen des Körpers tödtlich geworden sind. Es hat darum die Diagnostik der Aderhauttumoren ein eminent praktisches Interesse.

Die Aderhautsarcome, die sich gewöhnlich aus dem Stroma und der Lamina fusca chorioideae entwickeln, demnach von Geweben ihren Ausgang nehmen, die pigmentirt sind, zeigen in den meisten Fällen mehr oder weniger intensive Beimischung von Pigment, so daß wir Knoten von intensivstem Schwarz bis zu scheckigen und streifigen Pigmentirungen beobachten können. Uebrigens kommen auch ungefärbte Sarcome vor, welche wahrscheinlich aus der nicht pigmenthaltigen Choriocapillaris ihren Ursprung nehmen. Was ihre Malignität betrifft, so ist es, nach der übereinstimmenden Erfahrung der Beobachter, sicher, daß dieselbe nicht, wie man früher meinte, von der melanotischen Beimischung abhängig ist.

Die histologischen Elemente des Aderhautsarcoms sind Spindelzellen oder auch rundliche Zellen, ein spärliches Gerüst und Pigment. Das letztere ist entweder in den Zellen enthalten, oder in größeren formlosen Klumpen angesammelt. Verknöcherungen kommen manchmal vor.

Das Aderhautsarcom ist eine Krankheit des reiferen Alters. Sarcome, die Kinder betreffen, sind als große Seltenheiten zu betrachen, und diese sind gewöhnlich weiß, unpigmentirt.

Leicht wird die Diagnose des Tumors nur dann, wenn dieser sehr weit vorne, in der Gegend des Corpus ciliare sitzt. Hier verräth sich der Tumor dadurch, daß er die Iris buckelig vordrängt und im Pupillargebiete bei seitlicher Beleuchtung oder bei ophthalmoskopischer Durchleuchtung als prominenter, höckeriger Körper direkt sichtbar wird.

Geschwülste, die im Corpus ciliare sitzen, pflegen die Iriswurzel zu durchwuchern und als Wulst oder Knoten im Kammerfalze zum Vorschein zu kommen. Ich habe einen solchen Fall operirt, wo eben nur die peripherste Zone der Aderhaut in eine flache Geschwulst verwandelt war und das Sehvermögen noch relativ gut war. Das Individuum starb 10 Jahre später, ohne je ein locales Recidiv gehabt zu haben, an multiplen Knochensarcomen. Wie schwierig die Aufgabe des Arztes ist, dem Patienten die Enucleation eines noch sehenden Auges dringend anrathen zu müssen, braucht nicht erst auseinandergesetzt zu werden. Die Schwierigkeit erhöht sich, wenn die Geschwulst längere Zeit hindurch keinerlei Tendenz zum Wachsthum zeigt.

Tumoren, welche im Augenhintergrunde sitzen, können nur durch den Augenspiegel erkannt werden, wenn nicht ein Symptom hinzutritt, das die ophthalmoskopische Betrachtung der Geschwulstoberfläche unmöglich macht. Dieses Symptom ist die Netzhautablösung, welche sich zu den meisten Aderhautgeschwülsten hinzugesellt. Nur selten ist die abgelöste Membran so durchscheinend, daß sie den Durchblick auf den dahinter befindlichen Knoten gestatten würde.

Die Anhaltspunkte, die wir besitzen, um trotz der Ablösung die Diagnose zu machen, beruhen auf folgenden Erwägungen. Benigne Netzhautablösung kommt in den allermeisten Fällen bei hochgradiger Kurzsichtigkeit mit Staphyloma posticum vor, ihr Sitz ist die untere

Hälfte des Augenhintergrundes, und die Tension des Auges ist vermindert. Wenn nun bei einem älteren, nicht myopischen Individuum, bei dem die Untersuchung mit dem Spiegel (bei Undurchleuchtbarkeit des Auges hilft die Untersuchung des anderen aus) kein Staphyloma posticum nachweist, eine Netzhautablösung auftritt und diese an einer ungewöhnlichen Stelle sitzt oder total ist, so ist Verdacht auf einen Chorioidealtumor vorhanden, der sich der Gewißheit nähert, wenn das Auge hart ist.

Selbstverständlich muß die Anamnese genau aufgenommen werden. Bei langbestehenden Netzhautablösungen jugendlicher Personen bildet sich ringförmige hintere Synechie aus, welche mit der Zeit zu secundärem Glaucom führen kann. Der oben skizzirte Gedankengang ist nur für früher funktionstüchtige Augen giltig.

Die Zunahme des intraoculären Druckes ist eine Erscheinung, die zu den bekanntesten Symptomen des Aderhautsarcoms gehört. Dieses tritt oftmals in einem Krankheitsbilde auf, das von exquisitem Glaucoma absolutum gar nicht zu unterscheiden ist. Wenn man erst in diesem Stadium ein Auge zur Behandlung bekommt, ist die sichere Diagnose auf Tumor nicht zu machen, und letzterer wird erst bei der anatomischen Untersuchung des der unerträglichen Schmerzen halber enucleirten Auges erkannt.

Im allgemeinen ist der Verlauf des sarcomatösen Processes in der Aderhaut kein rascher, und es giebt Fälle, wo der Zustand lange ein stationärer bleibt. Trotzdem aber ist die Gefahr im höchsten Grade vorhanden, daß es zu Geschwulstmetastasen, besonders in der Leber, kommt. Aus diesem Grunde kann die Enucleation nicht früh genug gemacht werden, obzwar auch eine frühzeitig vorgenommene Enucleation vor der Lebermetastase nicht immer schützt.

Trotz der immerhin etwas zweifelhaften Prognose quoad vitam muß die Entfernung des Augapfels in jedem Stadium des Uebels den Kranken energisch vorgeschlagen werden, weil sonst der tödtliche Ausgang ein sicherer ist und außerdem die unerträglichen Schmerzen während des Stadium glaucomatosum die Operation dringend indiciren.

Außer dem Sarcom kommen in der Aderhaut noch metastatische Carcinome vor. Sie werden in der Regel bei Personen beobachtet, die an Brustdrüsenkrebs litten, und treten oftmals nicht lange nach der Operation desselben auf. Sie sitzen als helle, markige Knoten in der Regel am hinteren Augenpole, zeigen ein rasches Wachsthum und unterscheiden sich von den Sarcomen dadurch, daß sie nur ausnahmsweise einen glaucomatösen Zustand erzeugen. Wenn sie doppelseitig vorkommen, so ist der Uebergang von einem Auge ins andere längs des Sehnerven über das Chiasma erfolgt, wie dies in Fällen von Manz und Uhthoff direkt nachgewiesen wurde.

Während das Sarcom der Chorioidea eine Krankheit der reiferen Jahre bildet und bei Kindern nur ausnahmsweise vorkommt, ist die sarcomatöse Entartung der Retina direkt eine Krankheit des kindlichen Alters. Man bezeichnet diese Geschwulstbildung, die histologisch wie klinisch bestimmt ausgeprägte Merkmale besitzt, mit dem Namen des Netzhautglioms. Die zelligen Elemente dieses Glioms sind, wenigstens in jungen Stadien der Geschwulstbildung, von den Körnern der Netzhautschichten nicht zu unterscheiden, erst bei vorgeschrittener, besonders extraocularer Wucherung des Tumors sind die zelligen Elemente größer (Gliosarcom). Das Gliom beginnt auch in den Körnerschichten, häufiger in der äußeren als inneren Schicht, in Form von kleinen Knoten oder einer diffusen Verdickung der Retina. Die kleinen Knoten confluiren sodann zu größeren und werden später zu weichen, markähnlichen, gefäßreichen, manchmal intensiv rothen Geschwülsten, welche einen hohen Grad von Bösartigkeit besitzen. Dieser äußert sich durch das rasche Wachsthum, wodurch eine Durchwucherung des inneren Auges zu Stande kommt; später kommt es zur Durchwachsung der Cornea und Sklera und Infiltration des orbitalen Zellengewebes und der Nachbarpartien der Orbita (Gesichtsknochen), Uebergang ins Gehirn auf der Bahn des Sehnerven, Metastasen in inneren Organen des Körpers, wie Lymphdrüsen, Leber und Knochen, worauf das letale Ende erfolgt.

In neuerer Zeit scheint man die Auffassung, daß das Gliom der Retina, welches sich durch seine Bösartigkeit wesentlich von dem Gliom des Gehirns und Rückenmarkes unterscheidet, zu den Sarcomen gehöre (vgl. z. B. Birch-Hirschfeld, Allgem. path. Anatomie, 5. Aufl.), verlassen zu wollen und der Geschwulst als einem Abkömmling ektodermaler Gewebselemente eine Sonderstellung einzuräumen. Was das Gliom der Retina in specie betrifft, so ist durch Greff gezeigt worden, daß es sowohl aus echten Neurogliazellen (Spinnenzellen), als auch aus Ganglienzellen-ähnlichen Gebilden verschiedener Größe zusammengesetzt ist, während man früher gerade das Gegentheil lehrte, Spinnenzellen nur ausnahmsweise fand, und als das Hauptelement der Geschwulst runde, ziemlich Protoplasma-arme Zellen betrachtete, die dichtgedrängt an einander liegen. Wintersteiner bezeichnet das Netzhautgliom als Neuroepitheliom, da er in den Geschwulstmassen Haufen von Cylinderzellen fand, die er als Elemente der Stäbchen- und Zapfenschicht betrachtet.

Was die Fürchterlichkeit dieser Krankheit noch erhöht, ist der Umstand, daß sie (nach Hirschberg in mehr als ein Sechstel der Fälle) auch doppelseitig vorkommt. In manchen Fällen ist das Gliom angeboren.

Eine besondere krankhafte Disposition des Körpers, irgend eine Dyskrasie zählt nicht zu den ätiologischen Momenten des Glioms; man muß es als ein im Beginne völlig locales Leiden der Retina ansehen.

Was die klinischen Zeichen des Glioms anbelangt, so wird dieses wohl, da die kindlichen Patienten auf die funktionellen Störungen, welche sich sicherlich schon im frühesten Beginne der Wucherung einstellen mußten, nicht aufmerksam werden, erst dann zur Beobachtung kommen, wenn sich schon ein größerer Geschwulstknoten gebildet hat, der sich durch seinen eigenthümlichen Reflex häufig schon den Laien verräth. Man sieht dann mit dem Ophthalmoskop einen Buckel in das Augeninnere vorragen, von höckeriger Oberfläche, der in den allermeisten Fällen auf seiner Oberfläche die wohlbekannte Verzweigung der Netzhautgefäße trägt, ein Bild, das sich um so schärfer von den gewöhnlichen Formen der Netzhautablösung unterscheidet, als die gliomatösen Knoten eine röthlich gelbe, ja entschieden rothe Farbe haben, während die benigne Ablösung sich durch die weißgraue Farbe der Membran und die Schwärze der Gefäße auszeichnet. Im weiteren Verlaufe wird die ganze zum Tumor degenerirte Netzhaut kelchförmig nach vorn gedrängt und erscheint durch die weite Pupille und durchsichtige Linse als eigenthümlich reflektirender, ja metallisch glänzender Körper.

Dieses Bild, das man charakteristisch genug mit dem (von Beer stammenden) Namen des amaurotischen Katzenauges bezeichnet, kann übrigens auch durch chorioiditische Processe hervorgebracht werden, wenn diese nur ein massiges, der Consistenz nach dickliches Exsudat liefern, welches zur Verdrängung der Retina führt. Bestimmte, auf alle Fälle passende differentialdiagnostische Momente lassen sich nicht anführen, so daß schon oft ein nicht Gliom enthaltendes „amaurotisches Katzenauge“ unter der Diagnose Glioma retinae enucleirt wurde. Doch ist selbst an einem eventuellen Irrthume nicht viel gelegen, da jedes amaurotisches Katzenauge funktionell als verloren zu betrachten ist und im besten Falle schmerzlos in Phthisis übergeht.[1]

Sobald der wuchernde Tumor das Augeninnere erfüllt hat, wird der Bulbus härter und es tritt auch hier ein Stadium glaucomatosum ein. Es ist jedoch, und dies ist ein Umstand, der für die Pathogenese des Glaucoms von besonderer Bedeutung ist, die gliomatöse Drucksteigerung durchaus nicht von denselben Ursachen abhängig, wie die auf voriger Seite besprochene sarcomatöse. Das Stadium glaucomatosum bei Gliom ist bedingt durch die Massenzunahme des Tumors, ist also

[1] Fritz Raab, Ueber einige dem amaurotischen Katzenauge zu Grunde liegende entzündliche Erkrankungen des Auges. Archiv f. Ophthalm. XXIV. 3. Abth., S. 163—184. In neuerer Zeit hat dieser Gegenstand wieder unter der Bezeichnung Kryptogliom die Untersucher beschäftigt.

eine von rein mechanischen Ursachen abhängige Zunahme der Bulbushärte, während wir es beim Aderhautsarcom mit einer Hypersecretion zu thun haben, welche schon zu einer Zeit eintreten kann, wo das Neugebilde noch von geringer Ausdehnung ist. Höchstwahrscheinlich ist diese Flüssigkeitszunahme des Bulbusinneren wieder nur als hydropischer Erguß, bedingt durch Kreislaufstörungen der Chorioidea aufzufassen.

Man betrachtet den Opticusstamm als die wichtigste Straße, auf welcher die Weiterwucherung des Glioms in der Richtung der Schädelhöhle stattfindet. Es hat diese Thatsache eine besondere therapeutische und prognostische Tragweite, da sie uns mahnt, bei Exstirpation des Tumors auf die möglichst ausgiebige Neurektomie des Opticus bedacht zu sein, und uns ermächtigt, in Fällen, wo wir ein vom Bulbus entfernteres Nervenstück unter dem Mikroskop geschwulstfrei finden, eine gute Prognose quoad vitam zu stellen. Trotzdem ist es nicht unwichtig, noch einen andern, wenn auch nicht so häufigen Weg der gliomatösen Propagation kennen zu lernen, auf den bisher nur wenig Gewicht gelegt wurde. Es sind dies die Ciliarnerven, in deren Bahn die Geschwulstbildung gleichfalls centripetal vorwärts schreiten kann.

Die Nerven der Suprachorioidea haben sich mir schon zu einer Zeit entartet gezeigt, wo die Chorioidea selbst noch nicht besonders angegriffen schien. Wer übrigens die gliomatöse Wucherung des Nerven-Scheidengewebes schon in möglichst jungen Stadien studiren will, benutze die Suprachorioidea gliomatöser Augen als Studienobjekt. Man erhält durch Hämatoxylin und Goldfärbung die prachtvollsten Bilder, wie ich dies schon in der ersten Auflage dieses Buches erwähnt habe. Durch diese Befunde gewarnt, wird man selbst bei intaktem Opticus die Prognose nach der Enucleation nicht absolut günstig stellen können.

Die Therapie des Netzhautglioms besteht in möglichst frühzeitiger Enucleation des Augapfels, verbunden mit einer größeren Ausschneidung des Sehnerven, als man dies bei gewöhnlichen Enucleationen zu thun pflegt. In vorgeschrittenen Stadien muß man den Sehnerven möglichst nahe zum Foramen opticum abzuschneiden trachten. Je früher die Entfernung des Augapfels vorgenommen wird, desto sicherer ist die Aussicht auf völlige Heilung. Zeigt sich das Orbitalgewebe bereits infiltrirt, so ist zwar die möglichst gründliche Exstirpation des Orbitalinhaltes (Exenteratio orbitae) angezeigt, die Möglichkeit der Recidiven aber nicht mehr auszuschließen. Nicht mehr operirbar sind die Fälle, wo es bereits zu secundären Geschwülsten in den Gesichts- und Schädelknochen gekommen ist.

Ob man bei doppelseitigem Netzhautgliom den grausamen Vorschlag der Enucleation beider Augen machen solle, muß dem Ermessen jedes Einzelnen anheimgestellt werden.

3. Geschwülste des Nervus opticus.

Die Geschwülste des Sehnerven werden in primäre und secundäre eingetheilt. Die primären sind diejenigen, welche sich innerhalb der äußeren Scheide des Sehnerven entwickelten, gleichviel an welcher Stelle oder aus welchem histologischen Elemente des Nervenstammes sie ursprünglich gewachsen sind. Die secundären Tumoren jedoch nehmen ihren Ursprung entweder in der Orbita (sei es in dem Zellgewebe oder an den Wänden derselben), müssen also, wenn sie den Sehnerven ergreifen, jedenfalls die äußere Scheide desselben durchdringen; oder aber sie traten zuerst intraoculär auf, um sodann längs des Nerven sich weiter orbitalwärts zu verbreiten, wie wir dies beim Glioma retinae gesehen haben.

Das genaue Studium der primären Sehnerventumoren hat uns die Kenntniss gewisser klinischer Zeichen gebracht, welche diese Neubildungen sehr scharf von anderen in der Orbita sich abspielenden ähnlichen Processen unterscheiden, und auf die wir, trotz der geringen Häufigkeit der Sehnervengeschwülste, deshalb genauer eingehen, weil uns durch ihre Würdigung das Verständniß vieler Orbitalkrankheiten erleichtert wird.

Dasjenige Symptom, das uns beim Sehnerventumor zunächst auffällt, ist die Vorwärtsdrängung des Bulbus, Protrusio bulbi oder Exophthalmus. Wir werden diesem Symptom immer begegnen, so oft wir mit einer Krankheit zu thun haben, welche zu einer Vermehrung der Masse des Orbitalinhaltes führt. Diese Vermehrung kann durch entzündliche Gewebsschwellung, Tumorenbildung, Aneurysmen, ja bloße Ausdehnung der Blutgefäße oder durch Eiterinfiltration — wie wir die letztere z. B. im Verlaufe der Panophthalmitis beobachteten — erzielt werden. Je nachdem der Proceß, der zur Vermehrung des Orbitalinhaltes führt, ein acuter oder ein chronischer ist, wird auch der Exophthalmus rascher oder langsamer erfolgen; die auf entzündlicher Schwellung beruhenden werden außerdem in der überwiegenden Mehrzahl der Fälle noch weitere entzündliche Begleiterscheinungen wahrnehmen lassen, während die Protrusionen in Folge von Blutgefäßerkrankungen in der Regel noch auscultatorische Phänomene bieten, wie dies im nächsten Capitel noch einmal betont werden wird. Es wird demnach ein Exophthalmus in Folge eines Sehnerventumors sich auszeichnen durch eine relativ langsame Entwickelung, bei Abwesenheit von entzündlichen Symptomen. Ferner wird die Einseitigkeit des Vorkommens schon gegen eine Protrusion aus vasomotorischen Ursachen (s. S. 416) sprechen.

Wenn wir nun bedenken, daß der Sehnerv so ziemlich in der

Sagittalaxe der Orbita liegt, so wird es klar sein, daß eine Massenzunahme des Opticus den Bulbus auch in dieser sagittalen Richtung vorwärtsschieben muß, während Tumoren, die nicht im Opticus wachsen, mehr weniger entfernt von der Mittellinie der Orbitalpyramide liegen und darum auch nebst der Vordrängung auch eine Seitwärtsverschiebung des Bulbus hervorbringen. Da der Opticus auch in der Mittellinie des „Muskeltrichters", d. h. der um das Foramen opticum entspringenden Augenmuskeln liegt, welche die Rotationen des Auges versehen, so werden die Augenmuskeln wohl durch das Wachsthum des Opticustumors eventuell auf die Seite geschoben werden können, sie werden aber dadurch nicht funktionsunfähig werden. Es ist außerdem kaum noch beobachtet worden, daß eine primäre Sehnervengeschwulst die äußere Nervenscheide durchbrochen und die Muskeln durchwuchert hätte. Orbitalgeschwülste jedoch, die außerhalb des Muskeltrichters wurzeln, ziehen später die Augenmuskeln in ihre Masse ein oder durchwuchern sie, wodurch dieselben aufhören zu funktioniren. Es muß demnach bei einem primären Sehnerventumor der Augapfel zwar vorwärtsgedrängt, aber jedenfalls noch beweglich sein, und zwar muß die Beweglichkeit nach allen Richtungen vorhanden sein, wenn sie auch, was sich aus der mitunter ungleichmäßigen Zerrung der Muskeln erklärt, immerhin etwas nach der einen oder anderen Seite hin beeinträchtigt ist. Ferner pflegen Schmerzen immer zu fehlen, im Gegensatze zu Orbitalgeschwülsten bösartiger Natur, welche das Fettgewebe rasch infiltriren und die zahlreichen sensiblen Nerven der Orbita bald in ihr Bereich ziehen, was wieder bei Sehnervengeschwülsten, die von der Scheide umschlossen bleiben, nicht vorkommen kann. Der Bulbus selbst bleibt in seiner Gestalt vollkommen intakt, mindestens für sehr lange Zeit; es sind nur Ausnahmefälle bekannt, wo derselbe von dem wachsenden Neugebilde plattgedrückt wird, oder wo bei vieljährigem Bestehen einer gutartigen Geschwulst der Bulbus so sehr aus der Orbita gedrängt worden war, daß Verschwärung der Cornea und die Folgezustände eintraten.

Wir können uns übrigens die Diagnose des Tumors noch durch Palpation mit dem kleinen Finger erleichtern. Man kann ziemlich tief mit demselben in die Orbita eindringen und fühlt dann die vorderste Wölbung des Tumors. In zweifelhaften Fällen muß die Palpation in der Narkose vorgenommen werden.

Was die Funktion des mit einem Sehnerven-Neugebilde behafteten Auges anbelangt, so ist es sicher, und auch als Hauptsymptom zu betrachten, daß das Sehvermögen schon frühzeitig beeinträchtigt wird. Doch haben wir hierbei festzustellen, ob das Sehvermögen frühzeitig,

d. h. sehr bald nach dem oder gar vor dem Auftreten des Exophthalmus erloschen, oder nur herabgesezt war, und in diesem herabgesetzten Zustande durch längere Zeit (eventuell Jahre) verblieben ist. Im letzteren Falle mußte es auch, wegen der Verrückung des Augapfels, zu binoculären Doppelbildern gekommen sein, die erst dann schwinden, wenn die Amblyopie schon sehr hochgradig geworden ist. Der Grund für die hohe prognostische Bedeutung dieser Unterscheidung wird aus der Anatomie der Sehnerventumoren klar werden.

Die Untersuchung mit dem Spiegel ergiebt entweder ein der Neuritis oder Neuroretinitis ähnliches Bild, welches sich bei langem Bestehen des Leidens zu einfacher Atrophie der Pupille umgestalten kann — oder wir finden mächtige Schwellungen und Plaques innerhalb der Retina, welche die Papille gewöhnlich umwuchern. Es rühren dieselben, wie die anatomische Untersuchung bewiesen hat, von Geschwulstmetasen in der Netzhaut[1] her.

Der Spiegelbefund, verbunden mit den Ergebnissen der Sehprüfung, erlaubt uns einen nahezu sicheren Rückschluß auf die Benignität oder Malignität des Tumors zu ziehen. Wenn das Sehvermögen rasch nach dem Auftreten oder der Entwickelung des Exophthalmus vollständig geschwunden ist, so läßt sich annehmen, daß der Tumor ein maligner ist. Diese Annahme wird zur Gewißheit, wenn wir Plaques in der Retina sehen, die wir nur für secundäre Knotenbildungen ansehen können. Dagegen spricht das lange Bestehen eines, wenn auch nur minimalen Sehvermögens, noch mehr das längere Bestehen von Doppelbildern, ein einfacher hyperämischer, entzündlicher oder atrophischer Zustand der Netzhaut und Papille für einen benignen Tumor.

Diese für die Prognose, sowie die Therapie gleich wichtigen diagnostischen Sätze beruhen auf folgenden anatomischen Thatsachen:

Die Geschwülste des Sehnerven sind entweder fibröse Neubildungen mit mehr oder weniger Beimischung von Schleimgewebe (Fibroma und Myxoma oder Fibroma myxomatosum), oder Sarcome und Gliome. (Von dem als große Seltenheit zu betrachtenden Neurom, ferner von den Tuberkelknoten, sehen wir ab, obgleich sie ganz gut in unser Schema hineinpassen.) Die ersteren, die Fibrome, sind gutartige Neubildungen, welche sich zwar innerhalb der äußeren Scheide, aber excentrisch am Nervenstamme entwickeln, so daß ein großer Theil des letzteren nur auf die Seite gedrängt wird, während eine geringe Portion der Faseren zerstreut durch die Geschwulst, wie aufgefasert,

[1] So habe ich in der Netzhaut Gliom- und Sarcomknoten, Sattler Tuberkelknoten gefunden und abgebildet. In allen diesen Fällen war eine entsprechende primäre Opticusneubildung vorhanden.

zieht. Der neoplastische Proceß vernichtet darum nur einen kleinen Theil der in der Geschwulstmasse zerstreut ziehenden und von ihr erdrückten Fasern, während ein großer Theil des Nerven intact bleibt. Die bösartigen Tumoren, Sarcom und Gliom, entwickeln sich concentrisch um den Nerven, so daß derselbe axial durch die Geschwulst läuft. In diesem Falle ist der Sehnerv von allen Seiten einem strangulirenden Drucke ausgesetzt, und zwar durch ein rasch wachsendes Gebilde, dem er nicht ausweichen kann und der notwendig seine Funktion aufheben muß. Außerdem führen die gutartigen Neubildungen nie zu intraoculären Metastasen, was bei den bösartigen, wie bemerkt, nicht der Fall ist.

Die Therapie der Sehnervengeschwülste kann nur in der Exstirpation derselben bestehen. Auch gutartige Tumoren müssen rechtzeitig entfernt werden, weil nach langem Bestehen derselben ein Eindringen des Tumors in das Cranium längs des Opticus sichergestellt ist. Schon der erste aus dem Jahre 1842 stammende Fall aus der Jüngken'schen Klinik, beschrieben in einer Dissertation von Aron Heymann, betraf ein Individuum, bei dem der Tumor 14 Jahre gewachsen war, und die Section ergab, daß eine Strecke hinter dem Bulbus der Sehnerv in eine Geschwulst von Olivenform verwandelt war, die bis zum Chiasma reichte. Ich habe einen Fall beobachtet, wo die Geschwulstentwickelung noch länger gedauert hatte und der Bulbus ganz aus der Orbita getrieben war. Mittlerweile war das Neugebilde in die Schädelhöhle gedrungen und hatte offenbar vom Chiasma aus den anderen Sehnerven ergriffen. Es konnte dies aus dem Spiegelbefunde sicher erschlossen werden, der übrigens auch von Mauthner erhoben worden war. Endlich erblindete auch dieses Auge und das Individuum (eine ältere, sonst rüstige Frau), das hartnäckig Jahre hindurch jede Operation zurückgewiesen hatte, starb unter schweren Gehirnerscheinungen.

Seit Knapp gezeigt hat, daß man Sehnervengeschwülste entfernen kann, ohne den Bulbus mitzuentfernen, hat die Bestimmung, ob benigner oder maligner Tumor, eine erhöhte Wichtigkeit gewonnen. Man wird auf Grundlage obiger Auseinandersetzungen eine hinlängliche Zahl von Anhaltspunkten gewinnen, für welche Annahme man sich zu entscheiden hat.

In neuerer Zeit hat man in der Krönlein'schen, den Augenärzten durch Braunschweig empfohlenen Methode der osteoplastischen Resection der temporalen Orbitalwand ein Verfahren kennen gelernt, das die Freilegung des Orbitalinhaltes wesentlich erleichtert, so daß die Entfernung einer Sehnervengeschwulst mit Erhaltung des Bulbus (ohne besondere Zerrungen und Quetschungen) möglich geworden ist. Was für endgiltige Umgestaltungen jedoch der seines Nerven beraubte und in seiner Ernährung (wegen der unvermeidlichen Resection der am hinteren Pole eintretenden Gefäße und Ciliarnerven) gestörte Bulbus erfährt, wird erst mit der Zeit durch längere Beobachtung klar werden.

In einer sehr lehrreichen Monographie W. SCHLODTMANN's (Ueber die Exstirpation retrobulbärer Tumoren etc. Halle 1900) wird über drei Fälle berichtet, die mit Schonung des Bulbus, aber nach der alten Methode KNAPP's operirt wurden. Das Verhalten der Netzhautcirculation nach der Exstirpation des Tumors war ein wechselndes, doch so viel geht aus den Beobachtungen und Zusammenstellungen des Autors hervor, daß sich die Circulation der Retina von Seite der Chorioidea her (durch den ZINN'schen Gefäßkranz) wieder herstellen kann.

Dreizehntes Kapitel.

Krankheiten der Orbita.

Der Bulbus dreht sich in der Orbita, wie ein Gelenkkopf in seiner Pfanne nach Art der Kugelgelenke. Das Material, aus welchem die Gelenkpfanne construirt ist, liefert das Gewebe der Orbita, histologisch zumeist aus Fettzellgewebe zusammengesetzt, welches die verschiedenen Augenmuskeln, Nerven und Gefäße einschließt und gegen den Bulbus zu durch die Fascia Tenoni abgeschlossen wird.

Die Entzündungen, welche innerhalb der Orbita vorkommen, sind theils durch periostitische Processe bedingt, die die Orbitalwandungen betreffen, theils als genuine Phlegmonen aufzufassen. Freilich wird es, abgesehen von den Periostiden, die den Orbitalrand betreffen, sich demnach vor der Fascia tarsoorbitalis entwickeln, in vielen Fällen schwer sein, zu entscheiden, was als primärer Proceß aufzufassen ist, denn zweifellos kann eine eiterige Entzündung des Orbitalgewebes secundär auf das Periost übergreifen und die Folgeerscheinungen der Periostitis hervorrufen. Bei der Abgeschlossenheit, in welcher die Orbita sich befindet, wird man wohl in den allerseltensten Fällen Gelegenheit haben, den ursprünglichen Herd der Knochenhautentzündung nachzuweisen. Die wichtigsten klinischen und differentialdiagnostischen Thatsachen, die hier in Betracht kommen, sind die folgenden:

Eine Periostitis des Orbitalrandes geht mit einer umschriebenen prallen Schwellung am Knochenrande einher, die dem Knochen unverschieblich aufsitzt. Gewöhnlich ist auch die Hautdecke geröthet, Schmerzen sind — abgesehen von den sehr chronischen Fällen von Knochentuberculose — in der Regel vorhanden. In dieser prallen Geschwulst bildet sich dann Fluktuation aus, der Eiter entleert sich, und die Sondirung zeigt dann den rauhen Knochen. In den acuten Fällen ist die Heilung sodann eine rasche, in der größeren Mehrzahl der Fälle wird der Knochen cariös, welcher Proceß nach langer Dauer zu sehr häßlichen Knochennarben führen kann, von denen weiter unten noch gesprochen wird.

Die klinischen Zeichen der Orbitalphlegmone werden in erster Linie durch die Schwellung des Orbitalgewebes geliefert. Eine solche tritt oft unter Fieber- und gastrischen Erscheinungen, heftigen periorbitalen und Kopfschmerzen auf und manifestirt sich durch eine Hervordrängung des Augapfels, der dadurch auch in seiner Beweglichkeit gehemmt ist. Eine entzündliche Mitbetheiligung des oberen Lides und der Conjunctiva bulbi ist die Regel. Pathognomonisch ist der Schmerz, den man hervorrufen kann, wenn man einen Druck auf das entzündete Orbitalgewebe vermittelst des vorgedrängten Bulbus ausübt. Palpirt man zwischen letzterem und Orbitalrand, so wird man das geschwollene Gewebe von allen Seiten gleichmäßig fühlen können.

Der Ausgang der Orbitalphlegmone ist in den allermeisten Fällen der in Eiterung. Freilich wird sich im Verlaufe dieses Processes, wie bei jeder Zellgewebsentzündung, die Infiltration auch zertheilen können, aber dieser Ausgang ist der seltene im Vergleich zur Abscedirung. Man wird, und darin besteht die Hauptaufgabe der Therapie, den Proceß erheblich abkürzen können, wenn man rechtzeitig, in vielen Fällen, wo keine Fluktuation nachweisbar ist, sogar probatorisch die Punktion macht, um den Eiter zu entleeren. Oftmals bricht sich der letztere an mehreren Punkten Bahn, und man hat die Aufgabe, mehrere Incisionen zu machen. Die Stelle, wo die Eitermasse am frühesten sich vorzudrängen pflegt, ist unterhalb des oberen Orbitalrandes, die Gegend der Fascia tarso-orbitalis.

Nach der Entleerung des Eiters hat man häufig erst Gelegenheit, durch Sondirungen die Periostitis nachzuweisen. Indessen ist es eine Hauptregel, mit den Sondirungen innerhalb der Orbita so sparsam und vorsichtig als möglich umzugehen, da man leicht Verletzungen der Venenwände, ja direkte Fortsetzung der Entzündung auf die Meningen hervorrufen kann. Besondere Vorsicht erfordern naturgemäß die periostitischen Entzündungen des Orbitaldaches, weil in diesen Fällen die Sonde leicht in die Schädelhöhle eindringen kann.

Einen Anhaltspunkt, ob man den Proceß als genuine Phlegmone oder als Periorbititis (Periostitis orbitae) aufzufassen hat, liefert in manchen Fällen die Form der Bulbusprotrusion. Wenn nämlich in Folge einer localen Periostitis die Entzündung auf die benachbarten Zellgewebspartien beschränkt bleibt, so ist es möglich, daß die Hervordrängung des Bulbus nur nach einer Seite, und nicht, wie bei diffuser Schwellung des Orbitalzellgewebes, in der Richtung der Orbitalaxe geschieht. In den allermeisten Fällen ist aber eine Differentialdiagnose weder zu machen, noch von besonderem Vortheile.

Nach Entleerung des Eiters wird die weitere Behandlung nach allgemeingiltigen chirurgischen Gesetzen stattfinden. Sie besteht in der Hauptsache darin, den freien Abfluß des Eiters zu erleichtern, was man durch warme Umschläge erzielen kann, und wo es Noth thut, durch Einlegen von Drainröhren unterstützt. Ausspritzungen werden mit der üblichen Vorsicht vorgenommen, damit man nicht schade. Absolute Bettruhe ist nothwendig, und wer den Heilungsproceß noch auf medicamentösem Wege zu beschleunigen für nothwendig findet, kann Einreibungen von Unguentum cinereum anordnen.

Die Hauptsache bleibt es unter allen Umständen, die Eiteransammlungen, die sich oft in der Tiefe der Orbita bilden, nicht zu dulden, sondern frühzeitig eine Punktion oder nach Umständen ausgiebige Spaltung mit dem Bistouri zu machen.

Der Ausgang der Orbitalphlegmone ist der in Resorption, wonach der Bulbus wieder in seine Lage zurücktritt und das gestörte Sehvermögen oft wieder vollständig restituirt wird. Dieser günstige Ausgang ist, wobei ich mich auf vielfache eigene Beobachtungen stützen kann, bei Kindern die Regel, bei denen man nach einer ausgiebigen Incision und Entleerung des Eiters auf eine ungestörte, rasch eintretende Heilung rechnen kann. Bei stürmischen Entzündungen kann jedoch das Auge durch Ulceration oder Vereiterung zu Grunde gehen, höchstwahrscheinlich deswegen, weil die Ernährung desselben durch den Druck, unter dem es steht, und die Affektion der in dasselbe eintretenden Gefäße und Nerven zu sehr beeinträchtigt wird. Dieser Ausgang stellt eine Art Nekrosirung des Bulbus vor. Oder es geht der Sehnervenstamm, welcher entzündlich mitbetheiligt und auch durch die Schwellung des Orbitalgewebes comprimirt war, in Atrophie über. Thatsache ist, daß man oft mit dem Augenspiegel die Neuritis diagnosticiren kann, wenn auch wieder Atrophien des Sehnerven beobachtet werden, ohne irgend welche vorhergehende ophthalmoskopische Zeichen der Entzündung.

Die Ursachen der Orbitalphlegmone lassen sich zum Theil nicht eruiren, zum Theil sind Verletzungen, Metastasen und Uebergreifen der Entzündung von den Nachbargebilden, namentlich der Knochen und ihrer Höhlen zu beschuldigen. Erysipel des Gesichtes führt verhältnißmäßig oft zu Orbitalphlegmonen, die die allerschlechteste Prognose liefern, da in diesen Fällen das Sehvermögen stets vernichtet wird, indem der entzündliche Proceß den Sehnervenstamm ergreift, oder metastatische Chorioretinitis entsteht, die zu unheilbarer Erblindung führt. Schwere Phlegmonen der Orbita, jedoch mit günstigem Ausgange, habe ich während der Influenza-Epidemien beobachtet. Am häufigsten jedoch finden wir sie bei skrophulösen und tuberkulösen Kindern. Von den Augenärzten noch am wenigsten gekannt und gewürdigt ist das Empyem der Stirnhöhlen, das zu Oedem der Lider und Orbitalphlegmone führen kann. Diese Fälle haben das Charakteristische, daß sie zumeist partiell sind, indem die eiterige Infiltratrion zumeist dem primären Eiterherde zunächst unter dem Dache der Orbita am größten ist, und daß in Folge dessen die Substanz des M. levator palpebr. superioris, sowie des Rectus super. frühzeitig ergriffen ist und zu entsprechenden Beweglichkeitsstörungen des Bulbus führt, noch ehe der Eiterherd durchbricht, und zu einer Orbitalfistel Veranlassung giebt. Dagegen sind, wie Kuhnt (in seinem grundlegenden Buche über die entzündlichen Erkrankungen der Stirnhöhlen und ihre Folgezustände. Wiesbaden 1895) ausführt, ausgebreitete Phlegmone der Orbita beim Empyem der Stirnhöhlen seltenere Ereignisse, weil eben der Eiter schon frühzeitig sich durch das obere Lid Bahn bricht.

Nach Mooren kommen Orbitalphlegmonen bei Säuglingen in den ersten Lebenswochen häufig vor. Als Ursache wird Quetschung bei der Geburt vermuthet. Die Eiterbildung ist eine massenhafte. Die Therapie besteht in der möglichst früh vorzunehmenden Incision und Entleerung des Eiters.

In Folge von Orbitalphlegmonen oder auch spontan bilden sich namentlich bei skrophulösen Kindern cariöse und nekrotische Processe der knöchernen Wandungen der Orbita aus. Die Processe sind, was mit dem dyskrasischen Ursprung des Leidens innig zusammenhängt, ungemein schleppend, und das Ende pflegt eine vertiefte Knochennarbe zu sein, in welche die Haut der Lider eingezogen ist, wodurch dann sehr entstellende Ektropien zu Stande kommen.

Die Behandlung dieser Zustände kann nur eine rein chirurgische sein, die hauptsächlich die Entfernung (Ausschabung) des cariösen Knochens bezwecken wird. Dabei werden die üblichen antiskrophulösen Heilmethoden versucht werden.

Die Heilung des consecutiven Ektropiums kann nur auf dem Wege der Plastik erfolgreich durchgeführt werden.

Wir haben bisher die Orbitalphlegmone ausschließlich in ihrem Verhältnisse zum Augapfel betrachtet. Die Erkrankung verdient jedoch noch von einem anderen Gesichtspunkte aus Beachtung, weil sie sich oft genug mit intracraniellen Entzündungen vergesellschaftet, indem sie sowohl die Ursache als die Folge dieser sein kann. In dem ersten Falle findet der Uebergang der orbitalen Phlegmone in die Schädelhöhle gewöhnlich direkt, d. h. durch die Thrombose der Venae ophthalmicae statt, die sich dann weiter in den Sinus transversus fortsetzt. Daß ein direkter Durchbruch des Eiters in die Schädelhöhle, etwa durch die Fissura orbitalis superior, vorkommt, ist wohl schon angenommen, aber bisher nicht bewiesen worden. Ebenso wenig bewiesen ist die Behauptung, daß die Entzündungskeime längs der Sehnervenscheiden in die Schädelhöhle gelangen.

Daß in allen Fällen, wo es bereits zu Thrombosirung der Orbitalvenen gekommen ist, auch Metastasen nicht allein in der Schädelhöhle, sondern auch in allen übrigen Organen stattfinden können, und demnach der letale Ausgang auch unter dem Bilde einer Lungenmetastase eintreten kann, bedarf keiner besonderen Erörterung, ebenso wenig daß eine aus anderen Ursachen entstandene secundäre Sinusthrombose sich auf die Orbitalvenen fortpflanzen und Orbitalphlegmone erzeugen kann. In diesem Falle sind die Symptome der Orbitalentzündung, und zwar Oedem der Conjunctiva und Exophthalmus, Zeichen einer mit Sinusthrombose einhergehenden eiterigen Meningitis.

Die Beantwortung der Frage, ob im gegebenen Falle eine Orbitalphlegmone eine primäre, oder von einem eiterigen intercraniellen Processe bedingte sei, wird keine Schwierigkeit haben, wenn es uns gelingt, einen außerhalb der Orbita gelegenen primären Eiterherd zu entdecken, der zu Sinusthrombose geführt haben kann. Es sind vorwiegend verborgene Eiterungen in der Tiefe des Gehörorgans, die dies bewirken und die, noch ehe es zur eigentlichen Meningitis kommt, schon sehr beträchtliche cerebrale Symptome und Fieber hervorrufen. Auch bietet die Augenspiegeluntersuchung einen sehr wichtigen Beitrag zur Beantwortung dieser Frage, indem schon das allererste Stadium der Meningitis zu ganz ausgesprochenen Entzündungserscheinungen der Sehnervenpapille (sowohl Neuroretinitis, als auch Stauungspapille) führt. Ebenso spricht die Doppelseitigkeit einer Orbitalphlegmone mit größter Wahrscheinlichkeit dafür, daß eine Sinusthrombose vorliegt.

Von den Geschwülsten, die innerhalb der Orbita vorkommen, sind jene, die vom Bulbusinneren ausgehen, besonders die Gliome, ferner die Sehnerventumoren bereits besprochen worden, bei welcher Gelegenheit auch bereits einige Anhaltspunkte zur Diagnose des Ausgangspunktes der Geschwulst gegeben wurden. Außerdem kommen in der Orbita noch Geschwülste vor, welche theils im Zellgewebe selbst entstehen, theils von den knöchernen Wänden ausgehen. Zu den ersteren gehören Cysten verschiedener Art, zumeist jedoch Dermoidcysten, dann Angiome, ferner bösartige und rasch recidivirende Geschwülste von sarcomatösem Charakter (unter welchen die Cylindrome eine besondere histologische Stellung einnehmen); epitheliale, krebsige Geschwülste gehen nur von der Haut und den Nachbargebilden der Orbita in dieselbe über. Zu den Geschwülsten der zweiten Gruppe, den von der Orbitalwandung ausgehenden, gehören in erster Reihe Osteome und Osteosarcome.

Bei dieser Gelegenheit muß als in praktischer Beziehung besonders wichtig erwähnt werden, daß an den Orbitalrändern manchmal Exostosen beobachtet werden, welche unzweifelhaft syphilitischen Ursprunges sind und auf eine passende antisyphilitische Kur auch völlig zurückgehen.

Unter dem Namen des pulsirenden Exophthalmus[1] bezeichnen wir verschiedene Gefäßerkrankungen, welche das Gemeinsame haben, zu Exophthalmus (Hervordrängung des Bulbus), zu hörbaren Geräuschen im Umkreis der Orbita und zu Pulsationen des Bulbus zu führen. Was den Sitz dieser Erkrankung anbelangt, so kann derselbe entweder in der Orbita oder innerhalb der Schädelhöhle sein. Gewöhnlich sind es Aneurysmen verschiedener Art in der Orbita, in der Schädelhöhle Aneurysmen der Arteria ophthalmica bei ihrem Abgange aus der Carotis interna, ferner das Aneurysma der letzteren selbst, oder eine Ruptur derselben innerhalb des Sinus cavernosus, welche den Symptomencomplex des pulsirenden Exophthalmus hervorrufen.

Die Therapie besteht in der Digitalcompression der Carotis, und wo diese nicht zum Ziele führt, in der Unterbindung der Carotis communis der afficirten Seite.

Wichtig ist ferner die Kenntniß der congenitalen Encephalocelen (Hirnbrüchen), die, wiewohl selten vorkommend, dennoch zu folgenschweren Verwechselungen mit Tumoren, in specie den Cysten Veranlassung geben können. Unter angeborenem Hirnbruch verstehen wir eine Anomalie, die darin besteht, daß ein Theil des Gehirns oder seiner Häute aus der Knochenschale herausgedrungen und nur von Weichtheilen bedeckt ist. Diese Mißbildung kommt wohl zumeist am Hinterkopf vor, ein Theil der Encephalocelen, nach Houel ungefähr der sechste Theil, am Gesichte, in der Gegend der Sutura frontonasalis.

---

[1] Da dieser Gegenstand ein wesentlich chirurgisches Interesse darbietet, so sei desselben nur mit wenigen Worten gedacht und auf die erschöpfende Monographie Sattler's (Handb. d. ges. Augenheilk. IV. Bd.) verwiesen.

Man findet sie also in Form von erbsen- bis wallnußgroßen, auch noch größeren Geschwülsten in der Gegend des inneren Augenwinkels, wodurch das Auge nach Außen dislocirt werden kann. Die Haut über der Geschwulst ist normal, mitunter von ausgedehnten Gefäßen durchzogen, ihre Consistenz ist die einer Cyste, der Inhalt läßt sich mitunter durch Druck entleeren, kehrt aber nach Aufhören des Druckes wieder zurück, die Spannung erhöht sich bei forcirter Exspiration. Respiratorische und pulsatorische Schwankungen sind aber nicht immer wahrzunehmen. Die Basis sitzt dem Knochen unverschieblich auf. Die anatomischen Untersuchungen[1] ergaben, daß der Durchtritt der Encephalocele durch eine Lücke in der Lamina cribrosa ossis ethmoidei, oder in der Sutura frontonasalis, frontomaxillaris oder frontolacrymalis geschah, und daß das Gebilde aus den vorgefallenen Meningen, mitunter noch Hirnmasse besteht; in einem Falle war in der Encephalocele der Vorderlappen der linken Hemisphäre zu finden.

Es versteht sich von selbst, daß ein chirurgischer Eingriff in allen Fällen von Encephalocele mit den höchsten Gefahren verbunden wäre, so daß diese Affektion für den Chirurgen ein noli me tangere bedeutet.

Verletzungen der Orbita.

Die Verletzungen, welche die knöcherne Orbita und deren Weichtheile betreffen, sind bei all ihrer Vielgestaltigkeit und Mannigfaltigkeit in oculistischer Beziehung in zwei große Gruppen zu sondern, in die, welche die Bulbuskapsel in irgend einer Weise beschädigen, und in solche, welche den Bulbus völlig intact lassen. Bei der Mannigfaltigkeit der Zufälle, welche hier im Spiele sein können, ist es unmöglich, die verschiedenen Combinationen dieser Verwundungen innerhalb des Rahmens dieses Buches zu besprechen. Hier sollen nur jene, den Augenarzt in erster Linie interessirenden Traumen Erwähnung finden, welche zu einer Verletzung der Gebilde hinter dem Bulbus, wobei dieser vollkommen unversehrt bleibt, führen, zugleich aber zur Entwickelung von Sehstörungen Veranlassung geben. Solche Verletzungen werden z. B. durch spitze Gegenstände herbeigeführt, welche mehr oder weniger senkrecht auf die sagittale Axe der Orbita hinter dem Augapfel eindringen, oder aber, wie dies heutzutage in den Großstädten beinahe ein alltägliches Vorkommniß ist, durch Revolverschüsse in selbstmörderischer Absicht, deren Projektile die äußere Orbitalwand zerschmettern oder durchfliegen und längs der oberen Wand bis in

[1] F. Raab, Wien. med. Wochenschr. 1876. 11—13.

die gegenüberliegenden knöchernen Gebilde, das Thränenbein und die Siebbeinzellen, ja sogar in die Orbita der anderen Seite dringen, woselbst sie, wie ich in einem Falle durch Untersuchung mittels Röntgenstrahlen festgestellt habe, liegen bleiben können und durch reaktive Entzündung eingekapselt werden, oder, wie dies in mehreren Fällen sicher constatirt wurde, durch die äußere Orbitalwand wieder das Freie gewinnen. Was für Weichtheile, namentlich von den Augenmuskeln, hierbei verletzt werden, hängt natürlich von der Richtung des eindringenden fremden Körpers, resp. von der Schußrichtung ab. Im Allgemeinen wird der Charakter der Verletzung zunächst durch die Schußrichtung bedingt sein. Es ist klar, daß ein Geschoß, wenn es die äußere Wand der Orbita trifft, um so weniger Verwüstungen anrichtet, je stumpfer der Winkel ist, unter dem es auffällt. Bei sehr stumpfem Winkel braucht nur eine Fraktur der knöchernen Wand zu erfolgen, mit geringen Verletzungen der Weichtheile; auch kann es die Schußrichtung bedingen, daß eben nur der Knochen gestreift wird. Je steiler die Schußrichtung ist, desto mehr Aussicht ist vorhanden, daß der Bulbus oder der Sehnerv verletzt wird; bei einigermaßen großen Projektilen kann er zertrümmert oder mit anhängenden Weichtheilen aus der Orbita herausgerissen werden. Ist die Flugbahn der Kugel eine senkrechte zur Ebene der Schläfe, so wird sie ihren Weg nicht vollenden können, ohne noch mindestens die gegenüberliegende Wand der Orbita zu tangiren. Es wird nun sowohl von der Lage des Einfallpunktes der Kugel, als auch von der Schußrichtung abhängen, ob der Bulbus unbedingt getroffen werden, oder ob das Geschoß hinter diesem vorbei seinen Weg nehmen muß. Dagegen können auf dieser Bahn wohl Zerstörungen des oberen Orbitalrandes mit Verletzung des Gehirns, sodann des Geruchsorganes erfolgen.

Die Sehstörungen nach solchen Traumen sind zum Theil durch die Verletzung des Sehnerven, zum Theil durch die der Ciliargefäße und Nerven, welche im Umkreise des hinteren Augenpoles die Sklera durchdringen, bedingt. Gewiß ist, daß beides oft der Fall ist, wenn der Sehnerv nahe bei seinem Papillarende getroffen wird, wohingegen eine mehr isolirt bleibende Verletzung desselben nur dann erfolgen kann, wenn derselbe nahe dem Foramen opticum getroffen wird, z. B. durch ein Schrotkorn. Dazu kommt noch die Erschütterung, die der Bulbus nothwendig erleiden muß, und die sicher zu inneren Läsionen desselben führt, und zwar zu Blutungen, Chorioidealrissen u. s. w. Das Sehen wird entweder völlig aufgehoben, oder es bleibt noch ein Rest Sehvermögen in irgend einer Partie des Gesichtsfeldes übrig, was sich natürlich hauptsächlich danach richtet, ob der Nerv vollständig, oder nur theilweise durchtrennt wurde. Die Spiegeluntersuchung ist, wenn sie sehr bald nach dem Trauma vorgenommen wird, entweder negativ, im Falle der Opticusstamm näher zum Foramen opticum, jenseits des Eintrittes der Arterie, getroffen wurde, oder sie zeigt frische Blutergüsse, wenn das Projektil nahe zum Bulbus vorbeigegangen war. Die Blutergüsse sind manchmal so beträchtlich, daß sie den ganzen Glaskörper erfüllen und bis zu ihrer Resorption überhaupt keine Augenspiegeluntersuchung möglich ist. Erst wenn der Glaskörper sich aufgehellt hat, können wir die mitunter ganz colossalen Veränderungen sehen, die sich seither ausgebildet hatten. Wir finden dann nämlich im Augenhintergrunde bei völliger Intactheit der vorderen Medien, ja normaler Transparenz des Glaskörpers mächtige Pigmenthaufen, neben weißen atrophischen Stellen, ferner chorioretinitische Wucherungen, die, wie ich es in einem Falle unter dem Mikroskope constatiren konnte, wie ein Hügel in den Glaskörper vorragten und in ihrem Inneren neugebildete Knochenlamellen bergen. Fast in allen Fällen, die bisher ophthalmoskopisch untersucht werden konnten, war auch ein mehr oder weniger großer Antheil des Augenhintergrundes von neugebildeten, manchmal sehnig glänzenden Bindegewebsmembranen bedeckt, die strahlig gegen die Peripherie zu ausliefen. Die frischen Blutungen unmittelbar nach der Verletzung werden durch Zerreißungen der Chorioidea bedingt, die in Folge der Gewalt des Projektils, der Erschütterung, die der Bulbus erleidet, zu Stande kommen. Was die Wucherungen im Augenhintergrunde anbelangt, so sind sie das Produkt einer plastischen Chorioretinitis, die jedenfalls durch die Verwundung der Chorioidea angefacht wird, wozu noch die Verletzung der hinter dem Bulbus befindlichen Gefäße und Nerven kommt, die, wie dies die Experimente von WAGENMANN direkt beweisen, zu abnormer Pigmentanhäufung und schweren Ernährungsstörungen in der Retina führen.

Die Basedow'sche Krankheit.[1]

(Morbus Basedowii. Graves' diseases, Goître exophthalmique.)

Wenngleich die Basedow'sche Krankheit eigentlich in das Gebiet der inneren Medicin gehört, so rufen doch gewisse hier vorkommende Krankheitserscheinungen am Sehorgan, sowie die daran sich knüpfenden theoretischen Anschauungen die Aufmerksamkeit des Augenarztes wach und der Kranke wendet sich wegen dieser häufig genug an ihn.

---

[1] Dieser Abschnitt ist in Gemeinschaft mit Herrn Univ.-Docenten Dr. J. DONATH, Chefarzt der Nervenabtheilung im St. Rochus-Hospitale, bearbeitet.

Vor Allem muß hervorgehoben werden, daß es mit der ursprünglichen klassischen Symptomentrias, durch welche die voll ausgebildete Krankheit ein so charakteristisches Gepräge erhält, nämlich: Glotzauge (Exophthalmus), Kropf (Struma) und Herzklopfen (Palpitatio cordis) nicht sein Bewenden hat, sondern daß die neueren Beobachtungen noch eine Reihe anderer wichtiger Symptome festgestellt haben. Als ein sehr frühes und wichtiges Krankheitszeichen darf das Zittern gelten, und nicht selten sind Zittern und Herzklopfen die frühesten Zeichen der Basedow'schen Krankheit. Was die übrigen wichtigeren Symptome anbelangt, so können diese hier nur kurz angeführt werden. Seitens des Kreislaufssystems muß ganz besonders die mit dem Herzklopfen einhergehende Vermehrung der Herzschläge (Tachycardie) hervorgehoben werden, deren Zahl 140 bis 160, ja bis 200 Pulsschläge betragen kann, ferner das Klopfen (Pulsation) der erweiterten Arterien der Carotiden, sowie ein Schwirren über der Schilddrüse, welches in den erweiterten Gefäßen desselben entsteht. Seitens der Haut ist häufig vermehrte Schweissabsonderung (Hyperidrosis) und eine dadurch bedingte Abnahme des galvanischen Widerstandes der Haut (F. Chvostek, R. Vigouroux) vorhanden. Hervorzuheben sind noch häufige Diarrhoen, das Gefühl erhöhter Körperwärme und ganz besonders der psychische Erregungszustand.

Ausführlicher wollen wir jedoch bei den Augensymptomen verweilen.

Was zunächst den Exophthalmus (Protrusio bulbi) anbelangt, so besteht er in einer meist beiderseitigen, aber nicht immer gleichmäßigen Vorwärtsdrängung der Augäpfel. In vielen Fällen habe ich beobachtet, daß, ehe der Exophthalmus sichtbar wurde, eine auffällige Hyperämie der Conjunctiva sclerae vorhanden war, so daß die Kranken wegen ihres „Augenkatarrhs" den Augenarzt aufsuchten. Wir haben es hier offenbar mit Erweiterungen der Gefäße zu thun, die auf der weißen Sklera um so sichtbarer sind — ein Gefäßsymptom, das, wie es scheint, als Vorläufer wichtigerer, in dieselbe Kategorie gehöriger Erscheinungen auftritt. Der Exophthalmus kann nicht nur bei den verschiedenen Kranken verschieden stark sein, sondern auch bei demselben Individuum Schwankungen zeigen. Mit dem Exophthalmus geht eine Erweiterung der Lidspalte einher, bedingt durch den Krampf der vom Halssympathicus innervirten organischen Musculatur des Oberlides, welcher als Müller'scher Muskel bekannt ist. Dieser Lidkrampf hat eine Seltenheit des Lidschlages zur Folge; die weitgeöffneten, starren Augen dieses Kranken nehmen dadurch den

Ausdruck des Entsetzens an (Visus horridus). Man bezeichnet die Erweiterung der Lidspalte sammt der Seltenheit des Lidschlages als STELLWAG'sches Symptom. Viel früher wurde noch von GRAEFE eine andere Bewegungsstörung am Auge bekannt gemacht, welche darin besteht, daß beim Abwärtsblicken das Oberlid dem Augapfel nicht gleichmäßig folgt, sondern zurückbleibt, oder nur ruckweise folgt. Eine andere Störung in der Association von Augenmuskelbewegungen ist als MÖBIUS'sches Symptom bekannt, welches in einer Insufficienz der Convergenz besteht. Soll nämlich der Kranke auf einen nahen Gegenstand, z. B. den vor das Gesicht gehaltenen Finger blicken, so fixirt nur das eine Auge, während das andere abgelenkt wird.

Viel seltener sind wirkliche Lähmungen einzelner Augenmuskel und noch seltener Vergesellschaftungen von Ophthalmoplegien mit Lähmungen im Gebiete des Facialis und Trigeminus (WARNER, JENDRASSIK).

In manchen unglücklichen Fällen von Basedow-Erkrankungen kommt es zur Verschwärung einer oder beider Hornhäute. Die Ursache davon ist nicht bekannt. Weder ist diese fatale Erscheinung proportional dem Grade des Exophthalmus, noch der zuweilen vorkommenden Trockenheit der Augen, weil sie auch bei reichlichem Thränenträufeln beobachtet wurde; vielleicht handelt es sich, wie MÖBIUS meint, um eine durch das Krankheitsgift verursachte Herabsetzung der Widerstandsfähigkeit aller Körpergewebe, wobei die mangelhaft bedeckte Cornea, die durch die Protrusion des Bulbus sich ohnehin unter schwierigen Ernährungsverhältnissen befindet, ganz besonders ins Gedränge kommen kann.

Zum Schluß soll noch ein von BECKER entdecktes Symptom angeführt werden, welches in einer echten Pulsation der Netzhautarterien besteht. Diese ist nicht etwa identisch mit dem Papillarpulse bei Glaucom, sondern ist über die größeren Arterienäste der ganzen Retiea verbreitet. Dieser Arterienpuls ist sonst nur bei Herzkranken (Aorteninsufficienz und Stenose) zu beobachten. Da es sich hier um ein Symptom handelt, das man nach meinen Erfahrungen auch bei den geringsten Graden des Morbus Basedowii nicht vermißt und das darum eine wichtige differentialdiagnostische Rolle spielt, so möge eine Beschreibung des in Rede stehenden Gefäßphänomens gegeben werden. Wenn man den Augengrund im aufrechten Bilde untersucht, und eine größere Arterie unmittelbar vor einer Gabelung ins Auge faßt, so sieht man sie isochron mit dem Radialpulse breiter werden und bei der Diastole sich strecken. Letzteres Phänomen, die

Streckung, ist besonders schön an gekrümmten Arterienpartien zu sehen. Bei S-förmig gebogenen Arterienstücken machen die lichten Arterienreflexe auf den entgegengesetzt gekrümmten Stücken in jedem Moment entgegengesetzte Bewegungen.

Was das Verhältniß der Geschlechter bei dieser Krankheit anlangt, so ist das Ueberwiegen der Frauen bemerkenswerth. Buschan berechnete es aus den Zahlenangaben der verschiedenen Autoren 1:4·6. Bezüglich des Lebensalters bildet das dritte Decennium das stärkste Kontingent.

Da der in letzterer Zeit erfolgte Umschwung in den Anschauungen über die Ursache der Basedow'schen Krankheit auch auf die Therapie einen tiefgehenden Einfluß ausgeübt hat, so müssen wir auch der ersteren kurz gedenken.

Die ältere „Sympathicustheorie", welche die glänzende physiologische Entdeckung von Claude Bernard sich zu Nutze machen wollte, konnte schon deshalb nicht aufrechterhalten werden, weil die bei der Basedow'schen Krankheit unveränderten Pupillen weder einem Lähmungs-, noch einem Reizzustande des Halssympathicus entsprechen, da sie in ersterem Falle verengt, in letzterem erweitert sein müßten.

Die Thatsache, daß diese Krankheit häufig bei anämischen oder neuropathisch belasteten Individuen sich findet, daß sie sich nicht selten an tiefe, seelische Erschütterungen anschließt, hat die Aufmerksamkeit auf das vasomotorische Centrum gelenkt (Sattler), von wo die Gefäßnerven des Orbitalinhaltes und der Schilddrüse ausgehen. Ferner werden an Thieren experimentell durch umschriebene Verletzung in der Gegend der Medulla oblongata (Durchschneidung der Corpora quadrigemina, Verletzung der Corpora restiformia) Basedow-ähnliche Symptome hervorgerufen (Filehne, Durdufi, Bienfait). Für den Sitz in dieser Hirngegend, dem Boden des vierten Hirnventrikels (Jendrassik) schienen auch die zuweilen gleichzeitig vorkommenden Augenmuskellähmungen, oder der manchmal beobachtete Diabetes mellitus bezw. die Glycosurie zu sprechen.

Einer weiten Verbreitung erfreut sich die Möbius'sche „Schilddrüsentheorie", welche das Primäre bei der Basedow'schen Krankheit in der Erkrankung der Schilddrüse sieht, wodurch es zu vermehrter innerer Absonderung dieser Drüse und dadurch zur Vergiftung des Organismus kommt. Der Erregungszustand dieser Kranken, welcher sich bis zur Psychose steigern kann, ferner das Zittern (Tremor), werden ganz besonders darauf zurückgeführt.

In jüngster Zeit hat Abadie die Sympathicustheorie in modificirter Weise wieder aufgefrischt, indem er eine Erregung der Vasodilatatoren des Halssympathicus annimmt. Diese würde die aktive Hyperämie der Schilddrüse, das Schwirren, die verstärkte Pulsation der Carotiden, die verstärkte und beschleunigte Herzbewegung, sowie den Exophthalmus erklären.

Die Behandlung soll vor Allem auf die allgemeine Kräftigung gerichtet sein. Körperliche Ruhe — eventuell bei heftigeren Erscheinungen Bettruhe —, Fernhalten von seelischen Aufregungen, Aufenthalt in frischer, freier Luft, sei es in mittleren Höhenlagen (über 1000 Meter nach Stiller), oder auch an der See, Kaltwassercuren, ausreichende Ernährung sind von großer Wichtigkeit und können in vielen Fällen glänzende Resultate aufweisen. Bei starker Herzaktion Kälte in Form von Eisbeuteln, kalten Umschlägen, Herzflaschen, Leiter'schen Röhren auf das Herz. Als Roborantia kommen Chinin, sowie gegen die Anämie Eisen und Arsen in Betracht. Wichtig sind hier die Brompräparate als Sedativum. Die neuestens empfohlenen Schilddrüsenpräparate, welche man gleichsam als Ersatz für die in dieser Krankheit sowohl vermehrt als verändert angenommene Schilddrüsen-Absonderung empfahl, sind in den meisten Fällen als schädlich zu verwerfen.

Als sehr wirksam muß die Elektricität bezeichnet werden, welcher eine Besserung sämmtlicher, auch der schwersten Symptome schon nach kurzer Zeit gelingt. Allerdings muß sie wochen- und monatelang fortgesetzt werden. Nach Chvostek wird der galvanische Strom in folgender Weise angewendet: Zunächst sog. „Galvanisation des Sympathicus“, Anode (Kupfer- oder Kohlenpol) oberhalb der Incisura sterni. Kathode (Zinkpol) am Kieferwinkel beiderseits; dann aufsteigende Galvanisation des Rückenmarks, Anode 5. Brustwirbel, Kathode 5. bis 7. Halswirbel, endlich stabil quer durch die Proc. mastoidei oder die Schläfen. Buschan übt auch gleichzeitig die allgemeine Faradisation des Oberkörpers. Vigouroux sah vorzügliche Wirkungen von der localen Anwendung des faradischen Stromes, den er in folgender Weise gebrauchte: die große indifferente Elektrode auf den Nacken, die knopfförmige Kathode bei mäßigem Strom $1-1\frac{1}{2}$ Minuten auf jede Carotis gesetzt, dann 1—2 Minuten über den Musc. orbic. palpebrarum geführt, ferner dann 3—4 cm große Elektrode 2—3 Minuten bei starkem Strom auf die Struma, endlich die Anode 2—3 Minuten bei schwachem Strom auf die Herzgegend gesetzt.

Wenn trotz der angeführten Behandlungsarten die Basedow'schen Erscheinungen in ihrer Heftigkeit bestehen oder gar zunehmen, dann muß als ultima ratio der chirurgische Eingriff in Betracht gezogen werden. Die Strumektomie (partielle Abtragung des Kropfes) kommt hauptsächlich dann zur Anwendung, wenn hochgradiger Exophthalmus die Cornea gefährdet, oder Herzschwäche, Kachexie oder Compression der Luftröhre durch die Struma das Leben bedrohen. Eine gänzliche Ausrottung der Schilddrüse ist selbstverständlich wegen der Gefahr des Myxödems zu vermeiden. Der chirurgische Eingriff kann auch durch die materiellen Verhältnisse der Kranken indicirt sein, wenn eine lange dauernde medicinische Behandlung unthunlich ist, und der Kranke möglichst bald erwerbsfähig gemacht werden muß. Doch ist dann nicht zu verhehlen, daß die Operation nicht ohne Gefahr ist, indem auch Mißerfolge oder tödtliche Ausgänge zu beklagen sind. Zweifellos hat die Strumektomie eine Reihe schöner Erfolge aufzuweisen, wenngleich es sich zumeist nur um Besserungen handelt.

Einen leichteren Eingriff stellt die in neuester Zeit empfohlene Resection des Halssympathicus dar. Diesem Verfahren liegt die bulbäre Theorie zu Grunde und es soll damit den Erregungen des vasomotorischen Centrums, welche mittels der vom Halssympathicus ausgehenden Nervenfäden dem Auge, der Schilddrüse u. s. w. zugeführt werden, der Weg abgeschnitten werden. Dies geschieht durch einfache Durchschneidung oder sicherer durch Abtragung eines Stückes des Grenzstranges. Zu diesem Behufe genügt nach Donath[1] die Exstirpation des Ganglion medium und des zwischen diesem und dem Ganglion superius gelegenen Verbindungsstückes des Halssympathicus. Die beiderseitige Operation kann auch in einer Sitzung ausgeführt werden. Von Donath sind auch die hierbei auftretenden oculo-pupillären Erscheinungen studirt worden. Diese bestehen in der Verengerung der Pupille bei unregelmäßigem Contour, Erhaltensein der Reaktion auf Licht, Convergenz, Accommodation, auf Myotica und Mydriatica, ferner in leichter Ptosis und Injektion der Conjunctiva. Weitere Folgeerscheinungen dieser Operation sind lebhafte Röthe, Temperaturerhöhung und starke Schweißabsonderung der betreffenden Gesichtshälfte, welche vasomotorische Störungen jedoch schon nach einigen Tagen schwinden, um dann nur bei körperlichen Anstrengungen, erhöhter Außentemperatur oder Aufregungen zu erscheinen. Als unmittelbare Wirkung der Operation kann man die Verringerung des Exophthalmus und die Verkleinerung und Verdichtung der Struma beobachten.

[1] Julius Donath, Beiträge zur Pathologie und Therapie der Basedow'schen Krankheit. Zeitschr. f. klin. Med. 38. Bd. 4.

Vierzehntes Kapitel.

Krankheiten der Thränenorgane.

Die Thränenorgane im weitesten Sinne lassen sich in zwei Gruppen eintheilen, von denen die eine der Thränenbereitung, die andere der Ableitung der Thränen in die Nase dient. Zur ersten gehört nebst dem gesammten Conjunctivaltractus die eigentliche Thränendrüse (Glandula lacrymalis) und die im Fornix conjunctivae verstreuten secundären Thränendrüschen, zur letzteren die Thränenröhrchen und der Thränenschlauch, der wieder in den Thränensack und den Thränenkanal (Nasengang) eingetheilt wird. Der Mechanismus der Ableitung wird durch die Muskelaktion des Lidschlages und die Hebewirkung der Thränenröhrchen besorgt.

Von den Krankheiten der Thränendrüse soll vorläufig abgesehen und dafür ein Symptom erörtert werden, welchem wir bei den Anomalien der Thränenableitungsorgane sehr oft begegnen werden. Es ist dies das Thränenträufeln, die Epiphora.

Unter Thränenträufeln versteht schon der gemeine Sprachgebrauch einen Zustand, bei dem die Thränenflüssigkeit nicht durch die Thränenröhrchen, die natürlichen Abflußwege hinab, sondern über die Lid- und Wangenhaut abfließt. Es kann dasselbe sowohl bei Hypersekretion der Thränenflüssigkeit, als auch dann stattfinden, wenn durch irgend ein Hinderniß in den Kanälen der Abfluß gehemmt ist. Das erste, wobei die Kanäle sich der überreichlich secernirten Flüssigkeit gegenüber als insufficient erweisen, findet statt bei dem, den Ausdruck einer Gemüthsbewegung bildenden Weinen, ferner als Reflexwirkung bei den verschiedensten Reizen des Trigeminus.

Was den Thränenfluß als Reflexerscheinung einer Trigeminusreizung anbelangt, so haben wir denselben bereits als Symptom zahlreicher Augenentzündungen beobachtet. Doch ist Alles, was eine Reizung der sensiblen Nerven in dem vordersten Abschnitt des Auges bewirken kann, so hauptsächlich die Anwesenheit fremder Körper im Conjunctivalsacke, Entzündungen jeder Art u. s. w., im Stande, reflektorisch Thränenfluß auszulösen, ebenso wie wir auch eine Reizung der Trigeminusendungen in der Nasenschleimhaut mit derselben Reflexsekretion beantwortet finden. Die höchsten Grade von Thränenfluß finden wir jedoch mit einem anderen, gleichfalls als Reflex zu deutenden Symptome vergesellschaftet, und das ist der Lidkrampf, eine vom N. facialis innervirte Muskelaktion, welche durch einen Trigeminusreiz ausgelöst wird. Auch bei dem clonischen Krampfe des Schließmuskels der Lider ist Thränenfluß ein beinahe ständiges Symptom.

Die Physiologie der Thränensekretion ist in den letzten Jahren durch genaue klinische Untersuchungen, mit denen Thierexperimente Hand in Hand gingen, wesentlich bereichert und auf neue Grundlagen gestellt worden. Zunächst muß festgestellt werden, daß es zwei Quellen der Thränenflüssigkeit giebt, und zwar 1. die Thränendrüse, von der die eigentlichen Thränen geliefert werden, wie sie beim Weinen und beim reflektorischen Flüssigkeitserguß den Bindehautsack überschwemmen und 2. der gesammte Conjunctivaltractus, der in beständiger Secretion jene, die Oberfläche des Auges immer feucht haltende Flüssigkeitsmenge liefert, die zur Aufrechterhaltung der geweblichen Integrität der Hornhaut unerläßlich ist (s. Seite 4). Als Secretionsnerv der Thränendrüse wurde früher allgemein der Trigeminus angenommen, von dem der Nervus lacrymalis sich in der Drüse verzweigt. Es kann aber gegenwärtig nach meinen Arbeiten keinem Zweifel mehr unterliegen, daß nicht der Trigeminus, sondern der Facialis die secretorischen Fasern für die Thränendrüse liefert, welche Fasern durch den Nervus petrosus superficialis major zum Ganglion sphenopalatinum und von da zum zweiten Ast des Trigeminus gelangen.[1] Den ersten Anstoß zur Feststellung dieser wichtigen Thatsache bot mir schon vor Jahren (1876) ein Fall von einseitigem Weinen bei bestehender vollständiger Facialislähmung. Nur das Auge der normalen Seite weinte bei Gemüthsaufregungen, das Auge der gelähmten Seite vergoß keine Thräne, wenn es auch feucht blieb, weil ja die Conjunctiva unter allen Umständen Feuchtigkeit producirt. Identische Fälle sind seither von mir und anderen Klinikern (Jendrassik, Franke und Schirmer u. A.) beobachtet worden, so daß das Versiegen der Thränendrüsensecretion als ein sicheres Zeichen einer vollkommenen Facialislähmung zu betrachten ist, d. h. einer solchen Lähmung, die nicht nur die peripher (vom Foramen stylo-mastoideum her) sich verzweigenden Aeste, sondern den Hauptstamm im Ganglion geniculi oder höher oben betrifft. Diese Thatsache hat darum einen besonderen Werth für die Diagnostik, weil wir dadurch den Sitz der Affektion im Facialisstamme mit annähernder Genauigkeit feststellen können. Die direkten Beweise für die Rolle des Facialis als Secretionsnerven der Thränendrüse haben die Thierexperimente französischer

[1] Wenn E. Jendrassik in seiner Monographie der „Erkrankungen der peripherischen Nerven“ (ungarisch) behauptet, ich wäre der Meinung gewesen, daß der Thränendrüse die motorischen Fasern aus dem Facialis über die Schläfengegend in die Orbita hinein zukämen, so ist dies ein Irrthum, der durch meine Publicationen leicht zu widerlegen ist. Ich machte gerade bei der Darlegung der anatomischen Verhältnisse darauf ausdrücklich aufmerksam, „daß der zweite Ast des Trigeminus motorische Fasern beigemischt erhält, die aus dem Ganglion nasale in ihn eintreten und diesem durch den N. petrosus superficialis major aus dem oberen, durch das Ganglion geniculatum begrenzten Antheile des Facialis zugehen.“ Mehr konnte damals nicht gesagt werden, da die experimentellen Daten noch fehlten, die später auf meine Anregung hin von Tribondeau und Laffay geliefert wurden.

Forscher geliefert. Abgesehen von den älteren, aber vollkommen vergessenen Arbeiten von VULPIAN und JOURNAC, die erst von mir wieder ans Tageslicht gezogen werden mußten,[1] müssen hier die Arbeiten von TRIBONDEAU und LAFFAY, beide aus Bordeaux, erwähnt werden. Der erste Autor hat mittelst einer höchst sinnreichen Methode den Facialisstamm vom runden Fenster aus durchschnitten, und konnte in einer jeden Zweifel ausschließenden Weise constatiren, daß dieser Nerv der einzige Weg ist, durch den die Thränendrüse innervirt ist.[2] Bestätigt wurden die Resultate TRIBONDEAU's durch A. LAFFAY in einer höchst lesenswerthen Arbeit,[3] die sich auch auf die seither bekannt gewordene Litteratur erstreckt.

Es muß noch die wichtige Thatsache hier hervorgehoben werden, daß nach den Forschungen BACH's die Thränen baktericide Eigenschaften besitzen, womit dem Augapfel ein wirksames Instrument des Selbstschutzes vor Infektionen verliehen ist.

Bei normalem Quantum des Thränensekretes muß Thränenträufeln stattfinden, wenn die Ableitung der Flüssigkeit durch die Kanäle gestört ist. Es kann der Sitz des Leitungshindernisses sowohl in der Gegend der oberen, als auch der unteren Mündung des Thränenschlauches sich befinden. Was den letzteren Fall betrifft, so sind es Obliterationen des Thränennasenkanals durch Tumoren der Nasenhöhle, durch Narbenbildungen und Zerstörungen der Nase in Folge Syphilis, Lupus, Verbrennungen u. s. w., welche zu unheilbarem Thränenträufeln führen, ein Zustand, der als Theilerscheinung schwerer Processe an dieser Stelle nicht weiter in Betracht gezogen wird. Die Leitungshindernisse des oberen Endes des Thränenkanals können 1. schon in den Thränenröhrchen, 2. im Thränensack liegen.

Die fehlerhafte Stellung der Thränenpunkte ist eine der häufigsten Ursachen der Epiphora. Sie wird oft bei Personen höheren Alters angetroffen, welche in Folge langbestehender, chronischer Katarrhe an einer Wulstung und Gewebsverdickung der Conjunctiva leiden, in Folge derer das untere Lid ein wenig vom Bulbus absteht. Kommt dazu noch die senile Schlaffheit der Gewebe, so bildet sich ein mehr oder weniger ausgesprochenes, manchmal nur minimales Ektropium heraus, welches aber gerade hinreichend ist, die Mündung des unteren Thränenröhrchens, das in hervorragender Weise der Thränenableitung dient, in die capillare Flüssigkeitsschicht (Thränensee) nicht eintauchen zu

---

[1] GOLDZIEHER, Beitrag zur Physiologie der Thränensekretion. Archiv f. Augenh. XXVIII. Bd., 1894. In dieser Arbeit ist die Geschichte und Litteratur dieses Themas zusammengestellt.

[2] TRIBONDEAU, Journal de Médecine de Bordeaux, 1895, 3. November, Nr. 44.

[3] A. LAFFAY, Recherches sur les claudes lacrymales et leur innervation, Bordeaux, impr. Cadoret 1896.

lassen. Auch ohne veranlassende Katarrhe finden wir eine auf Atonie des Lidmuskels beruhende Erschlaffung des Unterlides (Ektropium amyotrophicum), wodurch dieses vom Bulbus mehr oder weniger absteht. Derselbe Zustand wird noch durch chronische Entzündungen des Lidrandes, die mit Excoriationen einhergehen und allmählich zu oberflächlichen Narbenbildungen führen, bewirkt.

Wir heilen diesen Zustand nach dem Vorgange Bowman's dadurch, daß wir die hintere (dem Bulbus zugekehrte) Wand des Thränenröhrchens spalten und dergestalt das Rohr in eine Rinne verwandeln, welche ihrer anatomischen Lage gemäß mit der Thränenflüssigkeitsschichte communiciren kann. Wir haben durch dieses einfache Vorgehen den Thränenpunkt gleichsam nach hinten an eine Stelle verlegt, der nicht mehr vom Bulbus abweichen kann.

Aus dem Gesagten folgt, daß wir die Schlitzung des unteren Thränenröhrchens nur in einer solchen Ausdehnung machen, als es die speciellen Verhältnisse des Falles erfordern. Eine maximale Aufschlitzung, d. h. bis zur Thränensackmündung, wird für gewöhnlich überflüssig sein.

Das Operationsverfahren ist ein sehr einfaches. Am zweckmäßigsten wird hierzu ein sog. Weber'sches Messerchen verwendet, doch kann in Ermangelung desselben eine passende Scheere genommen werden. Das Weber'sche Messerchen ist geknöpft, es wird mit nach oben gerichteter Schneide in das Röhrchen eingeführt, und letzteres in genügender Ausdehnung geschlitzt. Man muß dann die nächsten Tage, da die Schnittränder leicht mit einander verkleben, noch eine dünne konische Sonde einführen, und die Verklebung lösen.

Eine Obliteration der Thränenpunkte kann in Folge verschiedener entzündlicher und ulceröser Processe eintreten. Gewöhnlich pflegt diese Verwachsung in der That nur auf die Mündung des Röhrchens beschränkt zu sein, und man kann ganz gut den Ort erkennen, wo sie sich früher öffneten. Man löst die Verwachsung durch vorsichtiges Einstechen einer spitzen Sonde, und schlitzt dann die Röhrchen von dieser künstlichen Oeffnung aus. Sollte man jedoch diesen Ort nicht gut finden können, so kann man wohl mit einem Scheerenschlage das Thränenröhrchen senkrecht auf seine Axe spalten, und durch die Schnittwunde die Schlitzung vornehmen.

Verstopft kann das untere Thränenröhrchen noch durch fremde Körper, ferner durch Pilzmassen werden, die sich im Lumen desselben ansammeln. Man wird dieselben zu entfernen suchen müssen, wobei man jedenfalls die Schlitzung der Röhrchen, so weit es durch die speciellen Verhältnisse gestattet ist, vornehmen wird. Als Folgezustand des Lagophthalmus, der Lähmung des Sphinkters der Augenmuskeln, ist das Thränenträufeln eines der Symptome der Facialislähmung. Da das untere Lid vermöge seiner Schwere herabsinkt, wird der Thränenpunkt in den Lacus lacrymalis nicht tauchen können, und in Folge dessen Epiphora entstehen müssen.

Das Vorkommen von Pilzconcrementen im unteren Thränenröhrchen gehört wohl zu den sehr seltenen Vorkommnissen, doch bietet der Gegenstand kein geringes praktisches und theoretisches Interesse. Der erste, der solche Concremente beschrieb, war der Gründer der modernen Augenheilkunde, A. v. Graefe (Arch. f. Ophthalm. I. 1. Heft. S. 284), gesehen hatte sie jedoch schon Desmarres im Jahre 1848, auf dessen Klinik die Pilznatur des Concrements (durch Hirschler und Gruby — nach einer mündlichen Mittheilung —) erkannt, und seine Elemente dem Favus zugerechnet wurden. Auch Graefe war ursprünglich derselben Ansicht, die er aber später wieder zu Gunsten des Leptothrix buccalis zurückzog. Erst 1874 entdeckte der Begründer der Bacteriologie, F. Cohn, daß in einem ihm von Foerster übergebenen Concrement nicht der Leptothrix, sondern ein anderer Pilz vorkomme, den er Streptothrix Foersteri nannte. Dieser in Vergessenheit gerathene Befund wurde zehn Jahre später von mir (1884 im Centralbl. f. prakt. Augenheilk. 8. Bd. Seite 35) wieder ans Tageslicht gezogen. Sowohl ich, als spätere Untersucher haben den Streptothrix Foersteri wieder aufgefunden. Neuestens wurde aber durch Schroeder, Ewetzky u. A. gezeigt, daß der von Cohn als Streptothrix beschriebene Pilz Aktinomyces sei. Mit der Bösartigkeit des Aktinomycespilzes muß aber die Harmlosigkeit der Thränenröhrchen-Concremente in scharfem Contraste stehen, weshalb dieser Gegenstand einer neuerlichen Revision dringend bedürftig ist.

Das Thränenträufeln ist ferner ein Symptom von Leitungshindernissen, die sich im Thränensack oder dem Thränennasengange befinden. Diese Leitungshindernisse können entweder durch Verengerung des Kanallumens in Folge entzündlicher Schwellung der Schleimhaut bedingt sein, oder sie bestehen in narbigen oder häutigen Strikturen, welche eben als Resultat vorausgegangener Entzündungen des Thränenganges (Thränenschlauch), unter welcher Bezeichnung wir den Thränensack und den Nasenkanal zusammenfassen, zu betrachten sind.

1. Dacryocystitis catarrhalis.

(Katarrhalische Thränenschlauchentzündung.)

Das physiologische Secret der Schleimhaut des Thränenschlauchs können wir nicht kennen, weil dasselbe im normalen Zustande durch die abfließenden Thränen fortwährend in die Nasenhöhle geschwemmt wird. Wenn es uns gelingt, durch Druck auf den Sack ein Secret aus demselben zu entfernen, welches aus den Thränenpunkten quillt, so sprechen wir von einer Schleimhautentzündung in diesem Organe, und betrachten diese als katarrhalisch, wenn das Secret ungefähr dem Schleimsecret bei Conjunctivitis gleicht; als blennorrhoisch, wenn dasselbe durch Eiterzellen-Beimischung das purulente Aussehen angenommen hat.

In den krankhaften Secreten des Thränenschlauches kommen ständig große Mengen pathogener Mikroorganismen vor, und zwar Staphylokokken, Streptokokken und Pneumokokken. Es ist dieses Faktum in den Umständen begründet, da die Thränenwege sowohl mit dem Conjunktivalsacke, als mit der Nasenhöhle in offener Communication stehen, welche Hohlräume zum massenhaften Aufnehmen aller in der Luft suspendirten Mikroorganismen[1] besonders geeignet sind. Es ist darum begreiflich, daß das Secret des Thränennasenganges für den Augapfel eine besonders schwerwiegende entzündungserregende Bedeutung besitzt. Wir haben davon bereits bei den Cornealkrankheiten (S. 94) und bei den Indicationen der Staroperationen (S. 237) gesprochen. Daß der Augapfel nicht öfters inficirt wird, als es thatsächlich geschieht, liegt in zwei Umständen: 1. Daß durch den Lidschlag immer Thränenflüssigkeit in die Thränenwege gepumpt wird, so daß in der Regel ein dem Conjunktivalsack entgegengestellter Flüssigkeitsstrom existirt, 2. daß die Thränen selbst zweifellos eine baktericide Wirkung ausüben, und darum kleinere Mengen pathogener Substanzen unschädlich gemacht werden.

Schon der Umstand, daß es uns gelingt, durch Druck auf die Thränensackgegend das krankhafte Secret in den Conjunctivalsack zu entleeren, läßt uns den Schluß ziehen, daß eine namhafte Schwellung der Schleimhaut vorhanden sein müsse, welche das Lumen des Kanals so weit verengt, daß auf den Druck das angesammelte Secret nicht nach abwärts in die Nase, sondern nach oben, durch die offenen Thränenröhrchen sich entleert. Es ist darum auch die Schwellung der Schleimhaut, welche den katarrhalisch-blennorrhoischen Proceß begleitet, eine der Ursachen, daß einestheils das Secret staut, anderentheils auch der Abfluß der Thränen nicht mehr von Statten gehen kann. Da nun immerwährend Thränenflüssigkeit abgesondert wird, so wird diese theilweise über die Haut abfließen, zum Theil aber durch den Lidschlag in den Thränensack gepreßt werden, der in Folge dessen einem fortwährenden Reize ausgesetzt ist, welcher noch wahrscheinlich dadurch vermehrt wird, daß das gestaute Secret sich zersetzt. Die Ueberfüllung des Thränensackes zeigt sich auch darin, daß mit der Zeit die vordere häutige Wand desselben nachgiebt, und so eine Ausdehnung zu Stande kommt, die sich als Vorwölbung in der Hautdecke in der entsprechenden Gegend manifestirt (Tumor lacrymalis). Hält die Undurchgängigkeit des Kanals lange Zeit an und dauert dabei die krankhafte

---

[1] Ja sogar Löffler'sche Bacillen wurden auf ganz normalen Bindehäuten nachgewiesen.

Secretion gleichzeitig fort, so kann auf diese Weise die Schleimhaut des Thränensacks immer mehr ausgedehnt und schließlich in ihrer Struktur so sehr verändert werden, daß sie ihren mucösen Charakter verliert, die Haut darüber ebenfalls verdünnt wird, so daß wir eine Art cystöser Geschwulst vor uns haben. (Atonia, oder Hydrops sacci lacr.)

Daß beim einfachen Katarrh des Thränenschlauches von membranösen Widerständen, Strikturen nicht die Rede ist, beweist am besten die leichte Sondirung desselben, welche man durch ein Thränenröhrchen mit mitteldicken Bowman'schen Sonden vornehmen kann, ohne vorher das Röhrchen auf blutigem Wege zu erweitern. Wenn man nach dem Vorgange O. Beckers ein Thränenröhrchen durch eine konische Sonde erweitert, kann man durch dasselbe hindurch Bowman Nr. 2 und 3 (ja sogar eine konisch zugeschliffene Nr. 6) bis in den Thränennasenkanal führen. Man überzeugt sich auf diese Weise, daß von einem ernsthaften Widerstande, der etwa mit Gewalt überwunden werden müßte, keine Rede ist, sondern daß man durch minimale Wendungen der Sonde den Hindernissen, welche ausschließlich durch die sich berührenden Falten der geschwellten Schleimhaut gegeben sind, ausweichen kann.

Es ist in therapeutischer Beziehung von Wichtigkeit, die Aetiologie des Thränenschlauchkatarrhs mit einigen Worten zu besprechen. Eine Abhängigkeit des Leidens von einem entzündlichen Zustande der Conjunktiva kann für die meisten Fälle nicht angenommen werden, da es kaum je vorkommt, daß eine acute Augenblennorrhoe, ein chronischer Katarrh sich auf die Schleimhaut des Thränensackes fortsetzt. Wohl aber kann, wie es nach einigen Befunden Kuhnts zu sein scheint, ein lang bestehender trachomatöser Zustand der Bindehaut sich weiter in den Thränenschlauch hinein fortsetzen. Umgekehrt kommt es jedoch sehr oft vor, daß ein chronischer, ja an Trachom gemahnender Entzündungszustand der Conjunktiva an dem Auge sich einstellt, dessen Thränensack an einem chronischen Katarrh oder einer Blennorrhoe laborirt. Ebenso ist der Umstand, daß eine ulcerös-septische Infektion der Hornhaut durch Secrete aus einem blennorrhoischen Thränensack sehr häufig vorkommt, bereits genügend gewürdigt worden.

Dagegen lehrt die alltägliche Erfahrung, daß die Schleimhaut des Thränenschlauches von entzündlichen Veränderungen der Nasenschleimhaut, deren direkte Fortsetzung sie ist, sehr abhängig ist. Wahrscheinlich ist schon bei jedem heftigeren Schnupfen der Thränensack mitafficirt; entschieden ist dies der Fall und schon mit dem Geruchssinne nachzuweisen bei chronischen Rhinitiden mit Ozoena, wo man fast regelmäßig chronische Thränensackblennorrhoe findet. Begünstigende Momente scheinen auch jene Difformitäten des Schädels zu liefern, welche eine Verengerung des knöchernen Antheils des Thränenschlauchs bedingen, wie wir solche bei den „Plattnasen“ und den Gesichtern mit sehr hohem und schmalem Nasenrücken vorfinden. So finden wir bereits bei jedem chronischen Nasenkatarrh Störungen der Thränenableitung, die jedenfalls auf einer Schwellung der Thränensackschleimhaut beruht und sich in der Regel durch einen hartnäckigen Thränenfluß manifestirt. Es bedarf dann nur einer kleinen Steigerung des Processes, etwa der Ausbildung von Schleimhautbuchten oder der Verklebung von geschwellten Schleimhautfalten, um die normale Durchspülung des Schlauches zu verhindern, damit das Secret sich staue und aus dem einfachen Katarrh des Schlauches eine Blennorrhoe werde, deren Secret durch äußeren Druck aus den Thränenpunkten regurgitirt.

Abgesehen von all diesen Momenten, die in den allermeisten Fällen die Abhängigkeit der Dacryocystitis von Krankheiten der Nase als zweifellos erscheinen lassen, giebt es eine acute idiopathische Dacryocystitis blennorrhoeica, bei der weder eine chronische Erkrankung der Conjunktiva, noch der Nasenschleimhaut nachzuweisen ist, und die sich vor der großen Masse der anderen Fälle dadurch auszeichnet, daß sie rasch und ohne weitere Spuren zu hinterlassen heilen kann. Unter heftigen Schmerzen, mit großem Thränenflusse wölbt sich die (übrigens vollkommen normale) Haut der Thränensackgegend vor, auf Druck entleert sich ein dickes, rahm- oder eiterähnliches Secret aus den Thränenpunkten, mitunter ist leichtes Oedem der Lider und geringe conjunktivale Injektion vorhanden. Unter der sofort zu besprechenden Behandlung geht die Erkrankung in einigen Tagen völlig zurück, ohne Spuren zu hinterlassen.

Das Princip der Therapie in den katarrhalisch-blennorrhoischen Zuständen des Thränenschlauches besteht darin, in erster Linie auf die Entfernung des krankhaften Secretes bedacht zu sein, um dadurch die Stauung und Zersetzung desselben zu verhindern; sodann den ungestörten Abfluß der Thränenflüssigkeit in die Nasenhöhle möglich zu machen.

Beides kann durch eine rationelle Sondenbehandlung des Thränenschlauches erzielt werden, welcher eine Schlitzung eines Thränenröhrchens vorangehen muß. Durch Verwandlung des Röhrchens in eine Rinne gewähren wir nicht allein der Sonde einen bequemeren Zugang in den Sack, wir führen auch durch Druck auf die Haut über demselben leicht die Entleerung des Eiters oder Schleims durch, der sich durch eine offene Rinne leichter entfernen kann, als durch das enge Röhrchen. Durch die Einführung der metallenen Sonde bis zur Nasenöffnung des Ganges erweitern wir das Lumen des letzteren durch Ausglätten der Schleimhautfalten, so daß auch der Abfluß der Thränen nach unten ermöglicht wird.

Die nähere Beschreibung der Ausführung der hier in Betracht kommenden Operationen und Kunstgriffe gehört zwar in das Bereich der Operationslehre, doch soll hier in Kürze das Wesentlichste davon angegeben werden, weil im Grunde genommen der Gegenstand einem jeden Praktiker geläufig sein sollte, und viele Patienten sogar darauf eingeübt werden müssen, die Sondirung selbst an sich vorzunehmen.

Man wählt zur Erweiterung resp. Schlitzung das obere Thränenröhrchen, weil das untere, wie es scheint, vorzugsweise der Thränenableitung dient, und darum so lange als möglich intact gelassen werden sollte. Freilich bietet sich das untere Thränenröhrchen besser der kleinen Operation dar, so daß es im Interesse der raschen Ausführung von Vielen bevorzugt wird. Die Einträuflung von Cocaïn in den inneren Lidwinkel wird wenigstens den ersten Akt der Operation schmerzlos machen. Die folgende Beschreibung bezieht sich jedoch auf den oberen Canaliculus lacrymalis. Zu dem Behufe spannt man das obere Lid so an, daß dasselbe nach Oben und Außen gezogen wird, und das Röhrchen möglichst in eine Flucht mit der Linie des Schlauches gebracht werde. Man führt dann entweder eine feine, geknöpfte Sonde in den Thränenpunkt ein, um diesen zu erweitern, oder man thut dasselbe gleich mit dem stumpfen Schnabel des Weber'schen Messerchens, welch letzteres dann vorgeschoben wird, bis der Schnabel des Instrumentes die knöcherne Begrenzung des Sackes erreicht hat, was sich dem Gefühle des Operateurs sofort kundgeben muß. Diese Einführung genügt schon, um das Röhrchen gehörig zu erweitern, durch Senken des Griffes bei beibehaltener Lidspannung wird die Schlitzung vollzogen, welche bis zur Carunkel reichen soll. Man wäre wohl im Stande, eine mäßig dicke Sonde auch durch das erweiterte Thränenröhrchen einzuführen, aber die gründliche Entleerung des Sackes ist nur nach ausgiebiger Schlitzung ermöglicht, worauf allein schon in vielen Fällen Heilung eintritt.

Ich pflege nun, wenn die Schlitzung des Röhrchens beendigt ist, demnach das Messer senkrecht in der oberen Oeffnung des Schlauches steht, dasselbe nach abwärts zu schieben, die Schneide nach vorne gerichtet, um auf diese Weise die Sondirung des Kanales zu machen. Ich erreiche damit eine rasche, scharfe Durchschneidung der Strikturen, jedenfalls der geschwellten Schleimhaut, womit gleichzeitig eine locale Blutentziehung vorgenommen wird, deren Einfluß auf die Abschwellung der Schleimhaut nur wohlthätig sein kann.

Mit der Einführung der Sonde wird nach vollzogener Schlitzung jedenfalls bis zum anderen Tage, in der Regel so lange gewartet, bis das aus dem Thränensacke auszudrückende Secret nicht mehr blutig ist. Sollte das Röhrchen wieder verklebt sein, was oft geschieht, so muß die Verklebung durch den Schnabel des Messerchens wieder gelöst werden, was leicht gelingt. Hierauf wird die Sonde eingeführt (man wählt im Beginne eine mittlere Bowman'sche, die dicken konischen Sonden sind unnöthig, und unter Umständen gefährlich, da man mit ihnen leichter Verletzungen der Schleimhaut und falsche Wege erzeugen kann), indem man das Lid wieder wie zur Schlitzung anspannt, bis daß das Ende der Sonde hart an der knöchernen Wand sich befindet, worauf die entsprechende Wendung vorgenommen, und das Instrument mit möglichster Schonung nach abwärts vorgeschoben wird. Man läßt dasselbe ungefähr eine Viertelstunde im Kanale stecken, und entfernt es dann im langsamen und schonenden Zuge.

Die hier nur sehr kurz skizzirte Manipulation muß jedoch gut eingeübt werden, um sie sicher ausführen zu können. Sie kann selbst aus den besten Beschreibungen nicht erlernt werden, hier handelt es sich darum, eventuelle Widerstände beim Sondiren exakt durch das Tastgefühl abschätzen zu können. Nur wo diese Operation sicher und schonend vorgenommen wird, erfüllt sie ihren Zweck, ein rohes und verletzendes Verfahren kann nur schaden, ja etwas hervorbringen, was in der Regel bei nicht zu lange bestehenden Thränenschlauchkatarrhen kaum vorkommt, nämlich narbige Strikturen durch die Verletzung der Schleimhaut.

Der Erfolg der Behandlung wird wirksam gefördert, wenn wir durch das geschlitzte Röhrchen hindurch noch Ausspritzungen des Sackes vornehmen. Man benutzt hierzu noch an den meisten Orten gut gearbeitete Metallspritzen mit kurzem, geradem Ansatzrohr, welches in den Sack eingeführt wird, oder man führt katheterartige Sonden, welche man, während durch dieselben eingespritzt wird, langsam auszieht, damit jeder Theil der Schleimhaut mit der Flüssigkeit in Berührung komme. Wer jedoch auch nur einmal den besonders durch Kuhnt's Empfehlung bekannt gewordenen Irrigator angewendet hat, wird nie mehr zu den unbequemen Spritzen greifen wollen. Der Apparat hat den Vortheil, daß wir ihn auch bei ungeschlitzten Röhrchen zur Durchspülung der Thränenwege (etwa zur Prüfung ihrer

Durchgängigkeit) verwenden können.[1] Er besteht aus einer hohlen BOWMAN'schen Sonde verschieden dicken Kalibers, die mit der Leitsonde versehen in das geschlitzte oder auch ungeschlitzte, aber vorher erweiterte Röhrchen eingeführt wird. Nach der Einführung wird die Leitsonde entfernt, und die hohle Sonde mit dem Gummischlauche eines gewöhnlichen, mit der Injektionsflüssigkeit gefüllten Sprayapparates verbunden, aus dem nun die Flüssigkeit in die Thränenwege gepumpt wird. Durch allmähliches Herausziehen des Rohres können wir die Injektionsflüssigkeit auf alle Partien der Schleimhaut einwirken lassen, und haben auch die Garantie, daß der Thränenschlauch gründlich gereinigt wird, und die Heilflüssigkeit in alle Buchten des Sackes eindringt. Wenn einmal die Sonde mit Schonung eingeführt war, so kann durch die unter gleichmäßigem Drucke arbeitende Irrigirung kaum je eine Verletzung der Schleimhaut und Eindringen der Flüssigkeit in das submucöse Gewebe erfolgen, was — seien wir offen — beim Gebrauch der Spritzen ein nur zu häufiges Ereigniß war. Als Injektionsflüssigkeit verwendet man am besten eine vorher sterilisirte Lösung von Sulfas zinci oder Zinc. sozojodolicum (1 Proc.), von Anderen wird Sulfas cupri ($^1/_2$ Proc.), auch Borsäure angewendet. Neuestens werden Protargollösungen sehr empfohlen, die ich ebenfalls (in 5 procentiger Concentration) als sehr wirksam befunden habe.

Die Injektionen sind unerläßlich beim Tumor sacci lacrymalis, wo schon eine Atonie der Schleimhaut vorliegt, überhaupt bei veralteten, reichlich secernirenden Blennorrhoen, wo eine gründliche Reinigung des Schlauches nothwendig ist; bei jüngeren Formen kann sie eher umgangen werden, weil man auch mit der Sondenbehandlung allein schöne Resultate erzielen kann.

Bei der Wahl der Injectionsflüssigkeit muß immer auf die Conjunktiva Rücksicht genommen werden, die, namentlich wenn Spritzen verwendet werden, stets mit der eingespritzten Flüssigkeit in Berührung kommt, weshalb stark reizende oder ätzende Substanzen in flüssigem Zustande nicht in den Thränensack eingeführt werden dürfen.

2. Dacryocystitis phlegmonosa.

Die Entzündung der Schleimhaut des Thränenschlauches kann — höchst wahrscheinlich in Folge der Ansammlung putrider Stoffe im zersetztem Secrete — zu einer Phlegmone der Umgebung des Thränensackes führen, und wir finden dann einen Tumor lacrymalis, der nicht

---

[1] H. KUHNT, Ueber die Therapie der Conj. granulosa. Jena 1897. S. 28.

so sehr der Ansammlung von Secret und Thränenflüssigkeit im Thränensack, als der entzündlichen Schwellung der Haut und des submucösen Zellgewebes seine Entstehung verdankt. Der weitere Verlauf des Processes ist der, wie wir ihn bei jeder phlegmonösen Infiltration beobachten können: stürmische Betheiligung der benachbarten Haut und Organe — so können die Lider beträchtlich anschwellen — heftige Schmerzen und endlicher Ausgang in Eiterung.

Was die Therapie anbelangt, so wird diese zunächst die gründliche Entleerung des Sackes vom Secret bezwecken. Wir erreichen dies durch die Schlitzung eines Thränenröhrchens, welche aber diesmal ausgiebig in Verbindung mit der Spaltung des Ligamentum canthi internum vorgenommen wird. Man wird diese kleine Operation nur dann unterlassen dürfen, wenn die Lider so sehr geschwollen wären, daß der Zugang zu einem oder dem anderen Thränenpunkte unmöglich geworden wäre. In diesem Falle wird man die Schwellung durch fortwährende Application von warmen Umschlägen zu mäßigen suchen, ein Verfahren, das auch nach gelungener Spaltung eingeschlagen werden muß. Während des Stadiums der Schwellung ist jedoch eine Sondirung des Thränenschlauches nicht gestattet, weil die Sonde nur schwer, und nicht ohne zu verletzen, an der hochgradig geschwollenen Schleimhaut hinabgleitet. Ebenso muß vor Einspritzungen in diesem Stadium gewarnt werden, da das Gewebe hierdurch noch mehr gereizt wird. Erst wenn die Schwellung gefallen ist, darf die Sonderbehandlung durchgeführt werden.

Einer der häufigsten Ausgänge des Thränensack-Abscesses ist der in Vereiterung der Haut. Man kann diesen Ausgang nur in den allerseltensten Fällen verhindern, und wird darum gut thun, eine Incision zu machen, sobald man Fluctuation fühlt. Bezüglich der Wahl der Stelle, wo man zu incidiren hat, muß man sich ausschließlich von dem Symptome der Fluctuation bestimmen lassen. Man verhindert durch rechtzeitige Entleerung des Eiters mittels einer ausgiebigen Incision einen weitgehenden Zerfall der Haut, aus welchem entstellende Narben, sowie Fisteln des Thränensackes resultiren können. Durch schonende Sondirung von der äußeren Wunde aus hat man sodann zu eruiren, ob nicht cariöse oder nekrotische Processe des Thränenbeins vorhanden sind, welche den Krankheitsverlauf unter allen Umständen ungünstig beeinflussen, und in sehr vielen Fällen zu lange dauernden Eiterungen Veranlassung geben.

Durch die Incisionswunde wird nun täglich nach Reinigung der Eiterhöhle, die man mit vorsichtigem Drucke und schonender Spülung vornimmt, Jodoformgaze eingeführt und das Auge verbunden. Die

Höhlung schließt sich, sofern keine Sequester vorhanden sind, durch Granulationen, und der ganze Proceß kann mit manchmal kaum sichtbaren äußeren Narben enden.

Ist die Phlegmone abgelaufen, so richtet sich die weitere Behandlung gegen das Thränensackleiden, nach den Grundsätzen, die früher aufgestellt wurden. Unter dieser Behandlung, welche die Passage der Thränen in die Nasenhöhle sichert, schließen sich etwa zurückbleibende Fisteln in sehr vielen Fällen von selbst, und man hat kaum nöthig, besonders gegen sie vorzugehen. Nur solche Fisteln heilen schwer, die fortwährend durch die bei jedem Lidschlage hineingepreßte Thränenflüssigkeit ausgedehnt werden, was wieder nur eine natürliche Folge des Bestehens von Passagehindernissen im Thränenschlauche ist. Vor jeder operativen Behandlnng der Fisteln steht darum die rationelle Sondenbehandlung.

Was die Prognose der Thränenschlauchleiden anbelangt, so ist dieselbe für die frischen Formen eine günstige zu nennen. Es ist dies entschieden ein Resultat der schonenden Behandlungsweise, die in der Neuzeit — im Gegensatz zu den früheren, eingreifenden und nutzlosen Behandlungsmethoden — sich eingebürgert hat. Einfache Thränenschlauchkatarrhe können vollständig heilen, sogar ältere blennorrhoische Formen werden bei andauernder Behandlung, die sich auch auf die Nasenhöhle erstrecken soll, entschieden gebessert, ja geheilt. Fälle mit Atonia und Tumor sacci lacrymalis werden durch die Sondenbehandlung und die Ausspritzung des Thränensackes gebessert, müssen aber fortwährend unter Beobachtung stehen, und es darf die Sondirung nicht vernachlässigt werden. Es sind dies solche Fälle, in welchen fast immer hochgradige Strikturen vorhanden sind, die der zeitweiligen Erweiterung unbedingt bedürfen.

Trotz des Fortschrittes, der demnach in der Behandlung der Thränensackleiden erzielt wurde, und den man nur dann genügend würdigen kann, wenn man einerseits die Grausamkeit der früheren Methoden kennt, andererseits unbefangene Schilderungen von den Leiden der Patienten, die sich letzteren unterwerfen mußten, liest,[1] giebt es

---

[1] Als ein klassisches Zeugniß führen wir die Stelle Goethe's über Herder's Augenleiden an. (Aus meinem Leben u. s. w. II. Theil. 10. Buch): „Dieses Uebel ist eins der beschwerlichsten und lästigsten, und um desto lästiger, als es nur durch eine schmerzliche, höchst verdrießliche und unsichere Operation geheilt werden kann. Das Thränensäckchen nämlich ist nach unten zu verschlossen, so daß die darin enthaltene Feuchtigkeit nicht nach der Nase hin und um so weniger abfließen kann, als auch dem benachbarten Knochen die

noch immer Fälle, in welchen die Sondenbehandlung nichts mehr auszurichten vermag. Es sind dies jene, wo der Thränenschlauch so beträchtlich stricturirt ist, daß er nicht mehr durchgängig gemacht werden kann. Wahrscheinlich handelt es sich hier um Verwachsungen gegenüberliegender Schleimhautflächen, oder um Verlegung des Lumens durch rigides Narbengewebe. In solchen Fällen wird keine Sondenbehandlung mehr etwas zu leisten vermögen, und da sich alle Methoden, einen künstlichen Kanal der Thränenableitung zu bohren, bisher als nutzlos erwiesen haben, so muß das Thränenträufeln als ein nicht nicht mehr zu beseitigender Uebelstand betrachtet werden. Man hat nun versucht, den Kranken dadurch Erleichterung zu verschaffen, daß man die obere Partie des Thränenschlauches, die nicht obliterirt ist, nämlich den Thränensack, zum Verschluß bringt, um auf diese Weise wenigstes die üblen Folgen, welche aus der chronischen Entzündung desselben entspringen können, hintanzuhalten. Außerdem hat man noch beobachtet, daß nach Verschluß des Thränensackes auch das Thränenträufeln mäßiger und weniger lästig wird, wahrscheinlich, weil der chronisch-katarrhalische Zustand der Conjunktiva sich bessert. Man versuchte die Verödung des Thränensackes durch Aetzmittel zu erzielen, welche entweder durch ein geschlitztes Thränenröhrchen, oder durch eine Hautöffnung in das Lumen desselben eingeführt werden. Man verwendet hierzu Nitras argenti, Chlorzink, sowie eine Reihe anderer ähnlich wirkender chemischer Stoffe; die Erfolge sind jedoch unsicher. Das Verfahren ist nämlich nicht nur im höchsten Grade schmerzhaft, sondern auch mitunter gefährlich, da die Verätzung der Gewebe sich nicht mit wünschenswerther Sicherheit abstufen läßt, und so weit ausgebreiteter Zerfall der Gewebe eintreten kann, daß tiefe und sehr häßliche Narben zurückbleiben. In einem an anderer Stelle derart operirten Fall war ich gezwungen, eine höhlenartig tief eingezogene Narbe, auf deren Grunde Fistelgänge sich öffneten, durch Excision mit nachfolgender Plastik zu beseitigen. Bessere Resultate hat man von der Anwendung des Ferrum candens und von der Galvanocaustik gesehen, welche schon deshalb vorzuziehen ist, weil man ihre Wirkung sicherer

---

Oeffnung fehlt, wodurch diese Secretion naturgemäß erfolgen sollte. Der Boden des Säckchens muß daher aufgeschnitten und der Knochen durchbohrt werden, da denn ein Pferdehaar durch den Thränenpunkt, ferner durch das eröffnete Säckchen und durch den damit in Verbindung gesetzten neuen Kanal gezogen und täglich hin und wieder bewegt wird, um die Communication zwischen beiden Theilen herzustellen, welches alles nicht gethan, noch erreicht werden kann, wenn nicht erst in jener Gegend äußerlich ein Einschnitt gemacht worden.“ (Siehe auch die weiteren Stellen.)

berechnen kann, und weil sie für den Kranken am wenigsten schmerzhaft ist.

Heutzutage werden jedoch alle diese Methoden mit Recht von der Exstirpation des Thränensackes verdrängt, ein radikaler Eingriff, der jedoch alle Bürgschaften des Erfolges in sich trägt, und in all jenen Fällen indicirt ist, wo entweder impermeable Strikturen die Sondenbehandlung verbieten, oder aber wo die Eiterung der Thränenschleimhaut jeder Therapie trotzt, sei es, daß bereits unheilbare Degeneration des Schleimhautgewebes eingetreten ist, oder der Therapie nicht zugängliche Processe der Nasenschleimhaut die locale Behandlung des Thränensackes vereiteln. Auch in heilbaren Fällen werden wir uns zur Exstirpation entschließen, wenn wir im Interesse des Kranken eine Quelle der Infektion rasch beseitigen müssen, z. B. wenn der Patient vor einer Cataractoperation steht, deren Erfolg durch das im Conjunktivalsack sich fortwährend stauende septische Secret gefährdet werden kann.

Bei der Exstirpation des Thränensackes gehen wir nach dem Verfahren vor, das zuerst von Schreiber geschildert und später von Kuhnt (a. a. O. S. 74) modificirt wurde. Es wird dabei der Thränensack in toto ausgeschält, ohne vorhergehende Eröffnung desselben, die vielmehr im Interesse der glatten Ausschälung sorgfältig vermieden werden muß. Nach den Vorschriften Kuhnt's, die sich in den von mir operirten Fällen bestens bewährten, schneidet man gerade über der Crista lacrymalis anterior bis auf den Knochen ein. Der Schnitt beginnt oberhalb des Ligamentum canthi internum, und soll ungefähr $2^1/_2$ cm betragen, etwas über den Anfang des knöchernen Thränen-Nasencanals hinausgehend. Nach Spaltung der Haut und der fibrösen Kapsel des Sackes — wobei eine Verletzung derselben vermieden werden muß — wird die Kuppe des Thränensackes mit der Blömer'schen Pincette gefaßt, die fibröse Anheftung in der Knochennische möglichst stumpf gelöst und das Gebilde sodann nach oben von den Thränenröhrchen und nach unten vom Kanale durch Scheerenschläge abgetragen. Den Schluß bildet die Ausschabung des Ductus lacrymalis mit dem scharfen Löffel. Der Erfolg ist jedoch nur dann sicher, wenn die Operation thatsächlich rein gelungen ist, und nicht — wie dies nach absichtlicher oder unbeabsichtigter Einschneidung des Sackes öfters vorkommt — Schleimhautfetzen zurückbleiben, die dann als Quelle späterer Eiterungen dienen.

Die Ausschälung des Sackes hat vor der Verödung noch den ganz unschätzbaren kosmetischen Vortheil, daß sie nur eine unscheinbare lineare Narbe zurückläßt. Der Erfolg, was das Thränenträufeln betrifft, ist nach den übereinstimmenden Mittheilungen aller Kliniker ein vorzüglicher. Was der Grund hiervon ist, wurde bereits oben angegeben; er liegt in der Rückbildung der chronischen Entzündung im Bindehauttractus, die deshalb stattfinden kann, weil die Conjunktiva nicht mehr mit septischen Stoffen überschwemmt wird, und nicht, wie Einige glauben, in einer sekundären Atrophie der Thränendrüse, deren Secretion ja doch nur, wie früher auseinandergesetzt wurde, beim Gemüthsweinen und dem reflektorischen Thränen in Frage kommt, bei welchen Gelegenheiten auch beim normalen Menschen Stillicidium lacrymarum besteht, d. h. die Thränen über die Backen laufen.

Auf ungenügenden physiologischen Voraussetzungen beruht daher die von manchen Klinikern als letztes Mittel gegen Thränenträufeln jeder Provenienz vorgeschlagene Exstirpation der Thränendrüse, die vollkommen überflüssig, wenn nicht schädlich ist in den Zuständen unheilbarer Thränensackleiden, deren Beseitigung nur durch Exstirpation des Sackes zu erwarten ist. Dagegen ist die Exstirpation der Drüse indicirt bei den, allerdings höchst seltenen Zuständen der Thränen-Hypersecretion. Es gibt nämlich Fälle, wo bei vollständig normalem Bindehauttractus, bei normaler Nasenschleimhaut und untadeliger Durchgängigkeit des Thränennasenganges, sehr lästiges Thränenträufeln existirt, das allen Mitteln trotzt. Es muß demnach, da alle Veranlassungen zu reflektorischem Thränenfluß mangeln, angenommen werden, daß wir es mit einer durch irgend eine dunkle Erkrankung der Drüse oder der Drüsennerven bewirkten Hypersecretion zu thun haben. So habe ich seit Jahren einen älteren Mann in meiner Beobachtung, der durch Atrophia nervi optici utr. vor längerer Zeit erblindet und nebenbei noch an Diabetes leidend ständig an Thränenfluß laborirt, ohne daß die geringste entzündliche Veränderung sei es der Conjunktiva, oder der Nase vorhanden wäre. Der Patient, der übrigens jede Operation verweigert, ist der Ansicht, daß sein Uebel von dem fortwährenden Weinen während der ersten kummervollen Jahre seiner sich entwickelnden Amaurose herrühre. Wenn die Vermuthung des Kranken, der ich keine gegründetere gegenüber zu stellen in der Lage bin, richtig ist, so würde es sich bei ihm um eine rein funktionelle Hypersecretion beider Thränendrüsen handeln, die in rationeller Weise durch Exstirpation derselben zu beheben wäre.

Das Thränenträufeln, welches mitunter im Beginne des Morbus Basedowii beobachtet wird, scheint nicht von der Thränendrüse, sondern vom Conjunctivaltractus auszugehen, und von der aktiven Congestion abzuhängen. Wenigstens ist, wie bereits mitgetheilt wurde, die Injektion der Skleralbindehaut eines der frühesten Symptome des Morbus Basedowii, das noch dem Exophthalmus vorangeht.

Dacryoadenitis. Die acute Entzündung der Thränendrüse ist eine sehr selten vorkommende Krankheit. Ihr Verlauf ist folgender: Spannendes Gefühl in der Gegend der Drüse, hierauf Schmerzen, Schwellung der äußeren Hälfte des Lides; Betheiligung des orbitalen Zellgewebes. Es kann nun der Ausgang in spontane Resorption stattfinden, oder aber der Uebergang in Eiterung, mit Durchbrechen des Eiters entweder durch das obere Lid, oder in den Conjunctivalsack durch die obere Uebergangsfalte. Aus diesem Krankheitsbilde ersieht man, daß der Verlauf der acuten Dacryoadenitis sich nicht wesentlich von dem einer circumscripten Orbitalphlegmone unterscheidet und die Therapie mit der bei Orbitalabscedirungen üblichen identisch ist.

Häufiger als die acute kommt die chronische Entzündung der Thränendrüse vor, sie wird mitunter durch Verletzungen herbeigeführt, manchmal erkrankt sie auf beiden Seiten gleichzeitig mit den Parotiden oder den Submaxillardrüsen. Von den bekannt gewordenen Fällen handelte es sich in einigen um eine dichte kleinzellige Infiltration der Drüsen, wo auch verschiedene Lymphdrüsen des Kopfes und Halses in chronischer Schwellung begriffen waren; in anderen wieder war die Affektion als beiderseitiges symmetrisches Lymphom anzusprechen. Interessant ist das Vorkommen eines echten Mumps der Thränendrüsen, im Verein mit epidemischer Parotitis, wie solche Fälle von Gordon-Norrie, Hirschberg u. A. beschrieben wurden.

Was die Verletzung der Drüse betrifft, so wird diese hier und da beobachtet, meistens nach Stichwunden, welche die äußere Hälfte der Orbita betreffen. Ein Ereigniß, das bei solchen Gelegenheiten vorkommen kann, ist der Prolapsus der Thränendrüse. Es ist interessant, daß in den ersten Fällen von Vorfall der Drüse, die in der Litteratur aufbewahrt sind, und von denen der eine von A. v. Graefe, und der andere von mir publicirt wurde. beide Male die Verletzung durch eindringende Glassplitter bedingt wurde. In dem Graefe'schen Falle gelang es, die Drüse zu reponiren, während sie in dem meinigen abgekappt werden mußte. Was den Mechanismus des Prolapsus, die Vis expellens, wie sich v. Graefe ausdrückt, anbelangt, so wurde in dem ersten Falle die Hämorrhagie beschuldigt, daß sie die durch die Verletzung locker gewordene Drüse hervorgetrieben hätte; in meinem Falle konnte ich mir den Prolaps nur so erklären, daß der Bulbus durch den in die Orbita eindringenden Glasscherben nach unten und hinten gedrückt wurde, demnach das Orbitalgewebe in dieser Richtung comprimirt werden mußte. Da aber das Orbitalgewebe, das zum größten Theile aus wasserhaltigem Gewebe besteht, als incompressibel zu betrachten ist, so mußte die Thränendrüse, als lockerste, der äußeren

Wunde zunächst liegende Partie des Orbitalinhaltes, einfach expulsirt werden. Seither sind eine Reihe fast identischer Fälle publicirt worden.

Dacryops. Unter diesem Namen bezeichnet man eine cystöse Erweiterung eines Thränendrüsen-Ausführungsganges, welche sich in Form einer blasenartigen Geschwulst unter dem oberen Lide nahe dem äußeren Lidwinkel präsentirt. Aus der Geschwulst sind durch Druck manchmal Thränen zu entleeren. Sie pflegt beim Weinen sowie beim reflektorischen Thränenfluß anzuschwellen.

Der Dacryops wird durch Punktion geheilt.

Fünfzehntes Kapitel.

Die Erkrankungen der Augenlider.

Bei zahlreichen Krankheitszuständen der Conjunctiva sind auch die Lider in toto betheiligt. So die hochgradige Schwellung und Infiltration der Augenlider, die ein Symptom der Conjunctivalblennorrhoe und anderer acuter Entzündungen der Bindehaut ist; in Folge der chronisch-infektiösen Augenentzündung wird der Tarsus, ein Gebilde des Lides, der Sitz von Narbenbildungen, welche zu Verkrümmungen desselben führen. Ebenso ist bei Krankheiten, welche in diesem Kapitel als dem Lide zugehörig geschildert werden, die Conjunctiva bulbi immer mehr oder weniger entzündlich mitbetheiligt. Aus alle dem folgt, daß es, wenn wir einen streng pathologisch-anatomischen Standpunkt einnehmen, kaum möglich ist, die Krankheiten des Lides von denen der Conjunctiva zu trennen. Aus praktischen Gründen empfiehlt es sich jedoch, diese Scheidung vorzunehmen, wobei also hauptsächlich die Krankheiten der drüsigen Organe im Lide, dann die des Lides als Ganzes und als Bedeckungs- und Schutzorgan des Augapfels in Berücksichtigung gezogen werden.

1. Blepharitis ciliaris, Blepharadenitis.

(Die Entzündung des Lidrandes, Liddrüsenentzündung.)

Die Entzündung des Lidrandes kann verschiedene Grade erreichen. Der einfachste Grad derselben äußert sich in einer mäßigen Röthe des marginalen Theiles, der hier und da auch etwas dicker als im normalen Zustande ist, und in einer leichten Epidermisabschuppung, wobei die Schüppchen zwischen den Cilien haften, aber leicht entfernt werden können. Die äußere Haut pflegt etwas gereizt zu sein, und die Conjunctiva palpebrarum ist hyperämisch oder gar katarrhalisch afficirt. Das Uebel ist gewöhnlich auf beiden Augen, wenn auch nicht beiderseits in demselben Grade vorhanden.

Der geschilderte Befund ist überaus häufig bei jüngeren Personen mit zarter, rosiger oder blasser Haut und blonden Haaren, unter denen wieder Mädchen in den Entwickelungsjahren das größte Contingent stellen.

Nimmt die Entzündung eine größere Intensität an, so ist zunächst die Schwellung der Haut und des Lidrandes eine größere und augenfälligere; die Epidermisabschuppung ist zu einer Borkenbildung gesteigert, wobei die Borken fest an den Cilien haften, dieselben zur Verklebung bringen, so daß sie in Büscheln ragen. Sie sind auf trockenem Wege nur mit Gewalt zu entfernen, und immer gehen bei dieser Procedur zahlreiche Cilien mit. Nach der Entfernung der Borke bleibt eine von Epidermis entblößte Partie, ein blutendes, oberflächliches Geschwürchen zurück. Charakteristisch ist, daß ein solches Geschwürchen concentrisch um eine Cilie sitzt. Stellenweise sieht man statt des Geschwürs eine kleine, eitergefüllte Pustel.

Diese Form von Blepharitis, die man zum Unterschiede von der früher geschilderten schuppigen Form (B. simplex) Blepharitis ulcerosa nennt, kann den ganzen Lidrand ergreifen, oder sich nur auf einen Theil desselben beschränken, während die danebenliegenden Partien intakt sind.

In besonders heftigen Graden der Blepharitis leidet nicht allein der eigentliche intermarginale Lidtheil, sondern auch die äußere Haut, welche mit Borken und Krusten bedeckt ist, nach deren Entfernung blutende Hautpartien zum Vorschein kommen. Auch kann das ganze Gesicht, ja die Kopfhaut ekzematös erkrankt sein.

Die anatomische Untersuchung[1] lehrt, daß die Blepharitis ciliaris die Bedeutung eines Ekzems der Lidränder, mit oder ohne Betheiligung der Lidhaut, besitzt. Zunächst findet man weitgehende Veränderungen der Augenwimpern, die hauptsächlich in der Ansammlung von Eiterkörperchen zwischen äußerer und innerer Wurzelscheide bestehen, sodann fehlen auch jene Veränderungen nicht, die man gewöhnlich bei Ekzem an welcher Hautstelle immer findet.

---

[1] Michel, Krankheiten der Lider, im Handbuch der gesammten Augenheilkunde.

Was den Verlauf der Blepharitis anbelangt, so können auch die geringfügigsten Formen sehr hartnäckig, schleppend und zu Recidiven geneigt sein, doch tritt bei zweckmäßiger und namentlich zur rechten Zeit begonnener, mit Beharrlichkeit fortgesetzter Behandlung, die, wie wir sehen werden, aus einer Local- und Allgemeinbehandlung besteht, Restitutio ad integrum ein. In vernachlässigten Fällen, oder in solchen, die sehr häufig recidiviren, und demnach lange bestehen, was bei einer gewissen Disposition bei der besten Behandlung vorkommen kann, bleiben jedoch Verdickungen der Lidränder, namentlich des oberen Lides zurück, die sehr hartnäckig und manchmal einer Rückbildung nicht mehr fähig sind. Folgenschwerer sind die Veränderungen, welche die Augenwimperreihen erleiden. Es veröden in Folge der Entzündung und Eiterung in den Cilienwurzeln die Haarbälge, die Bewimperung des Lides wird eine spärliche, ja kann gänzlich mangeln (Madarosis), oder die einzelnen Wimperhaare erhalten eine falsche Stellung, mit der Zeit verkürzt sich auch die den intermarginalen Theilen benachbarte Haut des Lides, in Folge dessen der Lidrand evertirt und die Conjunctivalfläche nach außen gewendet wird (Ektropium). Durch das Bloßliegen der Schleimhaut wird nun der bei jeder Blepharitis ohnehin schon anwesende Katarrh gesteigert, und das katarrhalische Secret, das sich nun leicht auf die Lidhaut ergießen kann und die entzündeten Theile noch mehr reizt, steigert nun seinerseits wieder die Intensität des ganzen Processes. Zu dem Ganzen kann sich noch eine Eversion der Thränenpunkte fügen (s. S. 423), wodurch das Thränenträufeln zu einem ständigem Uebelstand gemacht wird.

Dieser ganze, hier geschilderte Symptomencomplex tritt nur in den Formen von Blepharitis ulcerosa in seiner ganzen Prägnanz auf, und nach Ausbildung derselben wird eine völlige Wiederherstellung nicht gut mehr möglich sein.

Ehe wir die Therapie der Blepharitis erörtern, muß noch auf die Aetiologie derselben hingewiesen werden. Wenn wir die Krankheit, fußend auf den anatomischen Merkmalen, einfach nur als Ekzem des Lidrandes auffassen, so sind wir gezwungen, zwei Gruppen zu unterscheiden. Die eine entsteht in Folge von Reizen und Schädlichkeiten, welche vorwiegend den Lidrand treffen. So bei langbestehenden Katarrhen oder Thränenflüssen, wobei derselbe einer fortwährenden Benetzung ausgesetzt ist, die Epidermis demnach unausgesetzt gebläht wird, und der entzündliche Proceß der Haut ein Folgezustand anderer, namentlich conjunctivaler Erkrankungen ist. Diese Blepharitis wäre also ein Ekzema consecutivum oder arteficiale, gerade so wie etwa ein Ekzem der Gesichtshaut in Folge fortwährender Benetzung mit Thränenflüssigkeit oder Schleim. Es ist jedoch in der überwiegenden Mehrzahl der Fälle die Blepharitis in ihren verschiedenen Abstufungen eine Krankheit sui generis, als deren hauptsächlichstes ätiologisches Moment sich die Scrophulose bezeichnen läßt. Sie kommt darum auch am häufigsten im Kindesalter vor, oder nimmt in dieser Periode wenigstens ihren Anfang, um von da in das spätere Leben als veraltetes Leiden hinübergenommen zu werden, und complicirt sich sehr häufig mit anderen Erkrankungen, die wir bereits als lymphatische kennen gelernt haben und zwar mit der Kerato-Conjunctivitis phlyctaenularis, ferner mit Drüsenschwellungen, Ekzemen anderer Körperstellen u. s. w.

Häufig ist der leichteste Grad der Blepharitis, der sich als eine zarte Röthung und eine sehr mäßige Schwellung der Lidränder, bei nur geringer Epidermisabschuppung markirt, bei Personen vorhanden, welche eine überaus zarte Haut besitzen, dann bei solchen, die, ohne gerade an scrophulösen Ernährungsstörungen zu laboriren, doch den sogenannten lymphatischen Typus besitzen. In solchen Fällen pflegt die Blepharitis sehr hartnäckig zu sein, und wenn sie auch nicht gerade erhebliche Störungen verursacht, muß sie dennoch fortwährend Gegenstand der Therapie sein, um so mehr, wenn die Patienten auch auf die cosmetische Seite der Sache sehen.

Was die Therapie der Blepharitis anbelangt, so müssen zunächst die ursächlichen Momente berücksichtigt werden. Dies wird vornehmlich dann der Fall sein müssen, wenn wir als die Ursache des Lidekzems übermäßigen Thränenfluß erkennen, wie er als Folge chronischer Bindehauterkrankungen oder Thränenschlauchleiden auftritt. In solchen Fällen die Lider ausschließlich zu behandeln, ohne die Conjunctiva oder den Thränenableitungsapparat in erster Linie zu berücksichtigen, wäre ein Widersinn, da auch das Lidekzem heilt, wenn das ursächliche Leiden verschwindet. Demgemäß muß namentlich die phlyctänuläre Augenerkrankung, als häufigste Begleiterin der Blepharitis, in der Weise, wie dies an geeigneter Stelle angegeben wurde, behandelt werden.

Wenn wir es mit einer spontanen Blepharitis zu thun haben, die auf scrophulöser Diathese beruht, so wird jedenfalls die interne und diätetische Behandlung derselben geboten sein, wenn auch betont werden muß, daß die locale Behandlung niemals verabsäumt werden darf, ja daß die letztere eine ebenso große Wichtigkeit besitzt, als die medicamentöse, gegen die Scrophulose gerichtete. Denn es handelt sich immer darum, die Folgezustände der Lidrandentzündung, die Schwielenbildung und Verkrümmung der Wimpern hintanzuhalten, und das kann nur eine zweckmäßige locale Behandlung bewirken, die aber in jedem gegebenen Falle erst die Reaktion des Auges auf die angegebenen

Mittel eruiren muß, um durch übermäßige Reizung der Gewebe nicht noch arteficielle Katarrhe zu erzeugen, die den Proceß unangenehm compliciren könnten. Diese Regel ist namentlich für jene leichtesten Fälle von Blepharitis angebracht, die eigentlich nur geringe Beschwerden verursachen und deren Träger — wenn sie es auch nicht immer eingestehen — uns hauptsächlich aus cosmetischen Gründen aufsuchen.

Haben wir es mit nur wenig schuppender Blepharitis simplex zu thun, so kommt man in den meisten Fällen mit lauwarmen Bleiwasser-Umschlägen auf, die man am besten allabendlich im Bette durch ungefähr eine Stunde appliciren läßt, oder aber man läßt die Lösung 1—2 Mal täglich in den Bindehautsack einträufeln:

Rp. Plumb. acet basic. 0,15,
Aq. dest. 30,0.
M. D. S.

(Statt des Aq. dest. kann man auch Aq. rosar. oder Aq. foenic. verordnen.)

Es ist jedenfalls zweckmäßig, bei der Behandlung leichter Formen es anfänglich mit diesen sehr leicht zu vertragenden Mitteln zu versuchen, ehe man zu Salben greift, weil bei manchen Personen Salbenmittel reizend einwirken. Die Salben müssen jedoch angewendet werden, sobald stärker schuppende Blepharadenitiden vorliegen. Bei der Auswahl der Mittel wende man die weniger reizenden zuerst an. Als eines der mildesten Mittel empfiehlt sich das weiße Quecksilberpräcipitat, das in stärkerer Concentration angewendet werden darf, als das gelbe. Gut wirkt auch das Natrium sozojodolicum; ein energischeres und, wo es vertragen wird, sicheres Mittel ist das gelbe Quecksilberpräcipitat. Man läßt mit diesen Salben des Abends die Lidränder vorsichtig befetten, wodurch man auch erreicht, daß im Falle eine begleitende Conjunctivalsecretion vorhanden wäre, die Lider über Nacht nicht verkleben.

Ist jedoch eine namhafte Conjunctivalhyperämie oder ein Katarrh vorhanden, so wird noch Zinksulfatlösung zum Einträufeln verordnet:

Rp. Sulf. Zinc. 0,10,
Aq. foenic. 30,0.
M. D. S. Jeden Morgen 1—2 Tropfen einzuträufeln.

Sollte, was nur selten vorkommt, weder das Quecksilberpräcipitat noch das Natr. sozojodolicum vertragen werden, so kann man versuchsweise Oxydum zinci (0,35 auf 10 Ung.) verordnen. Besteht auch dagegen noch übergroße Empfindlichkeit der Haut, so verordnet man eine indifferente Salbe, um die Lidränder einfach zu befetten.

In neuerer Zeit erobert sich auch das Ichthyol (Ammonium sulfoichthyolicum) immer mehr Platz in der Therapie dieser Zustände. Man giebt es in Salbenform (2—10%), oder als Wasch- und Tropfwasser in einer Concentration von 1—10%.

Bei Blepharitis ulcerosa entfernt man die Borken am zweckmäßigsten ohne Anwendung von Gewalt und ohne Anwendung von Wasser, indem man dieselben durch Fette zu erweichen trachtet. Man kann zu dem Behufe die geschlossenen Lidränder mit einem weichen Leinwandlappen reiben, auf welchem die (oben präscribirte) Präcipitatsalbe aufgestrichen ist, bei welcher Procedur die Borken sich leicht ablösen. Oder man verordnet, was bei starker Borkenbildung namentlich auf der Lidhaut vorzügliche Dienste leistet, das Unguentum Hebrae:

Rp. Ung. Diachyl. alb.
Olei oliv.
ana partes aequales,

was man einsalben läßt, worauf die Borken sich leicht lösen. Rohes Herunterreißen der letzteren ist schmerzhaft und nachtheilig. Hat man die Borken entfernt, so daß man die Lidränder in ihrer ganzen Ausdehnung überblicken kann, so gehen wir an die Behandlung der um die Cilien sitzenden Geschwürchen. Wir ergreifen nun diese Cilien einzeln mit der Cilienpincette und üben einen leichten Zug aus, worauf die kranken Haare ohne Schwierigkeit entfernt werden. Eiterpusteln werden am besten eröffnet, indem wir die aus ihnen dringenden Cilien epiliren. Haben wir nun die kranken Wimperhaare schonungsvoll entfernt, so bestreichen wir die leicht blutenden Substanzverluste, nachdem wir sie früher mit einem weichen Leinwandläppchen abgetupft, mittelst eines Pinsels mit 2% Lapislösung. Ich mache dies gewöhnlich so, daß ich mit einer Hand die Lider auf den Bulbus drücke, um den Conjunctivalsack vor dem Eindringen der Lapislösung zu schützen, und gleichzeitig den kranken Lidrand ein wenig zu evertiren trachte. Dann bestreiche ich die Lidkante sowie die intermarginale Zone mit der Lapislösung, und tupfe die überschüssige Flüssigkeit mit Watte oder einem Leinenläppchen ab; die blutenden Substanzverluste jedoch betupfe ich in einer Sitzung wiederholt mit einem lapisgetränkten Pinsel, bis die Blutung aufgehört hat und die Geschwüre einen grauen Belag zeigen. Wir überlassen den Patienten einige Tage hindurch sich selbst, und verordnen dann die Quecksilbersalben. Man hat jedoch den Lidrand fortgesetzt zu controliren, um kranke Cilien zu entfernen und neu entstehende oder recidivirende Geschwürchen zu ätzen. Die Application des roten Quecksilberpräcipitates (oder des gewählten Ersatzmittels) muß jedoch sehr lange fortgesetzt werden, da nur so Rückfälle zu verhüten sind. Bezüglich der allgemeinen Behandlung verweisen wir auf das S. 128 Gesagte.

Ist, was in solchen Fällen die Regel ist, ein stark secernirender Bindehautkatarrh vorhanden, so wird die Conjunctiva täglich lege artis mit einer $1^0/_0$ Lapislösung touchirt. Man überzeugt sich beim Umstülpen der Lider, daß gewöhnlich eine Verdickung des dem Margo zunächst liegenden Conjunctivaltheiles vorhanden ist, welche unter dem Touchiren zurückgeht, was auf die rasche Heilung der Lidrandentzündung von großem Einfluß ist.

Als Vaccine-Blepharitis hat J. Hirschberg 1879 als erster eine Erkrankung der Lidränder beschrieben, die durch Uebertragung des Inhaltes von Impfpusteln von Kindern auf die Augen Erwachsener entstanden. 1891 hat O. Schirmer die Aufmerksamkeit der Fachgenossen neuerdings auf dieses Vorkommniß gelenkt. Die Krankheit betrifft Personen, die mit geimpften Kindern sich beschäftigen und mit ihren Fingern das Vaccinegift ihren Augen mittheilen, worauf Schwellung und Oedem der Lider auftritt, die sich mitunter auf das Gesicht verbreitet. Die präauriculare Lymphdrüse ist geschwellt. Einige Tage nachher bildet sich eine oder mehrere Pusteln am Lidrande aus, die bald geschwürig zerfallen. Von den ersten Symptomen bis zum entwickelten Krankheitsbilde vergehen mehrere (4—10) Tage. Die Geschwüre heilen dann ohne Narbe. In einigen Fällen Schirmer's war eine complicirte Keratitis parenchymatosa entstanden, die Trübungen zurückließ.

Was die Therapie anbelangt, haben sich Umschläge von Bleiwasser oder Aq. Chlori, ferner Jodoformaufstreuungen als nützlich erwiesen.

Von E. Rählmann wurde (Deutsche med. Wochenschr. 1898 Nr. 50 u. 51) auf das häufige Vorkommen von Milben (Acarus Demodex) in den Cilienbälgen aufmerksam gemacht, wodurch eine Blepharitis hervorgebracht wird. Neuere Untersuchungen zeigten, daß diese Milben häufiger vorkommen, als man denkt, und mitunter in ganz normalen Lidern zu finden sind.

2. Erkrankungen der Meibom'schen Drüsen.

a) Hordeolum (Gerstenkorn).

Unter diesem Namen bezeichnet man eine circumscripte entzündliche Anschwellung des Lidrandes oder des Tarsus, welche in der Regel unter heftigen Schmerzen sich acut entwickelt, oft eine entzündlich-ödematöse Betheiligung des Lides zur Folge hat, um dann in Eiterung überzugehen. Je nach dem Standorte, Lidrand oder Tarsus, nennen wir das Absceßchen Hordeolum externum oder internum. Selten kommt es vor, daß der phlegmonöse Proceß in spontaner Resorption endigt, die Regel ist die Absceßbildung. Die Eiterung wird durch warme

Umschläge befördert; wenn der spontane Eiterdurchbruch länger auf sich warten ließe, kann man durch eine Incision den ganzen Proceß beenden.

Bei nicht messerscheuen Personen kann der Proceß durch eine frühzeitige Incision, noch ehe der Eiter aus der Tiefe gelblich durchschimmert, zu Ende geführt werden. Indem man den Lidrand zwischen Daumen und Zeigefinger nimmt, und einen leichten Druck ausübt, erzeugt man an der Hautdecke der phlegmonösen Stelle eine Blutleere, wodurch die unter ihr befindliche Eiteransammlung leichter sichtbar wird. Man macht nun darauf eine zum Lidrand parallele kleine Incision, worauf der Eiter als Klumpen sich entleert. Selbst wenn man noch keinen Eiter finden sollte, hat dieser kleine Eingriff nur genützt, da er das entzündete Gewebe entspannt und die Heilung befördert. Bei einem Hordeolum internum muß das Lid umgestülpt werden, worauf die an ihrer Kuppe gelblich verfärbte Anschwellung sichtbar wird. Man spaltet sie durch einen auf den Lidrand senkrechten Schnitt.

Man nimmt an, daß das Hordeolum eine acute Entzündung des Ausführungsganges der Meibom'schen, vielleicht auch der Haarbalgdrüsen sei.

Häufig pflegt bei verschiedenen Individuen eine Neigung zur Ausbildung von Gerstenkörnern einzutreten; diese kommen dann nach einander zum Vorschein, so daß die Patienten längere Zeit hindurch von dem Uebel belästigt werden. Es tritt dieser Fall sehr oft bei solchen Personen ein, bei denen das erste Hordeolum sich selbst überlassen war, d. h. statt der operativen Entleerung die „Zertheilung“ unter den warmen Umschlägen stattgefunden hat. Hier ist nun die Resorption doch keine vollständige gewesen und das im Gewebe zurückbleibende, wenn auch geringfügige Eiterquantum inducirt eine Phlegmone in der nächstgelegenen Meibom'schen Drüse, welcher Proceß sich nun sehr oft nach einander wiederholt. Da nun ferner auch nach uneröffneten Hordeolen Verdickungen und chronisch entzündliche Anschwellungen des Lides zurückbleiben, so ist es unter allen Umständen vorzuziehen, jedes Hordeolum zu indiciren. Doch ist es mitunter nicht zu läugnen, daß das fortwährende Aufschießen von Gerstenkörnern in der Anwesenheit von entzündungserregenden Stoffen im Blute begründet ist, ähnlich wie dies bei der Furunkulose bekannt ist, und daß der Proceß erst nach längerer Zeit, etwa unter dem Gebrauch von Salzbädern, salinischer Wässer u. s. w. zu Ende geht. Daß ein Hordeolum in das sofort zu beschreibende Chalazion übergehen kann, wird zwar von vielen geläugnet, ist aber nichtsdestoweniger feststehend, wenngleich als Ausnahme zu betrachten.

b) Chalazium (Hagelkorn).

Das Hagelkorn ist eine circumscripte Geschwulst innerhalb des Tarsus des Lides, die sich in der Regel ganz ohne entzündliche Erscheinungen ausbildet und bei ihrem Wachsthum sowohl die äußere Haut, welche übrigens immer über ihr verschieblich sein muß, hervorwölbt, als auch die innere Tarsalfläche und die Conjunctiva palpebrarum verdünnt. Man erkennt die verdünnte Stelle ganz gut bei Umstülpung des Lides und benützt dieselbe auch zur Incision auf die Geschwulst.

Das Chalazion entwickelt sich höchstwahrscheinlich in der Höhlung einer Meibom'schen Drüse. Die Geschwulstmasse besteht aus einem grauen, gallertartigen Gewebe, das aus zelligem Gewebe und zarten Gefäßen zusammengesetzt ist. In dem Granulationsgewebe finden sich stets auch Riesenzellen. Man hat einmal sogar die Chalazien für Tuberkelknoten gehalten (Tangl), was aber — abgesehen vom ganz differenten klinischen Verlauf — durch die Untersuchungen Deutschmann's, besonders aber durch höchst interessante Studien Deyl's widerlegt ist, der in den entstehenden Chalazien übrigens einen specifischen Bacillus entdeckt hat, durch dessen Ueberimpfung bei Thieren Chalazion-ähnliche Gebilde experimentell erzeugt werden konnten.

Man entfernt die Chalazien radical durch die Operation. Diese besteht in einer Incision von der Conjunctivalfläche her in die oben beschriebene markirte Stelle; selbstverständlich wird der Schnitt senkrecht auf den Lidrand, also parallel mit dem Verlaufe der Meibom'schen Drüsen gelegt, auf welche Weise diese Drüsen möglichst verschont bleiben können. Nach der Incision wird in derselben Richtung das Lid zusammengedrückt, indem man den Lidrand der Umschlagstelle zu nähern trachtet, bei welchem Manöver der Chalazioninhalt gewöhnlich gründlich ausgequetscht wird. Man stillt hierauf die Blutung, indem man mittels eines in $1^0/_{00}$ Sublimatlösung getauchten Tampons einen leichten Druck auf die geschlossenen Lider ausübt. Wenn die Blutung steht, überzeugt man sich durch Palpation von der Lidhaut her, ob ungefähr der ganze Cysteninhalt entfernt ist. Man kann, wenn man einen Theil der Gallertmasse noch im Hohlraum vermuthet, mit einem kleinen scharfen Löffel eingehen und die Chalazionhöhle auskratzen.

Nach der Entleerung dieser Höhle muß diese, da ihre Wandungen (als Theile des straffen Tarsus) starr sind und nicht zusammenfallen können, sich mit Blut füllen, doch resorbirt sich dieses Blut in kürzester Zeit, die Höhle füllt sich mit Granulationen und verödet. Durch die oben beschriebene, sehr einfache Operation, die bei einiger Uebung ohne jede Assistenz verrichtet werden kann, wird man die meisten Chalazien ambulatorisch zur Heilung bringen. Schwieriger wird der Eingriff nur in jenen Fällen, wo ein Chalazion des oberen Lides sehr nahe zum äußeren Lidwinkel sitzt, und man daher durch die Umstülpung nicht die ganze tarsale Oberfläche des Gebildes überblicken kann. Hier ist ein Assistent nöthig, der das obere Lid in seiner Eversion erhält, während der Operateur mit dem Nagel des linken Zeigefingers von unten her das Chalazion vorzudrängen trachtet, ehe er den Einschnitt macht. Außerdem giebt es Hagelkörner, die mit der bedeckenden Haut in Folge einer nachträglich entstandenen leichten phlegmonösen Entzündung entzündlich verwachsen sind, und deren Inhalt selbst durch einen starken Druck aus der Incisionsöffnung entweder gar nicht, oder nur unvollkommen austritt. In solchen Fällen empfiehlt es sich, das Chalazion mit dem scharfen Löffel auszukratzen und dann die Höhle noch mit dem Galvanokauter auszuätzen, wenn man nicht vorzieht, das ganze Gebilde von der äußeren Haut her zu entfernen. Der Vorgang ist in dem Falle folgender: Man schraubt das Lid in die Knapp'sche Klemmpincette, umschneidet die bedeckende Haut mit zwei elliptischen Schnitten, faßt das Gebilde sammt Haut mit einer Blömer'schen Pincette, und schält es in toto sammt dem betreffenden Tarsusstücke aus. Die Wunde der äußeren Haut wird dann mit einer Knopfnaht geschlossen und das Auge für 1 bis 2 Tage verbunden.

Hie und da kommt es vor, daß die Höhlung des Chalazions nach der Operation nicht verödet, sondern daß sich Hypergranulation einstellt und als Granulationsknopf auswächst. Man kappt einen solchen mit der Scheere ab, und ätzt den Stiel gründlich mit dem Galvanocauter.

3. Blepharitis phlegmonosa.

(Der Lidabsceß.)

Ein Absceß im Lide entwickelt sich aus verschiedenen Ursachen. Man beschuldigt zunächst Verletzungen verschiedenster Art; dann sind es Erysipele, phlegmonöse Entzündung der Orbita und der Nachbartheile, welche sich auf das Lid fortpflanzen können, und endlich sind es noch pyämische Metastasen, welche im Lide, sowie an anderen Körperstellen zu Eiterungen führen.

Sowohl was den Verlauf als auch die Therapie betrifft, gelten jene Thatsachen und Regeln, die für Phlegmonen an welchen Stellen immer passen. Ein antiphlogistisches Verfahren wird kaum je den Proceß coupiren können; man befördert die eiterige Schmelzung durch warme Ueberschläge, und sucht frühzeitig zu incidiren, um den Eiter zu entleeren. Betreffs aller Incisionen, die in das Lid gemacht werden, gilt die Regel, wo es nur angeht, so zu schneiden, daß weder eine entstellende Narbe, noch etwaige Funktionsstörungen daraus entstehen können. Man schneidet darum, wenn man die supratarsale Lidhaut zu spalten hat, horizontal parallel zum Orbitalrand ein, weil die eventuelle Narbe dann durch die in gleicher Richtung laufenden Hautfalten maskirt wird; hat man von der Conjunktivalfläche aus zu incidiren, so wird senkrecht auf den Lidrand geschnitten, um eine Verletzung der MEIBOM'schen Drüsen, welche für die Funktion des Lides von großer Wichtigkeit sind, zu vermeiden.

Was den Punkt betrifft, wo die Entleerung des Lidabscesses vorgenommen werden soll, so richtet sich das Vorgehen ausschließlich nach der Stelle der Fluktuation. Wenn der Eiter die Tarsalfläche des Lides bereits verdünnt haben sollte, ist die Eröffnung am besten daselbst vorzunehmen.

4. Syphilis der Augenlider.

An den Augenlidern kommen sowohl primäre Geschwüre, als auch constitutionell-syphilitische Affektionen vor. Die primären Geschwüre entwickeln sich an den Augenlidrändern als Folgen extragenitaler Infektionen, oder greifen eventuell auf sie von den Nachbargebilden über. Dasselbe gilt von den syphilitischen Exanthemen, die an den Augenlidern gerade so wie an anderen Hautstellen vorkommen können. Wenn wir von diesen Veränderungen, die an sich nichts bemerkenswerthes bieten, hier absehen wollen, so interessiren uns desto mehr jene Affektionen, die in den späteren Epochen der Syphilis die Augenlider befallen und zu ganz charakteristischen Infiltrationen führen, durch deren Zerfall die Existenz des Lides bedrohet wird. Wir erwähnen hier zwei typische Krankheitsbilder: das syphilitische Lidgeschwür und die Tarsitis syphilitica.

Daß am Augenlid, dem oberen sowohl als dem unteren, secundär syphilitische Infiltrationen nicht selten vorkommen, hat unter den Augenärzten zuerst MACKENZIE in seinem Lehrbuche besonders hervorgehoben. Er betont es, daß man in jedem Falle, wo bei einem Erwachsenen blos an einem Augenlide ein Geschwür besteht, das mehrere Wochen oder Monate alt ist, und sich unter der localen Behandlung eher verschlimmert als gebessert hat, Syphilis als Ursache vermuthen müsse. Er warnt vor der Verwechselung mit Blepharitis ciliaris, wie mit Dacryocystitis, wenn der Sitz der Infiltration in der Nähe des inneren Lidwinkels ist. Er macht ferner darauf aufmerksam, daß, wenn das Geschwür am freien Lidrande sitzt, es zu gleicher Zeit die äußere Haut, den Knorpel und die Bindehaut zerstört; ferner sei das syphilitische Geschwür an dieser Stelle die derzeitig alleinige Manifestation der Syphilis. Dieselben Erfahrungen schilderte HIRSCHLER[1] in einer heute schon vergessenen Arbeit, sowie seither andere Beobachter. Aus den fast übereinstimmenden Mittheilungen geht hervor, daß die Geschwüre in der Regel als knotenförmige Verdickung des Lides entstehen, die mitunter so circumscript ist, daß sie mit einem Chalazion verwechselt werden könnte, manchmal aber diffus ins Nachbargewebe übergeht. Die Infiltration zerfällt mit großer Raschheit, es bildet sich ein unregelmäßiges Geschwür mit schmutzigem Grunde und speckigen Rändern. Wenn der Zerfall begonnen hat, hört auch der Knoten auf, circumscript zu sein und verschwindet in der gleichmäßigen Infiltration des Lides. Der Infiltrationsproceß greift dann weiter um sich, bis das Lid vollkommen durchlöchert ist, und endlich reißt noch die marginale Brücke durch, so daß das Lid einen tiefen, ulcerösen Ausschnitt besitzt. Indessen giebt es auch Gummen der Lidhaut, die sofort ulcerös zerfallen und mit Schonung des Tarsus über den intermarginalen Theil auf die Conjunktiva übergehen, dort flache, speckig belegte Substanzverluste erzeugen, die dem weniger erfahrenen Beobachter eine Conjunctivitis pseudomembranacea vortäuschen könnten. Die perforirenden Geschwüre heilen mitunter besser, als man es nach der Größe des Substanzverlustes gehofft hätte, und die zurückbleibenden Narben haben das charakteristische, daß in ihnen keines der normalen Lidgebilde mehr vorhanden ist, und was am auffälligsten ist, daß an dieser Stelle die Cilien vollkommen fehlen. Wenn das syphilitische Ulcus daher am Lidrande gesessen ist, so stellt sich die Narbe als ein dünner, fibröser Strang dar, der einen ungefähr halbmondförmigen Ausschnitt des Lidrandes überbrückt und vollkommen wimperlos ist, während in der Nachbarschaft normale Bewimperung vorhanden ist. Nach HIRSCHLER ist diese Narbe so charakteristisch, daß man aus ihr allein, auch bei Mangel ausreichender anamnestischer Momente, auf vorhergegangene Syphilis mit großer Sicherheit schließen kann.

Was die Tarsitis syphilitica anbelangt, so geht aus den bisher beobachteten Fällen[2] hervor, daß bei seit längerer Zeit syphilitischen

[1] HIRSCHLER, Blepharitis syphilitica. Wien. med. Wochenschr. 1866. Nr. 77 ff.

[2] Eine sehr lehrreiche Zusammenstellung findet sich in der Dissertation: Die syphilitische Erkrankung des Augenlides, von H. MITTASCH. Würzburg 1888.

Individuen sich allmählich eine schmerzlose Verdickung eines Augenlides ausbildet, die entweder das ganze Organ ergreift, oder nur in Form eines mandel- bis taubeneigroßen Tumors auftritt. Der Sitz dieser derben, oft knorpelharten Anschwellung ist der Tarsus, die Lidhaut ist gewöhnlich hyperämisch, glänzend und unverschieblich mit dem Tarsus verwachsen. Die Conjunctiva tarsi ist immer injicirt und geschwellt, manchmal aber schon vom gummösen Proceß ergriffen und blass gelblich, speckig glänzend. Die Augenwimpern sind ausgefallen; eine präauriculare Lymphdrüse ist constant geschwellt. Die Affektion kann vollkommen und spurlos heilen, selten bleibt Atrophie des Tarsus zurück.

Was die Therapie betrifft, so wird wohl sowohl beim Lidgeschwür, als bei der Tarsitis syphilitica eine energische Inunctionscur in den meisten Fällen den gewünschten Erfolg bringen. Indessen möge berücksichtigt werden, daß es sich in beiden Krankheitsformen um späte Manifestationen der Syphilis handelt, und die Kranken in etwa vorausgegangenen, vielleicht unzweckmäßigen Curen mit Quecksilber bereits übersättigt werden. So berichtet HIRSCHLER von Fällen, die trotz großer Quecksilberdosen nicht geheilt werden konnten, bis es endlich unter dem Gebrauch von Jodkalium oder Decoctum Zittmannii zu einer raschen Heilung kam.

Eine isolirte syphilitische Erkrankung des Bindehauttractus ist sehr selten, wenn wir nicht die Conjunktivalhyperämie, die der Iritis sypbilitica acuta, wie jeder anderen acuten Iritis, voraus zu gehen pflegt, mit MAUTHNER als syphilitischen Conjunktivalkatarrh auffassen, was meines Erachtens vollkommen unberechtigt ist. Papeln der Conjunktiva kommen mitunter vor. An der Conjunctiva bulbi wurden bereits wiederholt kleine knötchenförmige (phlyctänuläre) Gebilde gesehen, die sich durch den Verlauf als Gummen erwiesen. Ich habe in mehreren Fällen eine granulöse Erkrankung der Bindehaut beobachtet, die syphilitischen Ursprunges war, mit Drüsenschwellungen, Iritis und Keratitis vergesellschaftet waren, und durch die Inunctionscur vollständig zurückging. Das charakteristische an dieser Conjunctivitis granulosa syphilitica war die Verdickung des Lides, die glänzende Röthe der Hautdecke und die blasse, colloide Verfärbung der Schleimhaut. Einen ähnlichen Fall hat auch SATTLER beobachtet.

5. Stellungsanomalien und Verbildungen der Lider.

a) Lagophthalmus.

Die Paralyse des Facialnerven, die gewöhnlich eine monolaterale ist, führt auch zu einer Lähmung des Schließmuskels des Augenlides; in Folge dessen wird die Lidspalte nicht mehr geschlossen werden können, und das Auge wird selbst im Schlafe unbedeckt bleiben. Wir haben bereits erwähnt, daß bei diesem Zustande ein lästiges Thränenträufeln eintritt, das hauptsächlich dadurch bedingt ist, daß das gelähmte untere Lid vermöge seiner Schwere nach abwärts sinkt, und der Thränenpunkt außer Contact mit dem Bulbus geräth. Es kann darum die Conjunktivalfeuchtigkeit nicht mehr auf dem Wege der Thränenableitungscanäle abfließen, sondern muß über die Wange abträufeln.

Daß trotz des Thränenträufelns auf der gelähmten Seite Versiegen des Weinens bestehen kann, wenn der Facialis in der Höhe des Ganglion geniculi oder höher oben tangirt ist, daß demnach einseitiges Weinen als Symptom einer completen Facialislähmung anzusehen ist, wurde bereits früher (auf S. 422) erwähnt.

Die Therapie ist eine gegen die Facialislähmung gerichtete. Sie besteht zuvörderst in der Anwendung der Elektricität, ferner in der durch das ätiologische Moment der Paralyse gebotenen medicamentösen Behandlung. Man wird also manchmal eine Quecksilbercur, manchmal Schwitzcuren u. s. w. anrathen müssen. Bei länger bestehenden Lähmungen, oder zu dem Zwecke, die Heilung zu beschleunigen, ist ein Verfahren anzurathen, das meines Wissens zuerst von Feuer[1] bei Augenmuskellähmungen überhaupt in Anwendung gezogen wurde. Es besteht in subcutanen Injektionen von Strychninum nitricum in Dosen von 0·003 bis 0·01 in die Schläfengegend, welche durch längere Zeit gegeben werden, in der Absicht, durch das Strychnin die schlummernde Funktionsfähigkeit der Nerven wieder anzuregen.

Es versteht sich von selbst, daß wir während des Bestehens des Lagophthalmus alle geeigneten Maßregeln treffen müssen, um die Cornea vor den schädlichen Folgen der Vertrocknung zu bewahren. Namentlich soll während des Schlafes das betroffene Auge durch einen feuchten Verband geschützt werden, weil während dieser Zeit auch der Lidschlag völlig mangelt und die aus der Luft sich stets niederschlagenden Keime zu gefährlichen Ulcerationsprocessen Veranlassung geben könnten. Wir lassen zum Schutze des offenstehenden Augapfels diesen mit in Borsäurelösung getränkten Gazeläppchen bedecken, breiten darüber ein Stück Billroth-Battistes und befestigen das Ganze mit einer Binde.

In Fällen, in welchen die Lähmung als eine unheilbare zu betrachten ist, nimmt man seine Zuflucht zu einem operativen Verfahren, welches den Zweck hat, durch Verengerung der Lidspalte den Bulbus möglichst gut zu bedecken, und ihn dadurch vor den schädlichen Folgen

[1] Centralbl. f. prakt. Augenheilk. 1878. S. 38.

der Austrocknung seiner Oberfläche, welche häufig zu Cornealverschwärungen führt, zu bewahren. Diese Operation ist die Tarsorrhaphie. Der Eingriff, die blutige Verengerung der Lidspalte, besteht darin, daß man nach Einlegung einer JÄGER'schen Hornplatte in den äußeren Lidwinkel und Anspannung der Haut sowohl vom oberen als vom unteren Lid einen Hautstreifen abträgt (vom äußeren Lidwinkel gemessen ca. 5 mm lang und 3 mm breit) und die Wunde durch einige Nähte schließt. Man wird sich übrigens erst dann dazu entschließen, wenn trotz regelrecht angelegter Schutzverbände Reizung des Auges und oberflächliche Hornhauttrübung eintritt.

Die Tarsorrhaphie kann auch in Fällen von Exophthalmus, der so bedeutend ist, daß die Lider den Bulbus nicht mehr bedecken können, aus denselben Gründen nothwendig werden, wenn die Ursache der Protrusio bulbi nicht zu entfernen ist.

Ist an dem Offenbleiben der Lidspalte narbige Anheftung eines oder des anderen Augenlides am Orbitalrande schuld, so muß dieser Zustand durch Excision der Narbe und plastischen Ersatz des Substanzverlustes beseitigt werden.

b) Blepharospasmus.

Der Lidkrampf, als Symptom zahlreicher entzündlicher Reizungszustände wurde bereits des öfteren besprochen. Er ist in diesen Fällen als ein Reflexsymptom, bedingt durch Reizung der Trigeminusenden, anzusehen, und verschwindet mit Ablauf der Ophthalmie oder Reizung, von denen letztere oftmals durch Fremdkörper, die sich längere Zeit im Conjunktivalsack verborgen halten, verursacht wird. In nicht seltenen Fällen ist es eine leichte, sehr oberflächliche Epithelabschürfung der Cornea, die zu den heftigsten Graden des Blepharospasmus führen kann und zu ihrer Heilung einer genügend lange fortgesetzten Immobilisirung des Bulbus durch den Druckverband bedarf. Außer diesem Blepharospasmus, der im Allgemeinen zu seiner Beseitigung nur der Mittel bedarf, welche gegen das Grundleiden angewendet werden, was an seinem Orte bereits angegeben wurde, zieht eine andere Form von Lidkrampf unsere Aufmerksamkeit nach sich, die von Anbeginn an als ein mehr selbständiges Uebel, unabhängig von Entzündungen des Augapfels, auftritt. Freilich ist auch hier das Leiden als ein reflektorisches anzusehen, nur daß wir über die Entstehung des Krampfes, das auslösende Moment desselben, nicht im Reinen sind: in manchen Fällen sind freilich traumatische Veranlassungen (namentlich stumpfe Gewalt auf das Auge) mit Sicherheit nachzuweisen, sehr oft aber ist das veranlassende Moment absolut nicht aufzufinden, und wir müssen einen Reiz annehmen, der unbekannt wo und wie auf sensible Nervenfasern des Auges oder seiner Umgebung einwirkt und reflektorisch den Lidkrampf anregt. Daß wir es in diesen letzteren, aus Unkenntniß der Ursachen „idiopathisch" genannten Lidkrämpfen mit einer Neurose reflektorischen Ursprungs zu thun haben, ist schon wegen der Anwesenheit von Druckpunkten mit Sicherheit anzunehmen, d. i. solcher Lokalitäten der Haut, von denen aus ein Druck auf die hier oberflächlich verlaufenden Zweige sensibler Nerven alle Erscheinungen des Krampfes für längere oder kürzere Zeit sistirt.

Daß auch die Hysterie, die vielgestaltigste aller Krankheitszustände, als Aetiologie so mancher Fälle von Lidkrampf anzusehen ist, wird durch zahlreiche Krankengeschichten bestätigt.

Bekannt ist der Fall A. v. GRAEFE's, wo doppelseitiger Blepharospasmus durch eine Ulceration des weichen Gaumens ausgelöst wurde und der Krampf durch Druck auf den linken Arcus glossopalatinus zum Schwinden gebracht werden konnte.

Was das klinische Auftreten des Blepharospasmus anbelangt, so äußert sich derselbe in den meisten Fällen anfallsweise, um durch eine gewisse, bei verschiedenen Personen sehr wechselnde Zeitdauer anzuhalten. Es kann diese Zeit zwischen Minuten und Tagen schwanken; in einem der von mir beobachteten Fälle, der in Folge eines Schlages aufs Auge aufgetreten war, bestand der Krampf schon mehrere Tage. Die begleitenden Beschwerden sind ebenfalls sehr verschieden und gipfeln in consecutiven Krämpfen benachbarter Gesichts-, ja Kopf- und Halsmuskeln.

Im höchsten Grade wichtig, weil für die Therapie von entscheidendem Einflusse, ist der Ort und das Verhalten der oben erwähnten Druckpunkte, die in den meisten Fällen vorhanden und zum Theil identisch sind mit den in der Lehre der Neuralgien eine so wichtige Rolle spielenden points douloureux (VALLEIX'sche Druckpunkte). Am häufigsten sind es die Austrittstellen des Nervus supraorbitalis, dann des infraorbitalis, sodann zahlreiche andere Stellen der Haut des Gesichtes, des Halses, der Zähne, ja des Thorax und des Rachenraumes, die zum Theil von den Kranken selbst aufgefunden werden, und alle das Charakteristische bieten, daß ein beträchtlicher Druck auf dieselben den Krampf coupirt. Daß das Auffinden der Druckpunkte eine Richtschnur für die Therapie ist, ist selbstverständlich. Es ist beobachtet worden, daß ein lange und energisch ausgeübter Druck auf dieselben den Krampf definitiv beseitigte; mindestens bekamen die Kranken ein Mittel in die Hand, sich selbst im Momente des Anfalles von dem Leiden zu befreien, resp. dasselbe zu mäßigen. Leider ist die Hilfe, welche durch die Anwendung des Druckes auf den Druckpunkt den Kranken gewährt werden kann, in den meisten Fällen nur eine kurzdauernde; dieselbe Wirkung haben auch die Morphiuminjektionen, welche sich übrigens hier sowohl, als bei den Blepharospasmen ex Ophthalmia als ein ausgezeichnetes palliatives Mittel erweisen.

Als Agens ersten Ranges in der Behandlung des idiopathischen Blepharospasmus gilt die Elektricität in allen Formen der Anwendung als statische, faradische und galvanische Elektricität. Zweifellos muß hierbei auch die suggestive Wirkung der Behandlungsmethoden in Rechnung gezogen werden, denn ähnliche günstige Erfolge werden von der Anwendung des Magneten und der Metallotherapie berichtet.

Wenn der Blepharospasmus sich auch gegen den constanten Strom hartnäckig erweist, den man nach Remak derart anwendet, daß der negative Pol auf das spastische Lid und der positive Pol auf den fünften Halswirbel aufgesetzt wird,[1] so ist es, im Falle der Druckpunkt die Austrittstelle des N. supra- oder infraorbitalis ist, angezeigt, die Neurotomie der letzteren zu machen. Ob es nach den Erfolgen, die wir von den Nervendehnungen haben, nicht zweckmäßig wäre, die Dehnung der Nerven statt der Neurotomie zu machen, oder ob die Dehnung des Facialisnerven nicht am ehesten angezeigt wäre, darüber fehlen bis jetzt ausreichende Erfahrungen.

Zum Schlusse muß noch eines Mittels Erwähnung gethan werden, das von Wecker empfohlen wurde und, wie es scheint, von ihm selbst nur mit Reserve besprochen wird. Es ist das Eserinum sulfuricum, welches innerlich genommen werden soll nach folgender Verordnung:

Rp. Eserin sulf. 0,01,
Aq. dest. 200,0.
S. 1—4 Eßlöffel (= 0,001—0,004) täglich zu nehmen.

Wecker bemerkt, daß in Folge der Nausea und des Erbrechens, welche sich nach dem Eseringebrauch einzustellen pflegen, das Mittel von den Kranken nicht lange ertragen wird. Dasselbe gilt von dem innerlichen Gebrauche des Pilocarpins.

---

[1] Michel empfiehlt den negativen Pol auf den Nacken, den positiven auf die Druckpunkte aufzusetzen, alle 1—2 Tage eine Sitzung von drei Minuten Dauer. Es sollen nur schwache Ströme benutzt werden.

Wenn wir den Blepharospasmus als einen tonischen Krampf des Orbicularis palpebrarum betrachteten, so ist die Nictitatio, das Blinzeln als klonischer Krampf desselben Muskels aufzufassen.

Man pflegt mehrere Grade desselben zu unterscheiden: das einfache Blinzeln, ein häufiges Oeffnen und Schließen der Lider, bei dem aber sowohl das eine als das andere mit großer Leichtigkeit von Statten geht, und den „Blinzelkrampf“ (Spasmus nictitans), bei dem zwar das Schließen der Lidspalte leicht, das Oeffnen aber nur schwer und häufig unvollkommen vor sich geht.

Der letztere, als höherer Grad des klonischen Lidkrampfes anzusehende Zustand ist oft mit klonischen Krämpfen anderer vom Facialis versorgter Muskelgruppen vergesellschaftet, ist also ein Theil des mimischen Gesichtskrampfes und kommt manchmal nur einseitig vor.

Im Ganzen und Großen ist die Nictitatio gleichfalls als ein Reflexkrampf anzusehen. Wenn wir von jenem oft genug vorkommenden Blinzeln absehen, wegen dessen uns Kinder so oft zugeführt werden, und wo die Affektion zum Theil in die Kategorie der Unarten und üblen, vielleicht aus Nachahmungstrieb sich herleitenden Gewohnheiten gehört, zum Theil aber die Folge der Ueberanstrengung[1] ist, so lassen sich gewöhnliche Conjunctivalkatarrhe, Hyperämien der Conjunctiva in Folge accomodativer Asthenopie oder unreiner Luft u. s. w. als ätiologische Momente beschuldigen. Dazu kommen freilich noch in genügender Zahl Fälle, deren Aetiologie ebenso dunkel ist, wie die vieler anderer Neurosen.

Die Therapie erfordert eine sehr genaue Berücksichtigung eines etwa vorliegenden Grundleidens, namentlich die Behandlung der Conjunctiva, eventuell von adenoiden Vegetationen der Nase, Behebung etwaiger Athmungshindernisse und eine sehr gründliche Behebung der Ametropie. Was diese betrifft, so ist sie nicht so leicht, als man meint, da es sich häufig um sehr junge Geschöpfe handelt, oft um solche, die erst am Beginne des Schulunterrichtes stehen, so daß die auf subjektive Untersuchung gegründeten Sehprüfungen schwankende Resultate geben. Hier heißt es, den Grad der Ametropie mit annähernder Genauigkeit ophthalmoskopisch zu bestimmen und ebenso den Astigmatismus mit Hilfe des Javal'schen Ophthalmometers festzustellen und zu corrigiren. Bezüglich der Druckpunkte gilt dasselbe,

---

[1] „Ueberanstrengung“ ist ein relativer Begriff. Bei Kindern, die mit dem Lesen beginnen und deren Aufmerksamkeit nun aufs höchste angespannt ist, treten in Folge dieses psychischen Momentes eine Reihe von Muskelgruppen in Spannung und Aktion, wozu das Vorbeugen des Rumpfes, mitunter auch das Blinzeln gehört.

was vom tonischen Blepharospasmus gesagt wurde, dessen Elektrotherapie auch in diesen Fällen — wenn auch nur behufs suggestiver Unterstützung anderer Heilmomente — anwendbar ist.

c) Die Ptosis.

Mit diesem Namen bezeichnen wir jenen Zustand, wobei das obere Lid schlaff herabhängt, und die Fähigkeit nicht vorhanden ist, es bis zur normalen Grenze zu erheben. Die Ptosis kann eine vollkommene und eine unvollkommene sein, und beruht auf einer Paralyse, resp. Parese des Lidhebemuskels, des Levator palpebrae superioris. Was die erworbene Ptosis anbelangt, so ist sie manchmal durch eine Massenzunahme des Lides bedingt, eine Folge von entzündlichen oder degenerativen Processen, wie trachomatöse Infiltrationen, Amyloidentartung, Fettanhäufungen im subcutanen Bindegewebe (Ptosis adiposa) u. s. w., wobei der Muskel sich als insufficient erweist, die vermehrte Last zu heben. In den meisten Fällen jedoch ist sie ein Symptom der Lähmung des Nervus oculomotorius und wird dann sich gewöhnlich noch mit Lähmungen anderer vom Oculomotorius versorgter Augenmuskeln vergesellschaften. Bei vollständiger Oculomotoriuslähmung ist das Krankheitsbild ein sehr charakteristisches: Das Oberlid hängt schlaff herab, und bei der stärksten Willensintention, es zu heben, kann nur ein Runzeln der Stirne mit Hebung der Augenbraue erzielt werden; der Augapfel steht starr nach außen, kann höchstens bis zur Mittellinie nach einwärts gedreht werden; die Pupille ist mittelweit. Nur in einer kleinen Quote von Fällen handelt es sich um eine direkte Erkrankung (fettige Entartung?) des Muskelfleisches selber, wie ich dies beobachtet und mit dem Namen der Ptosis amyotrophica bezeichnet habe.

Bei den angeborenen Fällen, wo die Ptosis übrigens kaum je eine vollkommene ist, sind in der Regel auch Bewegungsstörungen des Bulbus vorhanden. Zumeist ist die Beweglichkeit des Augapfels nach oben defekt, doch sind mitunter auch andere Bewegungsrichtungen defekt, so daß die Augäpfel eine starre Stellung nach einwärts oder unten haben. Solche Individuen müssen natürlich, um sehen zu können, den Kopf nach oben heben, um die enge Lidspalte in die Richtung der Sehobjekte zu bringen, eine charakteristische Kopfhaltung, die übrigens auch bei anderen Fällen von doppelseitiger, acquirirter Ptosis zu beobachten ist.

Eine unvollkommene Ptosis wird auch, sowohl angeboren, als erworben, durch die Lähmung des Müller'schen glatten Lidmuskels bedingt. Es kommt dies bei verschiedenen Nervenkrankheiten als Ausdruck der Betheiligung des Sympathicus zu Stande.

Hochinteressant ist ein pathologisches Vorkommniß, das in verschiedenen Fällen von angeborener Ptosis beobachtet wurde. Es besteht darin, daß das Lid, welches durch den eigenen Willen, durch die direkte Innervation nicht oder nur sehr unvollkommen gehoben werden kann, sich öffnet, sobald eine Kaubewegung gemacht wird. Beim Kauen, d. h. beim fortgesetzten Oeffnen und Schließen des Mundes hebt und senkt sich ganz regelmäßig das sonst gelähmte Lid, eine paradoxe Bewegung, die jedem Betrachter sofort auffällt. Es besteht also in diesen Fällen zwischen dem Lidhebemuskel und den den Unterkiefer herabziehenden Muskeln (Biventer maxillae, Mylo- und Geniohyoideus) das Verhältniß der synergischen und synchronischen Funktion, ein Verhältniß, das vom Willen ganz unabhängig ist und in automatischer Weise zum Ausdruck kommt.

Der erste Fall dieser Art, der in der Litteratur vorkommt, ist in der ersten Auflage dieses Buches auf S. 273 und 274 erwähnt (1881), ist aber daselbst als eine Form des einseitigen Blinzelkrampfes, als Mitbewegung aufgefaßt. Der Fall bezog sich auf einen jungen Mann, bei dem das Heben und Senken der Oberlider linkerseits jedesmal mit der größten Regelmäßigkeit auftrat, so oft er Kaubewegungen machte. Das Individuum war von frühester Jugend durch diese Eigenthümlichkeit den hiesigen Augenärzten aufgefallen, und von Hirschler auch in den sechziger Jahren der Kgl. Gesellschaft der Aerzte vorgestellt worden. Später hat Marcus Gunn auf dieses Vorkommniß aufmerksam gemacht, in Deutschland Helfreich, Fränkel, Bernhardt u. A. ihm Beachtung geschenkt.

In Bezug auf die Erklärung dieses Phänomens bestehen zwei Ansichten, über deren relative Gültigkeit erst der derzeit noch ausstehende Sektionsbefund entscheiden wird. Die einen behaupten, daß bei angeborener Ptosis die Oculomotoriuskerne mangelhaft seien, und der Kern des motorischen Trigeminus (des Innervators der Kaumuskeln) für die Innervation des Lidhebers vicariirend eintrete, deshalb die Hebung des Lides bei aktiver Senkung des Unterkiefers. Die anderen halten die paradoxe Lidhebung für eine Mitbewegung, in Folge verstärkter Willensanstrengung. Für diese Ansicht spricht das Vorkommen anderer Mitbewegungen bei Ptosis, wie das Oeffnen des Mundes und namentlich das Heben der Augenbrauen, ein Faktum, das in der operativen Therapie der Ptosis eine wichtige Rolle spielt.

Ehe wir uns in der Behandlung der Ptosis für einen Modus procedendi entscheiden, müssen wir erst die Ursachen und den Grad der Anomalie genau erforschen, da, wie aus den obigen Ausführungen hervorgeht, für die so verschiedenen Krankheitsbilder unmöglich dasselbe Heilverfahren passend sein kann. Handelt es sich um eine erworbene Ptosis, die durch Massenzunahme des Lides bedingt ist, so ist diese zu beheben. Man wird also in den Fällen von Fettlidern die lipomatösen Klumpen durch eine parallel mit dem oberen Orbitalrande ziehende, nicht zu große Incision entfernen. Amyloide Wucherungen der Conjunctiva sind durch keilförmige Excisionen, deren Ausgiebigkeit stets nach dem Amyloidquantum bemessen werden muß, von der Conjunctiva her zu verkleinern. Das Trachom ist nach den im betreffenden Kapitel aufgestellten Regeln zu behandeln. Die Ptosis, als Theilerscheinung der vollständigen Oculomotoriuslähmung, wird gleichzeitig mit dieser behandelt. Da es sich bei dieser in den überwiegend meisten Fällen um eine den Nervenstamm selbst, und zwar noch in seinem Verlauf an der Schädelbasis treffende Affektion handelt, die von den verschiedensten Faktoren abhängig sein kann, wie Trauma, Rheumatismus, Syphilis, Tumoren u. s. w., so haben wir den Sitz und die Aetiologie der Lähmung zu erforschen und darnach vorzugehen. Nebenbei mag, wenn eine causale Behandlung der Natur des Falles entsprechend in rationeller Weise versucht werden kann, wie z. B. bei Syphilis, zur Unterstützung der Kur noch die Elektricität, am wirksamsten der constante Strom, angewendet werden. In den Fällen von einseitiger Oculomotoriuslähmung mit Ptosis wäre übrigens eine Heilung der Augenlidlähmung vor der vollständigen Behebung der Augenmuskellähmung gar nicht erwünscht, da das gesenkte Lid den Kranken vor den lästigen Doppelbildern und dem namentlich in der ersten Zeit so peinlichen Schwindelgefühl bewahrt, und auch in cosmetischer Beziehung das herabhängende Lid bei weitem dem starr im äußeren Winkel stehenden Augapfel vorzuziehen ist. Nur wenn das andere Auge schwachsichtig oder blind sein sollte, ist daran zu denken, das herabhängende Oberlid etwa durch Operation heben zu wollen. In den Fällen von Ptosis bei Affektionen des Oculomotoriuskerngebietes (Ophthalmoplegie) bestehen im Allgemeinen dieselben Regeln, übrigens ist die Ptosis in diesen Fällen selten eine so vollständige, daß an ein operatives Einschreiten gedacht werden müßte. Was die Fälle von Ptosis amyotrophica anbelangt, die mitunter sonst ganz gesunde und rüstige Menschen befallen, so werden wir schon deshalb auf rasche Abhilfe sinnen müssen, weil die Patienten theils wegen der Behinderung des Sehens, theils aus cosmetischen Gründen (da die Physiognomie einen ganz eigenthümlichen, schläfrigen Ausdruck annimmt) auf eine solche Abhilfe dringen. Die elektrische Behandlung läßt in diesen Fällen ganz im Stiche; es ist hier nur von der mechanischen oder operativen Behebung des Uebels ein Erfolg zu erwarten.

Was die mechanische Behebung anbelangt, so habe ich einen einfachen Apparat angegeben, der den meisten Kranken eine nicht unbedeutende Operation erspart, die, wenigstens einige ihrer Methoden in Betracht gezogen, auch in cosmetischer Beziehung nicht gleichgiltig ist. Mein Apparat ist ein einfaches Brillengestell, das an seiner oberen Peripherie im rechten Winkel eine gegen die Orbita zu geschweifte Hornplatte trägt. Wenn die Brille aufgesetzt und gegen das Auge gerückt wird, so drückt die Hornplatte den Orbitaltheil des Lides unter den oberen Orbitalrand nach einwärts, verkürzt und hebt das Lid gleichzeitig. In das Brillengestell setzt man entweder Plangläser oder im Bedarfsfalle ein corrigirendes Glas, die hineindrückende Hornplatte muß nach den speciellen anatomischen Verhältnissen für jeden Patienten eigens angefertigt werden. Ich habe Personen jahrelang diese Lidkrücke ohne Beschwerden tragen sehen und festgestellt, daß die Arbeitsfähigkeit vollständig erzielt wurde. Mich persönlich haben diese Fälle weit mehr befriedigt, als sogenannte gelungene, nicht ohne Narben abgehende, ingeniös ersonnene Ptosis-Operationen.

Die operativen Eingriffe basiren auf der von Pagenstecher zuerst verwertheten Thatsache, daß der M. frontalis in seiner stärksten Contraktion im Stande ist, einen Einfluß auf die Hebung des Oberlides auszuüben. Die nähere Beschreibung der verschiedenen hierher gehörigen Operationen ist Aufgabe der Operationslehre, wir wollen sie hier nur in Kürze skizziren. Dem Principe der Operation entsprechend handelt es sich darum, eine genügend starke fibröse Verbindung zwischen Tarsus und M. frontalis herzustellen. Dies geschieht entweder 1. durch Einziehung von Fäden, subcutan vom Lidrand bis über die Augenbraue. Man kann die Fäden durcheitern lassen (Pagenstecher), oder aber zweckmäßiger (wie ich nach zahlreichen eigenen Fällen behaupten kann) nach Hess, indem man von einem Hautschnitt in der Mitte der Augenbraue bis zum Lidrande die Haut frei präparirt, und durch die Haut in der Gegend des oberen Tarsalrandes drei Paar doppelt armirte Fäden bis über den oberen Augenbrauenwundrand führt, dort durchsticht und knüpft und acht bis zehn Tage liegen läßt, bis ein stärkerer Narbenstrang sich gebildet hat. 2. Durch Hinaufnähung eines viereckigen Lid-Hautlappens, der durch die unterminirte Augenbrauenhaut durchgeführt wird, an den Frontalmuskel — die schlechteste aller Methoden. Auch kann versucht werden, durch Vornähung des Levator palpebrae superioris (Wolff) einen besseren Erfolg zu erzielen. Fuchs und Eversbusch haben sich mit diesen Methoden erfolgreich beschäftigt.

d) Symblepharon.

Unter Symblepharon versteht man eine Verwachsung der inneren Lidfläche mit dem Bulbus, wie sie in Folge von traumatischen Processen, hauptsächlich von Verbrennungen und Anätzungen, zu Stande kommen (S. 166). — In sehr seltenen Fällen entsteht auch nach einer croupösen Entzündung der Bindehaut, wobei auch die Conjunctiva bulbi in Mitleidenschaft gezogen wurde, Verwachsung des Lides mit dem Bulbus. Eine Heilung dieses Zustandes kann nur auf operativem Wege erzielt werden. Sie ist nicht besonders schwierig, wenn die Verwachsung keine zu breite und ausgedehnte ist. Das Princip aller operativen Eingriffe kann nur darin bestehen, daß wir nach der blutigen Lösung der Verwachsung es so einrichten, daß sich nicht neuerdings die wunde Stelle der Lider und die des Bulbus gegenüber befinden und berühren. Handelt es sich um eine relativ schmale Narbenbrücke, so wird sie sorgfältig vom Bulbus abgelöst, und wenn sie nach der Ablösung nicht zu sehr geschrumpft sein sollte, so fassen wir sie in einen doppelt armirten Faden, der durch die ganze Dicke der Lidbasis geführt und außen geknüpft wird. Dadurch erzielen wir, daß an der inneren Oberfläche des Lides keine wunde Stelle sich befindet.

Den Substanzverlust der Conjunctiva bulbi decken wir sodann durch möglichste Lockerung und Verschiebung der angrenzenden Conjunctivallappen, die durch Nähte gesichert werden. Dieses Verfahren muß selbstverständlich — da kein Fall dem anderen gleicht — nach den individuellen Verhältnissen modificirt werden. Wenn überhaupt noch gesunde und bewegliche Skleralconjunctiva vorhanden ist, so werden wir in jedem Falle eine Besserung des Zustandes erlangen, der deshalb einer dringenden Abhilfe bedarf, weil in Folge der Verwachsung von Lid und Bulbus jede Augenbewegung mit einer Zerrung verknüpft ist, was für die Kranken meistens mit einer peinlichen Empfindung verknüpft ist.

Man nennt die Verwachsung des Bulbus mit dem Lide auch Symblepharon anterius, um es von dem uneigentlich S. posterius genannten Folgezustände eines Trachoms oder eines Pemphigus conjunctivae zu unterscheiden. Das Symblepharon posterius stellt den höchsten Grad der narbigen Schrumpfung, der Cirrhose der Bindehaut vor, wobei der Conjunctivalsack entweder enorm verkürzt oder schon ganz aufgehoben und die Hornhaut gewöhnlich schon in den Zustand der Xerosis übergegangen oder mindestens davon bedroht ist.

Dieser Zustand ist vorläufig als ein unheilbarer zu betrachten.

Die Versuche, thierische Conjunctiva an Stelle der geschrumpften zu implantiren und auf diese Weise einen neuen Conjunctivalsack zu schaffen, sind ausnahmslos ohne Erfolg geblieben, da die Thierconjunctiva zwar einheilt, aber später ebenfalls in Schrumpfung übergeht (S. 166). Versuche, THIERSCH'sche Epidermislappen zur Bedeckung der Substanzverluste zu verwenden, sind bereits gemacht worden und geben ermutigende Resultate.

e) Ankyloblepharon.

Die Verwachsung der Lidränder mit einander heißt Ankyloblepharon. Es ist dies entweder ein erworbener oder angeborener Zustand.

Was das erworbene Ankyloblepharon betrifft, so ist dies entweder ein partiales — Blepharophimosis, Verengerung der Lidspalte genannt — oder ein totales.

Die Blepharophimosis ist ein Folgezustand chronischer Conjunctivalentzündungen, wie des einfachen Katarrhs oder infektiöser Ophthalmien, ferner skrophulöser Bindehauterkrankungen, der auf die Weise entsteht, daß durch das fortwährend abgesonderte katarrhalische oder blennorrhoische Secret die Haut der Lidränder wund wird, ihren Epidermisüberzug verliert, vernarbt und sich verkürzt. Die Verwachsung tritt nur an der äußeren Commissur ein, welche sich abgerundet und wie durch eine dünne Hautduplicatur gedeckt zeigt. Dieser Zustand ist hauptsächlich bei alten Leuten anzutreffen, seine Beseitigung nur auf operativem Wege möglich. Die Operation der Blepharophimosis wird Kanthoplastik genannt: sie besteht in einer Spaltung der Commissur durch einen Scheerenschlag und Bedeckung der Wundränder mit Conjunctiva. Häufig genügt die blutige Erweiterung der Lidspalte allein ohne Plastik, eine Operation, ohne welche in zahlreichen Fällen veraltete Katarrhe absolut nicht geheilt werden können. Es sind dies jene Fälle, in welchen wegen der Lidspaltenverengerung die Umstülpung der Lider nur schwer und unvollkommen erreicht werden, also auch die gründliche Touchirung der Schleimhaut nicht vorgenommen werden kann. Außerdem scheint die Enge der Lidspalte den Reizzustand derartiger Augen noch zu steigern.

Das totale (eigentliche) Ankyloblepharon ist ein Resultat jener Processe, welche die Gegend der Lidränder in großer Ausdehnung wund machen oder zur Ulceration bringen, wie Verbrennungen, Verbrühungen, chemische Processe u. s. w. Es geschieht die Verwachsung der Lidränder meist durch narbige Stränge und Bänder, welche sich brückenartig über die Lidspalte spannen. Dieser Zustand ist häufig auch mit einem Symblepharon anterius complicirt.

Das Ankyloblepharon kann nur auf operativem Wege beseitigt werden.

Was das angeborene Ankyloblepharon anbelangt, so ist dasselbe nach Manz als ein Stehenbleiben auf einer frühen embryonalen Stufe, auf welcher die Lidränder noch verwachsen sind — welche Verwachsung erst später durch Muskelzug, sowie den Druck des sich vorwölbenden Bulbus gelöst wird, anzusehen. Man trifft diesen Zustand bei Neugeborenen in verschiedener Form. Manz schildert ihn folgendermaßen:[1]

„Eine totale oder fast totale Verschmelzung finden wir in vielen Fällen von Anophthalmus erwähnt. . . . Eine theilweise Verbindung vom äußeren Winkel aus, welche als Blepharophimosis sich darstellt, begleitet gewöhnlich einen verkleinerten Augapfel. Im Ganzen ist übrigens das Ankyloblepharon, namentlich das totale, seltener aufgefunden worden, als man nach den Ergebnissen der Entwickelungsgeschichte erwarten sollte. Im äußeren Augenwinkel hatte die Verbindung zwischen den beiden Lidern in einigen seltenen Fällen eine so bedeutende Breite, daß dieselbe den Eindruck eines Augenlides machte."

f) Epicanthus.

Unter Epicanthus wird ein selten vorkommender Bildungsfehler verstanden, der darin besteht, daß der innere Lidwinkel wie durch eine Hautfalte gedeckt erscheint, der vom Nasenrücken schief, die Carunkel verbergend, sich nach abwärts zieht. Man heilt diesen Zustand durch Ausschneiden eines elliptischen Hautstückes des Nasenrückens mit Vernähung der Wundränder, wodurch die abnorme Hautfalte ausgeglichen wird. Die Operation soll nur dann gemacht werden, wenn überhaupt cosmetische Rücksichten den damit Behafteten veranlassen sollten, ärztlichen Rath einzuholen.

Als angeborene Anomalie verdient das Lidcolobom eine Erwähnung. Wir bezeichnen damit das Fehlen eines Stückes aus dem oberen Lides, so daß in ausgebildeten Fällen das Lid aus zwei Flügeln mit ganz scharfen Rändern besteht, die oben, gegen den Orbitalrand zu, noch durch eine mehr oder weniger schmale Hautbrücke verbunden sind. Der Augapfel selbst kann vollkommen normal sein, oder aber verschiedene Mißbildungen, wie Dermoide, Lipome, besitzen, ja er kann auch durch Vermittelung eines solchen Hornhautlipoms der Bulbus mit den Rändern des Coloboms verwachsen sein. Es handelt sich hier in der Regel um Folgezustände amniotischer Adhärenzen, wodurch die Bildung

---

[1] Graefe-Saemisch, Handb. d. gesammten Augenheilk., II. Bd., Kap. VI, S. 110.

der Lider, der Descensus palpebrarum, in irgend einer Weise behindert wird. Der Zustand muß durch plastische Operationen gebessert werden, da die Hornhaut sonst unbedeckt ist, und in Folge dessen schweren Schaden nehmen kann.

g) Trichiasis und Distichiasis.

Diese Anomalie besteht darin, daß die Wimpern nicht, wie gewöhnlich, in einer Reihe vom Bulbus abgewendet — d. h. so, daß ihre Spitzen nach vorn, vom Auge weg — stehen, sondern so gekrümmt und falsch angeordnet sind, daß ihre Spitzen die Bulbusoberfläche berühren und bei der Bewegung der Lider auf derselben schleifen. Ist der Lidrand vollständig normal, dabei die Cilienreihe normal angeordnet und gerichtet, und befinden sich nur hinter den normalen Wimpern einige Härchen, welche nach hinten zu sich krümmen, so nennen wir diesen Zustand Distichiasis (Zweireihigkeit der Bewimperung). Ist aber die eigentliche Cilienreihe in falscher Stellung, und sind die Wimpern dabei nach hinten gebogen und verkrümmt, so haben wir es mit Trichiasis zu thun.

Es ist praktisch von höchster Wichtigkeit, die Trichiasis von allen jenen Zuständen zu sondern, wo die Einwärtswendung der Bewimperung nicht die Folge einer Krankheit des Cilienbodens ist, sondern vielmehr durch eine Verkrümmung des gesammten Lides nach einwärts, also des später zu besprechenden Entropiums ist. Wenn wir hier von jenen Fällen von Distichiasis absehen, wo sich ohne jeden auffindbaren Grund, bei ganz gesunder Conjunctiva und normalem Tarsus Wollhärchen vorfinden, die hinter der normalen Cilienreihe stehen und nach hinten gekrümmt sind, so ist in den meisten Fällen die Trichiasis bedingt durch Blepharitis, also durch langdauernde und zu Verdickungen und Schwielen führende Lidrandentzündung, wodurch theils das normale Wachsthum der Wimpern in Folge der Erkrankung der Haarbälge gestört ist, theils durch Narbenbildung die Wimpern eine falsche Stellung erhalten haben. Auch vermögen chronische Conjunctivalkatarrhe oder langdauernde Hyperämien des Lidrandes ohne Auftreten von blepharitischen Geschwürchen ebenfalls zu falscher Stellung und Verbildung der Wimpern Veranlassung zu geben.

Die Beschwerden, die durch die Einwärtswendung der Wimpern erzeugt werden, beruhen darauf, daß die Cornea und die Conjunctiva bulbi bei jedem Lidschlag einer Reibung ausgesetzt sind, demnach ein fortwährender Reizungszustand gegeben ist, der consecutiv Katarrhe und Cornealentzündung hervorbringt. Namentlich die letztere ist es, die die Aufmerksamkeit des Arztes am meisten erfordert, weil dadurch die Bildung eines Pannus (Keratitis pannosa) zu Stande zu kommen pflegt.

Die Therapie kann sich in vielen Fällen nur darauf beschränken, die falsch stehenden Wimperhaare mit der Cilienpincette zu entfernen. Dies reicht in allen jenen Fällen aus, in welchen nur wenig falsch stehende Wimpern vorhanden sind, deren Entfernung jedoch alle drei bis vier Wochen nothwendig wird, in welcher Zeit die epilirten Cilien sich durch Nachwuchs wieder ersetzen.

Die Epilation kann auch als palliatives Mittel bei hochgradiger Trichiasis benützt werden, indessen kann man damit nicht auf die Dauer auskommen und wird ein operatives Verfahren einschlagen müssen, um die Nachtheile des falschen Wachsthums und der Form der Cilien für das Auge zu paralysiren, da wir kein Mittel besitzen, die Bewimperung in ihre normale Positur zurückzubringen. Was die Operationsmethoden betrifft, so haben diejenigen einen größeren Werth, welche den Haarzwiebelboden intakt lassen, während jene Methoden, welche den ganzen oder eine Partie des Haarzwiebelbodens entfernen und auf diese Weise nicht allein dem Lide ein wichtiges Organ rauben, sondern auch durch Etablirung einer Narbe am Lidrande, die beim Lidschlage den Bulbus jedenfalls reizen muß, unter allen Umständen den ersteren an Werth nachstehen.

Alle Operationen, die heutzutage rationeller Weise zur Behebung der Trichiasis geübt werden, gehen von dem Princip aus, den gesammten Haarzwiebelboden zu verpflanzen, wie dieses bereits seit langer Zeit in der sogenannten Jaesche-Arlt'schen Methode geübt wurde. Es wird vor allem das Lid vom intermarginalen Theile her in zwei Platten gespalten, von denen die vordere die Haut mit ihren Haarreihen, die hintere den Tarsus mit seinen Meibom'schen Drüsen ist. Arlt schnitt nun nach Spaltung des Lides einen zum Rande parallelen Hautstreifen aus und nähte den stehengebliebenen haartragenden Plattenrand nach oben, wobei nun ein entsprechender Theil der hinteren (Tarsal-)Platte unbedeckt bleibt, und sich durch Granulation überhäuten muß. Um diesen Uebelstand zu vermeiden, hat man das von Arlt ausgeschnittene Hautstück nicht entfernt, sondern nach unten transplantirt, so daß dieses Hautstück und die haartragende Hautzone ihren Platz tauschen. Diese Methode hat aber den Uebelstand, daß auf der transplantirten Lidhaut Wollhärchen wachsen, die den Bulbus reizen und man derart statt der alten Trichiasis eine neue, artificielle erzeugt hat. Der Zustand ist womöglich noch schlimmer als die ursprüngliche Trichiasis, da bei dieser die wilden Haare so groß sind, daß sie bequem auch vom Patienten gesehen und mit der Pincette entfernt werden können, während nun die Wollhärchen (Lanugines) so fein sind, daß ihre Auffindung immer große Schwierigkeit bereitet und ihre Entfernung manchmal unmöglich ist. Um diesem Uebelstande zu entgehen, pflanzt man jetzt statt eines Stückes der Lidhaut einen stiellosen Lappen von Lippenschleimhaut ein, der dem Patienten selbst entnommen wird, oder aber THIERSCH'sche Epidermisstücke, wodurch ganz befriedigende Resultate erzielt werden. Das Nähere muß in der Operationslehre nachgesehen werden.

Um eine partielle, nur auf einen kleinen Theil des Lidrandes beschränkte Trichiasis zu beheben, empfiehlt sich die Application der GAILLARD'schen Naht, eine kleine Operation, die übrigens noch in gewissen Fällen von Entropium mit großem Nutzen angewendet wird. Sie beruht auf dem Princip, durch Zusammenfassen einer dem Lidrand benachbarten horizontalen Hautfalte den Lidrand zu evertiren. Sie wird folgendermaßen ausgeführt:

In der Gegend, wo man den Lidrand zu evertiren wünscht, also in unserem Falle dort, wo die falschen Cilien sitzen, faßt man eine Falte der Lidhaut horizontal zusammen und führt eine mit einem Seidenfaden versehene krumme Nadel von unten nach oben durch, so daß der Faden vor dem Tarsus durch subcutanes Gewebe und Muskelfibrillen geführt wird. Der Faden wird hierauf auf der Haut geknüpft und ungefähr 36—48 Stunden liegen gelassen. Je nach der Ausdehnung der Lidrandpartie, die man evertiren will, macht man auch zwei Suturen. Der Zweck dieser Operation ist die Auswärtswendung des Lidrandes durch Verkürzung der Lidhaut, die man durch Anlegung einer senkrechten (durch die Sutur bewirkten) Narbe stabilisiren will. Es ist klar, daß hierdurch ein Zug ausgeübt wird, der im Stande ist, den Lidrand vom Bulbus zu entfernen und so ein minimales, künstliches Ektropium zu erzielen.

Der Nachtheil dieser an sich sehr einfachen Operation besteht darin, daß sie eben nur für sehr begrenzte Formen der Trichiasis anwendbar ist, und dann, daß mit der Zeit doch eine Nachgiebigkeit der Hautfalte eintritt, und darum die Wirkung keine dauernde ist.

b) Ektropium und Entropium.

1. Das Ektropium.

Unter Ektropium verstehen wir jenen Zustand, wobei das Lid nicht mehr dem Bulbus anliegt, sondern von demselben entfernt ist, so daß seine Conjunctivaloberfläche in größerem oder geringerem Maße auswärts gewendet ist. Diese Affektion wird viel öfter am unteren Lide vorkommen, weil dasselbe schon vermöge seiner Schwere die Tendenz hat, sich vom Bulbus zu entfernen, eine Tendenz, welche unter normalen Verhältnissen durch den Tonus des Schließmuskels überwunden wird. Doch geräth auch das obere Lid durch verschiedene Processe in den Zustand des Ektropiums.

Die Auswärtswendung der Lider hat verschiedene Grade und wird durch verschiedene Ursachen herbeigeführt. In geringeren Graden wird nur die innere Lidlefze vom Bulbus abgehoben, oder es ist der ganze Lidrand abgehoben und so nach auswärts gewendet, daß die peripherste Zone der Conjunctiva palpebrarum bloßliegt. In den höchsten Graden des Ektropiums liegt die ganze Conjunctivalfläche bloß, es ist also das ganze Lid umgestülpt.

Als die Folgen des Ektropiums sind außer der Entstellung zu bezeichnen: die Störung der Thränenableitung, indem der betreffende Thränenpunkt nicht mehr in den Lacus lacrymalis taucht; die Entzündung der bloßliegenden, nicht mehr geschützten Conjunctiva; ferner, was das wichtigste ist, das Freiliegen des Bulbus, welcher der Luft und anderen Schädlichkeiten ausgesetzt ist, dadurch, daß er des natürlichen Schutzes des Lides beraubt ist.

Was die Ursachen des Ektropiums betrifft, so sind zuerst solche Processe zu nennen, die durch Narbenbildung das Lid vom Bulbus abziehen. Dazu gehört die ganze Reihe von Ulcerationen, welcher Art immer (Epithelialcarcinome, Pustula maligna, Verbrennungen, Caries des Orbitalrandes u. s. w.), die, wenn sie heilen, Narben zurücklassen, durch deren Zug das Lid auch vollständig umgestülpt wird. Sodann ist es die Lähmung des Orbicularis palpebrarum in Folge einer Facialisparalyse, welche Lagophthalmus zur Folge hat, wobei das obere Lid durch den Zug des Antagonisten, des Levator palpebrae superioris in die Höhe gezogen wird, das untere Lid aber schlaff herabhängt, in Folge des mangelnden Muskeltonus der Lidrand sich zuerst evertirt, später sich auch wohl das schlaffe Lid gänzlich umstülpen kann und so ein totales Ektropium vorliegt (Ektropium paralyticum).

Der mangelnde oder verringerte Muskeltonus ist auch als die Ursache des Ektropiums des unteren Lides anzusehen, wie es bei älteren Personen oft genug in Verbindung mit einem echt chronischen Conjunctivalkatarrhe beobachtet wird. Man hat sich die Genesis des Zustandes in den meisten Fällen folgendermaßen zu denken: Das primäre ist der Conjunctivalkatarrh, welcher eine Verdickung der Conjunctiva, also auch Massenzunahme des ganzen Lides erzeugt, denen gegenüber der geschwächte Muskeltonus nicht mehr ausreicht, so daß das Lid vermöge seiner Schwere nach abwärts und vom Bulbus ab sich senkt. Wird nun dieser Zustand, wie dies so oft vorkommt, von den Patienten vernachlässigt, so wird der Conjunctivalkatarrh dadurch, daß die Bindehaut nun bloßliegt, beträchtlich gesteigert, und das Ektropium nimmt zu, um so mehr, als die Infiltration der Conjunctiva immer mehr zunimmt, das Lid also immer schwerer und schwerer und höchstwahrscheinlich auch der Lidmuskel durch Dehnung und entzündliche Infiltration auch schwächer und atrophischer wird.

Ohne genaue Kenntniß der anatomischen Verhältnisse der Lidmusculatur wird man weder das Zustandekommen des Ektropiums noch das des später zu erwähnenden Entropium spasticum verstehen. Wir fügen deshalb das wichtigste hier bei, indem wir durchaus der Beschreibung Henle's folgen.

Den vom Facialis versorgten Musculus orbicularis oculi, der, in der Mitte der Augenlider (zwischen Haut und Conjunctiva) liegend, kreisförmig um die Lidspalte läuft, kann man in zwei Portionen eintheilen: 1. den Musculus orbitalis, auch Orbicularis orbitae genannt, welcher der peripherste, dem Orbitalrande nächste Antheil des Muskels ist und, zum Theil vom Ligamentum canthi internum (vel palpebrale) entspringend, größtentheils in einer Kreistour um die Lidspalte herumgeht; 2. den Musculus palpebralis (superior und inferior), auch Orbicularis palpebr. genannt, der ebenfalls vom Ligamentum canthi internum entspringt und den der Lidspalte nächsten Muskelantheil bildet. Von dieser zweiten Muskelportion begiebt sich eine Anzahl der dem Augenlidrande nächsten Bündel hinter dem Tarsus zwischen den Haarbälgen und Drüsen zur Schleimhautfläche des Augenlidrandes (Musc. ciliaris Riolani). Diese Portion ist es, welche durch ihren Tonus dem Lidrande den Halt verleiht, nur wenn erschlafft die Entfernung des Lides vom Bulbus gestattet und krampfhaft contrahirt das Einwärtsrollen des Lidrandes bewirkt. Bei der großen Nähe dieser Muskelportion zur Conjunctiva ist es leicht begreiflich, daß bei Infiltrationszuständen der letzteren, wie dies bei chronischem Katarrh vorkommt, die Muskelfasern ebenfalls afficirt werden müssen.

Nebenbei sei noch erwähnt, daß aus dem Musculus palpebralis ein Muskelbündel stammt, welches längs des Nasenrückens nach abwärts steigt, sich in der Haut der Wange und auch in der Musculatur der Lippe verliert (Orbicularis malaris). Aus diesem anatomischen Verhalten ist die Betheiligung der Lider bei klonischen Krampfzuständen des Gesichts und der Lippen zu erklären.

Dazu kommt noch die gestörte Thränenableitung, das Thränenträufeln, wodurch Bähungsekzeme der Lidhaut, Entzündungen in den Liddrüsen (Blepharadenitis ulcerosa) erzeugt werden und durch oberflächliche Narbenbildung noch eine Verkürzung der Haut zu Stande kommt, die ihrerseits zur Stabilisirung des Ektropiums beiträgt. In solchen Fällen pflegt die Massenzunahme der Conjunctiva so beträchtlich zu sein, daß diese Form des senilen Ektropiums den Namen des Ektropium sarcomatosum erhalten hat.

Oft ist auch, namentlich bei niederen Graden des Ektropiums, eine Blepharitis ulcerosa als ursächliches Moment zu beschuldigen. Es erzeugt diese eine Verkürzung der Haut der äußeren Lidkante durch Narbenbildung und Eversion des ganzen Lidrandes. Ist das letztere einmal eingetreten, so ist dadurch der Anstoß zu weiteren Veränderungen gegeben, die im Circulus vitiosus einander bedingen.

Abgesehen von diesen ätiologischen Momenten entwickelt sich das Ektropium unabhängig von jedem entzündlichen Processe lediglich durch eine Erschlaffung der Lidrand-Muskelbündel, sei es nun, daß diese durch eine einfache senile Metamorphose der Muskelfasern oder durch eine noch nicht genauer studirte Degeneration derselben herbeigeführt wird. Dieser Zustand ist sonach das Gegenstück zur Ptosis amyotrophica (S. 456), die ebenfalls als primäres Leiden der Muskelfaser durch eine Erkrankung des Lidhebemuskels bedingt wird. Dieses Ektropium amyotrophicum kommt in manchen Familien hereditär vor, indem bei den betroffenen Personen bald jenseits der vierziger Jahre das untere Lid schon merklich vom Bulbus absteht, ein Zustand, der sich durch das Thränenträufeln unangenehm bemerkbar macht.

Der so lästige Thränenfluß beim Lagophthalmus paralyticus ist, wie aus den Ausführungen auf S. 422 hervorgeht, nicht etwa durch eine Hypersecretion der Thränendrüse bedingt, sondern lediglich die Folge der durch die Lideversion herbeigeführten Störung der Ableitung, wozu noch die stärkere Secretion von Seite des Bindehauttractus kommt, der durch sein Freiliegen jedem äußeren Reize ausgesetzt und im höchsten Grade hyperämisch ist. Trotz des bei Lagophthalmus vorhandenen Stillicidium lacrymarum muß, wenn die Facialislähmung eine vollständige ist, ein Versiegen des Gemüthsweinens und des reflektorischen Thränenflusses vorhanden sein.

Die Therapie dieses Leidens richtet sich in erster Linie nach der Aetiologie desselben. Sind Narbenbildungen der äußeren Haut die Ursache, so ist die Ausschneidung der Narbe und in den meisten Fällen Ersetzung des Substanzverlustes durch Plastik unumgänglich nothwendig. Bei Ektropium paralyticum muß die Facialisparalyse behandelt werden. Ist die Facialislähmung eine unheilbare, so kann eine Verengerung der Lidspalte auf blutigem Wege nothwendig werden, um den Bulbus vor den deletären Folgen der Entblößung zu bewahren. Diese Operation besteht im wesentlichen in einer Auffrischung des äußeren Lidwinkels und Vereinigung der aufgefrischten Lidränder durch Naht (Tarsorrhaphie). Man wird jedenfalls, ehe man zur Operation seine Zuflucht nimmt, noch versuchen, den Bulbus durch passende Verbände zu schützen.

Was die Therapie des Ektropium senile vel luxurians betrifft, so erzielt man in nicht zu weit vorgeschrittenen Fällen ausgezeichnete Erfolge, wenn man sich auf die Behandlung der entzündeten und gewucherten Conjunctiva beschränkt. In dieser Hinsicht sind Touchirungen mit 1—2 % Nitras argenti-Lösung jedem anderen Mittel vorzuziehen. Unter dem Einfluß dieser Bepinselungen, die man täglich einmal vorzunehmen hat, nimmt die katarrhalische Secretion sichtlich ab, die Schwellung der Bindehaut verringert sich, es werden bessere Ernährungsverhältnisse im ganzen Lide geschaffen, und das

Ektropium bildet sich in der That zurück. Man kann auf diese Weise, wenn der Kranke nicht die Geduld verliert, selbst größere Grade des Ektropium luxurians zum Verschwinden bringen, ohne daß man zu einem operativen Verfahren oder zu Verbänden (um die reponirte Schleimhaut fest zu halten) seine Zuflucht zu nehmen hätte. Sollte man festgestellt haben, daß das Thränenträufeln nicht zu bald zu beseitigen wäre und die Ekzeme der Lidhaut die Heilung verzögern, so kann man an eine Schlitzung des unteren Thränenröhrchens gehen, im Falle dasselbe nicht so weit vom Bulbus entfernt wäre, daß auch die eröffnete Rinne nicht in den Thränensee tauchen könnte.

Auch in den Fällen von blepharitischem Ektropium findet man, daß die Touchirung der Conjunctiva ein vortreffliches Mittel ist, nicht allein die consecutive Auswärtswendung, sondern auch die veranlassende Blepharitis zu heilen. Man findet nämlich gewöhnlich die peripherste Zone der Conjunctiva, die auch zum Theile evertirt ist, stark geschwollen und gewuchert, und nichts befördert nach meiner Ueberzeugung mehr die Rückbildung des ganzen Processes, selbst der blepharitischen Ulcerationen, als die Touchirung dieser Randpartie. Es scheint, als ob durch dieses Vorgehen die ganze Conjunctiva und der Lidrand eine günstige Umstimmung in Bezug auf ihre Ernährungsverhältnisse erfahren würden.

In allen anderen Formen des Ektropiums, in welchen sich auf dem Wege der Behandlung der Schleimhaut nichts erwarten oder erzielen läßt, ist ein operatives Einschreiten nothwendig und bilden die verschiedenen Methoden desselben einen Gegenstand der Operationslehre. Ohne uns in eine genauere Beschreibung derselben einlassen zu wollen, mögen hier zur Orientirung des Lesers die Grundzüge vorgetragen werden, nach denen wir zur operativen Behebung des Ektropiums vorzugehen haben.

Vor jedem operativen Eingreifen haben wir festzustellen, ob das Ektropium mit einer Verlängerung und Erschlaffung des Lides, oder mit einer Verkürzung desselben verknüpft ist. Im ersten Falle ist es klar, daß der krankhafte Zustand nur durch eine entsprechende Verkürzung des Lides zu beheben ist. Eine Verkürzung des Lides wird schon durch die Tarsorrhaphie, d. i. die blutige Vereinigung des äußeren Lidwinkels, bewirkt, und es wird dadurch zugleich ein Zug gesetzt, der durch seine Spannung den erschlafften Lidrand wieder dem Bulbus nähert. Die Wirkung der Tarsorrhaphie kann noch gesteigert werden, wenn noch ein mit seiner Spitze an den äußeren Lidwinkel grenzendes dreieckiges Hautstück aus der Gegend des äußeren Orbitalrandes excidirt wird, weil durch die Vernähung der Wundränder der horizontale Zug gesteigert und demnach die Spannung des unteren Lides noch mehr gesichert wird. Diese Idee liegt den Methoden von

Dieffenbach, Szymanowski und Fuchs zu Grunde, sie ist jedoch nur für geringe Grade von Liderschlaffung, keinesfalls aber für solche Ektropien indicirt, denen nicht allein eine Erschlaffung und Verlängerung des Lidrandes, sondern auch eine Massenvermehrung des ganzen Lides zu Grunde liegt. In diesen Fällen von Ektropien (Ektropium luxurians oder sarcomatosum) kann ein Erfolg nur erzielt werden, wenn eine Verkürzung des Lides in verticaler Richtung (d. h. senkrecht auf den Lidrand) gleichzeitig mit Excision aus dem verbreiterten und verdickten Lidknorpels vorgenommen wird. Wir gehen so vor, daß wir nach gehöriger Fixation des unteren Lides vom intermarginalen Saume aus (wie für die Jaesche-Arlt'sche Operation) das Lid in eine vordere Haut- und hintere Schleimhaut-Tarsusplatte spalten, und aus der letzteren ein dreieckiges Stück ausschneiden, dessen Basis gegen den Lidrand, dessen Spitze gegen den Fornix liegt. Der Substanzverlust wird sodann durch die Naht vereinigt (Methode Kuhnt). Diese Methode, die je nach den speciellen Verhältnissen mannigfach variirt werden kann, giebt gewöhnlich sehr schöne Resultate.

Handelt es sich um sehr geringe Grade von Liderschlaffung oder um vorübergehende Ektropien, wie sie sich mitunter bei Kindern bilden, die in Folge von scrophulöser Augenentzündung an heftigem Lidkrampf leiden und bei denen sich die Lider umstülpen — ein höchst peinlicher Zustand, weil die freiliegende Conjunctiva fortwährend insultirt wird und immer mehr anschwillt —, so kann man durch die Snellen'sche Naht das Lid wieder zurückbiegen. Es werden hierbei doppelt armirte Fäden von der Conjunctivalfläche her am convexen Torsalrande eingestochen und bis jenseits des entsprechenden Orbitalrandes geführt, ausgezogen und auf der Haut über Gaze-Wicken geknüpft. Auf diese Weise wird ein Zug ausgeübt, der das Lid wieder reponirt. Die Fäden bleiben mehrere Tage liegen.

Gegen das hier beschriebene Ektropium ex spasmo orbiculari bei scrophulösen Kindern habe ich noch nie nöthig gehabt, operativ vorzugehen. Auch das vollständigste Ektropium reponirt sich von selbst, wenn man einen Cocainhaltigen Salbenverband anlegt.

Was das Ektropium durch Verkürzung der Lidhaut anbelangt, als dessen Typus das Ektropium cicatriceum anzuführen ist, so sind nur plastische Operationen am Platze, deren Plan sich nach den jeweiligen Verhältnissen richtet, und deren Beschreibung Sache der Operationslehre ist.

2. Das Entropium.

Das Entropium ist das Gegentheil des Ektropiums und besteht darin, daß entweder der Lidrand nach einwärts gekehrt ist, so daß die

Spitzen der Cilien die Bulbusoberfläche berühren, oder das ganze Lid so weit nach einwärts gerollt ist, daß auch die Haut den Bulbus berührt.

Das Entropium der Augenlider beruht auf verschiedenen Ursachen, die sich im wesentlichen in zwei Gruppen sondern lassen. In die erste Gruppe gehören alle jene Einwärtswendungen, welche in Folge eines Krampfzustandes in der Palpebralportion des Schließmuskels zu Stande kommen, wobei die Textur des ganzen Lides normal, das letztere also nur eingebogen (umgerollt) ist; in die zweite Gruppe gehört das Entropium, welches durch eine Krümmung des gesammten Lides in Folge einer Texturveränderung der Conjunctiva und des Tarsus zu Stande gekommen ist.

Die erste Form des Entropiums, das Entropium spasticum, beruht auf einem Krampfe der Lidportion des Schließmuskels, in den allermeisten Fällen auf reflektorischem Wege ausgelöst durch einen Reizungszustand der Conjunctiva. Damit dieser Reflexkrampf zu Stande kommen könne, ist eine gewisse Laxheit der äußeren Haut und des Lidgewebes (besonders des Tarsus) erforderlich, demnach beobachten wir einen solchen Zustand zunächst bei alten Leuten, dann bei solchen Individuen, welche einen sehr verkleinerten (phthisischen) Augapfel besitzen, die Lider demnach in Folge des durch lange Zeit fehlenden Rückhaltes (der Stütze von hinten her) schlaff geworden sind. Ausgelöst wird der Krampf durch alle Reize, welche die Conjunctiva treffen, wie fremde Körper, Katarrhe, überhaupt entzündliche Processe der Conjunctiva und Cornea. Ferner wird durch Verbände am Auge, besonders nach Operationen, ein derartiges spastisches Entropium herbeigeführt, und zwar bei Individuen, die an chronischen Conjunctivalkatarrhen leiden, das Secret durch den Verband im Conjunctivalsacke zurückgehalten wird und reizend wirkt. Auch bei jüngeren Personen kann, bei sehr lange bestehendem Lidkrampfe, wie z. B. bei Keratoconjunctivitis phlyctaenularis ein Entropium spasticum zu Stande kommen.

Es ist selbstverständlich, daß in Folge der Reibung, die von den Cilien auf den Bulbus ausgeübt wird, ein neues Reizmoment geschaffen wird, welches sich zum früheren summirt und dergestalt der Krampf des Palpebralmuskels noch vermehrt wird.

Was die Therapie des Entropium spasticum betrifft, so ist es das wesentlichste, daß die abnorme Stellung des Lidrandes behoben werde. In zweiter Reihe steht erst die Behandlung einer etwa bestehenden Conjunctivalerkrankung.

Haben wir es mit einem spastischen Entropium des unteren Lides zu thun, welches z. B. unter einem Verbande aufgetreten ist, und nach Wegnahme des Verbandes nicht von selbst zurückgehen will, so versuchen wir durch passende Application von Heftpflasterstreifen oder Collodiumüberzüge einen derartigen Zug auf den Lidrand auszuüben, daß dadurch das Lid in der normalen Stellung zurückgehalten wird. In vielen Fällen wird man damit zum Ziele kommen. Genügt dieses Verfahren nicht, so ist es am zweckmäßigsten, durch Verkürzung der Lidhaut einen Zug auf den Lidrand auszuüben. Die einfachste Methode ist die schon erwähnte GAILLARD'sche Naht, welche zur Erzielung eines größeren Effectes von ARLT zweckmäßig modificirt wurde. Da diese kleine Operation von jedem Praktiker, auch von technisch Ungeschulten leicht ausgeführt werden kann, so möge die ARLT'sche Modification hier ihre Beschreibung finden:

„Durch zwei Punkte mit Tinte etwa 3—4 mm unter dem Lidrande theilt man die Länge des Lides in drei Theile; diese Punkte sind also ca. 1 cm von einander entfernt. Dann fast man die Lidhaut in der Mitte zu einer mehr weniger großen horizontalen Hautfalte mit Daumen und Zeigefinger und führt einen etwas stärkeren Faden mittelst einer mäßig krummen Nadel von unten nach oben durch die Basis der Falte, so daß man in dem inneren der markirten Punkte aussticht. Nach hinlänglicher Einziehung des Fadens wird die Nadel gewendet und daneben (ca. 2 mm) in der Richtung nach unten durchgeführt, so daß die Spitze 3—4 mm neben dem ersten Einsichtspunkte zum Vorschein kommt. Ganz in derselben Weise wird in der Gegend der zweiten Marke vorgegangen. Nun werden die zu einander gehörenden Fäden über einer kleinen Walze von Charpie fest zusammengeschnürt und geknüpft. Würde man die Fäden blos über der Haut knüpfen, so könnte man sie dann wegen der Anschwellung der Haut nicht durchschneiden. Nach 36—48 Stunden werden die Fäden über der Walze zerschnitten und ausgezogen. Die Stichpunkte von oben sind denen von unten genähert, die Haut bildet einen horizontalen wulstigen Vorsprung, welcher sich im Verlaufe einiger Tage abflacht. Nach einigen Wochen ist nichts von der Operation, in der Regel auch nichts vom Entropium zu sehen.“ (ARLT, Operationslehre, GRAEFE-SAEMISCH, Hdb., 3. Bd., S. 457.)

Die GAILLARD'sche Naht ist jedoch nicht immer ausreichend, das habituelle Entropium spasticum, wie es namentlich bei Greisen vorkommt, dauernd zu beheben. Eine kleine, wenig eingreifende Operation, die von STELLWAG angegebene schräge Blepharotomie, ist in vorzüglicher Weise geeignet, diesen lästigen Zustand zu beseitigen. Man führt das stumpfe Blatt einer geraden Scheere unter den äußeren Lidwinkel, schiebt sie soweit vor, als möglich ist, und dreht sie dann im rechten Winkel nach unten, resp. nach oben — wenn das obere Lid entropionirt ist, und spaltet das Lid mit einem Scheerenschlage. Sofort nach dem Schnitt klafft die Wunde in Form eines Dreieckes, mit der Basis gegen den Lidrand und das früher eingerollte Lid legt sich um. Man hat also eine Sphincterotomia orbicularis gemacht. Nach der Operation legt man ein mit einer Jodoformsalbe bestrichenes Läppchen auf die Wunde und verbindet. Die Wundränder verlöten sich von der Spitze des Dreieckes her, nach der Heilung bleibt eine ziemlich bedeutende Lidrand-Einkerbung zurück, die aber wenig entstellt und meinen Erfahrungen nach den Kranken nicht belästigt. Da es sich hier zumeist um alte Leute handelt, spielen cosmetische Bedenken keine große Rolle. Übrigens kann man bei operationsscheuen Patienten den Eingriff umgehen durch eine Modifikation der von mir angegebenen Ptosis-Brille (S. 458). Es braucht nämlich die bei dieser Brille sonst am oberen Rande befestigte Hornplatte nur am unteren angebracht zu werden (da es sich beim Entropium senile nur um das untere Lid handelt), um auf das Lid jenen spannenden Druck wirken zu lassen, der im Stande ist, den umgekrämpelten Lidrand aufzurollen.

Es versteht sich von selbst, daß bei Combination von Entropium mit Blepharophimosis keine Operation nützt, wenn nicht früher die Phimose behoben ist. Es muß dieser Erfahrungssatz besonders bei der Behandlung aller Formen des Lidkrampfes berücksichtigt werden, wo eine Reihe von Factoren auf einander wirken, von denen jede für sich geeignet ist, den krankhaften Prozeß nicht zum Abschlusse kommen zu lassen. Beim lymphatischen Lidkrampfe genügen wohl manchmal kalte Tauchungen des Gesichtes, die lokale Behandlung der Hornhautaffection, die Anwendung des Atropins u. s. w., um den Krampf zu beheben. Oftmals aber gelingt es auf diese Weise nicht, einen Nachlaß des Krampfes herbeizuführen, und die Fortdauer der Reizung durch die invertirten Wimpern wirkt höchst nachteilig auf die Affection des Auges, in specie die phlyctaenuläre Hornhautinfiltration ein. In solchen Fällen erweist sich eine horizontale Lidspaltenerweiterung als höchst wohlthätig. Diese wird so vorgenommen, daß man die äußere Lidcommissur durch einen ausgiebigen Scheerenschlag spaltet, worauf dann beinahe sofort der Lidkrampf nachläßt und die Heilung der Cornealaffection nicht mehr lange auf sich warten läßt. Diese kleine Operation, deren Nachbehandlung gleich Null ist, da man die Schnittwunde dann vollkommen sich selbst überlassen kann, wenn man nicht die Absicht hat, die Wundränder mit Conjunctiva zu überziehen, wirkt auch heilend in jenen Formen des mit Entropium spasticum vergesellschaften Lidkrampfes, die bei chronischem Conjunctivalkatarrh mit Blepharophimosis auftreten, wo also auch das katarrhalische Secret im Bindehautsacke staut und demnach mit als Reizursache einwirkt.

Was die zweite Form des Entropiums anbelangt, die eine Folge von Texturveränderungen des Lides ist, so tritt dieselbe als eine häufige Folgekrankheit der chronisch-infectiösen Bindehautentzündung, des Trachoms, auf (S. 45 u. ff.). Wie dort auseinandergesetzt wurde, besteht das Wesentliche sämmtlicher Bindehautkrankheiten dieser Art darin, daß die entzündlichen Infiltrationen der Lider nicht einfach resorbirt werden, sondern nach Umwandlung in fibröses Gewebe narbig schrumpfen, ein Vorgang, der passend mit Cirrhose der Conjunctiva bezeichnet werden kann. In Folge dieser Schrumpfung veröden nicht nur zahlreiche Texturelemente der Bindehaut und ihres submucösen Gewebes, des Tarsus, wie Meibom'sche Drüsen, Gefäße, Haarbalgdrüsen u. s. w., sondern es bildet sich eine hochgradige Verkrümmung der Lider, namentlich des oberen Lides, aus, welche zu einer Einwärtswendung der Cilien führt. Es ist diese Verkrümmung häufig eine sehr hochgradige, kahnförmige, womit gleichzeitig auch ein Abschliff der inneren Kante des Lidrandes verbunden ist, so daß ein Durchschnitt des Lides nicht mehr eine Art sanft gebogenen Rechteckes, sondern einen stark nach einwärts gekrümmten Schnabel oder Kiel vorstellen würde. Wie der Conjunctivaltract im allgemeinen hierbei beschaffen und was die Folge dieser Veränderungen auf der Cornea ist (Pannus trachomatosus), wurde bereits im ersten Capitel besprochen.

In geringerem Grade bildet sich ein Entropium aus in Folge von Texturveränderungen, wie sie sich in Folge einer lange bestehenden und vernachlässigten Blepharitis ciliaris ulcerosa entwickeln. In solchen Fällen kann durch Schwielenbildung im Lidrande (Tylosis) ebenfalls eine Verkrümmung desselben mit gleichzeitiger Verbildung der Cilien (Trichiasis) eintreten, welche Verkrümmung jedoch niemals einen sehr hohen Grad erreicht und keinesfalls zu einer kahnförmigen Verbiegung des ganzen Lides ausartet. Die Besichtigung der Conjunctiva palpebrarum liefert genügende Anhaltspunkte zur Differentialdiagnose.

Die Behandlung des Verkrümmungs-Entropium ist eine ausschließlich chirurgische. Die Operationsmethoden, die hier in Anwendung kommen, beruhen im Wesentlichen auf folgenden Tendenzen:

1. Der Verkrümmung im Tarsus dadurch entgegenzuarbeiten, daß man Nadeln anlegt, die durch das ganze Lid und zwar senkrecht auf den Lidrand gehen. Man hat dabei die Absicht, durch die Einführung eines Fadens einen longitudinalen Zug auszuüben, der die Verkrümmung ausgleichen soll. Aehnlich wie bei der schon früher beschriebenen Gaillard'schen Naht werden durch die ganze Länge des Lides mittelst gekrümmter Nadeln doppelt armirte Fäden gelegt, außen geknüpft und längere Zeit (bis 8 Tage) belassen, bis die Anlage von Narbensträngen

gesichert erscheint. Diese Methoden sind weder verläßlich, noch können sie überhaupt gegen beträchtliche organische Verkrümmungen des Lides in Frage kommen. Sie können höchstens bei den allerleichtesten Fällen in Anwendung gezogen werden. Die Ausschneidung eines halbmondförmigen Hautstreifens aus dem Lide behufs Verkürzung der Lidhaut wäre nur im Falle eines Hautüberschusses zu rechtfertigen.

2. Durch Ausschneidung eines Tarsusstreifens eine Ausgleichung der Krümmung zu bewirken. Freilich wird dadurch eine Verkürzung des Lides bedingt, doch ist diese bei guter Ausführung nie so bedeutend, um eine mangelhafte Bedeckung des Bulbus herbeizuführen. Dieses Prinzip liegt zahlreichen Methoden zu Grunde. Von diesen hat die Methode Snellen's die größte Verbreitung erlangt. Sie besteht darin, daß man nach Anlegung eines einige Millimeter vom Lidrande entfernten, mit ihm parallelen und über die ganze Lidbreite gehenden Hautschnittes einen schmalen Muskelstreifen aus dem Orbicularis ausschneidet, um die vordere Tarsusfläche zu Gesichte zu bekommen. Dann schneidet man mit einem spitzen Scalpell oder Beer'schem Messer einen keilförmigen Knorpelstreifen aus mit möglichster Schonung der Conjunctiva. Die Wundränder werden sodann vereinigt, indem man vom oberen Rand der Tarsuswunde doppelt armirte Fäden nach dem Lidrande zu einführt und sie daselbst über einer Glasperle knüpft. Auf diese Weise wird der Tarsus gerade gestreckt, indem der untere Teil derselben eine durch den keilförmigen Defect ermöglichte Umknickung nach außen erleidet, durch welche die Cilien zu ihrer normalen Stellung zurückgezwungen werden. Die Operation ist gegen die stärksten Verkrümmungen des oberen Lides anwendbar, und kann je nach den Verhältnissen des vorliegenden Falles mannigfach variirt werden. Derartige Modificationen sind von Hotz, Pfalz und Berlin angegeben worden. Das Verfahren Hotz eignet sich für das Entropium des unteren Lides. Es besteht darin, daß 2—3 mm entfernt und parallel dem Lidrande ein Schnitt über die ganze Lidbreite angelegt, dann ein Muskelstreifen excidirt wird, wie bei der Snellen'schen Operation. Der Knorpelstreifen wird nach ausgibiger Lockerung der Haut des Lidrandes möglichst nahe zu den Wimperwurzeln ausgeschnitten.

Auch die Jaesche-Arlt'sche Operation kann, wofern der Lidrand nicht zu sehr abgeschliffen ist, allenfalls combiniert mit einer Tarsusexcision, mit Nutzen angewendet werden. Im Allgemeinen ist die Prognose einer jeden Operation im besonderen Maße abhängig von dem Grade der Verwüstung, den der cirrhotische Prozeß bereits im Tarsus hervorgebracht hat.

Register.

FSC
www.fsc.org
MIX
Papier | Fördert
gute Waldnutzung
FSC® C083411

Kolibri 360 GmbH
Ferdinand-Jühlke-Straße 7
99095 Erfurt, Deutschland
produktsicherheit@kolibri360.de